INSTITUT DE MÉDECINE COLONIALE DE PARIS

COURS

DE

DERMATOLOGIE EXOTIQUE

PAR

E. JEANSELME

Professeur agrégé à la Faculté de Médecine de Paris,
Médecin des hôpitaux.

RECUEILLI ET RÉDIGÉ

Par M. TRÉMOLIÈRES, interne des hôpitaux.

AVEC 5 CARTES ET 108 FIGURES DANS LE TEXTE
EN NOIR ET EN COULEURS

PARIS

MASSON ET Cie, ÉDITEURS

LIBRAIRES DE L'ACADÉMIE DE MÉDECINE

120, BOULEVARD SAINT-GERMAIN

1904

COURS

DE

DERMATOLOGIE EXOTIQUE

INSTITUT DE MÉDECINE COLONIALE DE PARIS

COURS

DE

DERMATOLOGIE EXOTIQUE

PAR

E. JEANSELME

Professeur agrégé à la Faculté de Médecine de Paris,
Médecin des hôpitaux.

RECUEILLI ET RÉDIGÉ

Par M. TRÉMOLIÈRES, interne des hôpitaux.

AVEC 5 CARTES ET 108 FIGURES DANS LE TEXTE

EN NOIR ET EN COULEURS

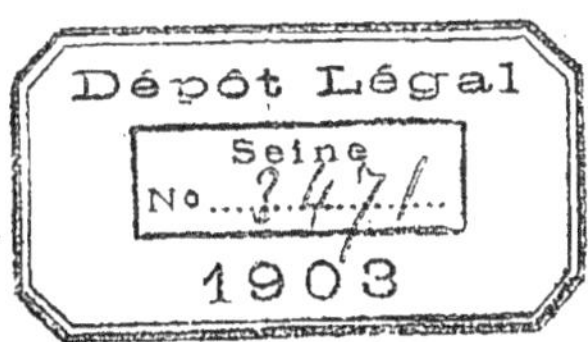

PARIS

MASSON ET Cⁱᵉ, ÉDITEURS

LIBRAIRES DE L'ACADÉMIE DE MÉDECINE

120, BOULEVARD SAINT-GERMAIN

1904

A

M. PAUL DOUMER

ANCIEN GOUVERNEUR GÉNÉRAL DE L'INDO-CHINE

En témoignage
de haute estime et de vive gratitude.

E. J.

PRÉFACE

Chargé d'enseigner la Dermatologie exotique aux élèves de l'Institut de Médecine coloniale de Paris, j'ai condensé en quelques leçons les notions essentielles dont la pratique journalière, sous les tropiques, ne saurait se passer.

Ce cours a pour but de faciliter la tâche des jeunes praticiens qui se destinent à exercer dans les régions intertropicales. Il s'adresse plus spécialement aux médecins de la Marine et des Colonies, aux médecins de plantation et de colonisation, aux médecins sanitaires maritimes. Mais à une époque où nombre de sujets atteints de maladies exotiques affluent dans la métropole, grâce aux moyens de communication multiples et rapides qui relient nos possessions lointaines à la mère patrie, nul clinicien, conscient de ses devoirs, ne peut rester tout à fait étranger à la pathologie des pays chauds.

Mentionner tout ce qui mérite d'être cité, et ne dire que cela : fournir en quelques pages un grand nombre de renseignements utilisables sur place ; avoir toujours présentes à l'esprit les difficultés de toutes sortes avec lesquelles le médecin colonial doit engager la lutte, soit qu'il veuille établir un diagnostic, soit qu'il se propose de poursuivre une recherche d'ordre scientifique, telle est l'idée directrice qui m'a servi de guide.

Pour réaliser ce programme, il fallait faire court et substantiel. Je me suis borné à mettre en relief les résultats acquis, et à signaler les lacunes à combler, pour solliciter de nouvelles recherches. J'ai jugé inutile de compiler des historiques oiseux; je n'ai donc cité que les auteurs qui ont apporté un fait nouveau, ouvert une voie nouvelle.

L'étude clinique des maladies, et en particulier la sémiotique, occupe toujours une place importante dans ces leçons. Chaque fois que j'en ai trouvé l'occasion, j'ai remanié et rajeuni les descriptions classiques à l'aide de mes notes personnelles.

L'anatomie pathologique et la bactériologie des dermatoses exotiques sont encore peu avancées, j'ai essayé dans la mesure du possible d'apporter quelque lumière dans ce chaos en me servant des pièces que j'ai recueillies au cours de mes voyages, ou qui m'ont été obligeamment adressées par mes confrères du Corps de Santé Colonial.

La plupart des maladies cutanées exotiques reconnaissent une origine parasitaire, c'est là une notion dont il importe de se bien pénétrer pour faire de bonne prophylaxie; mais on ignore encore trop souvent, pour chaque espèce morbide, quelles sont les voies de contagion. J'ai donc été dans l'obligation d'énumérer les principales hypothèses qui ont cours à l'heure actuelle, en insistant sur celles qui me paraissent les plus plausibles.

Le chapitre Traitement, dans un livre dédié aux praticiens, ne pouvait être négligé. J'ai cru leur être utile en faisant suivre les indications générales des formules thérapeutiques dont j'ai personnellement reconnu l'efficacité.

Quelques indications bibliographiques, placées à la fin de chaque leçon, permettront au lecteur d'approfondir un sujet en se référant aux travaux les plus importants sur la matière.

La dermatologie ne saurait s'enseigner, ni se comprendre sans figures. Aussi ai-je intercalé dans le texte des schémas, des dessins au trait, des coupes microscopiques reproduites par le crayon ou la photographie, des cartes géographiques montrant d'un coup d'œil le domaine des principales dermatoses exotiques.

Le cadre que je me suis tracé ne pouvait contenir même en abrégé toutes les dermatoses observées dans les pays chauds. Il fallait faire un choix. J'ai négligé ou sommairement décrit les espèces morbides rares ou sans intérêt pratique, mais j'ai réservé de longs développements :

A la Lèpre, ce fléau qui frappe toutes nos colonies;

A la Syphilis, qui fait d'effroyables ravages sous les tropiques;

Au Pian ou Framboesia, qui offre de si grandes analogies objectives avec la vérole;

Au Bouton d'Orient, à l'Ulcère phagédénique des pays chauds, à l'Éléphantiasis;

Enfin aux Mycoses cutanées : Tokelau, Caratés, Pied de Madura, toutes maladies d'allure insolite, bien faites pour dérouter un médecin non prévenu.

Quelques considérations sur l'hygiène de la peau sous les tropiques, et des conseils pratiques sur la manière de recueillir des pièces et de conduire les recherches histo-bactériologiques terminent l'ouvrage.

Les dermatoses occupent en pathologie exotique une place prépondérante. Par leurs traits fondamentaux, elles ne diffèrent pas essentiellement de celles qu'on observe dans les climats tempérés, car la pathologie est une sous toutes les latitudes. Mais elles sont modifiées dans leur expression symptomatique par cet ensemble de conditions mal définies que les anciens appelaient *circumfusa*. Le climat, et par suite l'alimentation, le vêtement, l'habitat, les us et coutumes, en un mot le milieu qui pétrit le cerveau de l'homme et façonne ses organes, imprime aussi aux téguments des races colorées des réactions spéciales.

L'épaisseur de la peau, sa teneur en pigment et par conséquent sa résistance à la radiation solaire, l'abondance et la qualité des sécrétions sudorale et sébacée, le mode d'implantation et la nature du cheveu, voilà autant de caractères qui établissent une différence profonde entre la physiologie cutanée du blanc et celle de l'homme de couleur.

Cela étant, la peau de l'indigène ne se comporte pas, vis-à-vis des causes morbides, comme celle de l'Européen. De là, une pathologie cutanée à physionomie spéciale. Si j'en juge par ce que j'ai observé moi-même, en parcourant la presqu'île indo-chinoise et le sud de la Chine, les jaunes sont à peu près à l'abri des dermatoses dites constitutionnelles, l'eczéma, le psoriasis, les lichens, les prurigos, mais par contre ils sont la proie des affections cutanées d'origine parasitaire. Dans le même ordre d'idées, on a depuis longtemps remarqué que l'érythème solaire est rare dans les races pigmentées, que les plaies accidentelles ou opératoires guérissent chez elles avec une surprenante rapidité, mais que la cicatrice devient souvent exubérante et chéloïdienne.

Or, cette pathologie spéciale à l'indigène est encore fort mal connue. Jusqu'ici la santé de l'Européen a été l'unique préoccupation des médecins des colonies. Et, à vrai dire, ils ne pouvaient mieux faire. Disséminés en nombre restreint sur de vastes territoires, établis ou plutôt campés pour une courte période au milieu de races dont ils ignoraient la langue et les mœurs, ils étaient dans l'impossibilité d'entrer en contact direct avec l'habitant. Mais l'assistance médicale pour l'indigène est en voie d'organisation et il y a lieu d'espérer que, dans plusieurs de nos Colonies, elle sera parachevée dans un avenir prochain. Aux médecins de colonisation incombera la lourde tâche d'étudier les affections qui appartiennent en propre à l'indigène, et celles qui, sans lui être exclusives, sont modifiées par le climat et par la race. C'est pourquoi j'ai cru faire œuvre utile et venir en aide aux praticiens chargés de cet important service d'assistance, en décrivant plusieurs types morbides, entre autres la syphilis, tels que je les ai observés sur l'indigène.

Si j'ai pu mener à bien ce travail, c'est grâce au concours de ceux qui m'ont prêté leur précieuse collaboration.

Je suis heureux de témoigner ma vive gratitude à M. le professeur Fournier, à mon maître M. H. Hallopeau, et à mes collègues, MM. du Castel, Balzer, Danlos et de Beurmann, médecins de l'hôpital Saint-Louis, qui m'ont libéralement ouvert leurs services. Grâce à eux, j'ai pu, dans des cliniques familières, montrer aux élèves sur le vivant, les désordres que je leur avais décrits dans la leçon théorique.

J'ai beaucoup d'obligation au Dʳ Sabouraud, d'avoir mis à ma disposition la salle de conférences annexée au laboratoire municipal de l'hôpital Saint-Louis, ce qui m'a permis de faire passer sous les yeux des élèves de nombreuses projections.

Je sais gré à M. le professeur agrégé Letulle, et à MM. les docteurs Angier, Fontoynont, et Lhomme, médecins des colonies, de m'avoir fourni des pièces pour l'examen microscopique. J'ai prié M. H. Dominici, dont chacun reconnaît la compétence histologique, de m'aider à interpréter les coupes qui servent de base à mes descriptions anatomiques. J'ai trouvé en lui le collaborateur le plus obligeant et le plus éclairé.

M. Trémolières, interne des hôpitaux, a recueilli ces leçons avec beaucoup de soin et de fidélité. Il leur a conservé leur mouvement et leur disposition primitive. Je me plais à reconnaître la part importante qui lui revient dans la rédaction de cet ouvrage.

Les photographies faites par M. Noiré, externe des hôpitaux, les dessins dus à l'habile crayon de M. Brindel et de M. Dupret, que l'éditeur M. Masson a fait reproduire avec soin, éclairent et complètent le texte. J'adresse à tous ces collaborateurs dévoués mes sincères remerciements.

E. JEANSELME.

Paris, mars 1903.

CLASSIFICATION

DES DERMATOSES EXOTIQUES

I. Maladies infectieuses à localisations cutanées. . . . .
- Lèpre.
- Syphilis.
- Pian.
- Verruga.

II. Dermatoses proprement dites. . .

- d'origine microbienne.
  - Bouton d'Orient.
  - Ulcère des pays chauds.
- d'origine mycosique. . .
  - Herpès circiné.
  - Pityriasis versicolor.
  - Erythrasma.
  - Tinea imbricata.
  - Caratés.
  - Mycétome.
- d'origine animale. . . .
  - Myases.
  - Puce-chique.
  - Craw-craw.
  - Eléphantiasis des Arabes.
- d'origine climatique. .
  - Erythème solaire.
  - Bourbouilles.

III. Dystrophies cutanées, congénitales ou acquises . . . .
- Ainhum.
- Chéloides.
- Albinisme.

COURS

DE

DERMATOLOGIE EXOTIQUE

PREMIÈRE LEÇON

LÈPRE

Esquisse historique. — Domaine géographique. — Le bacille de Hansen, agent pathogène de la lèpre; ses analogies morphologiques et micro-chimiques avec le bacille de Koch. — Échec constant des tentatives d'inoculation et de culture. — Réaction provoquée dans les tissus par la présence du bacille de Hansen. — Constitution du nodule lépreux. — Tableau clinique de la lèpre.

La lèpre! Voilà, Messieurs, un terme qui peut paraître bien suranné. Et cependant, la lèpre n'est pas, comme le croient trop souvent les médecins eux-mêmes, une maladie éteinte; c'est une maladie contemporaine, en évidente activité. Les salles de cet hôpital Saint-Louis abritent en permanence une quinzaine de lépreux venus de foyers endémiques les plus divers. Le nombre de ces malheureux qui séjournent et circulent dans Paris est relativement considérable. Il est donc de toute nécessité que vous connaissiez bien les caractères fondamentaux de la lèpre, afin d'éviter de regrettables méprises. Je vais tout d'abord la définir :

C'est une maladie à évolution lente et paroxystique, caractérisée par des poussées de macules et de tubercules, par des anesthésies, des amyotrophies et des mutilations, voilà pour la clinique ;

C'est une maladie infectieuse, contagieuse, bactérienne, produite par le bacille de Armauer Hansen, voilà pour l'étiologie.

Vous trouverez, Messieurs, la synonymie de la lèpre dans tous les ouvrages classiques. Ce que vous ne devez pas ignorer, c'est que les Grecs se servaient du mot Ἐλεφαντίασις pour désigner l'une des formes de cette maladie, tandis qu'ils englobaient sous le nom de λέπρα ou de λέπραι toute une série d'affections squameuses. Gardez-vous de confondre cette éléphantiasis des Grecs avec l'éléphantiasis des Arabes, maladie totalement distincte de la lèpre et produite par la filaire nocturne. Au début du xix⁰ siècle, sous la plume de quelques auteurs, de Lorry entre autres, vous trouverez parfois l'expression de lèpre des Grecs. Cette locution, aujourd'hui tombée en désuétude, s'appliquait à une variété de psoriasis, celle dans laquelle les éléments sont disposés sous formes d'anneaux.

Faire l'historique des dermatoses exotiques serait sortir du cadre que je me suis tracé. Une seule maladie mérite d'être suivie dans son évolution à travers les siècles, c'est la lèpre, qui a fait partie intégrante de la vie des peuples.

Dans l'antiquité, comme au Moyen Age et à la Renaissance, médecins, historiens et législateurs font de fréquentes allusions à la lèpre ; les artistes eux-mêmes n'ont pas craint de figurer des ladres. Hans Burgkmair, Hans Holbein, Albert Dürer ont obtenu des effets saisissants en représentant la terrible maladie dans toute sa hideur.

A l'origine des temps historiques, si l'on en croit la

tradition, la lèpre formait déjà deux foyers, l'un dans l'estuaire du Gange, l'autre dans le delta du Nil. Dès la plus haute antiquité, le peuple juif fut accusé d'être l'un des principaux agents d'expansion de la lèpre. Mais la lecture attentive des textes sacrés, du Pentateuque entre autres, ne justifie pas, quoi qu'on en ait dit, cette opinion. Le mot hébreu *zaraath* semble désigner, non pas la lèpre, mais tout un groupe d'affections exclusivement cutanées.

En Grèce, la lèpre ne fut connue que tardivement et les livres hippocratiques n'en font pas mention. Celse, au 1er siècle après J.-C., donne la première esquisse, à la fois concise et claire, de la maladie. Au siècle suivant, Galien et Arétée de Capadoce en parlent dans maints passages.

Introduite depuis longtemps en Italie par les légions de Pompée, la lèpre s'infiltre plus tard dans toutes les nations d'Occident autrefois soumises à la domination romaine: Au viie et au viiie siècle une recrudescence se manifeste parmi les Francs : elle coïncide avec les incursions des Sarrasins et des Lombards. Mais c'est surtout à l'occasion des Croisades, au xiie et au xiiie siècle, que la lèpre sévit avec le plus de violence dans les contrées occidentales. Les mesures coercitives déjà prescrites contre les lépreux redoublent alors de rigueur. Les léproseries ou maladreries se multiplient; sous Louis VIII, leur nombre s'élève à 2000 en France, à 19000 dans toute la chrétienté. Au xvie siècle, la lèpre décroît dans l'Europe occidentale; cependant les descriptions d'Ambroise Paré et de ses contemporains montrent bien que la maladie n'est pas, à cette époque, en voie d'extinction rapide dans le midi de la France. Au xviie siècle, elle semble avoir presque abandonné notre pays, et le 24 août 1693, un arrêté royal transforme en établissements généraux hospitaliers les diverses léproseries.

Actuellement (carte 1), la lèpre existe encore dans toutes les parties du monde. Elle possède deux énormes centres d'activité, l'un en Asie, l'autre en Amérique. Le premier comprend l'Hindoustan, la presqu'île indo-chinoise, le littoral de la Chine, le Japon, les Philippines et l'archipel indo-malais. Dans l'Hindoustan ou Inde anglaise, il y a 130 000 lépreux d'après les statistiques officielles ; or, comme celles-ci n'enregistrent que les cas évidents et criards, constatés chez les seuls indigents, on peut évaluer au double le nombre des lépreux vivant dans ce vaste empire. En ce qui concerne l'Indo-Chine, après avoir parcouru toute la péninsule, j'estime qu'elle renferme au moins 25 000 lépreux, dont 6000 en Birmanie, quelques milliers au Siam, et le reste, 15 000 environ, dans nos possessions françaises d'Extrême-Orient, Cochinchine, Annam, Cambodge, Laos et Tonkin. On compte environ 10 000 lépreux au Japon, 5000 aux Philippines, autant dans les îles de la Sonde. Tout le littoral sud-est de l'Asie est aussi ravagé par la terrible maladie. Ce n'est pas à dire que le reste du continent soit indemne ; de petits foyers disséminés occupent toute l'Asie antérieure, la Syrie, la Palestine, la Perse et l'Arabie. Les vastes plaines de la Sibérie sont également peuplées de lépreux.

Le grand foyer du Nouveau Continent occupe toute l'Amérique latine, sauf la République Argentine et le Chili, c'est-à-dire le Mexique, l'Amérique centrale, la Colombie, l'Équateur, le Vénézuéla, les Guyanes, le Brésil et les Antilles (Cuba, Saint-Domingue, la Guadeloupe et la Martinique, la Jamaïque et la Trinitad). Vous remarquerez, Messieurs, que l'Amérique anglo-saxonne (États-Unis et Canada) ne s'est pour ainsi dire pas laissé entamer par la lèpre, intégrité due sans doute aux mesures d'hygiène publique et privée, en usage dans cette race.

Sur le continent australien, les immigrants, en majeure partie d'origine anglo-saxonne, ont su se défendre contre le

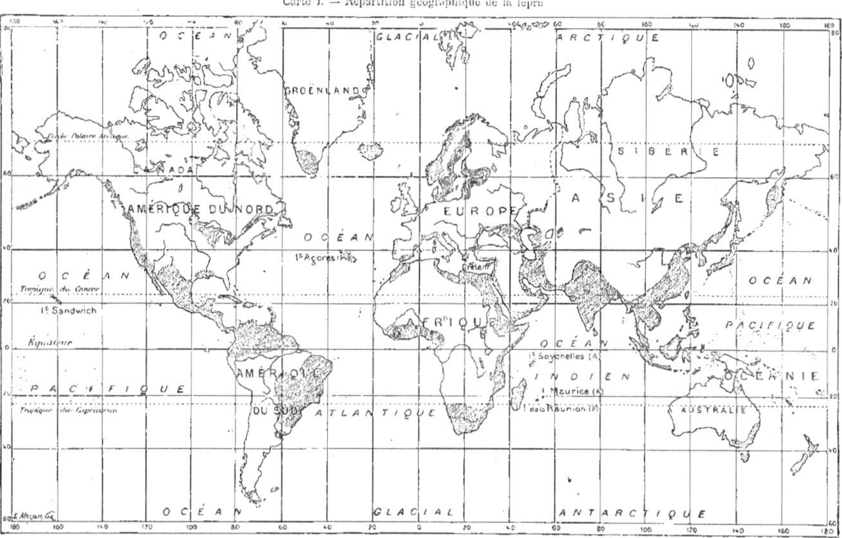

1. Cette carte, que j'emprunte au *Traité d'hygiène* de Proust, a été dressée il y a quelques années. Depuis cette époque, le foyer scandinave est en pleine rétrocession ; en revanche, il résulte des renseignements les plus récents que toute la péninsule balkanique est infestée de lèpre et que l'endémie s'accroît de jour en jour en Nouvelle-Calédonie.

fléau à l'aide des mêmes armes, tandis que les populations indigènes des archipels du Pacifique (îles Hawaï, Taïti, Fidji. Marquises) sont toutes affligées de lèpre. En Nouvelle-Calédonie, l'endémie prend des proportions inquiétantes et fait beaucoup de victimes, même parmi les blancs.

En Afrique, il existe quelques foyers disséminés le long de la côte de Barbarie (Maroc, Algérie, Tunisie, Tripolitaine). La lèpre est fort répandue en Égypte, en Abyssinie, au Harrar. Elle sévit avec violence à Madagascar, aux Mascareignes (La Réunion et Maurice), dans toutes les possessions anglaises sud-africaines, au Congo, au Sénégal, aux îles du Cap-Vert, à Ténériffe et à Madère.

En Europe, la lèpre est en voie de rétrocession. Cependant trois foyers endémiques subsistent : un foyer scandinave, comprenant les fjords de la Norvège et de l'Islande, un foyer moscovite, formé par les provinces baltiques de la Russie (Lithuanie, Esthonie. Finlande et Livonie, avec Riga pour centre), un troisième balkanique, constitué par le littoral de la mer Noire et de la mer d'Azoff, la Crimée, la Roumanie, la Bosnie et l'Herzégovine, la Dalmatie, la Turquie d'Europe (600 à 800 lépreux à Constantinople), la Grèce péninsulaire et l'archipel hellénique. Quelques centaines de lépreux sont disséminés en Sicile. La péninsule ibérique est assez éprouvée. En Espagne, on signale quelques petits foyers dans les provinces de Valence. d'Alicante et dans les Asturies. En Portugal, le nombre des lépreux est évalué à plusieurs milliers; ils sont surtout nombreux dans l'Algarve. La France n'est pas épargnée; des vestiges de la terrible endémie du Moyen Age subsistent dans l'Armorique et sur la Riviera, en particulier dans la vallée du Paillon.

D'une manière générale, on peut dire que toute l'Europe centrale et la Grande-Bretagne sont indemnes.

Vous le voyez. Messieurs, le fléau occupe en maître tout

notre empire colonial : l'Algérie, l'Indo-Chine, la Nouvelle-
Calédonie, les Antilles, Madagascar et le Sénégal. Dans
toutes ces riches et belles contrées il exerce de redoutables
ravages.

La lèpre est causée par la pénétration dans l'organisme
d'un agent figuré qui lui appartient en propre. C'est un
bacille découvert en 1874 par le Norvégien Armauer
Hansen. Ce bacille forme dans les tissus des amas si
considérables que cet auteur put les entrevoir à l'aide d'un
faible grossissement et même sans coloration.

Ce bacille (fig. 1) possède tous les caractères morphologiques du bacille de la tuberculose, à cela près cependant,
que ses extrémités sont parfois effilées au lieu d'être arrondies. Il se colore uniformément quand il est jeune ; en vieillissant, il perd son homogénéité et la substance qui fixe la
matière colorante se dépose sous forme de grains arrondis
séparés par des espaces incolores, aspect qui lui avait fait
donner, à tort, le nom de coccothrix. Souvent, le bacille
renferme quelques sphérules brillantes considérées comme
des spores par certains auteurs. Immobile et dépourvu de
cils vibratiles, il est, de même que le bacille de Koch, enve-
loppé d'une couche de matière grasse; aussi l'osmium le
colore-t-il en noir; mais, par certains procédés, on peut
arriver à dissoudre cette graisse, et l'osmium ne le colore
plus. Les bacilles sont rarement isolés. D'ordinaire une
substance réfringente et d'apparence homogène réunit les
bacilles juxtaposés en colonies zoogléiques. Ce sont ces
amas volumineux qui avaient été vus par Hansen et décrits
par lui sous le nom de *gelbe schollen*.

Les réactions microchimiques du bacille de Hansen sont
à peu près identiques à celles du bacille de Koch. On
obtient d'excellents résultats avec les méthodes de Gram,
d'Ehrlich et de Ziehl. La coloration de ce bacille, plus facile
quand il est jeune que quand il est vieux, exige cependant

un certain tour de main, si l'on veut éviter les mécomptes. Voici la technique que je vous propose et que je vais essayer devant vous. Je prends sur ce malade, à l'aide d'un tampon d'ouate stérilisée, un peu de mucus nasal et je l'étale, en couche mince, sur une lame de verre; je dessèche à la flamme, et je fixe avec le mélange alcool-éther. A l'aide d'une pipette, je laisse tomber sur cette lame quelques gouttes de solution de Ziehl, je la place sur la platine chauffante de Malassez jusqu'à léger dégagement de vapeurs, et je la maintiens à cette température pendant dix minutes environ.

Pour la différenciation, je pourrais me servir d'acides en solution forte, mais je risquerais de décolorer les bacilles eux-mêmes s'ils ne sont pas jeunes. Aussi est-il préférable de n'user que d'acides très dilués : vingt gouttes d'acide nitrique dans un godet d'alcool vont me suffire pour opérer la décoloration, dont je vais surveiller les progrès sous le microscope, et, pour ce faire, je n'ai pas besoin d'employer un fort grossissement, car les amas bacillaires ont souvent le volume d'un globule sanguin.

Par le même procédé, et en aussi peu de temps parfois, vous pourrez colorer une coupe de tissu lépreux. Toutefois, quand les lépromes sont vieux, il est préférable de mettre les coupes, collées sur lame et recouvertes de Ziehl, à l'étuve à 55° pendant deux heures.

Vous le voyez, Messieurs, de nombreuses analogies morphologiques et microchimiques rapprochent le bacille de Hansen du bacille de Koch. Ils se distinguent pourtant l'un de l'autre par des caractères importants.

D'abord, dans la lèpre, le nombre des bacilles qui infiltrent les tissus est ordinairement colossal ; ils forment dans les tumeurs de gros amas nommés boules épineuses ou globi, ce sont les *gelbe schollen* de Hansen.

En second lieu, le bacille de la lèpre n'est pas inoculable, et, jusqu'à présent, il n'a pas pu être cultivé. Les tentatives d'inoculation aux animaux sont innombrables; les expériences qui ont le plus attiré l'attention, celles de Melchior et Orthmann, qui déposèrent le bacille dans la chambre antérieure de l'œil du lapin n'ont pas donné de résultats probants. Je n'ai moi-même obtenu aucun succès, chez les singes, par des inoculations soit sous la peau, soit dans les nerfs. W. Iwanow, de Saint-Pétersbourg, a recherché quel était le sort des bacilles de la lèpre inoculés aux animaux. Vingt-quatre heures après l'injection dans le péritoine d'un cobaye, tous les bacilles sont englobés par des cellules. Aux macrophages revient le principal rôle dans cette phagocytose; ils parviennent à digérer un certain nombre de bacilles de Hansen, cependant ces derniers sont si résistants que, huit mois après l'inoculation, ils sont encore extrêmement nombreux et, pour la plupart, parfaitement intacts.

Les essais de culture n'ont pas mieux réussi que les inoculations. Cependant Czaplewski, en 1898, a retiré du mucus nasal d'un lépreux un bacille qui pousse bien sur le sérum de mouton additionné de 6 pour 100 de glycérine. Ce bacille qui rappelle par sa forme celui de la lèpre possède la réaction de Koch-Ehrlich.

Plus récemment encore, Bezançon, Griffon et Leredde ont ensemencé sur sang gélosé des tubercules lépreux; une seule fois ils ont obtenu une colonie minuscule, mais ils n'ont jamais pu repiquer cette première culture.

Il y a quelques mois, j'eus l'occasion de ponctionner un ganglion suppuré du cou en connexion avec des tubercules lépreux de la muqueuse buccale; ce pus contenait des boules bacillaires et des bacilles isolés résistant à la décoloration par la méthode d'Ehrlich. Avec ce pus, j'ensemençai, séance tenante, du sang gélosé et j'inoculai un cobaye. Vers le 55° jour, apparurent sur la gélose de petites

colonies constituées par un bacille ayant même aspect et
mêmes réactions que le bacille de Hansen. Je croyais bien
avoir réussi la culture de cet agent pathogène, quand le
cobaye, resté sain jusque-là, devint tuberculeux; un de
ses ganglions excisé montra au microscope des nodules
tuberculeux typiques, et la réinoculation de ce ganglion à
un autre cobaye détermina chez ce dernier la tuberculose.

Vous voyez, Messieurs, combien l'erreur est facile en
pareille matière et combien il faut être prudent dans l'interprétation des résultats expérimentaux.

Il me reste à vous signaler une lacune : on ignore l'habitat du bacille de la lèpre en dehors de l'organisme. On l'a
cherché en vain dans le sol, même dans la terre des cime-
tières de lépreux, et dans les aliments (poisson et porc
salé, pois d'Angole), qui passent pour favoriser le développement de la maladie. Je n'ai jamais pu découvrir le bacille
dans les moustiques et autres insectes soupçonnés d'être les
agents de dissémination de la lèpre. Et je ne sache pas qu'aucune tentative de cet ordre ait été couronnée de succès.

Le bacille de Hansen, entraîné par le courant sanguin,
s'arrête dans un espace lymphatique et y colonise. Vis-à-vis
de l'envahisseur, les tissus ne restent pas inertes; ils se
défendent par une prolifération des cellules fixes et un
apport des cellules migratrices. Le groupement de ces
divers éléments constitue le léprome ou nodule lépreux
dont l'aspect varie avec l'âge. A l'état naissant, le léprome
contient, d'une part, des cellules fixes, épithéliales, endothéliales ou conjonctives, selon la nature des tissus atteints,
et, d'autre part, des cellules lymphatiques : ce sont, en général, des lymphocytes et des leucocytes mononucléaires,
parfois des polynucléaires dans le cas où le léprome est
ulcéré et infecté secondairement Il existe en outre dans le
tubercule jeune des éléments dont la nature est encore
discutée : de nombreuses mastzellen et des plasmazellen,

qui se groupent au voisinage des vaisseaux et qui présentent l'aspect si spécial que vous leur connaissez (noyau excentrique, clair, contenant quelques grains de chromatine, et protoplasma basophile).

Quand le léprome vieillit, les bacilles pénètrent dans les protoplasmas cellulaires et leur font subir de profondes modifications; ainsi se forment deux éléments propres à la lèpre, la cellule lépreuse et la cellule géante.

La *cellule lépreuse* ou *leprazelle*, de Virchow, dont on ignore l'origine, est 4 ou 5 fois plus grande qu'un leucocyte ordinaire; elle renferme un ou plusieurs noyaux peu distincts et mal colorés; son protoplasma, bourré de bacilles et de globi,

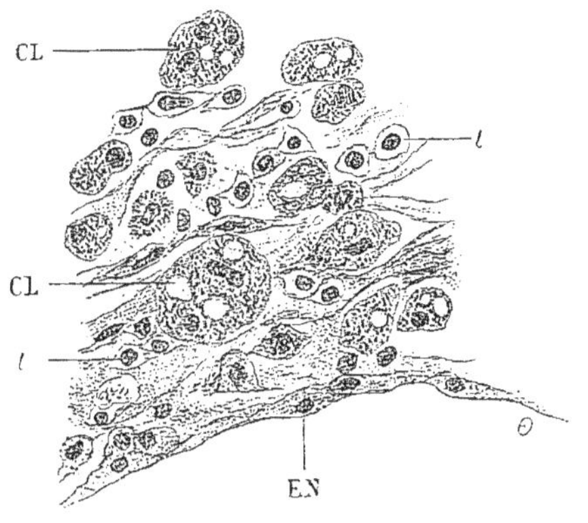

Fig. 1. — Tubercule lépreux situé au niveau de la racine de l'iris. — *CL*, cellules lépreuses avec ou sans vacuoles et bourrées de bacilles lépreux; *l*, leucocytes; *EN*, endothélium. (Zeiss. Immers. 1/12. Ocul. III)[1].

est en outre criblé de vacuoles qui, par leur coalescence, finissent par envahir toute la cellule, et rejeter le protoplasma à la périphérie (fig. 1).

La *cellule géante*, d'aspect analogue, mais de dimensions considérables, contient aussi plusieurs noyaux; elle est également bourrée d'amas bacillaires et criblée de vacuoles (fig. 2).

Quant aux bacilles restés libres dans les fentes lymphatiques, ils se multiplient sous forme de globi.

---

1. Fig. extraite de l'article : Des manifestations oculaires de la lèpre, par E. JEANSELME et V. MORAX, *Annales d'oculistique*. Paris, Maloine, nov. 1898.

Ainsi constitué, le nodule lépreux diffère essentiellement du nodule tuberculeux.

Vous connaissez, Messieurs, l'aspect du follicule tuberculeux, avec sa cellule géante centrale, sa zone moyenne d'éléments épithélioïdes, sa couche périphérique de cellules embryonnaires; vous savez que ce follicule, dont l'irrigation est gravement compromise, est voué à la caséification ou à la sclérose; vous savez enfin que le bacille de Koch ne forme jamais d'amas cohérents. Rien de semblable dans le nodule lépreux. Celui-ci n'offre aucun agencement de ses éléments en couches concentriques. Les bacilles de Hansen,

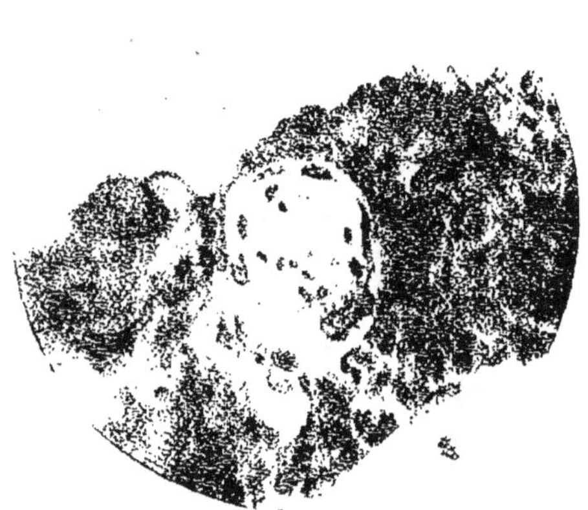

Fig. 2. — Cellule géante lépreuse à noyaux multiples, probablement d'origine endothéliale et contenue dans un espace lymphatique.

en nombre colossal, groupés en zooglée, farcissent littéralement le léprome. Ses vaisseaux sont moins profondément lésés, aussi ne subit-il jamais la caséification; mais, par contre, il présente une vacuolisation qu'on n'observe jamais dans le follicule tuberculeux.

La forme, le siège et le volume des lépromes sont infiniment variables. Tantôt ils dessinent des manchons périvasculaires autour des vaisseaux cutanés pour donner naissance aux *macules* de la peau; tantôt ils se groupent en masses plus ou moins volumineuses pour constituer les *tubercules* lépreux de la peau et des muqueuses. Les gros troncs nerveux sont aussi l'un des sièges d'élection des nodi lépreux. Presque toujours, ils se généralisent aux viscères : la rate, le foie, le testicule, la moelle des os et les glandes lymphatiques sont les parenchymes le plus souvent intéressés ; le poumon, l'intestin, le rein, le sont bien plus rarement. Presque toujours plusieurs organes sont atteints simultanément.

Je n'entrerai pas ici dans le détail des lésions viscérales. Du reste, j'aurai l'occasion, chemin faisant, de pousser des incursions dans le domaine de l'anatomie pathologique, et je doublerai la description clinique d'une étude histologique, chaque fois que l'occasion s'en présentera.

L'invasion de l'organisme par le bacille de Hansen peut être absolument silencieuse ; c'est l'exception. Ordinairement elle se traduit par quelques symptômes ; tantôt c'est une anémie progressive, une sorte de neurasthénie accompagnée de céphalée, de vomissements, d'asthénie musculaire, et de somnolence invincible, dont on méconnaît la signification ; tantôt ce sont des accès fébriles, qui diffèrent de ceux du paludisme par leur apparition vespérale, ou bien ce sont des douleurs articulaires qu'on impute aux rhumatismes, ou bien encore c'est un frisson très violent, qui fait penser au début d'une pneumonie et même d'une variole, quand il s'accompagne de rachialgie.

Ces phénomènes se raviveront en recrudescences paroxystiques à chaque décharge bacillaire.

Après cette phase septicémique, le bacille se greffe et colonise dans différents appareils : les troubles généraux font alors place aux signes locaux.

Suivant que le bacille de la lèpre se fixe dans la peau ou dans les nerfs périphériques, l'expression symptomatique est si dissemblable que je dois, à l'exemple de tous les auteurs, distinguer deux grandes formes cliniques : la lèpre tuberculeuse, ou systématisée tégumentaire, et la lèpre anesthésique, tropho-neurotique ou systématisée nerveuse.

Dans la lèpre tuberculeuse, le premier accident apparent est d'ordinaire une abondante floraison de *macules*. Plusieurs poussées analogues se succèdent : et les macules, de plus en plus fixes, finissent par se transformer en taches pigmentées. C'est alors qu'apparaissent les *tubercules*, élevures noueuses caractéristiques, qui se groupent de préférence aux extrémités et sur le visage. Presque toujours, aux taches et aux tubercules, se superposent des *troubles sensitifs*, dont la valeur sémiologique est considérable.

Quand la lèpre se localise dans les nerfs périphériques, elle provoque une névrite hyperplasique qui se traduit par un gonflement moniliforme des troncs nerveux, facilement perceptible au niveau du cubital. De l'hyperesthésie et des accès de douleurs violentes marquent souvent le début de cette forme nerveuse, tropho-neurotique ou aphymatode. Dans la suite, quand les nerfs sont complètement infiltrés, c'est au contraire de l'anesthésie qu'on observe, associée à des amyotrophies, à des déformations en griffes, à des maux perforants et à de terribles mutilations.

Ce n'est pas à dire que cette forme soit exempte de toutes manifestations éruptives : on peut y voir un exanthème maculeux ou des efflorescences bulleuses. Mais, ce qu'il y a de spécial en l'espèce, c'est la précocité et l'intensité des désordres névritiques.

Toutefois, sachez-le bien, Messieurs, cette division dichotomique de lèpre est quelque peu schématique. En réalité, les deux types cliniques se combinent et se substituent volontiers l'un à l'autre, de sorte que les formes mixtes ou complètes sont assurément les plus fréquentes.

OUVRAGES A CONSULTER :

Pour l'historique :
Münch. *Die Zaraath (Lepra) der hebraïschen Bibel.* Hambourg, 1893. — Jeanselme. Art. *Lèpre* du *Man. de Méd.* de Debove-Achard. On trouvera, en tête de cet article, une esquisse sur l'histoire de la lèpre et sur la condition des lépreux au moyen âge. — Sauton, *La Léprose*, Paris, 1901. Le chapitre historique contient des détails sur les léproseries, et sur la tutelle exercée par l'Église sur les lépreux.

Pour la distribution géographique de la lèpre, voir :
Les Comptes rendus de la Conférence de Berlin (*Mittheilungen und Verhandlungen der internationalen wissenschaftlichen Lepra-Conferenz zu Berlin*, im October 1897, Berlin, 1897. — Ehlers, La distribution géographique de la lèpre, *Janus*, 1898; La lèpre en Islande, *Lepra Conf.*, vol. I, 4ᵉ partie, p. 22; La Lèpre dans les Balkans. *Soc. franc. de derm. et de syph.*, juin 1897; La Lèpre en Crète, *Lepra, Bibliotheca internationalis*, 1901. — Jeanselme, Répartition de la lèpre dans la presqu'île indo-chinoise et dans le Yunnan, *Presse méd.*, 1901, p. 7: *Étude sur la lèpre dans la presqu'île indo-chinoise et dans le Yunnan*, Carré, édit., 1900. — Sauton, *La Léprose*, Paris, 1901.

Pour l'histoire naturelle du bacille de Hansen, la constitution du léprome et l'anatomie pathologique, voir :
Neisser, Ueber die Structur der Lepra- und Tuberkelbacillen.... Ueber Leprazellen. *Verhandlungen der Deutschen dermatologischen Gesellschaft*, Erster Congress, 1899. — Babes, *Untersuchungen über den Leprabacillus und über die Histologie der Lepra*, S. Karger, Berlin, 1898; Die pathologische Anatomie und Histologie der Lepra, *Lepra-Conferenz*, t. II, p. 85. — Doutrelepont, Histologie der Lepra, insbesondere über Leprazellen, Globi- und Riezenzellen. *Lepra-Conferenz*, t. III, p. 427. — Unna, Der Fettgehalt der Lepra- und Tuberkelbacillen, *Deutsche Medicinal Zeitung*, 1896, n° 99; Demonstration über Fettgehalt und Constitution der verschleimten Leprabacillen (gloea), *Lepra-Conferenz*, t. II, p. 40. — Jeanselme, Le bacille de la lèpre et les lésions réactionnelles des tissus, *Presse méd.*, 1899; Des localisations du bacille de la lèpre dans les divers organes, *Presse méd.*, 1900. — Czaplewski, *Centralbl. f. Bakter.*, 1898. — Leredde, Bezançon et Griffon, *Soc. de biol.*, 1899; XIIIᵉ Congrès internat. de Paris, 1900.

Ouvrages généraux sur la lèpre :
Parmi les auteurs qui ont le plus contribué, dans la période contemporaine, à faire progresser l'étude de la lèpre, il faut citer : Danielssen et Boeck, dont l'ouvrage magistral inaugure l'étude scientifique de la lèpre (*Traité de la Spedalskhed ou Éléphantiasis des Grecs*), Paris, 1848; Virchow, qui décrit la névrite lépreuse; Hansen, qui découvre le bacille, et Neisser, qui le colore le premier. E. Besnier, Leloir, Babes, Unna, Zambaco, ont apporté d'importantes contributions à l'histoire de la lèpre. — On trouvera dans Leloir (*Traité théorique et pratique de la Lèpre*, Paris, 1886), la bibliographie jusqu'en 1886. — On consultera avec fruit, pour les travaux plus récents : von Bergmann, Die Lepra, Stuttgard, 1897; *Deutsche Chirurgie*, Lfg. 106. — Babes, Die Lepra, in *Speciel Path. und Therap.* de Nothnagel, Vienne, 1901. — Mittheil. und Verhandl. der internat. wissensch. Lepra-Conferenz, Berlin, 1897-1898. — E. Jeanselme et Marcel Sée. Art. *Lèpre*, de la *Pratique dermatologique*, t. III, p. 1-117, 1902.

DEUXIÈME LEÇON

LOCALISATIONS DE LA LÈPRE SUR LA PEAU ET LES MUQUEUSES

Les manifestations tégumentaires de la lèpre. — La tache érythémateuse. Ses divers types : roséolique, nummulaire, annulaire, circiné, érythrodermique, psoriasiforme. — La tache pigmentaire : elle simule les éphélides, le chloasma, la syphilide pigmentaire, la morphée, le vitiligo. — Troubles sensitifs superposés aux macules. Leur valeur diagnostique. — Les neuro-léprides sont-elles d'origine microbienne, sont-elles le résultat de troubles trophiques ? Histologie de la macule lépreuse. — Le tubercule lépreux. Il procède par poussées qui rappellent l'érythème polymorphe. — Ses diverses variétés de siège et de forme. — Le facies léonin. — La pachydermie des membres inférieurs. — Évolution du tubercule lépreux. — Histologie du léprome. — Troubles vaso-moteurs, sécrétoires et trophiques de la peau. — Éruptions bulleuses, pemphigus lépreux, lèpre lazarine. — Pigmentation de la peau. — Chute des poils. Raréfaction des sourcils. — Sueurs profuses et inhibition sudorale. — Hypersécrétion des glandes sébacées. — Syndrome de Raynaud. — Mal perforant.
Manifestations de la lèpre sur les muqueuses. — Le coryza lépreux. — La recherche du bacille de Hansen dans le mucus nasal. — La rhinite lépreuse est l'une des voies principales d'émission du bacille de Hansen. — Localisations de la lèpre sur la muqueuse bucco-pharyngée. — Glossite lépreuse. — Altérations du larynx. — Lèpre oculaire.

Messieurs,

Maintenant que vous connaissez les étapes successives de l'infection lépreuse, je puis aborder l'étude des symptômes.

Je me propose de vous exposer aujourd'hui les altérations tégumentaires de la lèpre.

Elles ressortissent à deux mécanismes distincts : les unes sont des manifestations éruptives causées directement par l'apport et la multiplication du bacille de Hansen dans le derme ; les autres sont de simples troubles trophiques, ne relevant de l'infection spécifique que d'une manière indirecte, par l'intermédiaire de la névrite. Dans le premier cas, le bacille existe au niveau même des lésions cutanées ; dans le second cas, il faut, pour le trouver, remonter jusqu'aux ramuscules nerveux qui commandent les territoires atteints.

Je décrirai en premier lieu les lésions qui sont l'expression directe de l'invasion bacillaire de la peau : ce sont les taches ou macules, et les tubercules ou lépromes.

Les macules sont de deux ordres : les unes sont érythémateuses, les autres pigmentées. Cette distinction est quelque peu artificielle, car les macules, purement congestives au début, deviennent plus fixes par la suite, et finissent par virer au jaune ou au brun. Les taches hyperchromiques ne sont donc le plus souvent que le reliquat de taches érythémateuses sur leur déclin. Dans certains cas cependant, il existerait des macules pigmentaires d'emblée.

Les *taches érythémateuses* sont variables en nombre, en siège, en forme.

Une macule solitaire peut être le premier accident apparent de la lèpre : il est alors difficile d'en préciser la nature. Mais d'ordinaire la poussée éruptive est formée de taches multiples. Cet exanthème reste souvent ignoré du malade lui-même, quand aucun trouble subjectif ne le révèle. Tel est le cas d'une femme hospitalisée à Saint-Louis, dont les premières taches ne devinrent perceptibles qu'au sortir d'un bain sulfureux. L'exposition au froid ou à la chaleur, une simple friction, peut en effet rendre évidente une éruption de taches à peine visibles. Comme vous le savez, il en est de même pour la syphilis, et c'est souvent après une excitation cutanée que la roséole apparaît pour la première fois.

Mais la roséole de la lèpre n'a pas toujours cette allure insidieuse : dans nombre de cas, des troubles subjectifs d'intensité variable précèdent les efflorescence cutanées. Certains lépreux éprouvent d'abord un prurit violent, des fourmillements ou bien des douleurs pongitives ; ces sensations persistent quelques jours, puis l'éruption s'épanouit.

Voici un Italien, originaire de la province de Novare, où il
paraît avoir contracté la lèpre. Il y a quelques années, à la
suite d'un banquet qui s'était prolongé fort avant dans la
nuit, il fut en proie à une agitation très vive et à un prurit
irrésistible occupant les membres inférieurs. Le troisième
jour, les démangeaisons cessèrent; une ou deux semaines
plus tard, de nombreuses taches apparurent sur les jambes
et les cuisses; en quelques mois, l'éruption se généralisa.

Les poussées de taches hyperémiques s'annoncent souvent
aussi par des phénomènes généraux, par des symptômes
fébriles très accentués.

Les macules lépreuses peuvent apparaître sur tous les
points des téguments. Elles ont cependant des sièges d'élection, qui sont la face, le versant externe des membres, le
dos des mains et des pieds. Leur répartition est le plus souvent symétrique; il est rare, par exemple, de les voir se can-
tonner sur un membre supérieur, tandis que l'autre reste
indemne.

Elles sont si variables de taille et de configuration, qu'il
m'est impossible de vous en donner une description d'ensemble. Je ne vous signalerai que les types les plus tran-
chés en m'aidant de ces moulages et photographies que
je fais passer sous vos yeux.

A l'état naissant, la macule est de nuance rose vif ou
rouge violacé, elle s'efface complètement sous le doigt;
puis elle devient plus sombre, de teinte fauve ou cuivrée,
et ne disparaît qu'imparfaitement sous la pression digitale,
parce que du pigment s'est déposé à son niveau. Ainsi
donc, sur une même tache envisagée aux divers stades de
son évolution, on peut observer successivement toute la
gamme des tons depuis le rose jusqu'au brun foncé.

Les dimensions de ces taches varient à l'infini : parfois ce
sont des éléments semblables à ceux de la roséole syphilitique; plus souvent ce sont des éléments arrondis et nummulaires ou des placards érythémateux plus ou moins étendus.

Les macules restent stationnaires ou bien s'étendent par progression excentrique. Souvent alors, le centre se déprime légèrement et se décolore : l'élément, d'abord num-

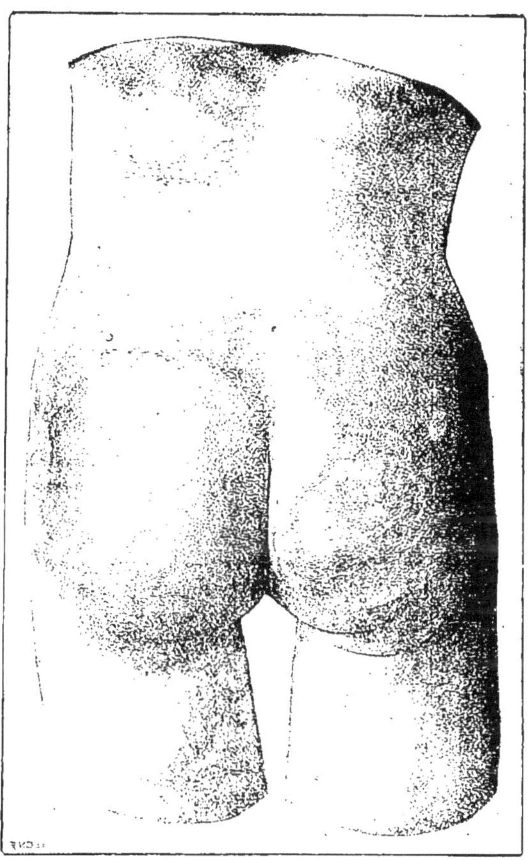

Fig. 5. — Léprides annulaires. — Sur de vastes étendues, au niveau des taches et en dehors d'elles, on voit des éléments miliaires disposés en quinconce rappelant la kératose pilaire. (Moulage du musée de l'hôpital Saint-Louis, n° 263, d'après Lailler.)

mulaire et plein, devient annulaire (fig. 5). Quelle que soit leur forme primitive, les taches peuvent fusionner et dessiner des bandes, des cercles ou demi-cercles semblables à ceux de l'érythème marginé : les anciens nommaient *lepra gyrata* cet aspect de l'éruption.

Il arrive même, Messieurs. que les éléments se réunissent en une nappe continue et diffuse qui habille toute une région d'une teinte uniforme. Chez un jeune homme de Saint-Domingue, dont j'ai pu suivre la poussée éruptive pendant plusieurs semaines. les membres inférieurs étaient entièrement recouverts d'un maillot érythémateux qui n'offrait aucune solution de continuité, je veux dire aucune portion de peau saine. Le tégument. au niveau de cet érythème, était surchargé de squames. de sorte que cette poussée érythrodermique rappelait, par ses caractères objectifs. l'érythème scarlatiniforme desquamatif. L'existence d'une fièvre et de démangeaisons intenses augmentait encore les chances d'erreur.

Sur le versant externe des membres. l'éruption se présente volontiers sous forme d'éléments miliaires péripilaires qui hérissent la peau de petites saillies grenues. disposées en quinconce. comparables à la chair de poule ou à la kératose pilaire (fig. 5 .

Il me resterait encore à vous décrire nombre de sous-variétés du type maculeux. Ainsi, dans certains cas, la surface des taches. au lieu d'être. selon la règle, lisse, onctueuse et comme huilée. est recouverte de squames sèches, psoriasiformes. ce qui invite à l'erreur. Mais je ne veux pas insister sur ces variantes cliniques que je mentionnerai à l'occasion du diagnostic.

Rien n'est plus variable, Messieurs, que la taille, la forme et la nuance des *macules pigmentaires*. Tantôt elles rappellent par leur petitesse. leur dissémination. leur teinte café au lait, les vulgaires taches de rousseur. Tantôt. recouvrant le visage d'un masque, elles simulent le chloasma. Il arrive aussi qu'elles décrivent une sorte de réseau d'aspect identique à celui de la syphilide pigmentaire: mais celle-ci se localise aux parties latérales du cou, tandis que la dyschromie lépreuse s'étend bien au delà de ces régions. Enfin, parfois, les placards hyperchromiques sont très foncés ; c'est là une des variétés de ce que les anciens appelaient la « morphée noire ».

Généralement, les macules s'étendent par leur périphérie, tandis que leur centre pâlit (fig. 4). Elles se réduisent alors à une surface achromique, que cerne un liséré sépia. Les vieux auteurs désignaient cette variété sous le nom de « morphæa alba gravis ». Ce terme est impropre, vous le concevez, Messieurs, car chez le lépreux, l'espace contenu dans l'anneau pigmenté a gardé sa souplesse naturelle. La morphée proprement dite,

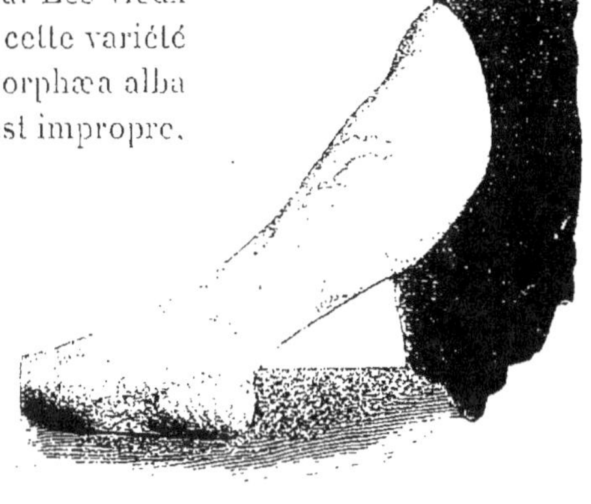

Fig. 4. — Placards achromiques bordés d'un liséré de nuance sépia.

au contraire, est une sclérodermie en plaques, et tout le centre bordé par le « lilac ring » est induré et scléreux.

Enfin, Messieurs, dans certains territoires cutanés, il est fréquent de voir alterner des taches pigmentaires et des espaces décolorés : c'est ce qu'on appelait autrefois le *vitiligo gravior* — très correctement d'ailleurs — puisqu'il y a ici ataxie du pigment, coexistence de taches achromiques et hyperchromiques.

Voyez maintenant ce métis, originaire de la Guadeloupe. Comme chez tous les hommes de couleur, des macules, en apparence purement achromiques, remplacent, sur sa peau bronzée, les taches érythémateuses. A leur niveau, cependant, l'achromie n'est pas simple ; après une légère exposition à l'air, leur teinte s'est animée, la pression du doigt les fait pâlir encore : ces éléments au niveau desquels un certain degré d'érythème s'ajoute à la dépigmentation cutanée, ont donc la même signification que les taches congestives observées sur les sujets de race blanche.

Vous connaissez maintenant, Messieurs, toute la série des transitions qui relient la macule érythémateuse à la tache pigmentaire, et la multiplicité de leurs aspects. Vous avez déjà remarqué, sans que j'aie eu besoin d'attirer votre attention sur ce point, qu'elles simulent et copient un grand nombre de dermatoses. Elles possèdent cependant un caractère qui leur appartient en propre et qui, dans tous les cas, autorise le diagnostic. Avez-vous quelque doute sur la véritable nature d'une de ces taches d'apparence lépreuse ? Il y a un moyen bien simple et quasi infaillible de dissiper toute incertitude.

Prenez une aiguille bien acérée, qui ne déprime pas les tissus, mais qui les pénètre. Piquez la peau au niveau de la macule et vous verrez que la sensibilité à la douleur est diminuée ou même complètement abolie. Prenez ensuite deux tubes à essai ; remplissez l'un d'eau froide et l'autre d'eau chaude portée à une température ne dépassant pas 45°, point au delà duquel les sensations thermiques font place aux sensations douloureuses. Appliquez alternativement ces deux tubes sur la tache et vous constaterez que la peau, à leur niveau, ne perçoit plus la température.

Fait important, si vous promenez sur cette tache insensible à la température et à la douleur, un simple flocon d'ouate, le malade éprouvera nettement une sensation tactile.

En résumé, *diminution*, puis *abolition* des *sensibilités douloureuse* et *thermique*, avec conservation plus ou moins complète de la sensibilité tactile, tels sont les troubles sensitifs qui caractérisent les taches lépreuses. Quel que soit le degré de cette dissociation, parfaite ou imparfaite, elle permet toujours d'établir, dès la période maculeuse, le diagnostic de la terrible maladie.

Elle n'existe pas cependant à toutes les phases de cette période : une hyperesthésie passagère, au niveau des taches ou dans leur voisinage immédiat, peut précéder l'anesthésie ; mais celle-ci est toujours le symptôme dominant et durable et la règle n'est en rien infirmée.

J'ai supposé jusqu'ici, Messieurs, que les macules sont toujours causées par le développement du bacille de Hansen dans la peau. Tous les auteurs ne sont pas de cet avis. Pour Unna, pour Neisser, certaines macules sont des neuro-léprides, c'est-à-dire des manifestations éruptives dues, non pas à l'invasion microbienne de la peau, mais à un trouble trophique causé par la germination de l'agent pathogène dans les nerfs et par la névrite qui en résulte. D'après les auteurs précités, *la neuro-lépride*, tout au moins à son stade initial, *est dépourvue de bacilles*. Elle a pour base un *élément angio-neurotique*, qui consiste en une hyperplasie cellulaire des vaisseaux et du tissu connectif des nerfs.

De temps à autre, il se fait dans tout le derme des décharges bacillaires. Mais les bacilles meurent rapidement dans cette peau peu réceptive. Là seulement où le terrain est modifié par le trouble nerveux, ils vivent assez pour produire des effets visibles qui sont l'infiltration de la *neuro-lépride embolisée* ; d'ailleurs, ces effets durent peu, en général, comme les bacilles eux-mêmes. Si les microbes se fixent d'une manière permanente dans la neuro-lépride, ce qui est rare, on assiste à la formation d'un *léprome surajouté*, hypodermique, toujours facile à distinguer, par sa structure spéciale, du léprome vrai.

Darier, qui a récemment repris la question, rejette l'hypothèse des neuro-léprides, en s'appuyant sur l'étude histologique de la macule lépreuse. D'après cet auteur, la caractéristique anatomique de la tache réside dans les *manchons périvasculaires* qui entourent les plexus sous-papillaires et périglandulaires et qui envoient des traînées de cellules dans les mailles du derme voisin. Les éléments qui constituent ces manchons sont pour la plupart des cellules conjonctives dont le spongioplasme est hypertrophié ou le protoplasme diffluent et comme déchiqueté. On y trouve aussi des chorioplaxes, et, plus rarement, de véritables cellules géantes, enfin des lymphocytes, des leucocytes à noyau bourgeonnant, des plasmazellen et des mastzellen. L'épiderme reste remarquablement passif. Pour toute lésion, on constate une surcharge pigmentaire de ses assises inférieures. La couche dermique sous-épithéliale est intacte. L'endartérite n'existe que dans les taches anciennes. Les altérations des nerfs cutanés peuvent faire défaut. Enfin, Darier insiste sur *la présence presque constante de bacilles dans ces manchons périvasculaires.*

La conclusion qui se dégage de ces recherches c'est que, quels qu'aient été l'âge d'une tache, son caractère pigmentaire ou érythémateux, qu'il y ait eu ou non des poussées peu auparavant, cet histologiste a toujours constaté, sauf dans 1 cas sur 9, des bacilles de Hansen caractéristiques et souvent presque en aussi grand nombre que dans les lépromes tuberculeux. Vous voyez, Messieurs, la haute portée pratique de ces résultats : l'examen microscopique d'une tache pourrait presque, à coup sûr, établir un diagnostic jusqu'alors problématique. Mais on a reproché à Darier, et cette objection il se l'était faite à lui-même, de n'avoir peut-être pas suffisamment séparé les neuroléprides maculeuses des lépromes en nappe. La question, encore non résolue, appelle de nouvelles recherches.

Passons maintenant à l'étude des *tubercules lépreux.*

Ils ne surviennent habituellement qu'après de nombreuses poussées maculeuses. La lèpre, dans sa forme tégumen-

taire, est donc, comme la syphilis, une maladie en quelque
sorte disciplinée ; sachez toutefois qu'on ne pourrait pas poursuivre bien loin le parallèle sans être désavoué par les faits.

Donc, quand les poussées éruptives se sont multipliées,
que les macules sont devenues fixes et pigmentées, on voit
apparaître, au voisinage ou au niveau même de ces macules, soit une infiltration diffuse et graduelle, soit un bour-
geonnement de petites nodosités circonscrites qui vont
grossir et se multiplier. Ainsi se forment les tubercules
lépreux ou lépromes.

Ils se reproduisent, comme les taches, par poussées
paroxystiques, et ils s'accompagnent de symptômes généraux dont la coïncidence avec l'éruption peut simuler l'*érythème polymorphe*. Il y a plus de quinze ans, pendant mon
internat, j'observai un homme qui, après avoir dansé toute
une nuit de Carnaval, fut pris de malaise et d'état fébrile.
Quelques jours après, de nombreuses élevures indurées,
d'un rose violacé, couvraient le visage et les extrémités
dont les mouvements étaient limités et douloureux. Cet
état persista plus de trois semaines. Je crus pouvoir, à
cette époque, porter le diagnostic d'érythème papulo-noueux
compliqué de pseudo-rhumatisme infectieux. Deux ans plus
tard, je revis ce même malade à la consultation de l'hôpital
Saint-Louis ; il présentait alors une poussée tout à fait semblable à celle que je viens de décrire. Quelque peu familiarisé
avec la lèpre, j'explorai la sensibilité des papules et des tubercules, et je pus me convaincre qu'il existait de l'anesthésie au niveau de ces éléments. Cet homme était donc
bien et dûment lépreux. Il avait du reste longtemps vécu à
la Guyane, où il avait été soigné pour une éruption suspecte.

Après quelqu'une de ces recrudescences fébriles, on
remarque que des tubercules, constatés auparavant, ont
disparu, tandis que d'autres ont surgi en des régions jusque-là indemnes. Il s'est fait, dans ce cas, une véritable
métastase par migration de colonies bacillaires.

Circonscrits ou diffus. les infiltrats lépreux siègent sous
la peau ou dans le derme.

Les *lépromes hypodermiques*, tout au moins au début, se
sentent plutôt qu'ils ne se voient, en passant la main sur la

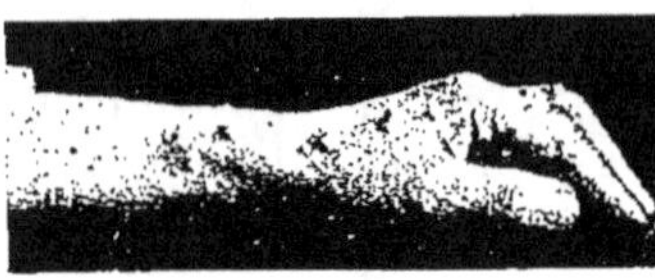

face, les membres et la région fessière. Diffus, ce sont
des placards étalés, peu
épais. plans ou légèrement
bosselés. Circonscrits , ce
sont de petites nodosités
arrondies ou ovalaires. rou-

Fig. 5. — Tubercules lépreux.

lant sous le doigt comme de petits ganglions. Ils farcissent
souvent le lobule de l'oreille. où ils donnent la sensation
de petits grains de plomb. Cette localisation doit être bien
connue de vous. Messieurs, car ces nodules peuvent per-

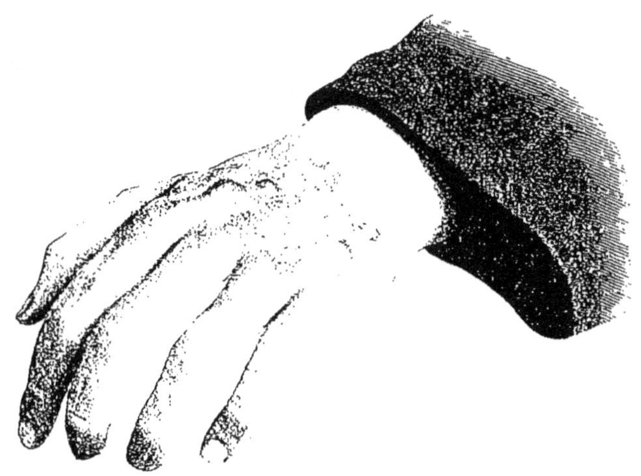

Fig. 6. — Tubercules lépreux.

sister dans cet état indéfiniment. alors que toute autre manifestation éruptive s'est évanouie. Ils vous permettront
ainsi de reconnaître la lèpre dans ses périodes d'accalmie.

Je n'insiste pas. et j'aborde l'étude des *lépromes dermiques* (fig. 5 et 6). Les tubercules proprement dits sont de petites nodosités hémisphériques, du volume d'un pois à celui d'une noisette, dures, rénitentes, donnant la sensation d'une gomme à sa période de crudité.

À l'état naissant, le tubercule est d'un rose vif; puis il se colore peu à peu et prend cette teinte cuivrée que nous sommes habitués, en Europe, à rapporter à la syphilis, mais qui, en pays exotique, peut être attribuée aussi bien à la lèpre qu'à la vérole.

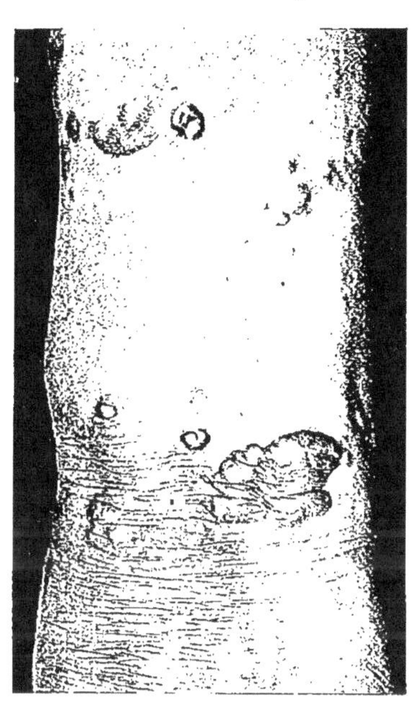

Fig. 7. — Tubercules lépreux groupés sur la face dorsale de l'avant-bras et du poignet.

Les tubercules peuvent se grouper et devenir coalescents (fig. 7). Ils forment alors une masse rénitente, élastique, à surface luisante et grasse, souvent parcourue par des arborisations vasculaires. Parfois ils s'étalent, s'aplatissent et deviennent nummulaires, ou bien leur centre guérit, et ils se réduisent à un bourrelet circulaire. Ces formes annulaires peuvent encore être réalisées par la fusion de plusieurs tubercules aplatis; les éléments circinés ressortissent par conséquent à deux mécanismes bien distincts.

En certaines régions, les tubercules arrivent à former, par leur confluence, de grandes nappes lépromateuses, bosselées et endurcies, comparables à des plaques de carton incluses dans la peau.

Comme les tubercules naissent habituellement sur les

taches ou entre elles, leur répartition est calquée sur la topographie des macules. Ils prédominent sur la face et

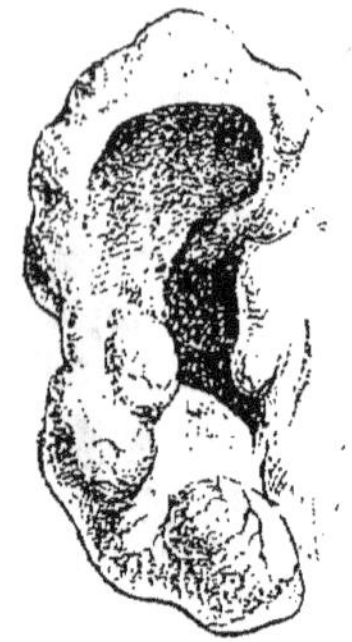

Fig. 8. — Oreille bourrée de tubercules lépreux.

sur les membres, surtout vers leurs extrémités et du côté de l'extension : dans chacune de ces régions, ils produisent des déformations considérables.

A la face, quand les éléments sont discrets, leur répartition n'obéit à aucune règle. Très souvent, ils se conglomèrent en certaines régions, les narines, les saillies malaires, les oreilles dont ils altèrent le modelé (fig. 8 et 9). Ils peuvent être à ce point coalescents qu'ils couvrent le visage d'un masque d'une étrangeté sauvage et bestiale (fig. 10) : c'est ce qu'on appelle le léontiasis ou facies léonin. Les photographies que voici (fig. 11 et 12) vous montrent une infiltration lépromateuse diffuse et mamelonnée qui surcharge tout le visage et les oreilles. Les traits, empâtés et déformés, sont devenus méconnaissables. De nombreux amas de tubercules, groupés sur la région frontale médiane et les arcades sourcilières, surplombent les paupières et la racine du nez. Une nappe infiltrée double les joues; elle acquiert son maximum d'épaisseur immédiatement au-dessus des sillons naso-géniens, qui sont très profonds.

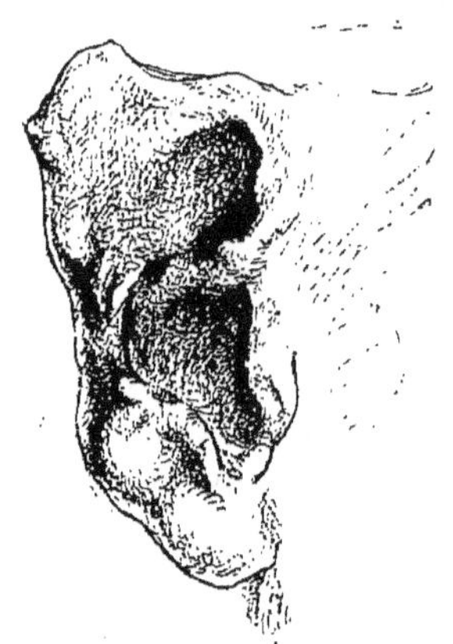

Fig. 9. — Pavillon de l'oreille échancré par des cicatrices consécutives à des tubercules lépreux.

De gros tubercules bosscllent les lèvres et le menton. De chaque commissure labiale part un pli divergeant en bas et en dehors, ce qui donne à la physionomie l'aspect pleurard.

Le nez est busqué et doublé de volume ; son lobule tombant
repose sur la lèvre supérieure et les narines sont très épatées. Les oreilles sont hypertrophiées et bourrées de lépromes, qui allongent démesurément leur lobule. Le pourtour
des yeux, la racine du nez, la lisière du cuir chevelu, sont
les seules régions à peu près respectées par l'éruption. La
lèpre avancée altère les traits du visage à ce point qu'il est
impossible de
discerner l'âge, le
sexe et même le
type anthropolo-
gique du sujet.

Aux membres
supérieurs, ce
sont surtout les
coudes, la face
dorsale des avant-
bras, des poignets
et des mains, qui
se recouvrent de
nodules et d'infil-
trats diffus. Les
tubercules dou-
blant les deux pre-
mières phalanges

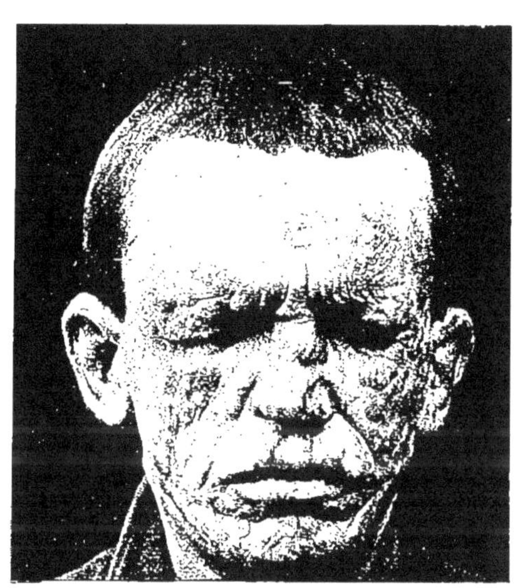

Fig. 10. — Face bourrée de tubercules lépreux.

et respectant d'ordinaire la troisième, donnent aux doigts
une forme en fuseau. Plus tard, la phalangette s'évase en
massue quand apparaissent les lésions unguéales (fig. 15).

Aux membres inférieurs, même topographie. Les tubercules s'amassent en avant des genoux, sur la face antéro-
externe des jambes et des cuisses, sur le cou-de-pied et le
pourtour des malléoles. Un œdème dur considérable, une
pachydermie, accompagné d'un état squameux de la peau,
amplifie tout le membre et lui donne un aspect identique à
celui de l'éléphantiasis variqueuse.

Quand la lèpre est parvenue à ce stade, les ganglions lymphatiques des régions malades sont tuméfiés et farcis de bacilles de Hansen. Tout lépreux porte des adénopathies en pléiade, analogues à celles de syphilis. Elles en diffèrent un peu cependant par le volume plus grand et la consistance plus molle de leurs ganglions.

De la description succincte que je viens de vous faire, il ressort avec évidence, Messieurs, que la lèpre nodulaire est essentiellement polymorphe. Elle peut en imposer pour des syphilides tuberculo-gommeuses, et quel est le médecin non prévenu qui, en pays non lépreux, ne commettrait pas tout d'abord cette erreur? Elle simule l'acné rosacée, quand les tubercules de la face sont parcourus par des arborisations vasculaires. Le lupus, le sycosis, le mycosis fongoïde lui ressemblent également. Comment donc faire le diagnostic? Vous y parviendrez, Messieurs, en explorant la sensibilité des éléments éruptifs. Toutes les fois qu'au niveau d'un de ces éléments vous constaterez une thermo-analgésie avec ou sans anesthésie tactile, vous pourrez hardiment prononcer le mot de lèpre. Que cette dissociation sensitive soit parfaite ou imparfaite, peu importe : le diagnostic est évident.

Arrivés à leur complet développement, les tubercules ne restent pas longtemps stationnaires. Leur régression s'effectue suivant quatre modes différents.

En dehors des pays à lèpre, le plus souvent ils se résorbent : ils se flétrissent et disparaissent sans s'ulcérer, laissant pour trace une cicatrice un peu déprimée et pigmentée. Les tubercules sous-cutanés, qui désorganisent souvent l'hypoderme, laissent à leur place une lacune où l'on peut, avec le doigt, invaginer la peau restée souple.

Dans les foyers d'endémie lépreuse, au contraire, les tubercules suppurent souvent; ils se vident alors à la

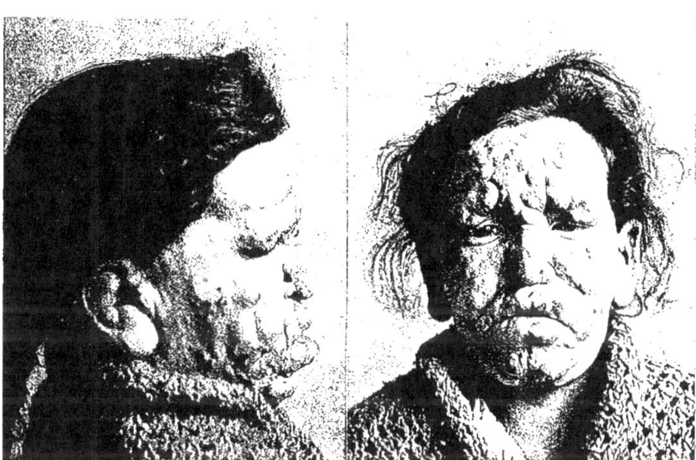

Fig. 11. — Léontiasis ou faciès léonin (Conf. fig. 12).   Fig. 12. — Léontiasis ou faciès léonin (Conf. fig. 11).

manière d'une gomme; le pus, épais et caséeux, laisse en
s'éliminant une cavité à bords décollés et taillés à pic, à
fond bourbillonneux.

Parfois même, les lépromes se transforment en ulcères
qui s'étendent indéfiniment, sans tendance aucune à la cicatrisation : la peau qui avoisine ces pertes de substance est
épaissie par l'œdème pachydermique, surtout aux membres
inférieurs.

Voici, Messieurs, un moulage (fig. 15) qui reproduit les
mains d'un lépreux originaire de l'Inde anglaise : les doigts
boudinés et amplifiés par les lépromes sont recouverts
d'ulcérations, dont le fond jaune est enduit d'un pus huileux.

La transformation fibreuse est un mode de terminaison
exceptionnel; dans ce cas, les tubercules se durcissent et
se condensent en une petite nodosité qui persiste indéfiniment.

Je n'insisterai pas longuement, Messieurs, sur l'anatomie
pathologique du tubercule lépreux de la peau. Vous connaissez déjà les divers éléments qui entrent dans sa constitution. Si vous faites la biopsie d'un tubercule, la surface de section vous apparaît translucide et sèche : aucun
suc ne s'en écoule. Débitez ce léprome en coupes minces et
traitez-les par la méthode de Ziehl, elles restent fortement
teintées en rouge, même après l'action des acides, parce
qu'elles sont littéralement farcies de bacilles.

Sur une coupe de tubercule lépreux examinée au microscope, la structure normale des téguments a complètement
disparu. Les amas bacillaires en quantité innombrable
occupent tout le derme et le tissu cellulaire sous-cutané.
Le nodule n'atteint pas la face profonde de l'épiderme : la
partie supérieure du corps papillaire est réservée sous
forme d'une mince bande qui descend le long des follicules
pileux jusqu'à l'embouchure de la glande sébacée. Vers

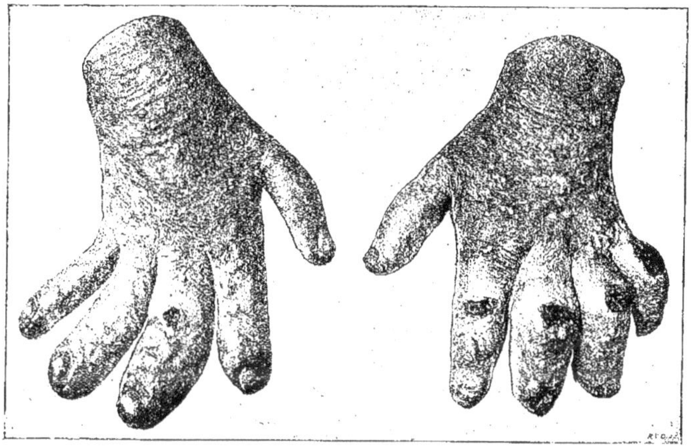

Fig. 15. — Léprides en nappe, en partie ulcérés, déformant les doigts. — Périonyxis lépreuse. — Les doigts de la main droite, élargis en forme de massue ou de battant de cloche, se développant en éventail en se portant sur le bord cubital. A la main gauche, les doigts gonflés « en rave » ébauchent l'attitude de la griffe rétractile. Le point culminant de chaque doigt correspond à l'interligne phalango phalanginien ; il est couronné d'un ulcère qui est tapissé d'un bourbillon jaune foncé. (Moulage de l'hôpital Saint-Louis, n° 1217. Obs. in *Bull. de la Soc. de dermat. et de syph.*, 1891, p. 151. — Voir les figures 52 et 54, même malade.)

l'hypoderme, au contraire, dont une partie est englobée dans le léprome, la limite est moins précise et des fusées microbiennes vont se perdre autour des pelotons adipeux. Les bacilles infiltrent les vaisseaux et les nerfs de la peau, ainsi que les glandes sudoripares et les follicules pileux; mais ils n'envahissent pas les glandes sébacées, car ils paraissent avoir pour la graisse une véritable aversion.

Finalement, le nodule, transformé en un bloc hyalin, n'est plus qu'un séquestre qui s'élimine par infection secondaire.

Vous savez, Messieurs, que les lésions tégumentaires de la lèpre sont de deux sortes; je viens de vous décrire les altérations dues à la présence du bacille de Hansen dans la peau. Je passe maintenant à l'étude des troubles trophiques, causés par la névrite lépreuse.

Dans la lèpre neurotique, l'éruption maculeuse alterne ou coïncide souvent avec une *éruption bulleuse*. Cette dernière est en général fort discrète, réduite le plus souvent à une bulle solitaire qui se développe avec une grande rapidité. Pourtant on a décrit un *pemphigus lépreux*; c'est vous dire que les bulles peuvent apparaître en nombre et par poussées; elles ont alors pour siège de prédilection le dos des mains et des pieds, les coudes et les genoux. Après dessiccation, chaque phlyctène laisse une marque violacée qui se transforme ultérieurement en une tache pigmentée ou une tache achromique bordée d'un liséré sépia.

Sur certains sujets, après la rupture de la bulle, la surface mise à nu se recouvre d'une eschare parcheminée, au-dessous de laquelle progresse une ulcération grisâtre et taillée à pic. On donne le nom de *lèpre lazarine* à une forme dans laquelle ces éléments de pemphigus escharotique sont nombreux et se développent sur des taches érythémateuses, indépendamment de tous autres phénomènes apparents de la lèpre. Cette affection est fréquente en Amérique, en particulier au Mexique.

Mais la bulle n'est pas le seul trouble trophique qu'on observe dans la lèpre. Une teinte grisâtre, terreuse, est répandue sur toute l'enveloppe cutanée. Parfois, le tégument prend l'aspect de l'ivoire jauni, ou bien se fonce au point qu'un homme de race blanche peut être pris pour un mulâtre. Même chez l'enfant, la peau est flasque, ridée, flétrie, comme celle des vieillards; elle donne au toucher une sensation de rudesse toute spéciale; A. Paré, dans un certificat concluant à la séquestration d'un lépreux, dit qu'il a trouvé tout le « cuir crespy et inégal, comme celui d'un oye maigre plumée ».

Le système pileux est atteint. La *raréfaction des sourcils*, notamment dans leur tiers externe, est un des signes les plus précoces de la lèpre. Plus tard les cils, la barbe, les poils des aisselles et du pubis peuvent tomber; par contre, la chevelure est abondante, car la lèpre ne fait pas de chauves (fig. 10, 11 et 12). En cela, elle se rapproche de la tuberculose et s'écarte de la syphilis.

Tout au début de la maladie, certains sujets peuvent être inondés de *sueurs profuses*, localisées ou généralisées, qui ne sont pas l'expression d'un mouvement fébrile; à une période plus avancée, la sécrétion sudorale se supprime totalement. Cette sorte d'inhibition, dans un territoire donné, semble précéder et annoncer l'apparition prochaine de l'anesthésie dans ce même segment, comme si les nerfs qui président à la sécrétion sudorale étaient touchés avant les nerfs sensitifs.

Les glandes sébacées ne restent pas non plus normales; elles déversent en abondance un enduit gras qui donne aux léprides une *onctuosité* particulière. Au Moyen Age, ceux qui étaient chargés de prononcer la séquestration des lépreux, avaient pour habitude de projeter de l'eau sur la peau des suspects. Le liquide glissait-il sans adhérer à la surface cutanée, ils tenaient ce signe pour presque pathognomonique ! C'était assurément conclure trop hâtivement ; mais ce procédé empirique n'était pas dénué de toute valeur.

Les *troubles vaso-moteurs* complètent le tableau. Le syndrome de Raynaud est des plus fréquents au début comme au cours de la lèpre. Les poignets et les mains sont violacés par la cyanose ; au-dessous de celle-ci existe une teinte brune sale ou gris métallique, comme si la région avait été enduite d'onguent napolitain ou de mine de plomb. Une bouffissure molle, comme gélatineuse, donne aux extrémités un aspect potelé et une consistance ouatée très spéciale.

Les membres inférieurs sont déformés par un *œdème pachydermique*, dû à des lésions complexes : stase lymphatico-veineuse, altérations névritiques, lymphangites chroniques. Cette sclérose est souvent labourée d'*ulcères torpides* semblables aux ulcères calleux d'origine variqueuse.

J'ai gardé pour la fin le plus important des troubles trophiques, le *mal perforant plantaire*. Il est, dans la lèpre, encore plus fréquent que dans le diabète, la paralysie générale et le tabès. Il a pour siège d'élection le talon antérieur ou le talon postérieur, la base du premier orteil ou celle du cinquième. Souvent le gros orteil subit une hypertrophie considérable en connexion avec un mal perforant situé à sa base. Parti des téguments, l'ulcère térébrant fouille le tarse. Sous l'action combinée de la nécrose et de la résorption osseuse, le pied se tasse, se raccourcit et tend à prendre une forme arrondie. C'est au niveau de la semelle plantaire que le mal perforant apparaît d'habitude. Mais que, pour une cause quelconque, le malade vienne à prendre son point d'appui habituel sur le genou, et l'ulcération, comme j'ai eu l'occasion de l'observer en Indo-Chine, creusera la région rotulienne.

Autre trouble trophique non moins important, mais

beaucoup plus rare. On voit, parfois, au niveau des
espaces interphalangiens, de grandes fentes sèches diviser
la peau, gagner en profondeur et désarticuler les phalanges.

Les manifestations éruptives de la lèpre ne se limitent
pas au tégument externe, elles sont fort communes sur les
muqueuses. Elles intéressent de préférence la cloison des
fosses nasales, le dos de la langue, le vestibule du larynx,
et la conjonctive.

Un enchifrènement persistant, une accumulation de
croûtes obstruant les narines, quelques épistaxis, bref un
coryza chronique, en apparence vulgaire, telle est souvent,
messieurs, la première manifestation extérieure de la lèpre
tégumentaire.

Je crois utile d'insister sur la fréquence de ces altérations nasales. Sur 26 lépreux que j'ai examinés à l'hôpital
Saint-Louis, en 1897, 16 présentaient des lésions du nez ;
sur 282 lépreux dont j'ai examiné les fosses nasales en
Indo-Chine, 57 portaient des altérations très apparentes.

Glück, de Sarajevo, sur 264 cas, trouve 125 fois le
coryza précoce. Sticker, dans l'Inde, sur 155 malades n'en a
vu que 15 dont la pituitaire était indemne. Ce coryza
lépreux est donc à la fois précoce et fréquent. Aussi, ai-je
eu l'idée de faire, méthodiquement et dans tous les cas,
l'examen du mucus nasal : j'ai toujours trouvé, dans le
coryza lépreux, le bacille de Hansen. Cet examen devient
donc un moyen de diagnostic, moyen rapide, facile, qui,
pour ces raisons, est préférable à la biopsie. Il faut bien
savoir toutefois que, la lèpre tuberculeuse mise à part,
la présence du bacille dans le mucus nasal est inconstante ; mais sa recherche doit toujours être tentée, même
dans la forme trophoneurotique pure. Plusieurs fois, dans
des formes uniquement maculeuses, où mon diagnostic
restait hésitant, ce procédé a levé mes doutes. Il est donc
nécessaire que vous sachiez tous le mettre en œuvre, le

cas échéant. Voici la technique, bien simple, que je vous recommande. Avec un petit tampon d'ouate monté sur un bâtonnet, je frictionne assez vigoureusement la cloison nasale d'un malade; je recueille ainsi un peu de mucus sanguinolent, que j'étale en mince couche sur une lame de verre; un triple passage sur la flamme suffit à la dessiccation; il ne me reste plus qu'à fixer la préparation à l'alcool-éther et à la colorer au Ziehl pour y trouver des bacilles et des globi. Ainsi, vous pouvez, en quelques minutes, par cet examen aussi facile que probant, établir un diagnostic jusqu'alors douteux.

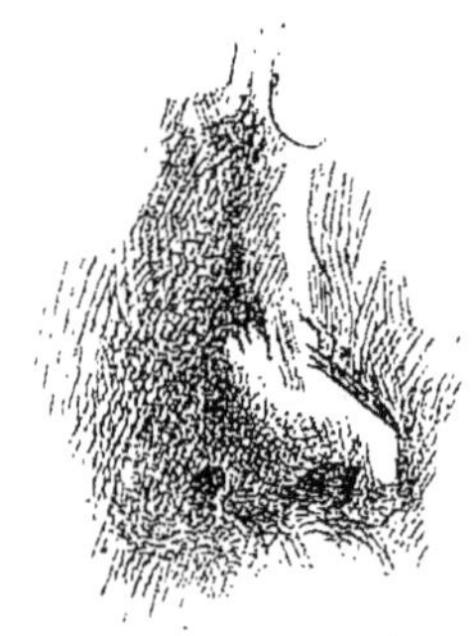

Fig. 11. — Déformation du nez consécutive à la destruction de la cloison cartilagineuse des fosses nasales. — Coup de hache séparant les os propres du lobule du nez.

Le coryza, intense au stade initial, s'atténue ou disparaît quand la lèpre tend à devenir anesthésique; mais il subit des exacerbations qui coïncident avec les efflorescences tégumentaires. Poursuivant son œuvre, il compromet la solidité du squelette nasal. La charpente cartilagineuse cède, le nez se busque, le lobule s'affaisse, les narines deviennent épatées (fig. 10, 11 et 12). Puis, la cloison n'offrant plus aucune résistance, la clef de voûte s'écroule; un coup de hache sépare les os propres du lobule du nez qui bascule et s'invagine au-dessous de la portion osseuse encore peu altérée (fig. 14); ainsi se réalise la déformation dite « nez en lorgnette », qu'on rapporte, en Europe, avec raison à la syphilis, mais qui, en pays exotique, est surtout attribuable à la lèpre.

L'examen rhinoscopique montre, au début du coryza lépreux, la pituitaire turgescente, érodée, sillonnée de capillaires distendus; ces lésions prédominent au niveau du segment inférieur de la cloison; c'est là le siège initial et constant de l'infiltrat lépromateux; aussi sera-ce en ce point que l'infiltration, progressant, diminuant la consistance du cartilage, provoquera la perforation, qui est pour ainsi dire constante.

Alors même que la muqueuse nasale est profondément altérée, l'olfaction persiste presque toujours sans modifications notables. Mais, comme au niveau du tégument externe, la sensibilité générale est altérée dans ses modes douloureux et thermique, mieux conservée dans son mode tactile.

J'ai eu, plusieurs fois, l'occasion de pratiquer l'examen d'un léprome nasal, excisé au moment d'une poussée (fig. 15 et 16). Le derme était remplacé par un tissu lépreux contenant une telle quantité de bacilles, que la préparation colorée au Ziehl gardait une nuance rose vif après l'action des acides. Les amas bacillaires formaient à certains éléments une coque complète. Au point où le foyer affleurait l'épiderme, celui-ci était infiltré de petits paquets bacillaires; quelques-uns de ceux-ci étaient inclus dans les cellules malpighiennes; *d'autres étaient enrobés dans des traînées de mucus qui tapissaient la surface libre de l'épithélium.*

Voilà, Messieurs, un fait capital : il nous permet d'affirmer que la *rhinite est une des causes les plus efficaces de contamination;* et celle-ci s'effectue d'autant plus aisément que les malades ne portant souvent à cette époque aucun signe extérieur de lèpre, ne sont pas réputés dangereux par leur entourage.

L'infection de la muqueuse nasale gagne le naso-pharynx et la bouche. La voûte palatine peut être parsemée de nodules circonscrits ou doublée de lépromes diffus (fig. 17). La luette, rarement intacte, est tuméfiée et rigide; elle peut être fixée en position vicieuse par des adhérences qui l'unissent à la face inférieure du voile du palais. Celui-ci se déforme et se dévie; tantôt attiré en arrière par les

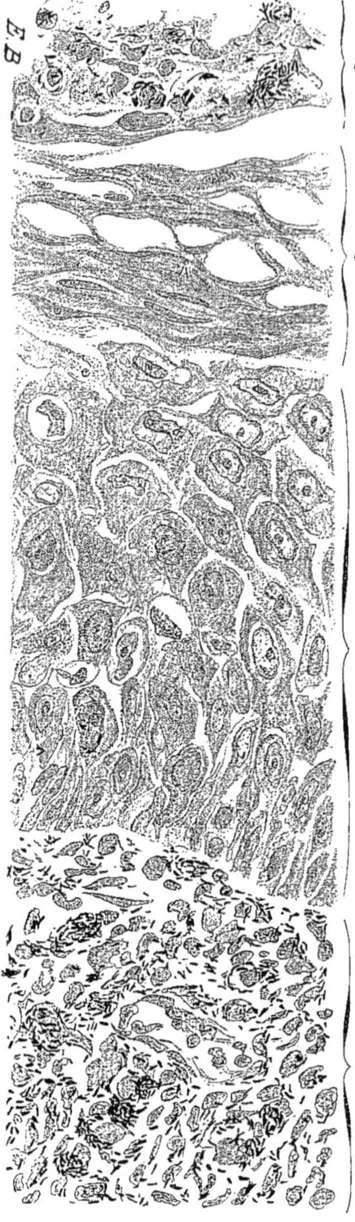

piliers postérieurs, il devient presque horizontal et entre en symphyse avec la paroi pharyngienne; tantôt attiré en avant par les piliers antérieurs, il pend presque vertical, et l'inocclusion du naso-pharynx laisse les aliments refluer par le nez; tantôt enfin, les quatre piliers sont rétractés et l'isthme du pharynx est rétréci.

Sur la face dorsale de la langue, j'ai observé plusieurs fois des épaississements épidermiques, opalins et saillants, analogues à des plaques muqueuses, mais dépourvus de toute sensibilité.

Outre ces altérations superficielles de la muqueuse linguale, il existe souvent une véritable *glossite lépreuse* (fig. 18). De gros tubercules saillants,

Fig. 15. — Coupe de la muqueuse nasale d'un lépreux. — *A*, derme infiltré de bacilles; *B*, couche de Malpighi contenant quelques bacilles inclus dans les cellules épithéliales; *C*, couche cornée parsemée de rares bacilles; *D*, traînée de mucus nasal riche en bacilles provenant d'une ulcération située plus haut. (Conf. fig. 16).

de nuance opaline, de consistance élastique et chondroïde,
sont disséminés en plus ou moins grand nombre sur le
dos de la langue. Ils peuvent se fusionner en une nappe
mamelonnée dont la surface grisâtre paraît avoir été cau-
térisée avec du nitrate d'argent. Dans ce cas, l'organe est
très amplifié. Un sillon médian très profond parcourt la
face dorsale dans toute sa longueur, et de chaque côté de
cette scissure, des tubercules atteignant parfois un centi-

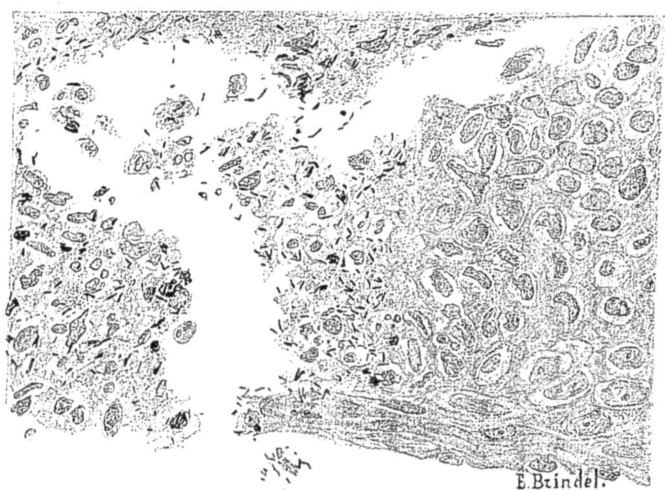

Fig. 16. — Léprome ulcéré de la muqueuse nasale. — Issue de nombreux bacilles
de Hansen qui sont enrobés et entraînés par le mucus. (Conf. fig. 15).

mètre de hauteur sont alignés en bordure. Les deux branches du V lingual, infiltrées par des lépromes, font un
relief considérable. Des sillons longitudinaux et transver-
saux peuvent diviser le dos de la langue en compartiments
bourrés de tubercules.

Toutes ces infiltrations lépromateuses sont dépourvues
de sensibilité. Elles peuvent être cautérisées profondément
au fer rouge sans que le malade accuse aucune douleur.
Les excitations les plus diverses sur les points qu'elles
occupent ne sont suivies d'aucun acte réflexe.

Malgré des altérations aussi prononcées, le goût est presque toujours conservé. Le sel, le sucre, le sulfate de quinine sont immédiatement reconnus. Cependant, l'un de mes lépreux se plaignait de la fadeur de tous les aliments, à l'exception des mets sucrés.

L'examen de coupes microscopiques provenant de tubercules greffés sur la muqueuse linguale m'a permis de constater la chute de l'épithélium et la mise à nu de lépromes dans la cavité buccale; *les amas de bacilles qui bourraient les nodules se mélangeaient à la salive.* Voici donc, Messieurs, une nouvelle voie d'émission du bacille, une nouvelle source de contamination.

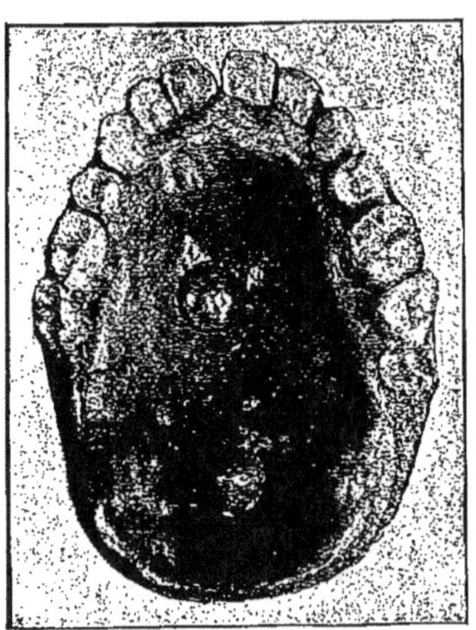

Fig. 17. — Tubercules lépreux disséminés sur la voûte palatine. (Moulage du musée de l'hôpital Saint-Louis, n° 909, d'après Vidal.)

Le *larynx* est altéré, dès les premières phases de la lèpre. La raucité de la voix est un des signes précoces de l'infection; plus tard, le malade devient tout à fait aphone. La respiration est souvent embarrassée; parfois surviennent des accès de suffocation, qui peuvent rendre urgente la trachéotomie.

L'examen laryngoscopique rend compte de tous ces troubles. La muqueuse du larynx, comme celle du pharynx et du voile, est d'une pâleur remarquable. L'épiglotte est le siège initial des lésions; d'abord apparaissent des taches, des papules, de la rougeur diffuse accompagnée d'un peu de gonflement; puis l'opercule épaissi, ulcéré, se déforme, se rétracte et se rabat sur l'orifice du larynx; il est maintenu, dans cette position vicieuse, par les replis aryténo-épiglottiques, qu'un pseudo-œdème, analogue à celui des tuberculeux, distend et rend inextensibles. Les fausses cordes vocales sont aussi infiltrées, mais les cordes vocles inférieures, ou rubans vocaux, sont presque toujours

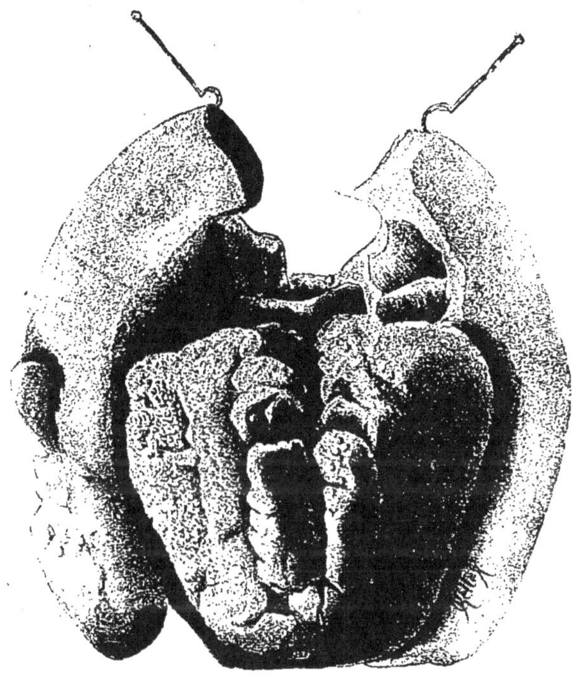

Fig. 18. — Glossite lépreuse.

intactes. Dans la suite, des ulcérations ou des cicatrices parsèment les muqueuses sous-glottique et trachéale.

La *conjonctive* et l'*appareil visuel* sont très souvent compromis dans le cours de la lèpre. Ses victimes sont, tôt ou tard, vouées à la cécité.

Dès le début, la conjonctive s'injecte ; c'est « un coup

d'air », disent les malades; mais les poussées de conjonctivite se succèdent, de plus en plus rapprochées, de plus en plus tenaces, et bientôt les lésions s'installent en permanence. Les tubercules lépreux, qui se développent sur la conjonctive bulbaire, se présentent sous l'aspect de petits nodules translucides, de couleur blanc sale, bien visibles sur un fond d'injection sanguine.

Souvent, de part et d'autre du limbe cornéen, se dessinent deux nappes triangulaires épaisses et vasculaires qui, en s'étendant, se rejoignent en haut et en bas en une sorte de chémosis; ce sont là deux petits placards d'infiltration lépromateuse.

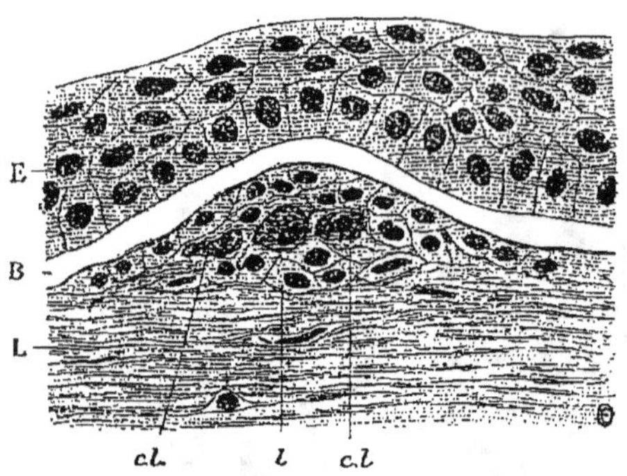

Fig. 19. — Infiltration nodulaire superficielle. — *E*, épithélium; *B*, membrane de Bowmann; *L*, lames de la cornée; *cl*, cellules lépreuses remplies de bacilles lépreux. — On voit aussi quelques bacilles libres entre les leucocytes (*l*) et entre les amas de la cornée. (Fig. extraite de l'article : Des manifestations oculaires de la lèpre, par E. Jeanselme et V. Morax, *Ann. d'oculistique*, 1898.)

Cependant, le bacille est rare dans les larmes; nous ne l'y avons trouvé, Morax et moi, qu'une fois sur huit sujets atteints de conjonctivite lépreuse.

Les lésions du globe oculaire se cantonnent presque toujours sur le segment antérieur de l'œil avec une prédilection marquée pour le limbe scléro-cornéen et la région ciliaire. La *kératite lépreuse* débute par un trouble léger, sans altération du reflet brillant normal de la cornée; à l'éclairage oblique, la loupe permet de reconnaître dans les couches superficielles, une fine ponctuation de nodules miliaires. Toutes les couches de la cornée peuvent être intéressées, mais le plus habituellement les superficielles sont seules lésées. Dans l'infiltration nodulaire, qui s'observe si souvent au début des poussées (fig. 1 et 19), on constate immédiatement au-dessous de la membrane de Bowmann, de petits amas de cellules, dont quelques-unes sont bourrées de bacilles et offrent tous les caractères des cellules lépreuses de Virchow. Ces lésions peuvent entraîner la vascularisation de la cornée (*pannus leprosus*). Les vaisseaux néoformés se développent dans les couches superficielles et non dans la profondeur, comme cela s'observe dans la kératite interstitielle syphilitique.

L'*iritis* est très fréquente. C'est d'ordinaire une iritis vulgaire, accompagnée d'exsudats qui obstruent le champ pupillaire et amoindrissent la vision; elle peut laisser à sa suite des synéchies postérieures. De temps à autre surviennent des exacerbations douloureuses, dues à un excès de pression intra-oculaire; il en résulte une poussée de glaucome avec toutes ses conséquences.

L'hémisphère postérieur de l'œil et ses diverses tuniques, la choroïde, la rétine et le nerf optique, sont toujours indemnes.

Toutes les altérations oculaires que je viens de décrire, conjonctivite, kératite, iritis, appartiennent à la lèpre tégumentaire; elles sont causées par le développement de lésions lépromateuses sur les membranes antérieures de l'œil.

Dans la lèpre tropho-neurotique l'appareil visuel est également intéressé, et cela dans plus de la moitié des cas; mais dans cette forme les lésions oculaires ne relèvent pas de l'action directe du bacille de Hansen, elles sont la conséquence de troubles trophiques et paralytiques, et en particulier de l'insuffisance de l'orbiculaire. Larmoiement, injection conjonctivale, ulcères, phlyctènes et opacité de la cornée, tous ces troubles, qui dépendent de l'inoclusion des yeux, et qui sont souvent assez graves pour en amener la fonte, ne diffèrent en rien de ceux qu'entraînent la lagophtalmie en dehors de la lèpre.

OUVRAGES A CONSULTER :

Manifestations tégumentaires de la Lèpre. — UNNA, *Histopathologie der Hautkrankheiten*, 1894. — DARIER, Recherches anatomiques, pathologiques et bactériologiques sur les taches érythémato-pigmentées dans la lèpre; *Lepra-Conferenz*, vol. III, p. 596. — E. JEANSELME, la Lèpre, *Presse médicale*, 1897. — DEHIO, Ueber die Lepra anaesthetica und den pathogenetischen Zusammenhang ihrer Krankheitserscheinungen. *Lepra-Conf.*, vol. II, p. 85. — GERLACH, Die Beziehungen zwischen Hautflecken und der Nervenerkrankung bei der Lepra anaesthetica. *Virchow's Archiv.*, 1891.

Lèpre nasale. — JEANSELME et LAURENS, Des localisations de la lèpre sur le nez, la gorge et le larynx, *Soc. médic. des hôpit.*, séance du 23 juill., 1897, et *Lepra-Conf.*, vol. I, 2ᵉ partie, p. 18. — STICKER, Mittheilungen über Lepra nach Erfahrungen in Indien und Ægypten. *Münch. medicin. Wochenschrift*, 28 sept., 5 oct., 1897, et *Lepra-Conf.*, vol. I, Iʳᵉ partie, p. 99. — GLUCK, Die Lepra der oberen Athmung und Verdauungswege. *Lepra-Conf.*, vol. I, Iʳᵉ partie, p. 18. — AUCHÉ, La lèpre en Nouvelle-Calédonie. *Arch. de méd. navale*, janvier-juin, 1899. — FRAENKEL, Démonstration von Leprabacillen aus Nasenschleim. *Münch. medicin. Wochenschrift*, 1897, nº 41. — GOLDSCHMIDT, Der nasale Ursprung der Lepra. *Deutsche medicinische Wochenschrift*, 1899, nº 12.

Lèpre oculaire. — BULL et HANSEN, *The leprous diseases of the eye.* Christiania, 1873. — E. JEANSELME et MORAX, Des manifestations oculaires de la lèpre. *Ann. d'Oculistique*, nov. 1898. — GUÉNOT et REMLINGER, Un cas de lèpre oculaire. *Presse médicale*, 1900, nº 9. — E. FRANKE et E. DELBANCO, Zur pathologischen Anatomie der AugenLepra, *Graefe's Arch. für Ophthalm.*, L. 2, 1900.

TROISIÈME LEÇON

MANIFESTATIONS NERVEUSES DE LA LÈPRE

La névrite lépreuse; son début insidieux ou brutal. — Ses deux phases
d'hyperesthésie et d'anesthésie. — Épaississement fusiforme du nerf
cubital; son exploration. — Transformation des branches du plexus
cervical superficiel et des filets sous-cutanés de l'avant-bras en cordelettes dures et moniliformes.
Troubles sensitifs relevés dans la zone de distribution périphérique des
nerfs atteints de névrite. — L'anesthésie lépreuse; ses principaux
caractères : son début et sa prédominance au niveau de l'extrémité
libre des membres, sa disposition d'abord rubanée, puis segmentaire,
dissociation parfaite ou imparfaite de la sensibilité.
Modifications de l'appareil locomoteur. — L'amyotrophie est la règle, la
paralysie l'exception. — Les paralysies parcellaires de la face. — L'insuffisance de l'orbiculaire des paupières, l'atrophie du premier interosseux dorsal, signes précoces de la lèpre neurotique. — La main excavée en bateau. — La main simienne. — La main en coup de vent. —
Le pseudo-tabes lépreux avec steppage. — Réactions électriques et
réflectivité.
Lésions osseuses de la lèpre mutilante; amputation des doigts; maux
perforants; panaris; résorption spontanée des os.
Lésions anatomiques qui commandent les manifestations nerveuses de
la lèpre. — La névrite lépreuse. — Altérations des racines et des ganglions spinaux. — Sclérose des cordons postérieurs de la moelle. —
Présence du bacille de Hansen dans les cellules des cornes antérieures
de l'axe gris et des ganglions spinaux.

Le bacille de Hansen, vous le savez, Messieurs, colonise
de préférence dans la peau et dans les nerfs. Nous avons
étudié dans la dernière leçon les altérations tégumentaires
de la lèpre; nous nous occuperons aujourd'hui des manifestations qui sont commandées par le système nerveux.

Celui-ci tient sous sa dépendance la sensibilité, le mouvement et la nutrition; vient-il à être lésé, il exprime sa
souffrance par trois sortes de troubles : sensitifs, locomoteurs et trophiques.

Ces troubles, cela va sans dire, sont plus accusés dans
la lèpre neurotique que dans la lèpre tégumentaire. Vous
vous rappelez toutefois qu'entre ces deux formes on ne

peut pas établir de ligne de démarcation précise. Dans le type neurotique, la *névrite* s'annonce par des poussées maculeuses et bulleuses; puis, peu à peu, elle se précise et vient à dominer la scène. Cette névrite a parfois un début franc, brutal même, marqué par des frissons qui sont le prélude d'une fièvre intense. Sur le trajet des gros troncs nerveux, on voit, dans certains cas, se dessiner un érythème de forme rubanée qu'un observateur non prévenu prendrait volontiers pour des traînées de lymphangite.

A cette forme bruyante, assez rare assurément, il convient d'opposer la forme apyrétique et lente, de beaucoup la plus fréquente; elle se décèle par des perturbations sensitives, vaso-motrices, secrétoires et trophiques d'une infinie variété.

Quel que soit son mode de début, la névrite lépreuse passe par deux périodes bien distinctes : c'est d'abord une *phase hyperesthésique* qui traduit la souffrance des conducteurs nerveux en voie de désorganisation; en second lieu, une *phase anesthésique* qui indique la dégénération complète des nerfs. Cette évolution, en deux actes, ne se déroule pas d'une façon progressive et continue. Elle procède par poussées successives entremêlées d'accalmies.

Dès le début de la phase hyperesthésique, certains troncs nerveux augmentent de volume. Cet épaississement, tantôt régulier, tantôt fusiforme ou noueux, porte principalement sur le *nerf cubital*. Vous devrez toujours, Messieurs, faire avec le plus grand soin l'examen de ce nerf, car vous reconnaîtrez souvent, grâce à cette exploration, une lésion dont la valeur est quasi-pathognomonique. Voici comment vous devez effectuer cette recherche pour la mener à bien. Vous placez d'abord l'avant-bras dans la demi-flexion, afin de relâcher les muscles; puis, avec la pulpe des quatre derniers doigts réunis, vous cherchez le nerf dans la gouttière épitrochléo-olécrânienne et sur les dix derniers centimètres de sa portion brachiale. Évitez, en palpant, d'exercer une pression trop forte qui atténuerait la sensibilité tactile de vos doigts. Vous pourrez constater, par ce procédé, que le tronc nerveux a le volume d'un doigt et qu'il porte des renflements fusiformes, échelonnés de distance en distance sur sa continuité.

Souvent, le ganglion épitrochléen, augmenté de volume, est accolé au cubital; gardez-vous de le confondre, à un examen superficiel, avec une nodosité du nerf.

Pendant le stade hyperesthésique, la palpation peut provoquer des douleurs vives le long du bord interne de l'avant-bras et dans l'auriculaire; plus tard, au contraire, une pression, même forte, n'est pas suivie d'irradiations périphériques.

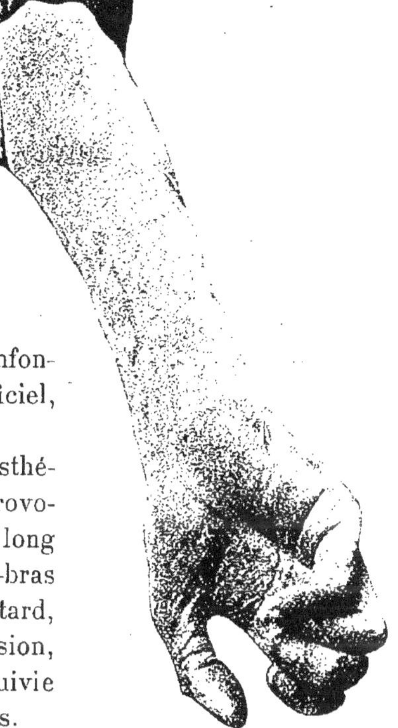

Fig. 20. — Filets nerveux sous-cutanés de l'avant-bras transformés en cordelettes saillantes.

L'hypertrophie des troncs nerveux et les irradiations douloureuses n'appartiennent pas en propre au nerf cubital. Mêmes altérations de forme et de volume, mêmes désordres fonctionnels s'observent souvent sur le sciatique poplité interne, et plus rarement sur le médian et le radial. Voyez, sur ce jeune israélite, originaire de Constantinople, les saillies que dessinent, sur les parties latérales du cou, les branches du *plexus cervical superficiel*; le relief de la branche auriculaire est particulièrement accusé et si vous la comprimez légèrement, aussitôt le malade accuse des fourmillements dans sa zone de distribution périphérique de ce filet nerveux; si vous priez le malade de fléchir la tête sur l'épaule du côté opposé, de manière à bien tendre la peau, vous apercevez non seulement le relief de la corde nerveuse, mais aussi les petites nodosités qui s'égrènent sur son trajet. J'ai vu plusieurs fois les *rameaux sous-cutanés des nerfs de l'avant-bras* transformés en cordelettes dures et moniliformes (fig. 20).

A ces lésions des conducteurs nerveux qui traduisent objectivement la névrite lépreuse, s'associent, sans provocation aucune, des troubles sensitifs qui en sont l'expression subjective.

Les phénomènes de la période hyperesthésique sont très divers. Nombre de lépreux sont tourmentés par des *démangeaisons* extrêmement intenses, auxquelles le grattage n'apporte aucun soulagement.

D'aucuns se plaignent de fourmillements, de picotements, de douleurs lancinantes, d'une sensation d'onglée limitée aux mains et aux pieds; quelques-uns accusent des douleurs vagues, péri-articulaires, à caractère rhumatoïde, ou au contraire des douleurs fixes, profondes, dans la continuité des membres. D'autres enfin ont tout le corps, et principalement les membres, sillonné par des douleurs transcurrentes qu'ils comparent à des coups de poignard, ou bien ils éprouvent la sensation d'un courant d'eau bouillante ou glacée qui coulerait sous la peau.

Les crises de douleurs névralgiques ne sont pas rares. Je les ai constatées dans le domaine du trijumeau, du cubital et du sciatique. Pendant les paroxysmes, les douleurs sont tellement vives que le malade est complètement privé de sommeil. Cette jeune métisse, originaire de la Martinique, a-

été torturée, l'an dernier, pendant une quarantaine de
jours, par des accès douloureux d'une acuité extrême occupant l'avant-bras gauche; actuellement, elle ne ressent aucune souffrance spontanée; mais que j'essaie de palper le
cubital au niveau du coude, des douleurs atroces, irradiées
jusqu'au cinquième doigt, sillonneront le trajet du cubital.

Les régions de la peau qui correspondent aux nerfs
enflammés ont une sensibilité exquise. Cette hyperesthésie
n'occupe d'ordinaire que les membres; mais elle s'étend
parfois à toute l'enveloppe cutanée. Siège-t-elle aux
mains, elle entrave tout travail; aux pieds, elle rend la
marche impossible. Est-elle généralisée, le moindre mouvement, le plus léger frôlement arrache des cris de souffrance au malheureux patient.

Alors que l'anesthésie s'est définitivement établie, quelques plaques d'hyperesthésie subsistent souvent aux extrémités, et réduisent le lépreux à l'état de véritable infirme.

Après un temps plus ou moins long, ces phénomènes
douloureux si divers s'amendent : le malade espère une
guérison prochaine. Mais cet apaisement n'est que l'indice
de la dégénération complète des nerfs envahis et le prélude
de l'*anesthésie*. Ce symptôme fondamental mérite de nous
arrêter longuement.

Ce n'est pas chose facile, Messieurs, que d'explorer
la sensibilité d'un malade. Nous n'avons, en effet, aucun
moyen de contrôler le dire du sujet examiné. Alors même
qu'il est de fort bonne foi, il peut interpréter ses sensations d'une manière inexacte, et comme l'observateur de
son côté n'est pas non plus, tant s'en faut, à l'abri de l'erreur, le phénomène étudié risque fort, après son passage
successif par deux cerveaux, d'être déformé, atténué ou
exagéré. Pour faire œuvre utile, il faut donc de la bonne
volonté de la part du malade, de la patience et de la saga-
cité de la part du médecin. En vous livrant à cette étude,

vous ne devrez jamais perdre de vue cette notion que l'état présent, psychique et somatique du sujet, influe puissamment sur l'état de la sensibilité, et, s'il faut se méfier des simulateurs, il ne faut pas non plus verser dans l'excès contraire. Pour ce qui est de la lèpre, en particulier, les variations quotidiennes qu'on relève dans la forme et l'étendue des territoires anesthésiés ne doivent pas faire suspecter la sincérité du malade. En outre, une série d'examens consécutifs, amenant chacun une excitation de la sensibilité, effectue souvent une rééducation éphémère qui fausse encore les résultats de l'enquête. Un malade porte, au niveau du gros orteil, une plaque de thermo-anesthésie ; vous y appliquez alternativement plusieurs tubes remplis d'eau chaude et d'eau froide ; le sujet, qui tout d'abord ne percevait que des sensations tactiles, finit par accuser les différences de température. Sous l'influence de ces sollicitations réitérées, il a récupéré momentanément ses modes absents de sensibilité.

Une autre difficulté qui s'ajoute aux précédentes, c'est qu'il n'y a pas de schéma-type, de canon de la sensibilité normale. On ne saurait trop le répéter, les tracés les plus honnêtement recueillis ne sont rien moins que précis. Il est donc nécessaire de les multiplier, de les comparer et de les corriger les uns par les autres. En appliquant rigoureusement ces principes, vous arriverez facilement à dégager la formule sensitive de la lèpre.

Je ne vous rappellerai pas la technique que vous devrez suivre pour étudier les trois modes, tactile, douloureux et thermique, de la sensibilité, je vous l'ai déjà fait connaître, dans ses détails. (Voir page 22.)

Mais je ne craindrai pas d'insister sur l'existence même de l'anesthésie dans la lèpre : c'est là, je vous le répète, un des caractères capitaux de la maladie.

Vous pouvez étudier rapidement son mode de répartition en pratiquant des piqûres sur les membres, soit en séries linéaires parallèles à leur axe, soit en séries circulaires sous forme de bracelet.

C'est aux membres, en effet, que siège surtout l'anesthésie; à la face et au tronc, elle est beaucoup moins fréquente. Toujours en larges territoires dans le premier cas, elle se distribue, dans le second, en placards irréguliers.

En général, elle occupe les quatre membres, mais elle est souvent plus ancienne et plus étendue aux membres inférieurs. Elle débute toujours au niveau des extrémités libres d'où elle remonte graduellement vers leur racine.

L'anesthésie est primitivement rubanée : ainsi, au membre supérieur, elle dessine d'abord une bande occupant le bord cubital de la main et la partie postéro-interne du bras jusqu'au coude, quelquefois jusqu'à l'aisselle; au membre inférieur, elle frappe d'abord le gros orteil et le bord interne du pied; d'autre part, elle s'élève graduellement sur le versant externe du membre jusqu'à la région trochantérienne (fig. 21).

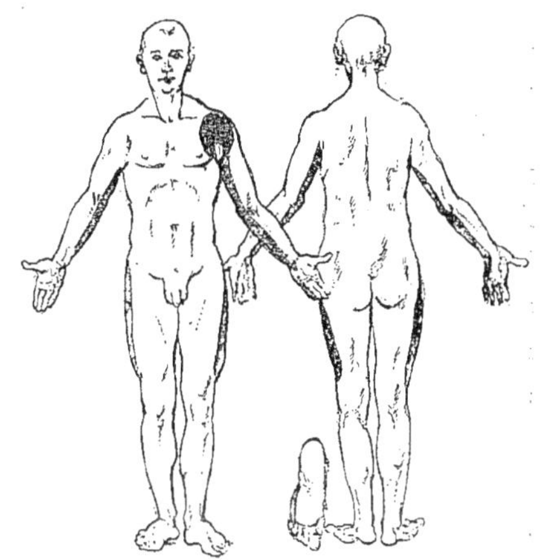

Fig. 21. — Topographie rubanée de l'anesthésie lépreuse.

Mais le type rubané du début se déforme assez rapidement et, par gradations insensibles, se transforme en type segmentaire. La bande primitive d'anesthésie s'élargit en gouttière et finit par engainer le membre jusqu'à une hauteur variable, poignet, coude ou épaule. Le creux axillaire et le pli inguinal sont ordinairement respectés.

La ligne de démarcation entre les deux zones insensible

et normale est oblique et plus ou moins sinueuse. De plus, au niveau de cette ligne, le passage de l'anesthésie à la sensibilité parfaite n'est pas brusque : il existe toujours une manchette de transition, haute de 10 à 15 centimètres.

L'aire du territoire anesthésiée n'est pas immuable. Elle se décompose en deux zones : l'une fixe, correspondant aux régions les premières atteintes, résulte de lésions matérielles du système nerveux, l'autre mobile, relève peut-être de simples troubles fonctionnels, et varie d'un jour à l'autre dans des proportions surprenantes.

L'anesthésie des parties profondes du derme est en général moins marquée que celle des parties superficielles. Ainsi, sur un même sujet, dans les régions les premières frappées d'anesthésie, on peut enfoncer profondément une aiguille sans provoquer aucune douleur, tandis que dans les points où l'insensibilité est récente, seule la piqûre superficielle n'est pas perçue.

L'anesthésie, dite névritique, est dissociée, comme celle qui se superpose aux taches et aux tubercules. C'est la sensibilité thermique qui disparaît la première : la sensibilité à la douleur ne lui survit pas longtemps ; toutes deux sont abolies bien avant la sensibilité tactile. La sensation de pression est rarement compromise. Quant aux sens musculaire et articulaire, je les ai toujours vus intacts.

En somme, *prédominance au niveau des membres, distribution d'abord rubanée puis segmentaire, dissociation parfaite ou imparfaite de la sensibilité*, tels sont les principaux caractères de l'anesthésie lépreuse.

Les régions qu'elle occupe ne coïncident pas avec la zone de distribution périphérique d'un tronc nerveux. Elles correspondent parfois à un territoire radiculo-spinal. Ainsi, l'anesthésie en bande, située sur le bord externe du membre supérieur, intéresse à la fois les rameaux du cubital, du brachial cutané interne et de son accessoire ; elle répond assez exactement au territoire de la huitième racine cervicale et de la première dorsale. Mais, en général, l'anesthésie lépreuse est due à l'altération des ramuscules nerveux qui rampent dans la peau, autrement dit à la névrite périphérique.

Dans la lèpre, les perversions sensitives ne sont pas rares. L'application d'un corps froid peut donner une sensation de chaleur; l'inverse s'observe aussi. Une simple piqûre peut être suivie d'une sensation de longue durée.

Les sensations thermiques affaiblies subissent parfois un retard considérable; elles ne sont perçues que 5 à 8 secondes après la sensation de contact,

Souvent, la sensibilité se réveille sous l'influence d'excitations réitérées en un même point; c'est là le phénomène de la sommation.

Le malade commet de nombreuses erreurs de localisation; il reporte, en général, sa sensation au-dessus du point excité.

A la longue, l'anesthésie devient absolue, du moins à l'extrémité libre des membres; alors le malade, pour se servir de ses doigts, a constamment les yeux fixés sur eux. Il n'est pas rare que des lépreux se fassent de profondes brûlures sans en être avertis autrement que par l'odeur de chair grillée ou les cris de leur entourage. On a vu certains de ces malheureux s'amputer eux-mêmes les doigts sans manifester aucune souffrance.

Aux altérations sensitives s'associent des *troubles moteurs* qui dépendent, comme elles, de la névrite lépreuse. En général, *la diminution de la force musculaire est proportionnelle à l'amyotrophie*.

Pourtant, on ne saurait nier qu'il existe dans la lèpre de véritables paralysies.

La face et les extrémités sont les régions dont la musculature est le plus souvent atteinte.

Au visage, l'atrophie frappe les muscles superficiels, qui servent à l'expression des sentiments. Souvent, il n'en résulte qu'une asymétrie passagère, ce qui donne au sujet un aspect grimaçant. Le tableau de la paralysie faciale unilatérale n'est pas fréquent ; celui de la diplégie est encore plus rare. En général, la *parésie* frappe les deux côtés de la face, mais irrégulièrement et sans symétrie ; en un mot, elle est *parcellaire*. L'*orbiculaire des paupières* est le muscle le plus souvent atteint ; son insuffisance est précoce, et acquiert, par suite, une grande valeur sémiologique. Aussi, Messieurs, devez-vous savoir la dépister à son début. Après avoir prié le malade de fermer fortement les yeux, vous tenterez de relever avec vos doigts la pau-

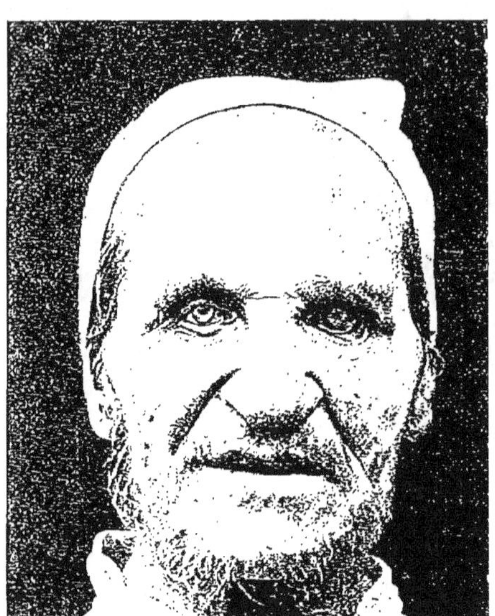

Fig. 22. — Lèpre mixte. — Chute des sourcils ; raréfaction de la barbe ; ectropion paralytique, surtout accusé à gauche ; nez busqué ; nappes lépromateuses doublant les joues au-dessus des sillons naso-géniens.

pière supérieure ; alors que l'orbiculaire oppose une résistance presque invincible quand il est sain, il se laisse facilement forcer lorsqu'il est atteint.

Quand l'atrophie est accentuée, l'œil s'arrondit et prend un aspect étrange. A la longue, l'inocclusion des paupières s'accompagne d'ectropion et d'épiphora, de conjonctivite, de kératite et d'opacités cornéennes ; elle peut même entraîner la fonte purulente du globe oculaire.

Les muscles oculo-moteurs ne sont pas toujours indemnes ; s'ils sont pris individuellement, il en résulte de la diplopie et du strabisme ; s'ils le sont simultanément, ce qui est rare, le malade est frappé d'ophtalmoplégie.

Quand au facial inférieur, il peut être touché, soit isolément soit en même temps que l'orbiculaire.

Ces troubles, joints aux altérations trophiques de la peau, modifient profondément la physionomie du patient. L'émaciation du visage, l'immobilité des traits, la pâleur cadavéreuse, la fixité du regard sans éclat, donnent au *masque an-*

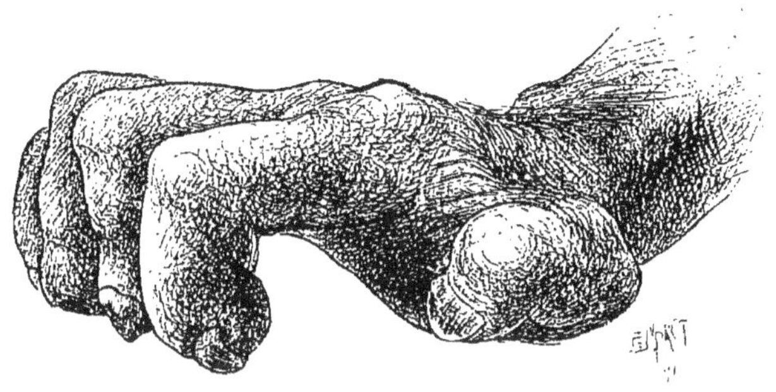

Fig. 25. — Griffe lépreuse. — Disparition du premier interosseux dorsal ; résorption partielle des phalangettes.

tonin une expression bien différente de celle du masque léonin (fig. 22).

Aux extrémités supérieures, les atrophies débutent par les éminences thénar et hypothénar, et par les muscles qui comblent les intervalles du gril métacarpien. Le *premier interosseux dorsal* est frappé tout d'abord (fig. 25). Quand les Annamites, qui connaissent bien ce signe, veulent exprimer, par gestes, qu'un homme est lépreux, ils aplatissent avec leur pouce droit, le premier espace intermétacarpien de leur main gauche. L'atrophie des interosseux entraîne la perte des mouvements d'abduction et d'adduction des doigts ; celle des muscles du thénar se traduit surtout par abolition des mouvements d'opposition du pouce. Pendant quelque temps, le lépreux peut suppléer aux muscles absents en rapprochant les deux premiers doigts par un mouvement de la pince: il n'en est pas pour cela malhabile, et peut encore exécuter, en s'aidant de la vue, des travaux assez délicats. Pendant tout le moyen âge, les ladres exerçaient, dans beaucoup de contrées, la profession de cordiers, qui exige des doigts assez déliés.

L'un des premiers signes constatables est assez fréquem-

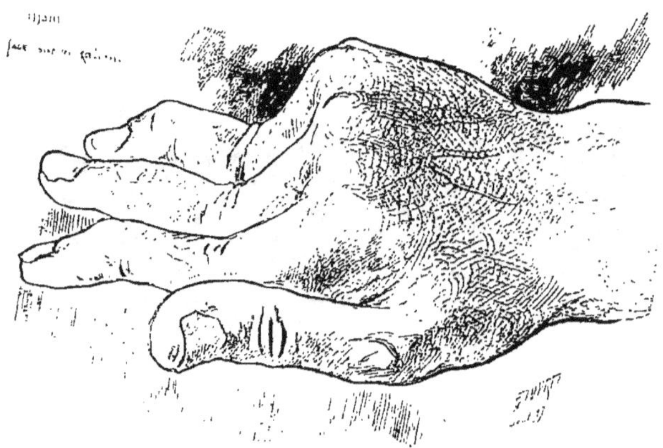

Fig. 24. — Lèpre nerveuse. — Main copiant le rhumatisme déformant.

ment l'*excavation en bateau* de la face dorsale des mains, produit par l'extension exagérée des doigts. Parfois les phalanges, déviées en divers sens, reproduisent les types du rhumatisme déformant (fig. 24). Mais la déformation la plus commune est certainement la griffe cubitale. Voyez, sur ce croquis (fig. 25), les quatre derniers doigts de la main fléchis en crochet, la paume figurant une palette soulevée par les cordes tendineuses des fléchisseurs et par les têtes des métacarpiens, le pouce rentré dans le rang et rejeté en arrière: en somme, c'est la *main simienne*, telle qu'on l'observe dans l'atrophie musculaire du type Aran-Duchenne.

La griffe peut s'associer à un transport en masse des quatre derniers doigts vers le bord cubital de la main. Cette double déviation produit une imbrication et une distorsion très étranges des doigts. Cette attitude en *coup de vent*, dont ce malade vous présente un exemple remarquable (fig. 52 et 53), peut être exagérée par des poussées

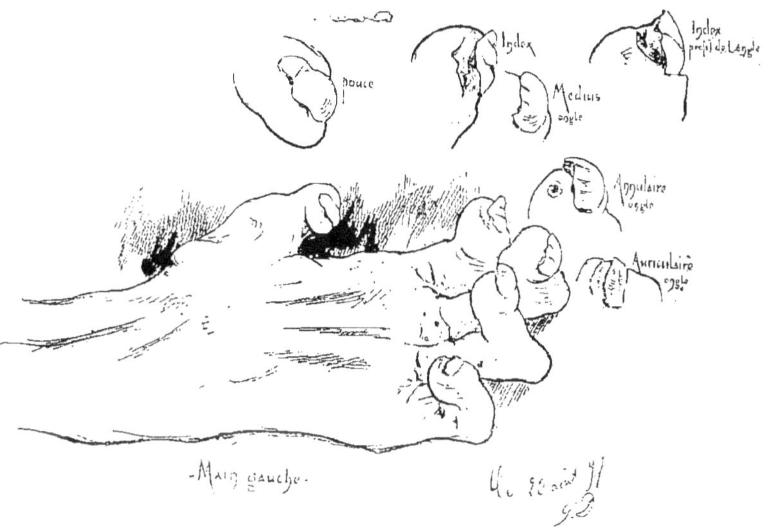

Fig. 25. — Griffe lépreuse. — Amyotrophies: résorption des phalanges; altérations unguéales.

aiguës de pseudo-rhumatisme lépreux, pendant lesquelles les doigts, gonflés en rave, sont peu douloureux.

À une époque tardive, l'amyotrophie gagne l'avant-bras; elle s'attaque alors de préférence aux extenseurs, et le poignet ne peut plus être relevé. L'atrophie des autres muscles, plus rarement réalisée, se manifeste extérieurement par une gouttière longitudinale creusée sur les deux faces de l'avant-bras. Le deltoïde lui-même peut être intéressé.

Aux membres inférieurs, les petits muscles de la région

plantaire qui actionnent les orteils sont les premiers atteints.
Mais, comme les mouvements de ces parties sont obscurs,
et que leur atrophie n'entrave pas sensiblement la stabilité
et la marche, le lépreux n'y prend pas garde. Au contraire,
la parésie atrophique du groupe antéro-externe de la jambe
attire toujours son attention.

Voyez ce malade assis, les jambes pendantes. Le relief
normal de ses muscles extenseurs s'est effacé. Son pied
tombe vers le sol, la pointe tournée en dedans dans l'attitude
du varus équin. Il ne peut mouvoir ses orteils. Je prends sa
jambe à pleines mains et la secoue : son pied subit un bal-
lottement passif. Si je commande à ce lépreux de marcher,
il est incapable de fléchir le pied, il doit, pour ne pas
heurter les orteils contre le sol, soulever à chaque pas
exagérément la cuisse : il *steppe*, selon l'expression de
Charcot.

Ces symptômes rappellent tout à fait le *pseudo-tabes* des
névrites toxiques et toxi-infectieuses, de l'alcoolisme et du
béribéri par exemple.

Plus tard, les rétractions tendineuses qui s'établissent et
progressent lentement peuvent immobiliser le pied en position anormale et produire une véritable distorsion (fig. 26).

Enfin, dans certains cas, on observe une amyotrophie
généralisée qui frappe les muscles irrégulièrement, comme
la maladie d'Aran-Duchenne.

Les progrès de l'atrophie musculaire sont subordonnés
aux poussées aiguës de polynévrite. D'ordinaire, ils sont lents,
mais ils subissent des exacerbations coïncidant avec les
recrudescences de l'infection lépreuse. Un de mes malades,
dont l'unique manifestation lépreuse était une griffe cubitale depuis longtemps stationnaire, vit, en moins de six
semaines, sous l'influence de poussées névritiques, ses
lésions s'aggraver et s'étendre au point qu'il devint décharné
comme un squelette.

La paralysie, ou plutôt l'impotence, car l'intensité du trouble fonctionnel est en général subordonnée au degré de l'amyotropie, ne s'accompagne jamais de contracture musculaire.

Les *réactions électriques* des muscles et des nerfs dans la lèpre ont été, jusqu'ici, fort peu étudiées. M. Vigouroux, sur un malade, a constaté une réaction de dégénérescence incomplète. J'ai entrepris, avec le concours de M. Huet, des recherches sur ce sujet. Nos examens ont porté sur quatre lépreux. Elles établissent que les nerfs gros et noueux et les

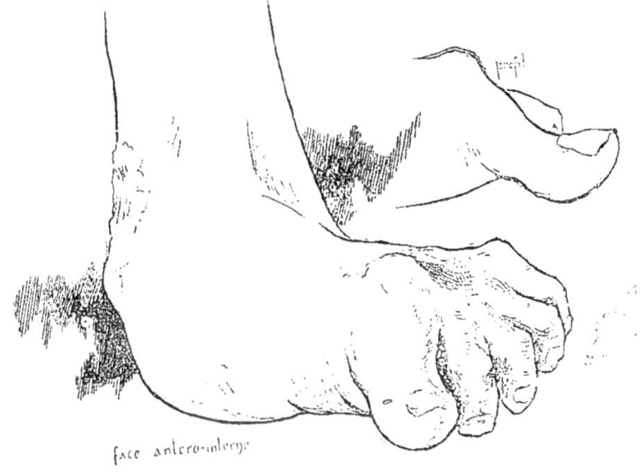

Fig. 26. — Distorsion du pied. — Induration pachydermique. — Orteils en griffe.

muscles qui en dépendent peuvent ne présenter qu'une diminution simple et peu accusée de leur excitabilité électrique, tandis que les muscles atrophiés donnent, en général, la réaction de dégénérescence.

Les *réflexes* appellent également de nouvelles recherches. Ils paraissent être assez souvent exagérés, notamment au début de la maladie et pendant les recrudecences ; ils s'accompagnent même parfois d'un léger degré de trépidation épileptoïde ; tel est le cas de cet israélite spaniote de Constantinople, dont les réflexes rotuliens, achilléens, olécraniens et radiaux, sont plus forts qu'à l'état normal. Plus tard, la réflectivité diminue et les tendons peuvent ne plus réagir à l'excitation. D'ailleurs, comme les troubles sensitifs, les réflexes présentent des variations quotidiennes considérables[1].

Les amyotrophies, les déviations qui en sont la conséquence, les lésions trophiques cutanées, ne sont pas les seules manifestations objectives de la névrite ; des *lésions osseuses* viennent les compléter. Leur ensemble constitue ce qu'on appelle la *lèpre mutilante*.

Celle-ci est l'aboutissant de lésions destructives qui relèvent de mécanismes très différents.

Des *crevasses* profondes ouvrent les articulations et sectionnent les os. Elles déterminent la chute d'un doigt ou d'un orteil, et même de la main ou du pied.

Des *maux perforants* dénudent, fragmentent et exfolient les os.

Des *panaris* attaquent souvent un à un presque tous les doigts et les orteils dont les phalanges nécrosées s'éliminent (fig. 27 et 28). Cette variété de lèpre mutilante réalise ainsi le syndrome de Morvan. Quelquefois, c'est au niveau d'un métatarsien que siège le panaris osseux et, après la chute de l'os mortifié, on voit peu à peu l'orteil correspondant rejoindre le massif tarsien.

1. Avec le concours de M. Millian, j'ai examiné le liquide céphalo-rachidien de deux lépreux dont la réflectivité était exagérée. Chez l'israélite de Constantinople, auquel je viens de faire allusion, un simple choc sur le tendon rotulien provoquait plusieurs secousses successives de la jambe et le brusque redressement du pied était suivi de trépidation. Or, dans ce cas, il n'y avait pas, après centrifugation, de leucocytose du liquide céphalo-rachidien. Je ferai remarquer que les signes de Babinski (orteils et fascia lata), indices d'une altération matérielle de la moelle, faisaient ici défaut. — Le second cas concerne un jeune Martiniquais, atteint d'une forme mixte, chez lequel les réflexes rotuliens et achilléens étaient plus *prompts* et plus *amples* qu'à l'état normal, sans ébauche de trépidation ; l'examen montra une lymphocytose très discrète du liquide céphalo-rachidien. Ces recherches, poursuivies avec méthode, jetteront sans doute quelque lumière sur l'état de la moelle dans la lèpre et donneront peut-être réponse à cette question : l'hyperexcitabilité médullaire est-elle l'expression d'une méningo-myélite latente, ou de l'imprégnation de la moelle par une toxine sécrétée par le bacille de Hansen ?

La mutilation ne résulte pas d'ailleurs forcément d'une ulcération ou d'une nécrose; souvent, elle a pour cause une

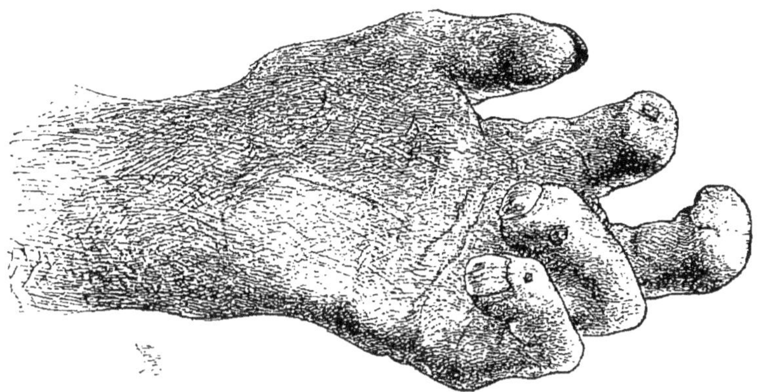

Fig. 27. — Griffe lépreuse. — Atrophie des éminences thénar et hypothénar. — Le médius et l'index sont tronqués par des panaris. — Petits ulcères trophiques sur le dos des phalangettes, en majeure partie résorbées, de l'auriculaire et de l'annulaire.

résorption osseuse spontanée (fig. 29, 30 et 31). Les doigts

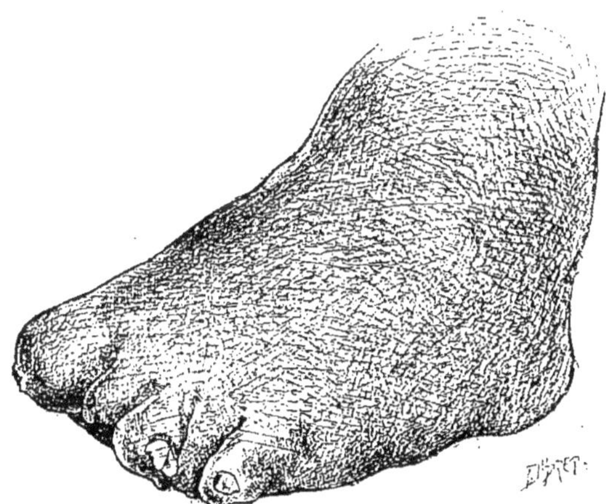

Fig. 28. — Pied extraordinairement tassé. — Orteils tronqués. Résorption très accusée du pied.

se raccourcissent, leurs phalanges diminuent de hauteur et les articulations qui les unissent offrent une laxité anormale.

Tels sont les processus les plus habituels de la lèpre mutilante. Dans quelques cas très rares, on a vu la gangrène sèche produire la momification et l'élimination d'une portion plus ou moins étendue d'un membre. Plus rarement encore, les os se décalcifient et deviennent flexibles. On ignore la cause de cette ostéomalacie lépreuse.

Par ces divers mécanismes, se produisent des mutilations

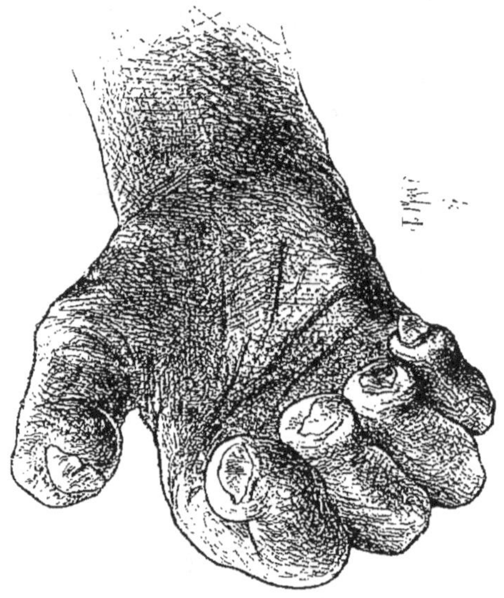

Fig. 29. — Griffe lépreuse. — Disparition des éminences thénar et hypothénar. — Raccourcissement des phalangettes partiellement résorbées. — Étranglement annulaire correspondant à l'interligne phalangino-phalangettien. — Altérations trophiques des ongles.

considérables (fig. 52, 53 et 54). Les pieds subissent un tassement énorme d'avant en arrière (fig. 28), la voûte plantaire s'effondre et les extrémités inférieures prennent la forme d'un pilon ou d'un pied d'éléphant. Les mains sont réduites à des moignons méconnaissables que les léprologistes norvégiens ont comparés à la patte d'un phoque groënlandais. Doigts ou orteils, s'ils n'ont pas disparu, ne sont plus que de petits appendices globuleux, sans sque lette, mais pourvus d'un vestige d'ongle (fig. 55, 56 et 57).

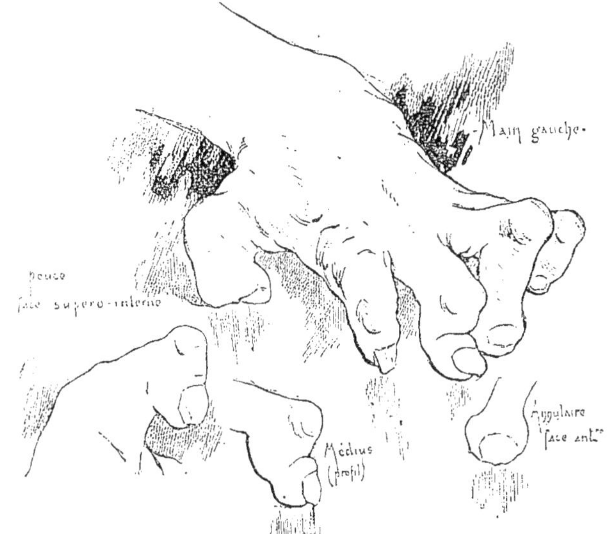

Fig. 50. — Griffe lépreuse. — Disparition du premier muscle interosseux dorsal. Résorption des phalanges.

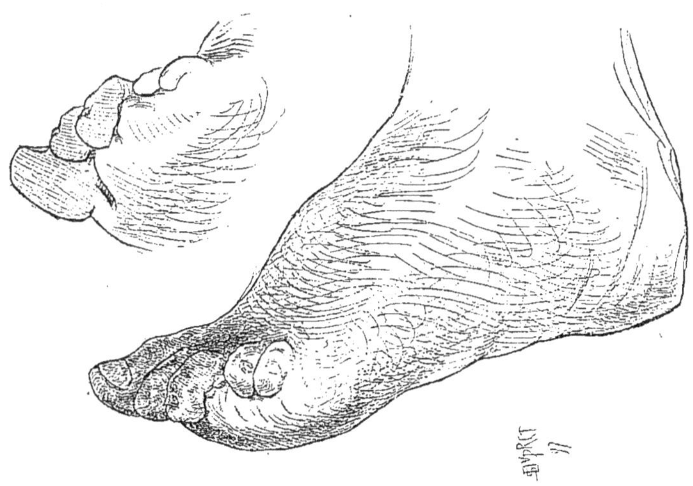

Fig. 51. — Résorption partielle des deux derniers orteils.

Ces mutilations permettent de reconnaître facilement,

même de loin, un lépreux tropho-neurotique arrivé à la
période ultime.

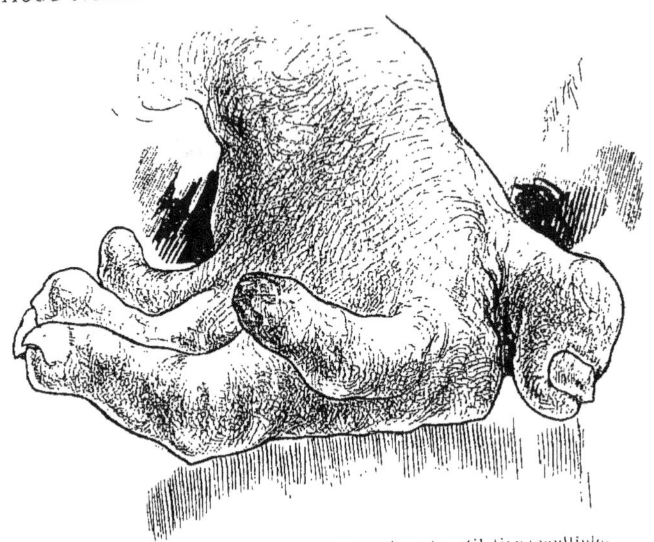

Fig. 52. — Main en coup de vent. — Distorsion et mutilations multiples.
(Conf. fig. 51 et 15).

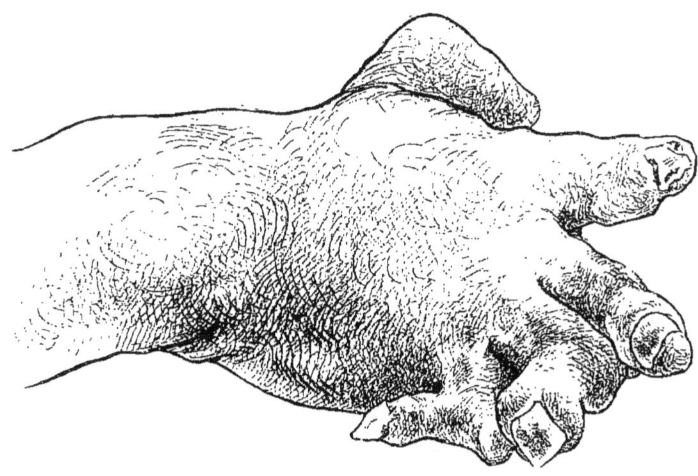

Fig. 55. — Main en coup de vent. (Voir même malade. fig. 15.)

Ces lésions anatomiques si variées sont conditionnées

par des altérations nerveuses multiples. Entre toutes, prédomine la *névrite lépreuse*.

Virchow, le premier, attira l'attention sur les altérations des nerfs périphériques dans la lèpre, et leur attribua les troubles sensitifs et les amyotrophies.

La névrite lépreuse diffère essentiellement de toutes les

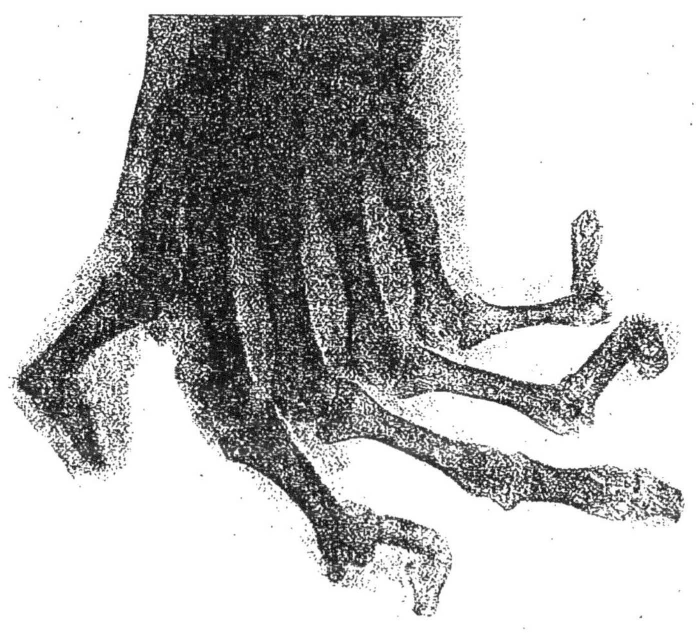

Fig. 54. — Radiographie de la main représentée par les fig. 52 et 53. — Disparition de la phalangette de l'auriculaire. — Subluxation de la phalangine de l'index.

autres névrites. Celles-ci, qu'elles soient infectieuses ou toxiques, sont toujours amicrobiennes, et sans aucune marque spécifique qui permette d'en déduire l'origine; celle-là, au contraire, est provoquée par l'apport direct et la prolifération dans les nerfs du bacille de Hansen. Il y produit des nodi miliaires, véritables lépromes, et y détermine des lésions à la fois interstitielles et parenchyma-

teuses. Ces lésions ne dépendent pas du nombre des bacilles ; il semble que le pouvoir nocif de l'agent pathogène

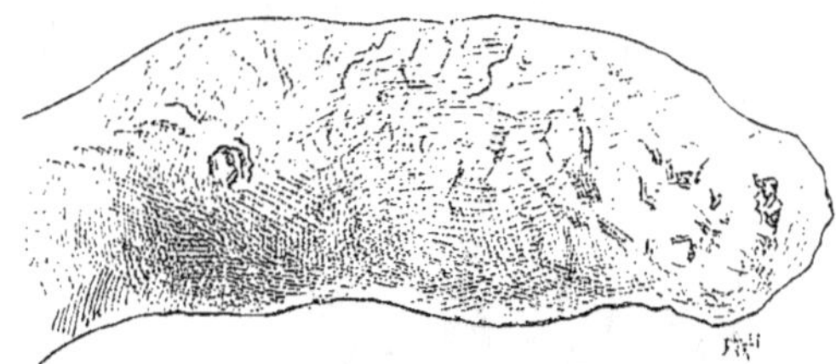

Fig. 55. — Main réduite à l'état de moignon. — Vue de profil. (Conf. fig. 56.)

dans la lèpre neurotique soit accru, si bien que les bacilles,
en petit nombre dans cette forme, amènent la destruction

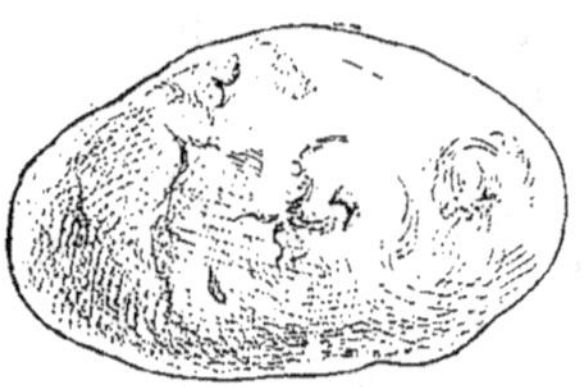

Fig. 56. — Main réduite à l'état de
moignon. Vue de face. (Conf. fig. 55.)

anatomique et fonctionnelle
des fibres nerveuses bien plus
sûrement que les masses microbiennes énormes qui farcissent les conducteurs nerveux
dans la lèpre tégumentaire.

La névrite commence par
les expansions périphériques
des nerfs ; elle y est, sauf exception rare, plus prononcée
que dans les gros troncs, et sur ceux-ci les altérations sont

beaucoup plus accentuées
que dans les racines spina-
les. Mais l'intensité des lésions n'est pas graduellement
décroissante de la périphérie
vers le centre, parce que de
nombreux foyers lépreux s'é-
chelonnent sur le trajet du
nerf. Le siège de ces nodules
miliaires au voisinage des
vaisseaux et l'épaississement

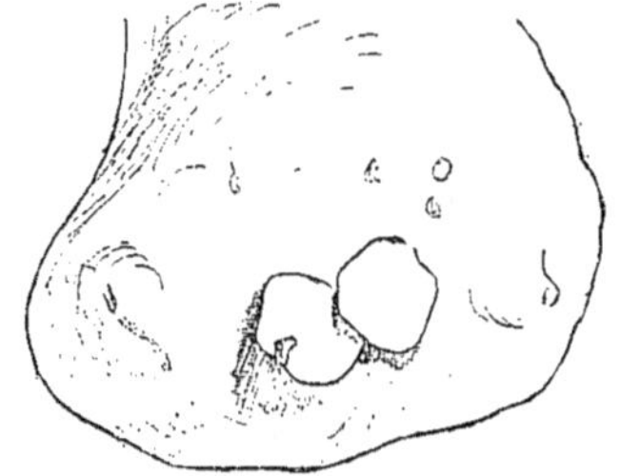

Fig. 57. — Avant-pied vu de face —
Vestiges de deux orteils en voie de résorption.

des parois vasculaires démontrent que le bacille est le plus
souvent apporté par la voie sanguine.

Voyons, Messieurs, l'état des petits filets nerveux, et prenons pour l'examen un des nerfs collatéraux des doigts. Les dissocier est chose difficile, car ils sont transformés en véritables cordons fibreux. Çà et là, dans la sclérose, sont disséminés quelques manchons de myéline réduits à l'état de tronçons (fig. 58).

En pratiquant des coupes longitudinales sur un de ces rameaux nerveux traités par l'acide osmique, puis colorés par la méthode de Ziehl, j'ai constaté que le bacille de la lèpre peut envahir la gaine de Schwann et y former des amas considérables.

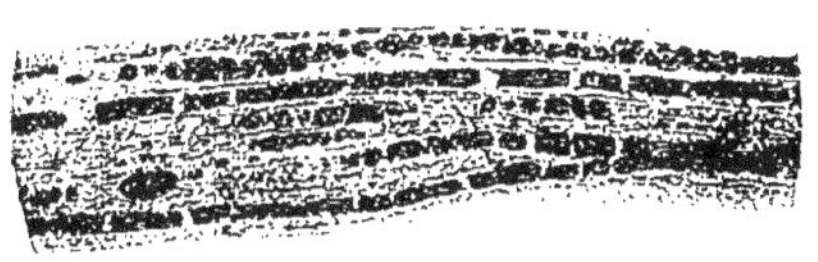

Fig. 58. — Névrite lépreuse d'un nerf collatéral des doigts. — La plupart des tubes nerveux sont dépourvus de leur manchon de myéline. Celle-ci est fragmentée, réduite en tronçons ou en boules colorées en noir par l'osmium.

Les troncs nerveux sont manifestement hypertrophiés et indurés. Le *cubital* acquiert souvent le diamètre du petit doigt. Le

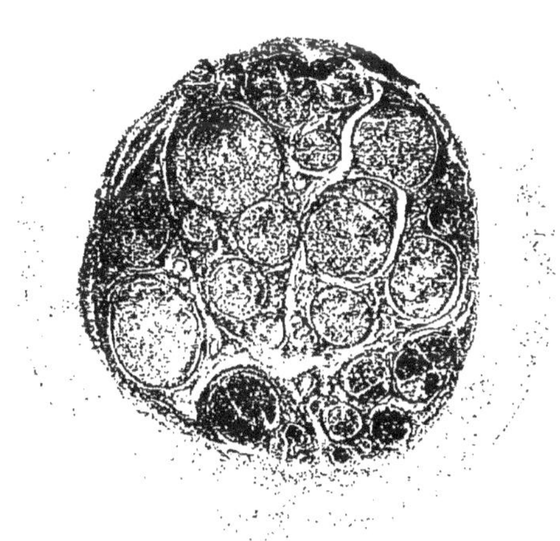

Fig. 59. — Névrite lépreuse. — Coupe transversale d'un nerf cubital vu à un faible grossissement. — Inégale répartition des faisceaux dégénérés. (Épreuve photographique de M. G. Vitry.)

long de son trajet sont échelonnés des renflements fusiformes qui, reconnus pendant la vie, ont, comme vous le
savez, une grande valeur diagnostique. La surface de
section du nerf a perdu son aspect fasciculé habituel: elle
est grisàtre, homogène et translucide.

Il suffit d'examiner à un faible grossissement la coupe

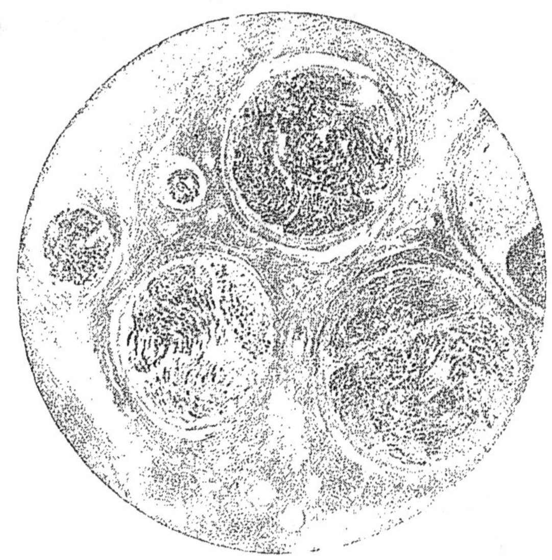

Fig. 40. — Névrite lépreuse. — Fragment de la coupe précédente vu à un plus fort
grossissement. — Les ponctuations noires représentent les tubes nerveux encore
pourvus de leur gaine de myéline.

transversale d'un nerf cubital traité par l'acide osmique et
coloré par le picro-carmin pour saisir les principaux caractères histologiques de la névrite tronculaire (fig. 39 et 40).

Le tissu extra-fasciculaire peut être infiltré de petites
cellules groupées en nodi infectieux, et ses vaisseaux sont
parfois lésés. Les gaines lamelleuses sont normales ou
dissociées par de longues files de cellules hypertrophiées.
Mais la sclérose prédomine dans le *tissu intra-fasciculaire*.
Sur le fond scléreux, coloré en rose, se détachent les

faisceaux nerveux entourés de leur gaine lamelleuse;
chacun d'eux est
ponctué de petits
cercles noirs en
nombre variable,
qui représentent
les manchons de
myéline épargnés
par la sclérose
(fig. 41).

Celle-ci frappe
d'une manière très
inégale les diffé-
rents faisceaux :
les uns sont à
peine modifiés,
tandis que les au-
tres sont transformés en blocs fibreux (fig. 42 et 43). Dans

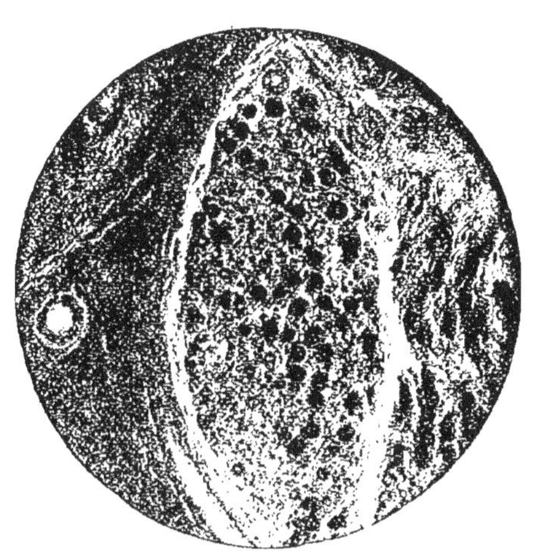

Fig. 41. — Névrite lépreuse. — Fragment de la coupe précédente vu à un très fort grossissement.

un même fais-
ceau, même iné-
galité existe entre
les secteurs que
déterminent les
septa très épaissis
(fig. 44).

Grâce à cette
disposition capri-
cieuse de la sclé-
rose, on peut ob-
server sur une
même coupe les
différents stades
de la névrite lé-
preuse, depuis le

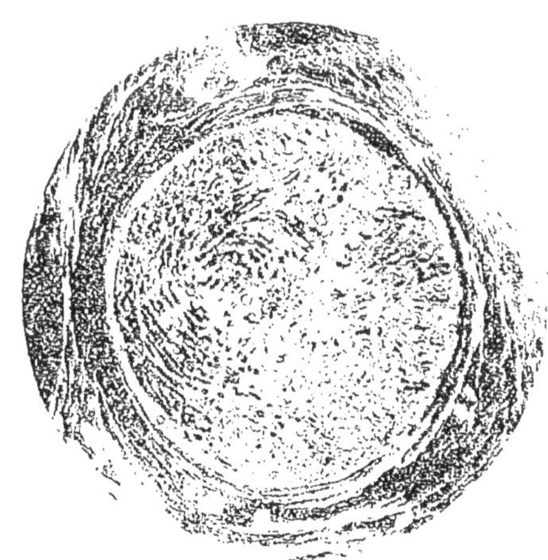

Fig. 42. — Névrite lépreuse du nerf cubital. — Faisceau nerveux à un stade de dégénération très avancé.

simple épaississement des fibrilles conjonctives intra-fasciculaires, jusqu'à la fusion des fascicules scléreux en un bloc uniforme. Même dans les lésions les plus avancées, les cylindres-axes résistent et assurent longtemps encore la conductibilité nerveuse.

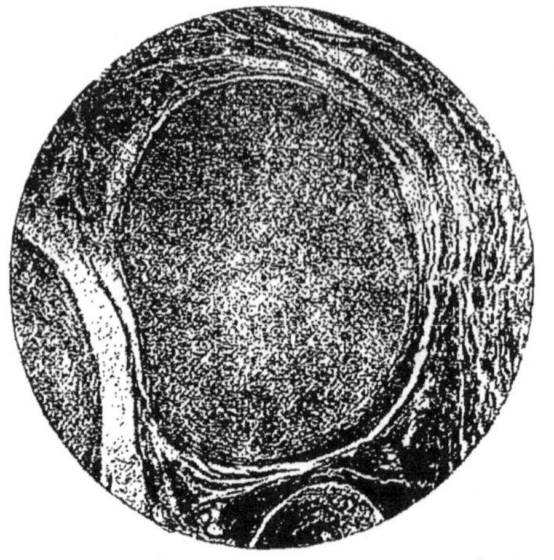

Fig. 45. — Névrite du nerf cubital. — Dégénération totale d'un faisceau nerveux dans lequel on voit, au-dessous et à gauche du centre, un nodule infectieux.

Je crois, pour ma part, que les lésions parenchymateuses tiennent, en partie à la présence des lépromes qui compriment les fibres nerveuses et en provoquent mécaniquement la dégénération, en partie à l'existence d'une toxine, encore inconnue, sécrétée par le bacille de Hansen.

Au cours de l'étude clinique, je vous ai dit que les troubles sensitifs, locomoteurs et trophiques sont peut-être commandés en partie par des *lésions radiculo-spinales*. En fait, le système nerveux central n'est pas exempt de toute

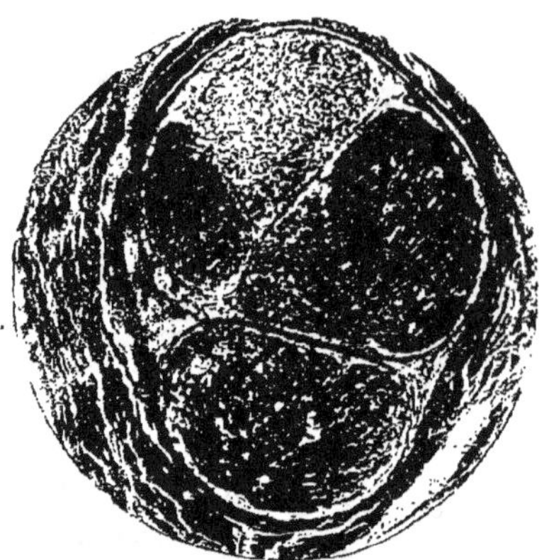

Fig. 44. — Névrite lépreuse du nerf cubital. — Un faisceau nerveux entouré de sa gaine lamelleuse. — Un des secteurs de ce faisceau est transformé en un bloc fibreux, parsemé de quelques rares tubes nerveux. (Epreuve photographique de M. G. Vitry.)

altération et subit parfois des modifications profondes.

Les racines rachidiennes, en général peu touchées, n'offrent guère que des lésions purement parenchymateuses, probablement subordonnées à la névrite des ramuscules périphériques.

Les ganglions spinaux postérieurs, examinés à l'œil nu, paraissent sains le plus souvent. Cependant, quelques-uns peuvent être hypertrophiés, en particulier ceux qui correspondent aux racines dégénérées.

Mais les *lésions médullaires* sont plus fréquentes. Les

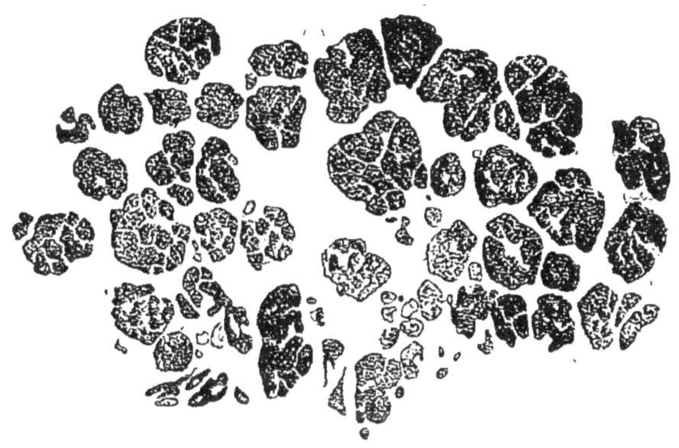

Fig. 45. — Coupe de la queue de cheval. — Plusieurs nerfs sacrés sont manifestement dégénérés.

travaux récents ont établi l'existence de deux ordres d'altérations bien distinctes : la dégénération des faisceaux blancs et la présence de bactéries dans la moelle.

La dégénération frappe de préférence les cordons postérieurs. Parfois leur sclérose paraît être d'origine exogène. Looft a trouvé dans deux cas l'atrophie des racines sensitives, avec sclérose des ganglions spinaux et dégénération des cordons postérieurs. Il pense que ces altérations reconnaissent le même mécanisme pathogénique que le tabes, spécialement le tabes ergotique de Tuczek : la lésion primordiale occuperait les racines postérieures et leurs ganglions (fig. 45).

Des recherches que j'ai entreprises avec P. Marie, il résulte que la dégénération des cordons postérieurs est fréquente. Voici quelle est, d'après nos constatations, la topographie de la sclérose (fig. 46). L'altération porte en majeure partie sur les cordons de Goll, mais aussi sur le cordon de Burdach qu'elle atteint deux fois sur six dans des territoires respectés au début du tabes. Dans ces deux cas, à la région lombaire, les fibres nerveuses sont diminuées de nombre dans tout le champ du cordon posté-

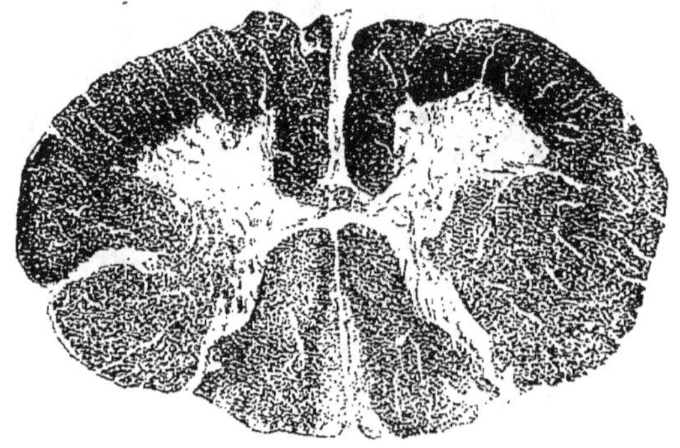

Fig. 46. — Moelle cervicale d'un lépreux. — Dégénération portant sur plusieurs faisceaux des cordons postérieurs.

rieur, sauf la zone cornu-radiculaire, seule prise dans le tabes incipiens; à la région cervicale, le cordon de Goll est altéré, ainsi que le triangle cornu-marginal, si longtemps conservé dans le tabes. Les lésions des racines postérieures sont presque nulles, et le réseau fibrillaire des colonnes de Clarke persiste dans son intégrité, alors que chez les tabétiques, il disparaît presque entièrement.

En somme, la répartition de la sclérose est, dans nos deux cas, exactement l'inverse de celle qui appartient au tabes; elle en est, pour ainsi dire, *l'image négative*. Si donc on admet que, dans le tabes, le processus est, pour une bonne part, exogène, c'est-à-dire lié aux altérations des racines postérieures, on se trouve porté à penser que les dégénérations que nous avons décrites reconnaissent vraisemblablement une origine endogène prédominante.

Les cordons blancs ne sont pas seuls altérés ; les éléments cellulaires de l'axe gris ne sont pas normaux. En

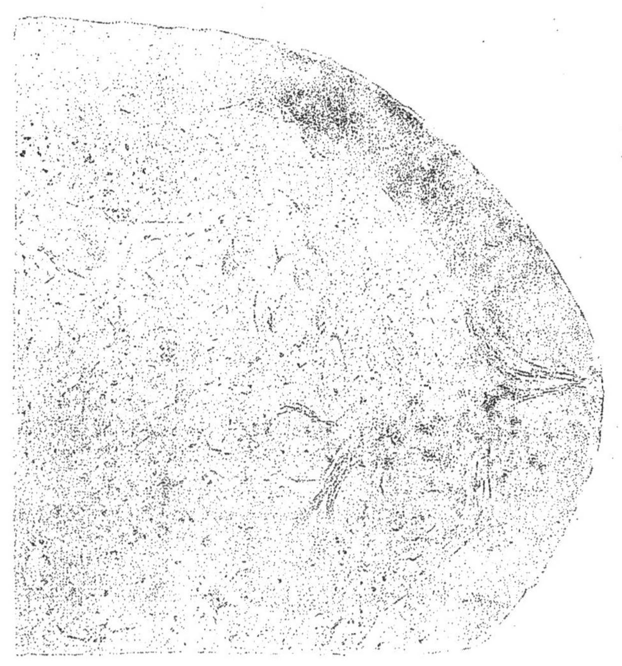

Fig. 47. — Corne antérieure de la moelle colorée par la méthode de Nissl.
Ilots de grandes cellules motrices en voie de chromatolyse.

employant la méthode de Nissl, j'ai observé des lésions peu prononcées, mais incontestables, des grandes cellules motrices des cornes antérieures de la moelle (fig. 47 et 48). D'une manière générale, celles-ci semblent diminuées de nombre et de volume. Quelques éléments isolés ont pris la forme sphéroïdale ; leurs prolongements sont peu évidents ; leur noyau occupe une situation un peu excentrique.

Des îlots de cellules présentent un certain degré de chromatolyse, en particulier dans la zone périnucléaire.

Le bacille de Hansen ne reste pas toujours cantonné dans les nerfs, il peut envahir les autres départements du système nerveux. Soudakewitsch a le premier constaté, dans les *ganglions spinaux*, la présence de bacilles qui sont presque toujours contenus dans des vacuoles à l'intérieur des cellules nerveuses. Les recherches de Babes confirment

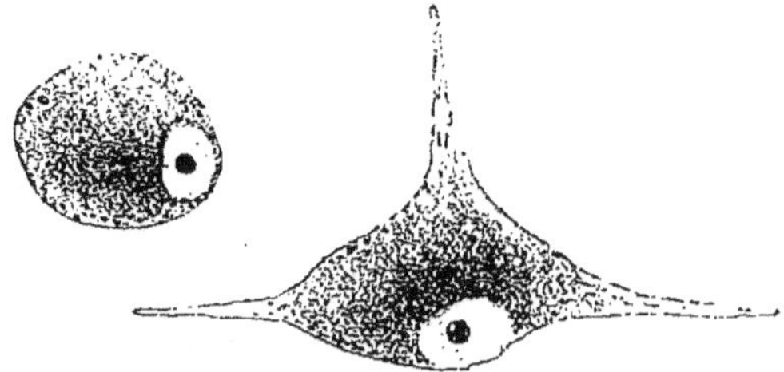

Fig. 48. — Grandes cellules motrices des cornes antérieures de la moelle en voie de dégénération. — Disparition des prolongements. — Tendance à la forme sphéroïdale. — Chromatolyse périnucléaire. — Situation excentrique du noyau.

les précédentes. Dans la plupart des cas de lèpre tégumentaire ou nerveuse examinés par cet histologiste, il y avait des bacilles dans les ganglions spinaux et le ganglion de Gasser. L'invasion microbienne était cantonnée de préférence dans les amas pigmentaires des cellules nerveuses qui disparaissaient peu à peu pour faire place à des vacuoles remplies de bacilles. Neuf fois sur vingt-deux autopsies, Babes a aussi trouvé dans la moelle des bacilles en nombre considérable. Presque toujours, d'après cet auteur, ils sont situés dans les *cellules des cornes antérieures*. L'invasion bacillaire des ganglions nerveux et de la moelle n'est probablement pas constante, car les recherches de Looft et les miennes ont toujours été négatives.

OUVRAGES A CONSULTER :

Arning, Eine eigenthümliche Veränderung an den grösseren Nerven-stämmen bei einzelnen Fällen von Lepra, *Verhandlungen des sechsten deutschen Dermatologen-Congress.* — Ueber das Vorkommen des bacillus lepræ bei Lepra anaesthetica sive nervorum. *Virchow's Archiv.* Bd. XCVII. — Babes, *Untersuchungen über den Leprabacillus und über die Histologie der Lepra.* S. Karger. Berlin, 1898. Ueber die Histologie der Lepra, *Lepra-Conf.*, vol. I, 1re partie, p. 157. — Blaschko, Ueber Sensiblitätsstörun-gen bei Lepra, *Monatshefte für praktische Dermatologie*, 1899. Bd. XXVIII, n° 11. — Danielssen, *Traité de la forme anesthétique de la Spedalskhed.* Christiania, 1862. — Dehio, Ueber die Lepra anaesthetica und den patho-genetischen Zusammenhang ihrer Krankheitserscheinungen. *Lepra-Conf.*, vol. II, p. 85. — Gerlach, Die Beziehungen zwischen Hautflecken und der Nervenerkrankung bei der Lepra anaesthetica. *Virchow's Archiv.*, 1891, Folge xii, Bd V.— Jeanselme, Des troubles sensitifs dans la lèpre. *Bull. de la Soc. médicale des hôpitaux*, séance du 9 juillet 1897, et *Lepra-Conf.*, vol. III, p. 385; — En collab. avec M. Hallopeau, Sur un cas de lèpre ner-veuse avec poussée érythrodermique très intense et troubles médullaires. *Bull. de la Soc. française de Dermat et de Syph.* Séance du 14 février 1895; — En collab. avec M. Hallopeau, Deuxième note sur une poussée aiguë de lèpre, et plus particulièrement sur ses localisations multiples dans les nerfs périphériques. *Bull. de la Soc. de Dermat. et de Syph.*, 1895, p. 504; — En collaboration avec M. P. Marie, Sur les lésions des cordons posté-rieurs dans la moelle des lépreux. *Revue neurologique*, 1898; — Des loca-lisations du bacille de la lèpre dans les divers organes. *Presse médicale*, 1900, n° 101, p. 575. — Laehr, *Die Kronkheitserscheinungen der Lepra mit besonderer Berücksichtigung ihrer Differentialdiagnose.* Berlin, 1899. — Looft, Beitrage zur pathologischen Anatomie der Lepra anaesthetica, insbeson-dere des Rückenmarkes. *Virchow's Archiv.* Bd CXXVIII; — Die anästhe-tischen Formen der Lepra. *Lepra-Conf.*, vol. I, 5e partie, p. 99. — Sudake-witsch, Beiträge zur pathologischen Anatomie der Lepra. *Ziegler's Beiträge.* Bd II. — Woït Oskar, Das Rückenmark, die peripheren Nerven und die Hautflecken bei der Lepra maculo-anaesthetica. *Lepra*, Bd I, 1900.

QUATRIÈME LEÇON

LES LOCALISATIONS VISCÉRALES. — ÉVOLUTION, FORMES CLINIQUES ET COMPLICATIONS DE LA LÈPRE

La lèpre viscérale : elle atteint presque toujours plusieurs organes. — Lèpre pulmonaire pure : elle est exceptionnelle. — Fréquence de la tuberculose au cours de la lèpre nodulaire. — Lèpre intestinale, sa rareté. — Lésions hépatiques et spléniques. — Lésions de l'appareil circulatoire : la phlébite lépreuse. — Présence d'amas bacillaires dans le sang des parenchymes lésés, et même des organes sains sous forme d'embolies. — Constatation du bacille de Hansen dans le sang des veines périphériques, au cours des poussées éruptives. — Modifications des éléments figurés du sang. — Adénopathies de la lèpre. — Altération des reins. — Localisations génitales de la lèpre : l'orchite lépreuse, élimination du bacille de Hansen par les voies d'excrétion du sperme. — Arrêt de développement causé par la lèpre, quand cette maladie apparaît avant la puberté.

Évolution chronique de la lèpre : ses trèves, ses retours offensifs. — La période d'incubation : sa durée parfois excessive. — La période d'invasion : troubles généraux, anémie et asthénie; troubles locaux ressortissant à la névrite lépreuse.

Les trois grands types cliniques de la lèpre : F. tuberculeuse ou systématisée tégumentaire. F. anesthésique ou systématisée nerveuse. F. mixte ou complète. — La mort dans la lèpre. — Complications et infections secondaires.

Le pronostic est-il toujours inexorable? Observations cliniques et anatomiques tendant à prouver que le bacille peut être définitivement éliminé de l'organisme.

Messieurs,

Les manifestations tégumentaires et nerveuses de la lèpre sont tellement évidentes qu'elles ne peuvent échapper à l'observation la plus superficielle. Les désordres viscéraux, par contre, sont silencieux et ne sont reconnus que par un examen soigneux et systématique. Ne croyez pas, pour cela, qu'ils soient rares. Au contraire, la généralisation du bacille de Hansen aux organes internes est une règle qui se vérifie presque toujours. L'autopsie des lépreux morts d'une affection intercurrente prouve que les viscères peuvent être envahis par le bacille dès les premières phases dè la maladie.

Mais tous ne sont pas atteints avec la même fréquence; les organes hématopoiétiques, rate, moelle des os, ganglions lymphatiques et foie, sont le plus souvent intéressés; le testicule n'échappe pas davantage à l'infection.

Presque toujours les bacilles infiltrent plusieurs viscères à la fois. On cite cependant des cas où la rate était le seul organe pris. Ces lèpres monoviscérales sont d'ailleurs de simples localisations anatomiques sans expression clinique; on ne saurait les comparer aux formes locales qui sont si fréquentes dans la tuberculose ou la syphilis, telles que l'orchite bacillaire ou l'hépatite spécifique.

Je passerai en revue, sans les étudier en détail, les localisations de la lèpre sur les différents viscères.

En règle générale, le poumon est atteint dans la lèpre tégumentaire. Mais sa lésion est due le plus souvent au bacille de Koch; il s'agit alors d'une véritable *tuberculose pulmonaire*. Parfois, mais rarement, au bacille de Koch s'associe le bacille lépreux; ils vivent alors en symbiose aux dépens du poumon. La *lèpre pulmonaire* pure, si rare que les cas en peuvent être comptés, est cependant indiscutable. Ses caractères cliniques n'ont rien de bien spécial. Ce sont ceux d'une bronchopneumonie chronique accompagnée d'une expectoration, parfois sanguinolente, dans laquelle on peut trouver d'énormes amas de bacilles libres ou intra-cellulaires. Doutrelepont et Wolters trouvèrent, à l'autopsie d'un malade qui avait craché quelques mucosités sanguinolentes et bacillifères, une multitude de petits foyers péribronchiques disséminés dans un tissu œdémateux; l'épithélium était desquamé, les cloisons alvéolaires et le tissu périvasculaire épaissis et infiltrés de cellules

lépreuses et de boules hyalines à réaction d'Ehrlich. La
caractéristique anatomique de la lèpre pulmonaire est, en
somme, une sclérose lente, dont l'aspect rappelle celui
d'une bronchopneumonie tuberculeuse chronique avec cirrhose ; mais elle en diffère par l'absence de fonte caséeuse,
par la présence de cellules de Virchow, par l'abondance et
le mode d'intrication des bacilles qui se groupent en zooglées, enfin. point capital, par le résultat négatif des inoculations. Celles-ci doivent toujours être tentées, et j'estime
que la démonstration d'un cas de lèpre pulmonaire pure
n'est complète que si l'inoculation expérimentale a été vai-
nement essayée à plusieurs reprises.

On peut dire que la lèpre n'aime pas le tube digestif, si
l'on fait abstraction des localisations bucco-pharyngées.
Cependant, plusieurs cas de *lèpre intestinale* ont été publiés ; ces lésions sont des ulcérations dysentériformes qui
occupent la partie terminale du gros intestin. Telles sont
les seules altérations, relevant directement de la lèpre, qu'on
observe dans le tractus digestif. Mais quand les lépromes
de la peau et des muqueuses s'ulcèrent. la diarrhée apparaît ; d'abord intermittente, elle devient à la fin permanente
et précipite le malade vers la cachexie. Cette diarrhée est
souvent liée à la dégénérescence amyloïde.

Les *lésions hépatiques* sont communes dans la lèpre. La
glande, augmentée de poids et de volume, a souvent l'aspect
du foie cardiaque. Elle peut être surchargée de graisse ou
même de pigment ocre, car les pays à lèpre sont aussi des
pays à malaria. La dégénérescence amyloïde est fréquente.
Au microscope, on voit les espaces portes infiltrés de
jeunes éléments et d'amas de bacilles, et, quand la lésion
est ancienne. de grosses cellules bacillifères. Quelquefois,
des nodules lépreux existent aussi dans les zones sus-hépa-
tiques. Les vaisseaux de tout calibre contiennent des ba-

cilles ; ceux-ci envahissent même le protoplasma des cellules glandulaires, mais ils y sont toujours peu nombreux. Il est à remarquer que la lèpre, à l'inverse de la tuberculose et de la syphilis, n'aboutit pas dans le foie à la cirrhose.

La *rate*, presque toujours hypertrophiée, emprisonnée dans une coque épaisse de périsplénite, acquiert, dans les cas anciens, un volume énorme ; je l'ai vu peser jusqu'à 500 grammes. Son parenchyme est parsemé de nodules, qui sont presque toujours en connexion avec des artérioles et correspondent aux follicules de Malpighi. Dans les cas anciens, la sclérose envahit le tissu splénique ; la pulpe, devenue fibreuse, est parsemée de globi et de grosses cellules bacillifères.

Les *troubles circulatoires* observés dans la lèpre sont nombreux. Vous connaissez déjà ceux qui dépendent de la névrite ; d'autres, qui ont surtout un intérêt anatomique et pathogénique, tiennent à la *germination des bacilles dans la paroi des vaisseaux.*

Les tuniques des *artérioles* sont souvent infiltrées de productions lépromateuses ; l'obstruction du conduit peut même en résulter.

Les *veines* de calibre dessinent parfois sous la peau, qu'elles soulèvent, de gros cordons rigides et moniliformes, semblables à ceux de la névrite lépreuse. Si l'on dissèque une de ces veines atteinte de phlébite nodulaire, le vaisseau se présente sous l'aspect d'un tube incompressible de couleur jaunâtre, dont la lumière est à peine visible et dont la surface est surmontée de nombreux épaississements noueux. L'adventice est infiltrée de petites cellules, si tassées en certains points, que la structure de la tunique externe peut être méconnaissable. Cette infiltration dissocie la couche musculaire et parfois se substitue à elle. Les plus grosses lésions portent sur la membrane interne qui

contient de nombreux foyers en dégénérescence hyaline.
Tous les foyers d'infiltration cellulaire sont farcis de bacilles isolés ou en amas, pénétrant jusque dans l'endothe-
lium et tombant dans la lumière du vaisseau.

En décrivant les lésions du foie et de la rate, j'ai men-
tionné *l'existence d'amas bacillaires dans les parois et la lumière*

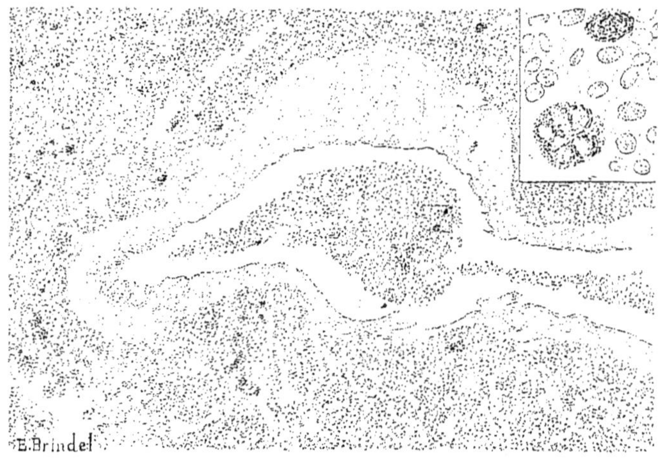

Fig. 49. — Artériole de la rate contenant un caillot farci d'amas bacillaires. — D'autres
colonies de bacilles de Hansen sont disséminées dans le parenchyme splénique. —
Le carré situé en haut et à droite représente, à un fort grossissement, la portion
encadrée du caillot : on y voit deux gros *globi*.

des petits vaisseaux qui parcourent les foyers d'infiltration
lépromateuse (fig. 49). En outre, dans les organes et les
tissus qui paraissent tout à fait indemnes, tels que le poumon, le rein, les capsules surrénales, la pie-mère, on peut
voir des thromboses microbiennes arrêtées dans les vaisseaux. Doutrelepont a trouvé, dans le sang du cœur droit,
des bacilles libres ou contenus dans des leucocytes. Sur
les coupes d'un caillot fibrineux provenant de la même
cavité, ces bacilles étaient fort nombreux, ce qui démontre

qu'ils n'avaient pas pénétré dans le cœur après la mort ou pendant l'autopsie.

De nombreuses recherches, entre autres celles de Köbner, de Müller, de Babes, de Doutrelepont et Wolters, établissent la présence du bacille dans le *sang périphérique*, surtout pendant le cours des poussées éruptives. Pour que l'examen soit irréfutable, il faut extraire le sang par aspiration d'une veine assez volumineuse. En procédant de la sorte, on évite tout mélange du liquide sanguin avec le suc des lépromes.

L'*hématologie* de la lèpre n'a donné jusqu'ici à aucun travail d'ensemble. Si j'en juge, d'après les recherches encore incomplètes que j'ai entreprises avec H. Dominici, les modifications éprouvées par les globules rouges dans la lèpre sont analogues, tantôt à celles de l'anémie simple, tantôt à celles de la chlorose. La formule hémoleucocytaire de la lèpre mériterait d'être soigneusement étudiée. Dans un cas, Gaucher et Bensaude ont observé une éosinophilie marquée.

Dès sa première période, la lèpre retentit sur *l'appareil lymphatique*. Les adénopathies, toujours développées dans la forme tégumentaire, occupent de préférence les plis inguinaux; les ganglions, indolents et mobiles en dehors des poussées aiguës, sont groupés en pléiades, mais ils sont plus volumineux et plus mous que ceux de la syphilis.

C'est à la périphérie de la glande que siège la lésion initiale. Les sinus sont encombrés par les cellules endothéliales qui se transforment en cellules lépreuses; plus tard, des cellules géantes se disposent en couronne autour des follicules lymphatiques qu'elles finissent par envahir. Au stade ultime, un tissu de sclérose, percé de lacunes rondes, se substitue au tissu adénoïde. Quelquefois la glande dégénérée se calcifie.

  LÈPRE.

La structure des *reins* est souvent modifiée, mais de façon banale; les altérations relevées sont celles du gros rein blanc ou du rein contracté, auxquelles s'associe fréquemment la dégénérescence amyloïde.

Les cas d'infiltration lépromateuse du parenchyme rénal sont tout à fait exceptionnels. Toutefois, on trouve assez fréquemment, embolisées dans les vaisseaux du rein, de petites zooglées bacillaires qui ne provoquent aucune réaction des tissus.

Les *localisations génitales* de la lèpre acquièrent une haute signification étiologique. Deux questions d'importance capitale s'y rattachent : la lèpre cause-t-elle la stérilité? la lèpre est-elle héréditaire, le bacille se transmet-il, par voie génitale, du générateur au produit?

Or, chez l'homme tout au moins, ces lésions sont d'une extrême fréquence. Sur 131 sujets qui étaient hospitalisés à la léproserie de Mandalay, lors de mon séjour dans cette ville en 1899, 46 avaient d'évidentes lésions testiculaires.

L'*orchite lépreuse* peut débuter par des poussées aiguës coïncidant avec les éruptions tégumentaires, mais il est certain qu'elle se développe ordinairement à froid, sans réaction phlegmasique appréciable et presque à l'insu du malade.

C'est une orchi-épididymite, presque toujours bilatérale. L'épididyme et la glande sont fusionnés en une masse volumineuse et compacte; ils sont criblés de nodules encastrés, comme des grains de plomb, en plein parenchyme. Tantôt la surface est unie et dure comme de l'ivoire, tantôt elle est blindée de tubercules pisiformes.

En ce qui concerne l'épididyme, c'est surtout la queue de cet organe qui est prise, comme dans la tuberculose, mais l'infiltration est en général mieux circonscrite que dans cette maladie.

La vaginale contient quelquefois du liquide, mais l'épanchement n'est pas assez abondant pour gêner l'exploration de la glande.

Les fistules sont fort rares et paraissent dues à l'association de la lèpre à la tuberculose.

Le cordon spermatique, la prostate, les vésicules séminales ne sont jamais modifiés, hormis le cas de bacillose concomittante.

La bilatéralité des lésions, la présence de nodi épars à la fois dans le testicule et dans l'épididyme, l'absence de fistules, d'altérations de la prostate et des voies d'excrétion du sperme, le début ordinairement insidieux, l'indolence presque absolue, permettent de distinguer l'orchite lépreuse, des localisations de la syphilis, de la tuberculose et de la blennorrhagie sur la glande génitale.

Parfois des nodules indurés se développent sur le bord libre du prépuce; ils restent isolés ou se réunissent de manière à constituer un *phimosis lépreux*.

Sur le pourtour de la couronne du gland, on voit parfois des tubercules qui peuvent, en s'érodant, simuler des chancres indurés; le même aspect est assez souvent réalisé par des lépromes développés autour du méat et propagés parfois jusqu'à la fosse naviculaire; la présence des pléiades ganglionnaires invite encore à l'erreur.

Dans l'orchite lépreuse, le tissu conjonctif qui unit les tubes séminifères est ordinairement sclérosé. Il est infiltré de grosses cellules vacuolisées et remplies de bacilles qui peuvent être distribués d'une manière diffuse, ou être groupés en nodules assez distincts. Souvent, au centre de ces formations nodulaires, on peut voir une artériole dont l'endothélium et même la lumière sont bourrés de bacilles. Les grosses artères sont de même envahies par des cellules lépreuses et contiennent des bacilles dans leur cavité. La membrane propre des tubes séminifères est toujours épaissie. La lumière des canalicules est représentée par une fente semi-lunaire ou étoilée qui est comblée par des cel-

lules épithéliales desquamées, et par d'énormes amas microbiens.

Chez un lépreux dont les altérations testiculaires parais-
saient éteintes depuis plusieurs années, la répartition de la
sclérose différait de celle qu'on observe le plus habituellement. Sur une coupe intéressant tout l'organe, on voyait
des tractus fibreux qui divergeaient en éventail à partir du
hile et qui divisaient le parenchyme testiculaire en nom-

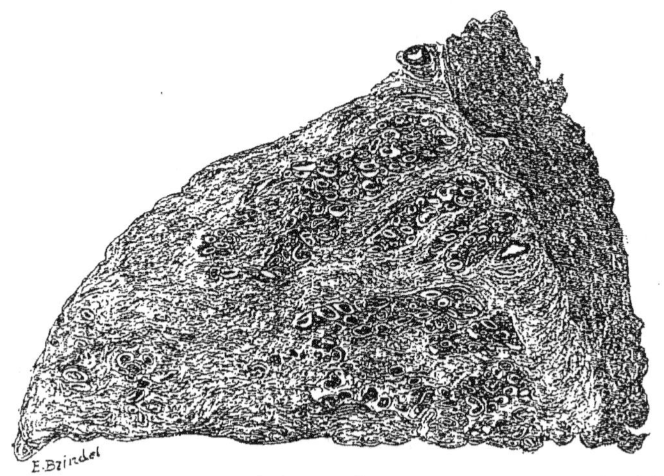

Fig. 50. — Orchite lépreuse. — Sclérose à disposition rayonnée, séparant des ilots
allongés de tubes séminifères.

breux départements (fig. 50). Dans chacun de ceux-ci, les
tubes séminifères, presque normaux, n'étaient reliés entre
eux que par un tissu cellulaire lâche.

Des zooglées bacillaires ou des boules homogènes ayant
la réaction d'Ehrlich peuvent cheminer dans les voies d'excrétion du sperme.

Les lésions génitales de la femme sont moins connues,
car les glandes sexuelles sont profondément situées et dis-
simulées dans la cavité abdominale; mais, à l'autopsie, on

trouve parfois les glandes ovariennes hypertrophiées et indurées.

Les troubles de la menstruation sont habituels dans le cours de la lèpre ; les règles deviennent inconstantes ou se suppriment ; chez les jeunes filles non formées elles n'apparaissent pas.

L'infiltration lépromateuse du mamelon est assez fréquente. Elle peut s'étendre dans la profondeur le long des vaisseaux et des conduits excréteurs de la glande mammaire ; quand ceux-ci se laissent envahir, le *lait peut être contaminé par les bacilles.*

La violence des désirs vénériens, le *libido inexplebilis* dont parlent les anciens, semble être une légende ; et même, à une période avancée, l'abolition de la puissance génésique est constante.

Quand la lèpre surprend l'organisme avant la puberté, le sujet subit *un arrêt de développement* comparable à celui qu'on observe dans la syphilis infantile héréditaire ou acquise. Voyez cette jeune malade, de petite taille, à l'air vieillot, dont la gorge n'est pas développée. Elle n'est pas encore nubile et cependant ce n'est plus une enfant, car elle est âgée d'une vingtaine d'années.

Examinez maintenant ce garçon de dix-huit ans. Ses testicules ne dépassent pas le volume d'une cerise, et l'un d'eux porte un léprome : la verge reste grêle, les poils du pubis et la barbe manquent totalement ; bref, il présente des stigmates d'infantilisme.

Quant aux enfants issus de lépreux, ils sont débiles, d'aspect cachectique, sans résistance aux infections ; ils sont voués à la streptococcie, à la tuberculose.

La lèpre marche presque toujours à pas lents. Autant que la syphilis, autant que la tuberculose, c'est une maladie protéiforme ; fantasque dans ses allures, elle procède par bonds et par à-coups, se réveillant soudain et devenant offensive, après de longues périodes de sommeil. Ses trèves sont parfois très longues, et peuvent durer jusqu'à la mort.

Malgré ces irrégularités, on peut couper l'évolution de la lèpre en plusieurs étapes.

La première est une période d'*incubation*. Il est difficile d'en préciser la durée moyenne : certains cas permettent de soupçonner qu'elle oscille entre trois et cinq ans. Cependant, il existe des faits où l'incubation s'est montrée relativement courte, réduite à quelques mois; on l'a vue, inversement, se prolonger pendant quatorze, vingt-sept et même trente-deux ans. Pareille période silencieuse n'a jamais été signalée dans aucune autre maladie.

Est-ce bien là une incubation réelle, c'est-à-dire une évolution active dès le début, n'aboutissant que graduellement à des accidents perceptibles? Rien n'est moins sûr. Il s'agit plutôt d'une période de latence, pendant laquelle le germe infectieux déposé dans l'organisme sommeille, inerte et passif, jusqu'à ce que des conditions favorables lui permettent de se développer et d'envahir l'économie.

La période d'*invasion* est marquée par des troubles vagues, sans aucun cachet spécifique, qui dénotent seulement une atteinte profonde de l'organisme. Aussi, ce stade de la lèpre est-il comparable au début de la syphilis secondaire ou à la phase de germination de certaines tuberculoses.

La fièvre, parfois assez insignifiante pour passer inaperçue, est, dans d'autres cas, aussi violente qu'au début de la pneumonie ou de la variole. On la voit aussi affecter le type intermittent ou rémittent.

La lèpre *incipiens* se traduit souvent par une anémie profonde et progressive. Nombre de lépreux nous arrivent de l'Amérique latine avec le diagnostic d'anémie ou de *chlorose*. Bien entendu, nos confrères ne méconnaissent pas la nature et la gravité de l'affection dont leurs malades sont atteints, mais s'ils emploient cet euphémisme, c'est que la lèpre se cache volontiers sous le masque des pâles couleurs.

Chez d'autres, des céphalalgies, des vertiges, une sensation de faiblesse et d'épuisement, une irrésistible tendance au sommeil, réalisent un syndrome neurasthénique fort peu significatif.

Des douleurs rhumatoïdes peuvent en imposer pour un véritable rhumatisme.

Souvent ce sont des troubles locaux plus précis qui inaugurent la lèpre : névralgies diverses, prurit intolérable, paresthésies variées, asphyxie des extrémités, accès de sueurs profuses ou bien inhibition sudorale localisée, tous symptômes révélateurs de la névrite commençante.

Enfin, la terrible maladie se démasque. Suivant que le bacille se fixe et germe dans la peau, ou dans les nerfs périphériques, on assiste à l'évolution de la *forme tuberculeuse*, ou de la *forme anesthésique*. Ces deux formes se superposent souvent, se substituent volontiers l'une à l'autre, pour réaliser les formes *mixtes* ou *complètes*. Tels sont les trois grands types cliniques de la lèpre.

Dans sa forme tégumentaire, la lèpre, assez semblable à la syphilis, se montre jusqu'à un certain point disciplinée, en ce sens que, dans un ordre uniforme, se déroule une phase maculeuse suivie d'une phase tuberculeuse.

Cette forme est souvent marquée dès son début, par un *coryza tenace* accompagné de faibles épistaxis à répétition ; vous connaissez déjà la valeur sémiologique de ce symptôme. Macules et tubercules se disséminent sur la peau et sur les muqueuses. Ils altèrent les traits du visage et réalisent cet aspect étrange et bestial auquel on a donné le nom de léontiasis lépreux.

La forme tuberculeuse dure une dizaine d'années en moyenne. Mais son évolution peut être, par exception, très rapide. Cette variété *galopante* apparaît parfois d'emblée ; mais, en général, elle semble n'être que le stade

ultime d'une lèpre chronique passée inaperçue. Dans cette
forme, les poussées néoplasiques, devenues subintrantes,
aboutissent rapidement à l'ulcération. Une fièvre rémittente, la prostration, le délire, dénotent une infection profonde. Souvent même il s'établit un véritable état typhoïde,
accompagné de troubles viscéraux graves, et la mort
survient au milieu de désordres ataxo-adynamiques.

Mais c'est là, je le répète, un mode de terminaison tout
à fait exceptionnel. Le plus souvent la lèpre poursuit
jusqu'à la fin sa marche chronique; à mesure que le
processus s'accentue, les phénomènes deviennent moins
bruyants, mais l'état général s'aggrave, et lentement, graduellement, se constitue la cachexie terminale. Des ulcères
sanieux rongent le corps du patient, des névralgies atroces
le torturent sans cesse. La fièvre, les troubles digestifs
achèvent de l'épuiser, et il meurt dans le marasme. Le
malheureux conserve toute sa lucidité jusqu'à sa dernière
heure : mais une apathie étrange s'empare de lui; plongé
dans une *profonde stupeur*, il assiste indifférent, sans opti-
misme, ni terreur, à la mutilation progressive, à la décom-
position graduelle de son corps.

Un accident local, tel qu'une sténose du larynx, peut
abréger cette lente agonie par un accès de suffocation.

Sans être aussi brutale, la mort peut être hâtée par une
affection intercurrente, la bronchite et la pneumonie par
exemple. A l'hôpital Saint-Louis, la *tuberculose* est la fin
habituelle des malheureux atteints de la forme tégumentaire.

Le passage de la lèpre tuberculeuse à la forme anesthésique est une des terminaisons les plus fréquentes et les
plus heureuses.

La marche de la lèpre systématisée nerveuse est toujours essentiellement chronique. Des éruptions diverses
précèdent presque toujours les manifestations de la période d'état, en sorte qu'on peut décrire à cette forme une

phase maculeuse et une phase névritique ; ces deux stades ne sont pas, dans la réalité, séparés d'une manière bien nette.

Donc, la lèpre nerveuse débute par des macules semblables à celles de la lèpre tuberculeuse. Ces macules sont cependant plus étendues, plus fixes que dans la lèpre nodulaire ; elles présentent, de plus, une symétrie remarquable ; bref, elles ont tous les caractères des neuro-léprides. A ces taches érythémateuses s'associent des macules pigmentées et des bulles, isolées ou agminées sous forme de pemphigus.

La névrite, qui est la lésion essentielle de la lèpre neurotique, est précoce. Les hyperesthésies et les anesthésies, les névralgies, les amyotrophies, les paralysies et les déformations qu'elles entraînent, les lésions osseuses et articulaires de la lèpre mutilante, tous ces troubles sont autant de manifestations de la névrite lépreuse.

Le malade prend insensiblement le facies antonin, si différent du masque léonin : sa peau se momifie, ses membres se décharnent, ses extrémités tronquées se réduisent à des moignons informes.

Paralysé et frappé de cécité, couvert d'ulcères torpides, souffrant d'une sensation de froid persistante et d'une soif intolérable, ce malheureux arrive à la cachexie ultime. Sa température s'abaisse graduellement et il tombe dans une somnolence parfois entrecoupée de crises tétaniques.

Souvent une diarrhée hâte l'issue fatale ; d'autres fois, l'albuminurie domine la scène avec toutes ses complications ; la dégénérescence amyloïde est en effet fréquente dans la lèpre anesthésique.

Une complication intercurrente, infection purulente ou pneumonie, peut aussi entraîner la mort. Quant à la tuberculose pulmonaire, si fréquente dans la lèpre tégumentaire, elle termine rarement la lèpre nerveuse.

Tels sont les signes et l'évolution de la lèpre nerveuse dans sa forme commune. Quelques autres types cliniques méritent une courte mention. Parfois la maladie s'arrête au premier stade ; les taches constituent toute la maladie, à l'exclusion de tout phénomène névritique ; c'est la *lèpre maculeuse*. Au contraire, il existerait une *lèpre nerveuse pure*, dénuée de toute poussée éruptive, mais peut-être, dans ce cas, les macules ont-elles passé inaperçues. Vous n'avez pas oublié, enfin, cette lèpre tachetée et bulleuse qu'on nomme *lèpre lazarine* : l'éruption débute par des macules d'abord atrocement douloureuses, puis rapidement anesthésiques ; des bulles surviennent ensuite ; au niveau de ces éléments, se forment des escarres parcheminées ou des ulcérations arrondies ou serpigineuses suivies de cicatrices nacrées ; tôt ou tard, des signes névritiques ou des tubercules aggravent l'état du malade, qui meurt dans la cachexie.

Les deux grands types cliniques que je viens de vous décrire représentent plutôt des types schématiques que des réalités cliniques ; en fait, les éléments éruptifs et les désordres nerveux se mêlent en toutes proportions pour constituer une infinie variété de formes qu'on peut réunir sous le nom de lèpre *mixte* ou *complète*.

Ainsi un cas de lèpre longtemps représentée par des lépromes, finit par se compliquer de phénomènes névritiques ; ou bien au cours d'une lèpre nerveuse surgissent des poussées tuberculeuses qui deviennent parfois prédominantes. Dans nombre de cas, la lèpre est mixte d'emblée ; à l'éruption maculeuse, par exemple, succèdent à la fois des paroxysmes névritiques et des floraisons de tubercules évoluant comme dans la lèpre cutanée.

Vous le concevez, Messieurs, au cours de la longue évolution lépreuse, on peut voir apparaître toutes sortes de dermatoses : eczéma, lichen, psoriasis, prurigo, etc. Mention spéciale doit être faite de la gale qui se complique volontiers, chez les lépreux, d'énormes surcharges croûteuses creusées de galeries acariennes. On donne le nom de *gale norvégienne* à ce type anormal.

Les infections secondaires les plus variées se greffent

sur les lépreux; la streptococcie, particulièrement fréquente et grave, prend les allures de l'érysipèle, de la lymphangite ou même de l'infection purulente.

La tuberculose, vous le savez, précipite bien souvent l'évolution de la lèpre tégumentaire.

Enfin, la syphilis n'est point rare chez le lépreux. Cette coïncidence constitue dans l'espèce un accident fâcheux, car les lépreux supportent mal l'iodure de potassium.

Je n'ai pas besoin d'insister sur la sévérité du *pronostic* de la lèpre. Est-il pourtant inexorable? En d'autres termes, la lèpre peut-elle guérir? Quelques *faits cliniques* peuvent le faire supposer. Danielssen aurait observé plusieurs cas de lèpre tuberculeuse dont tous les signes auraient disparu après ramollissement des lépromes: la guérison se serait maintenue vingt ans chez un sujet, trente ans chez un autre. Arning, Marcano et Wurtz ont vu l'extirpation d'une tache unique suspendre la marche du mal. Zambaco rapporte qu'un enfant, porteur d'une éruption lépreuse sur la face et l'avant-bras, fut traité d'une façon précoce par le thermocautère; quinze ans après, l'éruption ne s'était pas reproduite et l'enfant s'était développé normalement. Mais nous savons que la lèpre est capable de retours offensifs après de longues années de trève; et nous ne saurions dire s'il y a eu, dans ces cas, guérison effective ou simplement rémission de longue durée. A cet égard, il en est de la lèpre comme de la syphilis.

Mais si nous ignorons l'agent pathogène de la syphilis, nous connaissons celui de la lèpre. Il est donc possible de savoir si le bacille de Hansen existe encore dans l'économie ou s'il en a été complètement éliminé. Un fait que j'ai observé avec M. Hallopeau, me semble démontrer *anatomiquement* que le bacille peut disparaître tout à fait de l'organisme, après y avoir exercé de nombreux ravages. Il s'agit d'un jeune métis de Haïti, qui fut atteint en 1888,

à l'âge de 15 ans, d'une éruption de macules lépreuses.
Pendant cinq ans, la maladie évolua sous une forme essentiellement chronique, avec de rares symptômes nerveux.
Soudain, en 1893, se déroula en quelques jours toute une
série de manifestations aiguës, remarquables par la diversité et la multiplicité des localisations : orchite double,
graves altérations oculaires, polynévrite lépreuse se tra-
duisant par l'apparition rapide de griffes cubitales, d'un
pseudo-tabes avec steppage, d'une diplégie faciale et de
maux perforants. A cette poussée succéda une rémission
remarquable; pendant quatre ans, il ne se produisit plus
aucun accident. En 1897, le malade mourut d'une tuberculose rapide. A l'autopsie, je constatai que les poumons
étaient farcis de tubercules et je vérifiai, par l'examen
microscopique et l'inoculation, que ces tubercules rele-
vaient du bacille de Koch. Fait capital, il me fut impossible de déceler, dans aucun organe, ni bacille de Hansen,
ni cellules de Virchow. S'il n'avait succombé à cette
tuberculose intercurrente, le malade aurait bénéficié, sans
aucun doute, d'une trêve de durée illimitée.

On peut encore invoquer, pour atténuer le pronostic de
la lèpre, l'existence de formes frustes, abortives, incomplètes et même monosymptomatiques.

OUVRAGES A CONSULTER :

Babes et Kalindero, Note sur la distribution du bacille de la lèpre
dans l'organisme. *Annal. de l'Institut de pathol. et de bactériol. de Bucarest*,
1898, vol. VI. — Babes et Sion-Moschuna, Observations sur la lèpre pulmonaire. *Arch. de méd. expériment. et d'anat. pathol.*, 1899, n° 2. — Doutrelepont et Wolters, Beitrag zur visceralen Lepra. *Arch. für Dermat.
und syph.*, 1895. — Glück, Zur Kenntnis der leprösen Affectionen an der
Glans penis. *Lepra*, 1900, Bd I; Ueber die Lepra der grösseren Hautvc-
nen. *Lepra-Conf.*, vol. I, 5° partie, p. 81. — Hallopeau et Jeanselme, Sur
une poussée aiguë de lèpre à manifestations multiples et plus particulièrement sur l'orchite aiguë lépreuse. *Ann. de Dermat. et de syph.*, 1895.
— Jeanselme, Des localisations du bacille de la lèpre dans les divers
organes. *Presse méd.*, 1900, n° 105. — Joseph, Ueber viscerale Lepra. *Arch.
für Dermat.* Bd XLIII. — Musehold, Lepra in Leber und Milz. *Lepra-Conf.*,
vol. III, p. 415. — Schaeffer, Die Visceralerkrankungen der Leprösen.
Lepra, 1900, Bd I.

CINQUIÈME LEÇON

DIAGNOSTIC DE LA LÉPRE

Les formes frustes. — Affections qui simulent la forme tégumentaire :
syphilis, lupus hypertrophique, mycosis fongoïde, sarcoïde de Boeck,
états éléphantiasiques.
Difficultés du diagnostic de la forme nerveuse. les syndromes léproïdes :
atrophie musculaire progressive, maladie de Raynaud, aïnhum, sclérodactylie mutilante, morphée, syringomyélie et maladie de Morvan.
Les stigmates permanents de la lèpre, constatables pendant les périodes
de trève.
Recherches bactério-cliniques du bacille de Hansen : biopsie, procédé
d'Alvarès, procédé du vésicatoire, excision d'un filet nerveux, examen
du mucus nasal avec ou sans administration préalable d'iodure de
potassium.

Les *formes frustes* de la lèpre, Messieurs, sont pleines
d'intérêt pour le clinicien, non seulement parce qu'elles
sont de gravité faible, du moins pour un temps, mais
encore parce qu'elles sont de diagnostic délicat. Je les ai
observées bien souvent au Siam, en Birmanie, en Indo-
Chine. L'unique symptôme qui les caractérise est souvent
d'ordre nerveux ; c'est une insuffisance de l'orbiculaire, une
seule macule anesthésique ou bien une rétraction de l'auriculaire en forme de crochet, ou encore un léger trouble de
la sensibilité thermique. Il y a quelque dix ans, un missionnaire, établi au Sénégal, vint à l'hôpital Saint-Louis ; pour
tout symptôme, il avait deux taches érythémato-pigmentaires
sur le visage et une induration moniliforme de la branche
mastoïdienne du plexus cervical dont la pression s'accom-
pagnait d'irradiations douloureuses. Quatre ans après je
revis ce lépreux ; son état ne s'était nullement modifié.

Mais alors même que les manifestations tégumentaires

sont bruyantes et les mutilations des extrémités considérables, la lèpre est facilement méconnue dans nos pays où
elle est une rareté. Il y a quelques années, je fus appelé
dans un des services de chirurgie de Paris pour examiner
un homme atteint, disait-on, d'une syphilis papulo-tubercu-
leuse très grave; un mal perforant rongeait le pied de ce
malade, et l'on demandait s'il était sage de pratiquer l'amputation en pleine poussée syphilitique. Il ne pouvait guère
être question de vérole, cependant; même à distance, le
diagnostic de lèpre s'imposait à un médecin averti.

Je ne puis vous indiquer, Messieurs, toutes les erreurs
auxquelles expose la lèpre. D'abord, et surtout, c'est avec la
syphilis qu'on la confond; les macules érythémateuses en
imposent souvent pour une roséole syphilitique, les taches
hyperchromiques pour une syphilide pigmentaire, les tubercules pour des éruptions spécifiques papuleuses ou liché-
noïdes.

Voyez, quelle ressemblance frappante il y a entre ces deux
pièces, dont l'une représente un léprome ulcéré, et l'autre
une gomme syphilitique.

Les localisations sur les cavités nasale et buccale offrent
une grande analogie dans les deux infections: les plaques
opalines des commissures, les tubercules obtus de la langue,
les lésions du voile du palais, de la luette et du larynx, sug-
gèrent à notre esprit l'idée de syphilis avant celle de lèpre.
C'est à la vérole que nous rapportons dans nos pays le *nez
en lorgnette*, mais il n'appartient pas en propre à cette infection, sachez qu'en pays exotique cette déformation nasale
est le plus souvent le sceau de la lèpre.

Il n'est pas jusqu'aux lésions génitales, fréquentes dans les
deux maladies, qui ne prêtent à l'erreur; j'ai signalé, chemin
faisant, le phimosis et les tubercules lépreux du gland, capables d'en imposer pour des chancres. Je vous ai appris à
rechercher l'orchite lépreuse, et à la distinguer de l'orchite
syphilitique.

Mais il n'y a pas que la vérole qui copie la lèpre. Vous avez tous pu voir récemment, à la consultation de l'hôpital Saint-Louis, un *lupus hypertrophique* de la face et de l'oreille qui simulait, à s'y méprendre, un léontiasis lépreux ; seul, l'examen de la sensibilité, conservée dans tous ses modes, me permit de reconnaître la nature de cette lésion léproïde.

Le *mycosis fongoïde*, cette *lèpre indigène*, comme l'appelait Bazin, pour bien marquer ses analogies objectives avec la lèpre proprement dite, peut aussi donner le change.

Inutile d'insister, Messieurs, sur le diagnostic de la lèpre avec le milium, le sycosis, l'acné hypertrophique et certaines formes de sarcomatose cutanée, le sarcome mélanique en particulier.

Je crois préférable de vous signaler un type morbide encore fort peu connu — la *sarcoïde de Boeck*. — Voici un malade qui est atteint de cette curieuse dermopathie (fig. 51).

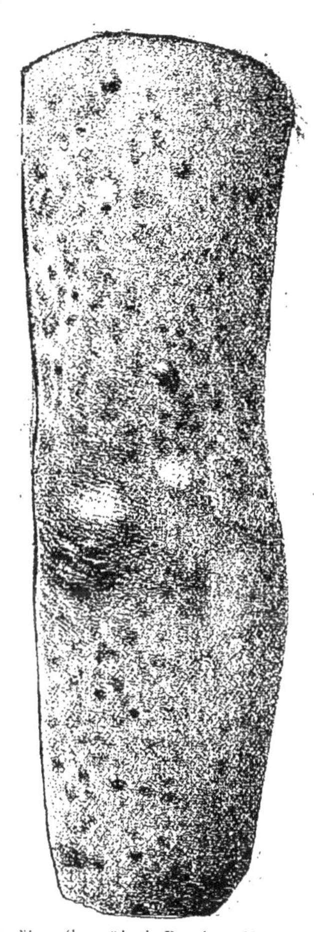

Fig. 51. — Sarcoïde de Boeck. — Nodules, taches et cicatrices d'apparence léproïde. (Moulage du musée de l'hôpital Saint-Louis, n° 2257, d'après Hallopeau.) Obs. in *Bulletin de la Société de Dermat. et de Syph.*, 1905, p. 2, et 1905, p. 113.

Sa peau est couverte de nodules d'un brun jaunâtre dont les plus petits ressemblent aux tubercules sucre d'orge du lupus et les plus gros à des lépromes cutanés.

Cette dernière analogie est si frappante que la plupart des léprologistes qui ont vu ce malade au Congrès international de 1900 ont, sans aucune hésitation, fait le diagnostic de lèpre. Mais si vous interrogez, sur cet homme, la sensibilité, vous ne trouvez aucune anesthésie, soit au niveau des lépromes, soit aux extrémités, voilà qui est déjà fait pour jeter quelques doutes dans votre esprit. Du reste, la biopsie d'un de ces pseudo-lépromes a été pratiquée par Darier; il n'y a pas trouvé de bacilles de Hansen, mais en revanche des cellules géantes identiques à celles de la tuberculose; aussi, certains histologistes pensent-ils qu'il s'agit peut-être là d'une des multiples formes des tuberculides cutanées.

L'éléphantiasis lépreux est presque identique — objectivement — aux divers états éléphantiasiques. Quant à l'éléphantiasis des Arabes, d'origine filarienne, c'est une affection locale, circonscrite à une jambe ou au scrotum, sans éléments éruptifs ni troubles sensitifs.

En résumé, vous ne devrez jamais tabler sur un seul signe pour édifier le diagnostic; vous grouperez en faisceaux les signes de valeur et parmi ceux-ci vous accorderez une importance prépondérante aux troubles sensitifs dont la constatation est souvent d'un grand secours.

Reconnaître la lèpre nerveuse exige souvent une analyse fort délicate, surtout en l'absence de toute manifestation éruptive. Et, en effet, Messieurs, les troubles qu'elle engendre, attitudes vicieuses, déformations, amyotrophies, n'ont par eux-mêmes rien de spécifique: ils n'indiquent qu'une localisation morbide sur le système nerveux; ils ne trahissent pas leur origine. Ce malade, affligé d'une griffe cubitale, peut être atteint d'une atrophie du type Aran-Duchenne aussi bien que de lèpre. Le pseudo-tabes avec steppage, que nous constatons chez cet autre, peut relever aussi bien de l'éthylisme ou du béribéri que de la polynévrite lépreuse.

Frappé de ces analogies objectives, Zambaco a tenté de faire entrer dans le cadre de la lèpre toute une série d'affections que je vous énumère : atrophie musculaire progressive, maladie de Raynaud, aïnhum, sclérodermie, syringomyélie et maladie de Morvan.

Quelques mots, Messieurs, sur chacune de ces affections :

L'*atrophie progressive d'Aran-Duchenne* est aujourd'hui démembrée : la myopathie atrophique progressive, la sclérose latérale amyotrophique, la syringomyélie et les polynévrites se sont partagé ses dépouilles.

La *maladie de Raynaud* n'est pas une entité ; c'est un syndrome, relevant de causes diverses ; il est certain que la lèpre peut le réaliser.

L'*aïnhum* est une maladie presque exclusive à la race noire. Une stricture se dessine à la base du petit orteil, elle l'étrangle, et finit par l'abattre ; l'orteil homologue peut être pris et tomber à son tour. Cette affection, exclusivement locale, ne s'accompagne ni de troubles sensitifs, ni de manifestations tégumentaires. On observe bien dans la lèpre certaines strictures aïnhumoïdes, qui ont quelque analogie avec cette singulière maladie, mais elles n'ont pas le même siège d'élection et ne sont pas spéciales à la race noire.

La nature intime de la *sclérodermie* n'est pas plus connue que celle de l'aïnhum. La forme lente et extensive débute souvent aux mains ; cette sclérodactylie mutile les doigts à la manière de la lèpre ; mais elle en diffère par l'induration et la rétraction du derme, qui immobilise successivement les divers segments des membres supérieurs, et par l'absence d'anesthésie. Quant à cette sclérodermie circonscrite, connue sous le nom de *morphée*, la lèpre la simule sous la forme de morphœa alba gravis ; cependant cette dernière ne s'accompagne pas d'induration dermique et présente, par contre, des troubles de sensibilité.

C'est surtout sur la *syringomyélie* et la *maladie de Morvan* que porte le débat. Tout d'abord, il faudrait s'entendre sur ces deux termes. Désignent-ils une seule et même maladie? autrement dit, toutes les observations de Morvan ont-elles pour substratum anatomique une cavité dans la moelle? En réalité, la maladie de Morvan est un syndrome, qui appartient surtout à la syringomyélie, mais que revendiquent aussi d'autres affections, notamment des névrites périphériques, et, parmi celles-ci, la lèpre.

Autre question : convient-il de distinguer la syringomyélie de la lèpre? Le diagnostic de ces deux maladies est assurément fort difficile, mais de ce qu'on les confond souvent, il ne faut pas conclure qu'elles ne constituent qu'une seule entité morbide.

Zambaco fait remarquer qu'en Bretagne, où la lèpre a longtemps sévi avec violence, la syringomyélie est fort commune. Cela est vrai, mais, en revanche, on ne voit ni syringomyélie, ni maladie de Morvan en Indo-Chine, pays à lèpre s'il en fut, où l'on observe toutes les formes cliniques depuis les plus sévères jusqu'aux plus dégradées.

Thibierge et Chauffard ont signalé des cas de lèpre qui avaient le masque de la syringomyélie. Dans un cas qu'ils avaient d'abord étiqueté syringomyélie, Pitres et Sabrazès ont mis plus tard en évidence le bacille de Hansen par la biopsie d'un filet épaissi du musculo-cutané. Cela montre que les difficultés du diagnostic sont parfois insurmontables pour les cliniciens les plus consommés. Mais conclure de là que la lèpre peut être l'expression de la syringomyélie me paraît prématuré, car l'anatomie pathologique n'est guère en faveur de cette hypothèse.

Cependant, Souza Martins (de Lisbonne) aurait trouvé dans la cavité médullaire d'un individu mort de syringomyélie de nombreux bacilles ayant la réaction caractéristique du bacille de Hansen. Cette observation, d'ailleurs incomplète, est restée unique jusqu'ici.

Je me résume : à l'heure actuelle, il est impossible d'affirmer que, dans certains cas, la syringomyélie ne soit pas d'origine lépreuse ; mais ce qu'on peut dire, c'est que, dans l'immense majorité des cas de syringomyélie prouvée par l'autopsie, on ne trouve de bacilles ni dans la moelle, ni dans aucune autre partie du corps. En réalité, si l'on fait abstraction des cas exceptionnels, la ressemblance entre la lèpre et la syringomyélie dans leurs formes typiques n'est que superficielle. Généralement, l'ensemble des symptômes concomitants rend le diagnostic de ces deux affections, sinon facile, du moins possible. On peut résumer ainsi leurs caractères différentiels :

Dans la *lèpre mutilante*, les panaris affectent indifféremment les doigts et les orteils ; l'anesthésie est d'abord rubanée et ne devient segmentaire que dans la suite ; elle est distribuée aux quatre membres et respecte en partie la face et le tronc ; la paralysie faciale est très fréquente et d'origine périphérique ; les nerfs cubitaux sont fusiformes ou noueux ; la scoliose fait constamment défaut ; la trépidation épileptoïde est rare, et, quand elle existe. c'est seulement à l'état d'ébauche.

Dans la *syringomyélie type Morvan*, les panaris restent très souvent cantonnés aux extrémités supérieures, parfois même à une seule main ; l'anesthésie prend la forme vestimentaire au tronc, et segmentaire aux membres, sinon dès le début, du moins à une période peu avancée, par suite de la juxtaposition et de la fusion en une nappe uniforme des rubans d'anesthésie contigus ; la paralysie faciale est rare et d'origine centrale ; les nerfs cubitaux sont normaux, ou du moins peu amplifiés et jamais noueux ; la trépidation épileptoïde est commune et la scoliose est très fréquente.

Quelques autres affections sont encore capables de

simuler la lèpre : les *polynévrites périphériques* et le *béri-béri*. Les premières évoluent rapidement, avec des symptômes non douleux, et l'erreur n'est guère possible. Il existe pourtant une *névrite syphilitique* à marche chronique, qui gonfle certains nerfs et s'accompagne de symptômes cutanés analogues à ceux de la lèpre; mais cette névrite survient à une époque assez précoce de la syphilis secondaire; les tuméfactions des troncs nerveux sont moindres, les douleurs très vives, l'anesthésie inconstante; les mutilations sont exceptionnelles; enfin le traitement spécifique est toujours victorieux.

Quant au *béribéri*, où les névrites jouent un si grand rôle, il diffère de la lèpre par l'absence d'hypertrophie des troncs nerveux, par ses œdèmes et la participation des nerfs bulbaires.

Le diagnostic de la lèpre, dans les périodes de trêve, est souvent fort difficile. Recherchez alors les signes que l'on pourrait appeler les *stigmates permanents* de la lèpre, savoir:

1° L'anesthésie disposée en îlots au niveau des taches hyperchromiques ou achromiques, l'anesthésie répartie symétriquement aux extrémités des membres;

2° Le gonflement et l'état moniliforme des nerfs accessibles à la palpation, rameaux du plexus cervical superficiel et nerfs cubitaux; gardez-vous bien de confondre une adénopathie sus-épitrochléenne adhérente au tronc du cubital avec un léprome de ce nerf;

3° Les tubercules sous-cutanés de l'oreille;

4° Les manifestations oculaires;

5° La rhinite et les épistaxis;

6° Les altérations des organes génitaux;

7° La chute des sourcils;

8° Les cicatrices que laissent après eux les tubercules et les bulles de pemphigus au niveau des coudes et des genoux; les cicatrices des bulles, notamment, sont très fréquentes chez les neuro-lépreux et constituent un symptôme de premier ordre : blanches, fines, superficielles, elles sont recouvertes d'un vernis épidermique brillant et plissé; ce qu'elles ont de caractéristique, c'est un certain degré d'anesthésie qui existe presque toujours à leur niveau.

Mais il se peut que tous ces stigmates fassent défaut. C'est alors que vous recourrez à l'*examen bactériologique*. Toujours utile, il s'impose surtout dans les cas ambigus.

Au niveau des lésions tégumentaires, le bacille est souvent facile à déceler; non pas, bien entendu, dans les lésions trophiques, bulles, panaris, ulcères perforants, où sa présence est exceptionnelle, mais dans les infiltrats spécifiques. S'il s'agit de tubercules ulcérés, un frottis de lamelles suffira, vous y constaterez une véritable bouillie bacillaire.

Mais s'il n'existe que des nodules non ouverts, pratiquez alors une *biopsie* et vous trouverez les bacilles de Hansen en grand nombre sur les coupes. Alors même que vous n'auriez à votre disposition qu'une simple tache, la recherche, pour être plus délicate, n'en serait pas moins fructueuse. Souvenez-vous que Darier a réussi à déceler le bacille de la lèpre, presque à coup sûr, dans les taches, jeunes ou vieilles, érythémateuses ou pigmentaires. Ce procédé vous permettra donc parfois d'affirmer un diagnostic jusqu'alors problématique.

Alvarès conseille de triturer le fragment de peau biopsiée avec une solution saline au taux physiologique; après centrifugation, on retrouve le bacille dans le liquide ainsi obtenu.

Kalindero dit avoir constamment trouvé l'agent spécifique de la lèpre dans le pus de vésicatoires appliqués sur la peau exempte de taches ou d'altérations tropho-neurotiques; mais les recherches de Bodin montrent combien cette méthode est infidèle.

Dans quelques cas, dans celui de Pitres et Sabrazès par exemple, l'excision partielle d'un filet nerveux a donné des résultats positifs; mais c'est là, vous le comprenez, un procédé qui doit rester exceptionnel.

Un examen que vous ne devrez jamais négliger, c'est celui du *mucus nasal*; souvent, dans les formes tuberculeuses et même maculo-anesthésiques, il est bacillifère dès les premières périodes de la lèpre, si bien qu'un simple frottis de lamelle donne alors la clef d'un diagnostic épineux. Toutefois, la rhinite peut manquer, même dans la lèpre confirmée, de sorte que si la présence du bacille est probante, son absence n'exclut pas la possibilité de la lèpre.

Tout récemment, Leredde et Pautrier ont réussi, à l'aide d'un artifice, à faire apparaître le bacille de Hansen dans le mucus nasal de deux lépreux chez lesquels on ne le trouvait pas auparavant. Leur procédé consiste à faire prendre au malade 4 grammes d'iodure de potassium dans une seule journée. Ce médicament, comme vous le savez, détermine la production d'un catarrhe nasal; dans le mucus, examiné le lendemain de la prise du médicament, on constata des bacilles. J'ai pu, sur un malade, vérifier les assertions de Leredde et Pautrier. Par sa simplicité, par la rapidité des résultats qu'il permet d'obtenir, bien avant que la biopsie soit en état d'être coupée au microtome, ce nouveau moyen de diagnostic nous paraît apte à rendre de grands services et mérite d'entrer dans la pratique courante.

On ne peut guère compter, pour arriver à la certitude, sur l'examen des autres sécrétions, salive, larmes ou crachats. Lorsqu'on a trouvé le bacille dans ces diverses humeurs, il s'agissait de lèpres non douteuses.

Avec le concours de Jousset, je me suis proposé de rechercher le bacille de Hansen dans le sang des lépreux par la méthode *inoscopique*. Cette méthode consiste, comme vous le savez, Messieurs, à faire digérer dans une sorte de suc gastrique artificiel un caillot sanguin, à centrifuger l'émulsion obtenue et à colorer, dans le culot de centrifugation, le bacille de la tuberculose par les méthodes usuelles. Les bacilles de Koch et de Hansen offrant de grandes analogies, on pouvait espérer que cette technique éclairerait le diagnostic de la lèpre. Les faits n'ont pas répondu à notre attente. Dans cinq cas de lèpre confirmée, l'examen du sang fait en dehors des poussées aiguës est resté négatif. Je dois d'ailleurs signaler une cause d'erreur, c'est que le bacille de Koch et celui de Hansen coexistent souvent. Dans le sang de deux sujets, nous avons trouvé des bacilles rares, non agglutinés en boule; or il s'agissait, dans ces deux cas, de lèpre compliquée de tuberculose. Un tel résultat ne peut donc être tenu pour probant.

OUVRAGES A CONSULTER :

Achard, Kalindero et Marinesco, Ueber die Beziehungen der Lepra zu der Syringomyelie und der Morvan'schen Krankheit, *Berliner klinische Wochenschrift*, 1897, n° 55. — Alvarès, A new method of bacteriological diagnosis of leprosy, *Lepra-Conf.*, vol. II, p. 125. — Chauffard, *Soc. médic. des hôp.*, 1892. — Dejerine, in *Pathologie générale de Bouchard*, t. V, 1901. *Passim*. — Düring. Lepra und syringomyélie, *Deutsche medicinische Wochenschrift*, 1898; — Die Schwierigkheiten in der Diagnose nervöser Lepraformen, inbesondere in Beziehung auf die Syringomyelie. *Arch. für Dermatologie*, Bd. XLIII. — Glück, Zur differentialdiagnose zwischen Lepra nervorum und Syringomyelie. *Wiener medicinische Wochenschrift*, 1898, n° 25. — Hansen, A propos de la lèpre et de la syringomyélie, *Semaine médicale*, 1895. — Jeanselme, Syndrome de Morvan, syringomyélie et lèpre. *Société médic. des hôpitaux*, 50 juill., 1897. — Jeanselme et Millian, De l'adénopathie sus-épitrochléenne dans la syringomyélie type Morvan et des causes d'erreur qu'elle entraîne dans le diagnostic avec la lèpre. *Bull. et Mém. de la Soc. médic. des hôpitaux de Paris*, 1898. — Laehr. Ein Beitrag zur Differentialdiagnose zwischen Lepra und Syringomyelie. *Lepra-Conf.*, vol. III. p. 525; — *Die nervösen Krankheitserscheinungen der Lepra mit besonderer Berücksichtigung ihrer Differentialdiagnose*, Berlin, 1899. — Pestana et Bettencourt, Ueber die Anwesenheit des Leprabacillus in der Medulla eines an Syringomyelie gestorbenen Individuums. *Centralblatt für Bacteriologie*, 1896. — Pitres et Sabrazès, *Nouvelle iconographie de la Salpêtrière*, 1892; — *Bull. de l'Acad. de méd.*, 1892, n° 48; — *Arch. cliniq. de Bordeaux*, 1895. — Thibierge, *Soc. médicale des hôpit.*, 1891. — Zambaco, Des rapports qui existent entre la maladie de Morvan, la syringomyélie, la sclérodermie, la sclérodactylie, la maladie de Raynaud, la morphée des contemporains, l'aïnhum, l'atrophie musculaire progressive Aran-Duchenne et la lèpre, *Lepra-Conf.*, vol. I. 5e partie, p. 21.

SIXIÈME LEÇON

ÉTIOLOGIE DE LA LÈPRE

Conditions étiologiques qui concourent à la création des foyers de lèpre.
— Faible importance de l'alimentation et du climat. — Importance prépondérante du surpeuplement, de la misère et de la promiscuité.

Modes de transmission de la lèpre. — Les preuves de la contagion : épidémies insulaires des Sandwich et de la Nouvelle-Calédonie. — Épidémies de villages : petit foyer observé à Ban Hat-Sao (Laos). — Épidémies de famille. — Cas individuels observés, en pays lépreux, sur
des individus originaires de régions exemptes de lèpre.

Tentatives d'inoculation faites sur l'homme : le cas du convict Keanu.

La transmissibilité de la lèpre semble subordonnée à un déterminisme
très étroit dont on ignore les éléments : rareté relative de la lèpre
conjugale.

Les voies d'émission du bacille de la lèpre : tubercules ulcérés, muqueuse nasale, voies génitales.

Les voies d'accès ou de pénétration du bacille dans l'organisme : la
pituitaire, la muqueuse des organes génitaux, la peau dénudée par un
traumatisme accidentel ou par la vaccination.

Déclin de la notion d'hérédité : les épidémies de famille ne peuvent être
données comme des exemples en faveur de l'hérédité de la lèpre. —
Parmi les individus qui vivent dans le même groupe familial, la lèpre
ne fait aucune distinction entre ceux qui appartiennent à la famille et
ceux qui n'en font partie qu'à titre d'étrangers. — Hérédité de prédisposition. — L'hérédité de graine est à démontrer. — Absence de cas
de lèpre congénitale dûment constatés.

Messieurs,

La lèpre, maladie infectieuse et bactérienne, ne reconnaît
qu'une seule cause efficiente : l'envahissement de l'organisme par le bacille de Hansen.

Il faut donc, comme pour toute autre maladie infectieuse,
chercher son origine soit dans la *contagion*, soit dans
l'*hérédité*.

Les conditions étiologiques autrefois invoquées ne sont
que des causes adjuvantes.

De tout temps, certains modes d'*alimentation* ont été
accusés de produire la lèpre. Un peu partout c'est le pois-

son qui a été incriminé ; en Orient, c'est le poisson mariné,
le caviar et la viande de porc ; au Brésil, ce sont les fruits
de certains arbres. Cette diversité même des vivres sus-
pectés n'est pas faite pour entraîner la conviction. En réalité, l'alimentation est incapable de créer la lèpre, tout au plus peut-
elle en favoriser la localisation sur la peau.

Même remarque pour le *climat*. Cer-
tes, les pays lépreux dessinent autour du globe une ceinture para - équatoriale, mais le climat n'est pour rien dans cette répartition. Vous savez, en effet, que la lèpre existe même au delà du cercle polaire ; elle sévit en Laponie, en Islande, au Groen-
land.

La lèpre s'ac-

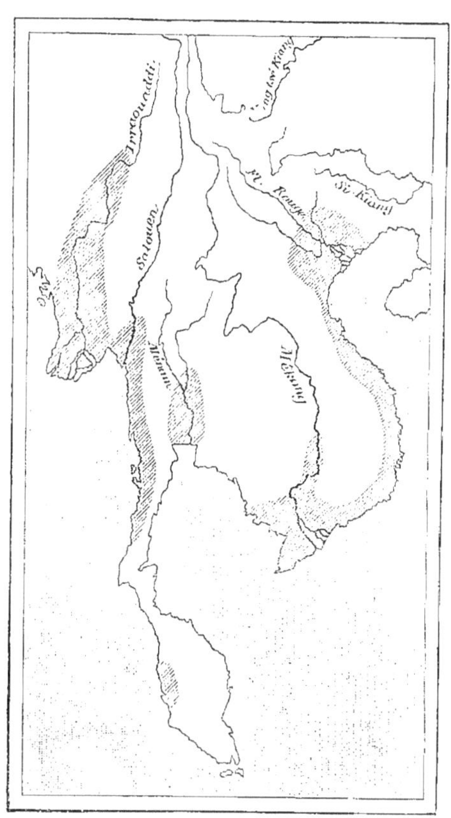

Carte 2. — Indo-Chine. — Les hachures indiquent
les régions où la population et l'endémie lépreuse
sont le plus denses.

commode également des conditions *telluriques* les plus con-
traires, côtes marines ou intérieur des terres, plaines arides
ou montagnes. Mais c'est surtout le long du littoral et
dans l'estuaire des grands fleuves qu'elle est le plus fréquente. Pour quelle raison ? Simplement parce que, sur

ces terres fertiles, la population est plus *dense* et que la
multiplicité des contacts favorise la contagion. Que, dans
un pays, le nombre des habitants augmente en proportion
arithmétique, et l'endémie croîtra en progression géométrique. Voyez cette carte de l'Indo-Chine (carte 2), où les
hachures marquent la distribution de la lèpre, si vous la
comparez à une autre carte qui exprime la densité de peu-
plement, vous constaterez que les deux zones ombrées sont
exactement superposables : aux quatre centres de population correspondent quatre foyers de lèpre, réunis par des
bandes longeant les côtes, tandis que d'autres petits foyers
s'égrènent à l'entour sur les voies de trafic.

Les contrées que décime la lèpre ne sont pas seulement
populeuses, elles sont encore *surpeuplées*; la misère, la
promiscuité, la saleté, en font la terre promise de la lèpre.
Aussi les fellahs de l'Égypte, les parias de l'Inde, ont-ils,
de tout temps, payé un lourd tribut à l'endémie.

La lèpre, dira-t-on, est fréquente en Norvège, où la population est cependant clairsemée. L'exception n'est qu'apparente. Dans ce pays, la rigueur du froid confine les habitants dans leurs réduits: ils y vivent, au nombre de 40 ou
50, dans une effroyable promiscuité, bien faite pour propager la lèpre.

Les bons effets de l'isolement fournissent, en quelque
sorte, la contre-épreuve de ce que j'avance. La valeur pro-
phylactique de cette mesure nous est fournie par la Norvège : en 1856, le chiffre officiel des lépreux habitant
ce pays était de 3000; grâce aux mesures prises, il n'est
plus actuellement que de 590. En Annam, les sauvages
davaks, qui ne quittent jamais leurs montagnes, m'ont
paru indemnes de lèpre, alors que les indigènes des
plaines voisines en sont souvent frappés. Les Indiens des
Guyanes qui n'entrent jamais en contact avec les nègres
et les blancs sont, dit-on, respectés par l'endémie. Même
immunité pour les Sérères du Sénégal qui ne se mêlent

pas aux autres noirs. De pareils exemples pourraient être
multipliés à l'infini.

Malgré ces exceptions, on peut dire qu'il n'est aucune
race humaine réfractaire à la lèpre ; les blancs. les jaunes
et les noirs, tous sont tributaires de la terrible maladie.

En aucun cas la lèpre ne naît spontanément. Jamais elle
n'apparaît dans un pays sans y avoir été importée d'un
foyer lépreux. Dans ses migrations, elle suit les grands
courants humains. militaires ou commerciaux. Bref, elle se
comporte comme une maladie contagieuse.

Dans les régions où l'endémie lépreuse sévit avec violence, il est difficile d'apprécier l'œuvre de la contagion.
Celle-ci apparaît au contraire, en toute évidence, quand
on étudie la naissance et le développement des foyers
limités.

Nombre d'*épidémies insulaires*, de date récente, donnent
la notion d'importation. La plus connue est celle des îles
Sandwich ou Hawaï, archipel situé sous le tropique du
Cancer. Les renseignements précis que nous possédons
sur cette épidémie ne remontent pas au delà de 1861. A
cette époque, Doirron, au cours de ses tournées vaccinales
aux environs de Honolulu, constate plusieurs cas d'une
maladie ressemblant à la lèpre. En 1863, Hildebrand attire
l'attention sur la rapide extension d'une nouvelle maladie
appelée MAÏ PAKE par les natifs, laquelle, ajoutait-il. est la
vraie lèpre d'Orient. Dès 1865, des mesures sévères de
séquestration sont prises ; on crée l'établissement de Kalawao, dans l'île de Molokaï, où l'on interne jusqu'à 1200 lépreux. Cependant. l'épidémie s'accroît ; en 1880, le nombre
des malades n'est pas moindre de 2000 sur une population
de 44 000 habitants. Telles sont les phases principales de
cette terrible épidémie hawaïenne, dont la brutale soudai-
neté étonna le monde. Quelle est l'origine de cette épidémie? Certes, en présence d'une diffusion aussi rapide. on

ne peut invoquer que la contagion. Mais quels en furent
les facteurs? On incrimina tout d'abord l'immigration chinoise. Mais on ne peut la rendre seule responsable. L'épidémie, cela est certain, suivit l'arrivée de nombreux immigrants venant tous de pays à lèpre, Chinois, Japonais, Canaques du Pacifique, Portugais des Açores et de Madère,
Norvégiens et Suédois. Il semble donc que la lèpre fut
importée aux Sandwich par plusieurs races à la fois: elle
prit, il est vrai, après l'arrivée des Chinois, un essor inconnu auparavant.

A une époque plus récente, l'épidémie néo-calédonienne
fournit un nouveau sujet d'étude. On ignore la date réelle
de son début; au dire des Canaques, la lèpre existait dans
l'île dès 1865. La répression de la révolte de 1878 contribua
à la dissémination du fléau en dispersant les tribus de la
côte ouest. 750 Canaques furent transportés dans l'île des
Pins, jusqu'alors épargnée par la lèpre : huit ans après,
la lèpre avait gagné les indigènes de cette île.

L'arrivée en Nouvelle-Calédonie de coolies néo-hébridais,
souvent atteints de cette maladie, fut une autre source de
contamination pour notre belle possession.

La lèpre ne frappa pas seulement les autochtones : elle
gagna aussi des blancs et elle s'accrut chez eux d'une
manière fort inquiétante. D'après les statistiques de Auché,
c'est en 1888 qu'un premier blanc fut reconnu lépreux; en
1891, il y en avait 4; 57 en 1894; 152 en 1898.

La répartition des cas dans la population blanche est
très instructive; il s'agit ici d'individus tous nés en France,
indemnes par conséquent de tare lépreuse héréditaire.
Parmi eux, il en est peu qui appartiennent à la population
libre: presque tous ressortissent à la colonie pénale; or,
celle-ci se compose, d'une part, de forçats et de libérés,
d'autre part, de relégués. Les premiers sont en contact
journalier avec les Canaques, eux seuls ont contracté la
lèpre. Il n'y a pas un lépreux parmi les 4000 relégués que

leur régime a tenu éloignés de toute communication avec
les indigènes et de tout contact avec le bagne.

Cette observation n'est-elle pas aussi démonstrative
qu'une expérience?

Mieux encore que les épidémies insulaires, certaines petites épidémies partielles, circonscrites à une *localité* peu
peuplée, à une *famille*, ont permis de reconnaître avec certitude la filiation des cas. Telle est l'épidémie que j'ai observée à Ban-Hat-Sao, village laotien qui compte une
soixantaine d'habitants, parmi lesquels la lèpre a fait quatre
victimes depuis vingt ans. Au dire des anciens du village,
la maladie y était totalement inconnue avant l'arrivée des
Chinois; un de ceux-ci l'y importa; il se maria avec une
veuve laotienne, qu'il infecta, ainsi qu'un fils qu'elle avait
de son premier mariage; il contamina également sa nièce.
Un autre Chinois, venu sain dans le pays, y contracta
aussi la lèpre.

Les cas *individuels* de contagion, survenant en pays lépreux, sur des sujets originaires de contrées exemptes de
lèpre sont encore plus probants.

Voici, entre autres, un cas de lèpre familiale où le rôle
de la contagion est indéniable. Un Lyonnais vient s'établir
dans un pays où la lèpre est endémique : il ne devient pas
lépreux. Il se marie avec une blanche également indemne
de lèpre. Leur fils, né dans la colonie, s'unit avec une Française originaire du Loir-et-Cher. J'ai pu m'assurer que ni
l'un ni l'autre n'est atteint de lèpre. Or, ils ont cinq
enfants, dont les trois premiers sont lépreux. D'hérédité,
il ne peut être ici question. Dans ce cas, la maladie fut
évidemment introduite dans cette famille par une négresse, qui éleva l'aîné des enfants et mourut plus tard de
la lèpre.

Pour ne citer que ce que j'ai vu personnellement, une

religieuse et un ecclésiastique d'origine française ont contracté la lèpre en Birmanie.

Il existe à ma connaissance, en Indo-Chine française, un missionnaire, un négociant et un soldat qui sont devenus lépreux dans la colonie.

Tout le monde connaît le cas du P. Damien qui, méprisant la contagion, vivait à Kalawao au milieu des lépreux, dont il partageait l'écuelle : il devint lépreux à son tour.

Après les arguments que je viens de produire, il ne manque plus, pour établir la contagiosité, que la *preuve expérimentale*. Les tentatives d'inoculation pratiquées sur les animaux ont toujours échoué. Leur insuccès ne prouve pas cependant que la lèpre n'est pas contagieuse. La syphilis, la blennorragie, à qui personne ne conteste ce caractère, ne semblent pas, non plus, transmissibles aux animaux. Chez l'homme, les inoculations sont presque toujours demeurées stériles. Danielssen, Profeta les ont pratiquées, sans aucun succès, sur eux-mêmes et sur des individus consentants.

Une seule expérience a donné un résultat positif, celle que fit Arning sur le convict Keanu, auquel on promit la vie sauve s'il acceptait de subir l'inoculation de la lèpre. Un tubercule cutané, provenant d'une enfant qui venait d'avoir un accès de fièvre lépreuse, fut fixé dans une incision de l'avant-bras gauche par cinq points de suture. Un mois après, apparurent des douleurs rhumatoïdes dans les articulations du membre supérieur gauche, et un gonflement des nerfs médian et cubital du même côté. Plus tard, de nombreux tubercules se disséminèrent sur tout le tégument.

Keanu n'était pas lépreux avant l'expérience. Il aurait eu, paraît-il, un neveu et un beau-frère lépreux; pourrait-on sérieusement, Messieurs, invoquer pour cela une transmission héréditaire! Une objection plus grave est la suivante :

les îles Hawaï étant décimées par la lèpre, Keanu s'était sûrement trouvé en contact avec des lépreux, soit avant, soit pendant sa captivité. Malgré tout, on ne peut guère se défendre d'attribuer les accidents du début à l'inoculation expérimentale; car les premières manifestations furent circonscrites au membre inoculé.

De tout ce qui précède, une conclusion se dégage : *la lèpre est contagieuse.*

Mais sa contagiosité est éminemment variable et sujette à des caprices déconcertants. Que de personnes, vivant en cohabitation intime avec des lépreux, ne contractent pas la maladie! La lèpre conjugale, par exemple, est relativement rare.

En somme, la transmissibilité de la lèpre semble subordonnée à un déterminisme très étroit dont on ignore les éléments.

Nous savons cependant que les conditions de milieu ont une influence prépondérante. Sans revenir sur les conséquences de la misère et de la promiscuité, je vous ferai remarquer que l'immunité de certaines races tient pour une large part à leurs habitudes d'hygiène : la propreté corporelle crée en quelque sorte un isolement relatif de l'individu vivant en milieu infectieux.

Ainsi s'explique l'immunité habituelle des blancs résidant en pays lépreux. Ceux que la lèpre atteint surtout sont des missionnaires, des religieuses, qui vivent en contact intime avec les indigènes et partagent leur existence.

Au contraire, les médecins des léproseries, plus fidèles observateurs des règles de l'hygiène, sont relativement épargnés.

C'est pour la même raison que la lèpre importée dans les pays de civilisation européenne fait, en général, peu de progrès. Il y a, à Paris par exemple, plus de lépreux qu'on ne le croit; j'en ai vu dans les hôtels où séjournent les voyageurs : j'en ai vu même dans les collèges ; ils n'ont jamais ensemencé la lèpre. A Saint-Louis, depuis Alibert, les lépreux vivent en salle commune : aucun de leurs voisins n'a pris la maladie à leur contact. Chez les Norvégiens émigrés aux États-Unis vers le milieu du xix° siècle, la lèpre s'éteignit naturellement sous l'influence d'un nouveau genre de vie ; en 1888, Hansen ne put découvrir dans toute leur descendance un seul lépreux.

Quant aux immigrants de couleur entachés de lèpre, ils ne sont pas tous nocifs au même degré pour la population blanche. En Australie, les Canaques, parqués dans les plantations, ne se contaminent guère qu'entre eux, tandis que les Chinois, vivant en rapports constants avec les Européens en qualité de cuisiniers, de boys, de tailleurs, etc., sont particulièrement dangereux.

Le pouvoir nocif n'est ni égal d'un malade à l'autre, ni constant chez un même malade. Aucune comparaison ne peut être établie entre un lépreux de forme nodulaire et un lépreux du type anesthésique. Le premier, en effet, projette au dehors de nombreux bacilles par de multiples *voies d'émission*. La sécrétion de ses *tubercules ulcérés* contient une véritable émulsion de bacilles : c'est, à coup sûr, la principale voie de dissémination. La *muqueuse nasale* est une autre source très importante de contagion, à cause de la fréquence et de la précocité de ses lésions : le sang des épistaxis initiales, comme le muco-pus du coryza chronique, est extrêmement bacillifère ; je l'ai démontré, ainsi que Sticker, Auché et beaucoup d'autres. La salive qui baigne les ulcérations bucco-pharyngées est souvent contaminée. La sécrétion conjonctivale est plus rarement virulente. Le lait ne contient pas de bacilles, hormis le cas de mammite lépreuse. Le sperme peut certainement être virulent, car des boules bacillaires sont entraînées jusque dans les canaux déférents. Quand un tubercule encastre le méat, la fosse naviculaire contient une goutte de pus, où j'ai vu des myriades de bacilles.

Il n'est pas jusqu'à la peau, saine en apparence, qui ne puisse propager la lèpre; la mue épidermique, la pousse des poils entraînent les germes au dehors de l'organisme. La sérosité d'un vésicatoire suppurée, le liquide d'une pustule vaccinale contiennent souvent des bacilles.

Si nous connaissons les voies d'émission du bacille de Hansen, nous ignorons ses *voies d'accès*. L'anatomie pathologique, qui nous fournit des données si précises sur les premières, ne nous donne sur les secondes aucun renseignement.

L'altération de la pituitaire, par sa fréquence et sa précocité, peut être considérée comme la lésion initiale dans un certain nombre de cas de lèpre. Gardons-nous cependant de généraliser, et de conclure que l'inoculation se fait toujours par la *voie nasale*.

L'infection peut aussi pénétrer par la *voie génitale*. Nombre d'Européens attribuent la lèpre dont ils sont atteints à des coïts infectants. Cette explication n'a rien d'invraisemblable; ce que nous savons de la fréquence des lésions génitales et de leur rôle dans l'émission des bacilles ne nous permet pas de la rejeter *a priori*.

La pénétration des bacilles par une *plaie cutanée* est également une hypothèse fort plausible, car le premier signe de la lèpre est souvent une tache solitaire située sur les parties découvertes, et, par conséquent, exposées au traumatisme.

On a accusé la *vaccination* de propager la maladie : la grande épidémie des îles Sandwich aurait suivi la diffusion de la vaccine de bras à bras. Peut-être n'y a-t-il là qu'une simple coïncidence. La prudence conseille cependant de proscrire formellement ce mode de vaccination dans les pays à lèpre.

Si la notion de contagion est assise sur des bases solides, la notion d'hérédité, au contraire, perd constamment du terrain depuis qu'on la soumet à une rigoureuse
analyse.

C'est en publiant leurs célèbres arbres généalogiques
des lépreux que Danielssen et Bœck ont cru établir définitivement l'*hérédité* de la lèpre. Mais il s'est passé pour cette
maladie exactement ce qui s'est passé pour la tuberculose :
trouvait-on, dans les ascendants, collatéraux ou descendants du malade, un individu atteint de lèpre, on considérait aussitôt l'origine héréditaire comme établie. Mais tous
ces cas rapportés à l'hérédité ne peuvent-ils pas être imputés à la *contagion familiale*?

Nulle part mieux que dans la vie en commun ne sont réunies les conditions qui réalisent la contagion. Ce fait explique fort bien que la lèpre soit une maladie de famille.
Pourquoi dès lors invoquer l'hérédité? L'étude minutieuse
des lèpres familiales rend d'ailleurs celle-ci peu problable.
Dans le milieu domestique, l'apparition de la lèpre n'est pas
régie par la parenté : les membres de la famille qui vivent
au loin restent idemnes; par contre, les amis intimes, les
serviteurs, deviennent lépreux.

Tout ce qu'on peut accorder aux partisans de la théorie
héréditaire, c'est une *hérédité de prédisposition*; il existe
certainement des familles dont les membres possèdent
une grande réceptivité pour la lèpre. Qu'il y ait donc une
hérédité de terrain, cela est fort probable. Quant à l'*hérédité de graine*, de même que pour la tuberculose, elle peut
être tenue pour négligeable. Les enfants de lépreux, soustraits dès leur naissance au foyer infectieux, restent indemnes. L'àge de la première apparition de la lèpre est, du
reste, peu en faveur d'une origine héréditaire ; loin d'être la
règle, la lèpre infantile est l'exception; les enfants de
lépreux ne naissent pas lépreux, ils ne le deviennent qu'après
un certain temps pendant lequel la contagion a pu s'exer-

cer. Les nouveau-nés soupçonnés de lèpre ne sont en réalité que des enfants issus de lépreux, malingres, d'aspect vieillot, ou bien des enfants venus au monde avec des taches ; mais ces taches, pourquoi les imputer à la lèpre plutôt qu'à la syphilis ; sont-elles anesthésiques ? renferment-elles des bacilles ? on a négligé ces recherches, qui seules pourraient authentiquer leur origine lépreuse. J'ajoute qu'un examen personnel ne m'a révélé aucune lésion microscopique dans le placenta et le cordon d'une femme atteinte de lèpre en période d'activité.

En somme, quel que soit le point de vue auquel on se place, l'hérédité de graine, dans la lèpre, est encore à prouver. La contagion est le fait primordial, l'hérédité de prédisposition se borne à la favoriser.

OUVRAGES A CONSULTER :

ARNING, *Appendix to the report on leprosy of the president of the health.* Honolulu. 1886 ; — Ueber eine Lepra Impfung beim Menschen. *Verhandlungen der deutschen dermatologischen Gesellschafft,* 1889. (Relation de la tentative d'inoculation faite sur Keanu.) — AUCHÉ, La lèpre en Nouvelle-Calédonie. *Archives de médecine navale,* janvier-juin, 1899. — BESNIER, Sur la lèpre. Nature. Origines. Transmissibilité. Modes de propagation et de transmission. *Académie de médecine,* séance du 11 octobre 1887 : — Sur la lèpre. Rôle étiologique : I, de l'Hérédité — II, de la Transmissibilité. (Nosologie générale. Prophylaxie.) *Lepra-Conf.,* vol. I, 1re partie, p. 127. — BROCQ, La lèpre doit-elle être considérée comme une affection contagieuse ? *Annales de dermatologie et de syphiligraphie,* 1885 ; — La discussion sur la contagiosité de la lèpre à l'Académie de médecine. *Annales de dermatologie et de syphiligraphie,* 1888. — CHANTEMESSE ET MORIEZ, Épidémie de la Turbie. *Académie de médecine.* Séance du 19 juin 1888. — JEANSELME, Les courants d'émigration et l'expansion de la lèpre. *Gaz. des hôpitaux,* 19 avril 1902. — MÉNOS, La lèpre, au point de vue de la contagion. Thèse de Paris, 1890. — SIMOND, *De la lèpre et ses modes de propagation à la Guyane française.* Thèse de Bordeaux, 1887. — THOMPSON ASHBURTON, Leprosy in Hawaï. *Lepra-Conf.,* vol. III, p. 270. — ZURIAGA, La lèpre de Parcent (province d'Alicante). *Annales de dermat. et de syph.,* 1888 ; — Quelques faits de plus indiquant la possibilité de la contagion de la lèpre. *Ann. de dermat. et de syph.,* 1889.

SEPTIÈME LEÇON

PROPHYLAXIE ET TRAITEMENT DE LA LÈPRE

Prophylaxie privée. — Règles d'hygiène que doivent observer ceux qui vivent dans l'entourage d'un lépreux. — Une femme lépreuse doit-elle ou peut-elle allaiter son enfant? — Un individu issu de souche lépreuse présente-t-il une aptitude spéciale à contracter la lèpre?

Prophylaxie publique : 1° dans les contrées où la lèpre ne manifeste aucune tendance extensive; 2° dans les pays d'Europe où la lèpre est endémique; 3° dans les régions où la civilisation européenne n'a pas pénétré. — Des différentes manières de pratiquer l'isolement : léproseries maritimes, léproseries terrestres, villages de lépreux du Tonkin. — Réglementation visant les lépreux non séquestrés.

Traitement de la lèpre. — Hygiène du lépreux, alimentation, habitat, soins de la peau; sources thermales conseillées pour la cure de la lèpre. — Médication interne : huile de Chaulmoogra, acide gynocardique, baume de gurjum, ichtyol, hoang-nan. — Traitement externe de la forme tégumentaire : huile de Chaulmoogra, huile de Kanti, huile de noix d'acajou. — Cures d'exfoliation par les topiques réducteurs : acides pyrogallique, chrysophanique et salicylique, résorcine, ichtyol. — Cautérisation au fer rouge et caustiques chimiques. — Surveillance et traitement des muqueuses de rapport : pituitaire, conjonctive, etc. Traitement de la forme anesthésique : massage, électrisation, strychnine, etc.

Essais de sérothérapie anti-lépreuse.

L'étiologie de la lèpre nous fournit, Messieurs, des données fertiles en applications pratiques. Cette maladie se transmet d'homme à homme par contagion ; l'hérédité, si elle existe, est exceptionnelle. C'est donc contre la contagion qu'il faut diriger nos efforts.

Deux ordres de moyens préventifs doivent être employés concurremment. Les uns ont pour objectif la *protection individuelle* : ils sont reconnus légitimes par tous. Les autres consistent en actes de *protection sociale* ; ils sont matière à controverses, car ils mettent en conflit des intérêts également respectables, ceux de l'individu et ceux de la société.

La prophylaxie individuelle consiste à tarir les différentes sources d'émission bacillaire que présente le lépreux. Les ulcérations cutanées et muqueuses seront pansées et soigneusement occluses. Les ablutions seront fréquentes. Il faudra stériliser les ustensiles de toilette et de table du malade, désinfecter périodiquement ses vêtements, détruire par le feu les pièces de pansement dont il aura fait usage.

Instruire les personnes qui vivent dans l'entourage du lépreux des dangers de la contagion est un devoir rigoureux. On leur conseillera d'occlure sur le champ les moindres érosions cutanées, et de pratiquer jusqu'à l'exagération les soins de propreté et d'hygiène corporelle.

L'enfant né de parents lépreux doit-il être confié à une nourrice, allaité par sa mère, ou soumis à l'alimentation artificielle? En principe, cet enfant doit être présumé indemne de lèpre à sa naissance; cependant, comme il est impossible d'affirmer qu'il n'est pas contaminé, *il ne doit pas être confié à une nourrice.*

Une femme lépreuse qui habite un pays à lèpre doit-elle ou peut-elle allaiter son enfant? Je pense que celui-ci doit être séparé de sa mère dès sa naissance, et, si possible, élevé au biberon dans une contrée où la lèpre est inconnue.

Si l'enfant est né dans une région où la lèpre n'a aucune tendance extensive, faut-il conseiller l'allaitement maternel ou l'allaitement artificiel? Si la mère est atteinte d'une *lèpre tégumentaire à foyers ouverts*, tels que des tubercules ulcérés ou de la rhinite lépreuse, je pense qu'on ne peut autoriser l'allaitement par la mère. Mais si la lèpre maternelle est du type tropho-névrotique, s'il n'y a pas de mammite lépreuse et que le lait ne contienne pas de bacilles, je pense qu'on peut consentir à l'allaitement par la mère, sous la réserve d'une surveillance attentive et de la suppression immédiate de l'allaitement s'il se produit des accidents de caractère virulent. La lèpre, dans les pays où elle n'est pas endémique, est extrêmement peu contagieuse, et les risques de contamination pour l'enfant sont donc fort problématiques.

Un individu né de parents lépreux ou, plus généralement, issu de souche lépreuse, présente-t-il une aptitude spéciale à contracter la lèpre? A cette question, qui vous sera parfois posée en vue d'une union projetée, il faut répondre, selon moi, qu'un descendant de lépreux paraît posséder une prédisposition, qui est surtout marquée s'il réside dans un pays où la lèpre est endémique.

Si les précautions que je viens d'indiquer pouvaient être observées à la lettre, il n'en faudrait point d'autres. Mais la négligence les rend illusoires. Force est donc de préserver par des mesures législatives la population saine, malgré la répugnance qu'on éprouve à restreindre la liberté individuelle. L *isolement* des lépreux est le moyen de protection sociale par excellence.

Mais il ne peut être question d'interner tous les lépreux. La prophylaxie doit s'adapter aux circonstances de temps, de lieux et de races, et renoncer à toute réglementation symétrique et uniforme.

La tâche est assez simple dans les pays où la lèpre, disséminée par cas isolés ou par petits foyers circonscrits, ne manifeste *aucune tendance extensive*. Tel est le cas pour la plupart des nations de l'Europe occidentale, pour les États-Unis et l'Australie. Tenir la main à ce que les règles de la prophylaxie individuelle soient observées, à ce que les lépreux peu fortunés soient hospitalisés, c'est bien; ce qui est mieux encore, c'est de s'opposer à l'*importation* de la lèpre. C'est par mer que les États d'Occident reçoivent des lépreux de leurs colonies; c'est donc dans les ports que doit être exercé le contrôle indispensable. Il serait désirable qu'on mît en pratique, dans nos ports, un règlement déjà en vigueur aux États-Unis. Tout navire arrivant avec un lépreux à bord ne peut obtenir la libre pratique, avant que ledit lépreux et ses bagages aient été débarqués à la station de quarantaine ; durant l'escale, le malade est nourri aux frais du bateau, qui doit le reprendre à son départ.

Dans les pays d'Europe où la lèpre est *endémique*, en Norvège par exemple, les mesures préventives doivent être plus rigoureuses, sans être pour cela inhumaines ni vexatoires. Le gouvernement danois s'inspirant de la loi norvégienne de 1885, prescrit, en Islande, un isolement mitigé. En principe, les malades exempts de lésions ouvertes sont laissés libres. Quant aux lépreux atteints d'ulcérations cutanées ou nasales, des commissions sanitaires ont le droit de les obliger à s'isoler dans leurs demeures ; elles peuvent les contraindre, au besoin, à entrer dans un établissement spécial. La loi autorise les mariages entre lépreux à condition que les enfants soient, dès leur naissance, soustraits à la contagion familiale. Elle admet dans les établissements publics ces descendants de lépreux.

Tous ces moyens, qui conviennent à des nations policées, ne sont pas applicables dans les pays à lèpre où la civilisation européenne n'a pas pénétré. Plus de rigueur ici s'impose. D'une façon générale, le premier point est d'empêcher l'entrée de lépreux étrangers, bien que cette disposition n'ait pas la même importance que dans les pays peu contaminés. A l'intérieur, il faut, aussi soigneusement que possible, rechercher les cas de lèpre. En principe, tout lépreux doit être isolé. Mais bien des familles ne consentent pas à se séparer de leurs proches atteints de lèpre. De là, parmi les lépreux, une distinction fondamentale. Les uns sont capables de subvenir à leurs besoins ou sont assistés par leurs parents, ils peuvent être laissés en liberté ou, si leur état l'exige, isolés dans leur propre demeure. Les autres, vagabonds et mendiants, dépourvus de ressources et de famille, doivent être internés d'office dans une léproserie.

Il est certain que le système des *léproseries maritimes* doit être préféré quand il s'agit d'isoler des coolies sans feu ni lieu. C'est ce qu'a fort bien compris le Gouvernement des

Détroits. Il dirige tous les Chinois atteints de la lèpre sur la petite île de Jerajak, située à quelques milles de Poulo Penang sur la côte occidentale de la presqu'île de Malacca (carte 5, p. 159). Cet établissement-modèle contient en moyenne de 240 à 270 lépreux. Toute léproserie maritime doit être installée dans une île inhabitée, non loin des côtes. Pour que les lépreux s'y rendent de leur plein gré, il faut qu'ils ne soient pas soumis à une surveillance tracassière, qu'ils puissent se livrer à la culture et construire des villages.

Les *léproseries terrestres*, bien inférieures aux léproseries maritimes, reçoivent les malades qui ont encore des liens de famille et ne se résolvent pas à l'isolement complet.

Toujours distantes des agglomérations urbaines, elles doivent être entourées d'une clôture effective. Les entrées et les sorties des malades et des visiteurs doivent être assujetties à un contrôle sévère. A mon avis, les asiles de Rangoun et de Mandalay réalisent, en partie, le type de la léproserie terrestre. Mais ils ne recueillent qu'un nombre insuffisant de malades, et l'isolement laisse à désirer.

Quant aux *villages de lépreux* que j'ai visités au Tonkin, ils ne provoquent que des critiques : les lépreux y vivent pêle-mêle avec leurs parents sains. Ne touchant pour leur entretien qu'une allocation dérisoire, ils rayonnent dans les localités environnantes pour aller mendier les jours de marchés. Au lieu d'être des foyers d'extinction de la lèpre, ces villages sont donc en réalité des foyers de propagation.

Mais il est impossible d'isoler tous les lépreux indigents. Songez que, dans l'Inde anglaise, il existe 150 000 lépreux avérés ! et le chiffre réel est certainement du double ! Il faut donc protéger les populations saines contre ces lépreux restés en circulation. On leur interdira l'exercice de certaines *professions, qui les exposent à contaminer des individus sains* ; telles sont celles qui on trait à l'alimentation, à l'habillement, aux soins des malades, au service domestique. On leur interdira l'accès des bains et des fontaines, des hôtels et des véhicules publics.

Mais, je le répète en terminant, toutes ces prescriptions, dans la pratique, doivent être adaptées aux circonstances de temps, de milieu et de race. Car toute loi qui heurte les mœurs, les croyances et même les préjugés d'un peuple, ne saurait être viable.

Ces mesures prophylactiques s'imposent comme une nécessité d'autant plus inéluctable que la *thérapeutique de la lèpre* est presque impuissante. Le nombre des remèdes préconisés contre cette maladie indique assez combien leur action est douteuse.

Il faut, avant tout, placer le lépreux dans les meilleures *conditions hygiéniques* possibles, le soustraire à l'influence néfaste du pays à lèpre, faire choix pour son établissement d'un lieu salubre situé sous un climat tempéré. Une vie régulière, le grand air, un exercice modéré, une nourriture saine et peu animalisée, sont d'excellents adjuvants du traitement thérapeutique.

L'*eau* joue un rôle capital dans l'hygiène des lépreux. Des ablutions quotidiennes leur sont nécessaires. Les bains très chauds leur procurent un soulagement notable. Les bains de mer ont en général une action excellente. Diverses eaux thermales passent pour avoir une action favorable sur l'évolution de la lèpre ; ce sont, en France, dans les Basses-Pyrénées, les eaux ferrugineuses et sulfatées cuivreuses de Saint-Christau, et en Bosnie, la source ferro-arsenicale de Guber. Je dois vous signaler à Java, la source bicarbonatée-ferrugineuse chaude de Pelantoengan qui jouit d'une grande renommée aux Indes néerlandaises. Auprès de ces eaux bienfaisantes, existe un hospice militaire contenant 120 incurables dont une quarantaine sont des lépreux indigènes. J'ai eu l'occasion de visiter ces sources sous la conduite du directeur de cet établissement, le

D' Müller. Les malades prennent des bains de piscine dont la température est très élevée. Le thermomètre plongé dans l'eau au niveau du griffon marque 111° Fahrenheit (44° centigrades). Au sortir du bain, les lépreux se surchargent de couvertures pour provoquer une sudation abondante. Voici quelle est, d'après Waitz, la composition centésimale de ces eaux :

Acide carbonique.	0.2840
Bicarbonate de soude	0.1590
— de magnésie.	0.0490
— de chaux	0,0550
— de fer	0.0250
— de manganèse.	traces
Chlorure de sodium	0,5590
Iodure et bromure de potassium	0,0057
Alumine des silicates.	0,0960

L'eau des sources de Pelantoengan est potable, gazeuse et très piquante, mais elle a un goût styptique prononcé ; aussi sert-elle exclusivement à l'usage externe. A la surface de ces eaux surnage une couche irisée, c'est du *pétrole*, auquel ces sources doivent peut-être une partie de leurs propriétés thérapeutiques.

Quant au traitement proprement dit de la lèpre, on a tout mis en œuvre, moyens chirurgicaux aussi bien que médicaux.

Il est difficile de se faire une opinion motivée sur la valeur des divers médicaments employés dans le traitement interne de la lèpre. La marche capricieuse de la maladie, ses arrêts spontanés qui simulent la guérison, permettent difficilement d'apprécier l'action curative d'un médicament.

Le remède le plus vanté, en France, est *l'huile de Chaulmoogra*. C'est un corps gras, extrait par expression des graines d'un arbre de l'Inde appartenant à la famille des

Bixacées, le *Gynocardia Prainii*, et non pas le *Gynocardia
odorata*, comme on l'a cru longtemps. Son principe actif
paraît être l'acide gynocardique. On l'administre d'ordinaire par la bouche, sous forme de capsules de gélatine,
en commençant par V gouttes matin et soir, pour augmenter
de IV à X gouttes par jour jusqu'à CC gouttes, et même
davantage. Autant que possible le malade doit ingérer
quotidiennement cette dose massive pendant des mois, il y
parviendra plus facilement en se soumettant au régime
lacté exclusif. Malheureusement, la présence de ce médicament dans le tube digestif détermine trop souvent du
dégoût, des troubles gastriques et de la diarrhée. Aussi
Hallopeau et Danlos, médecins de cet hôpital, l'ont admi-
nistré en lavements. L'huile, stérilisée par la chaleur ou
filtrée sur bougie Chamberland, peut être injectée sous
la peau: elle est fort bien supportée. J'ai pu l'administrer
à la dose quotidienne de 5 centimètres cubes sans inconvénients, pendant plusieurs semaines.

D'une façon générale, l'huile de Chaulmoogra est le
médicament dont l'emploi semble avoir le plus fréquemment coïncidé avec des améliorations sensibles. E. Vidal,
E. Besnier, L. Brocq lui attribuent de nombreux succès.
Mais ces bons résultats sont inconstants. Cela tient peut-
être à ce que les graines mises dans le commerce sont
souvent falsifiées; ainsi s'expliquerait peut-être la varia-
bilité des effets obtenus.

Quand l'huile de Chaulmoogra est mal supportée, on
peut administrer l'acide gynocardique à la dose initiale de
0^{gr},50 ou 0^{gr},50, ou mieux le gynocardate de soude ou de
magnésie, à la dose de 1 à 4 grammes divisés en pilules
de 0^{gr},20. L'acide gynocardique paraît moins efficace que
l'huile de Chaulmoogra.

Le Baume de Gurjum, extrait de certaines plantes de la
famille des Diptérocarpées, sans être plus actif, a l'inconvénient d'irriter le rein. Toutefois E. Vidal l'administrait

volontiers, comme succédané de l'huile de Chaulmoogra, dans la potion suivante :

Baume de Gurjun . . . .) àà 4 grammes.	
Gomme arabique. . . . .)	
Sirop de cachou	12 —
Infusion de badiane	60 —

Dose quotidienne 2 à 4 grammes. Augmenter progressivement jusqu'à 12 grammes par jour, en 5 fois, avant les principaux repas. — Boire immédiatement après la prise du médicament un peu de vin ou de liqueur alcoolique.

L'ichtyol, absorbé à doses croissantes, 1 gramme et plus, constitue l'élément principal du traitement de Unna. On le donne en pilules ou en solution :

Sulfo-ichtyolate d'ammonium . . .	10 grammes.
Eau distillée.	20 —

Prendre chaque jour X à L gouttes de cette solution dans une assez grande quantité de liquide.

Les missionnaires du Tonkin emploient, contre la lèpre, une recette chinoise, la poudre de Hoang-nan, écorce d'une liane indigène, le *Strychnos gaultheriana*, qu'ils associent au réalgar ou au sulfure d'antimoine dans des pilules du poids de 1 gramme environ :

Alun.	1,5
Sulfure natif d'antimoine.	2,5
Écorce de Hoang-Nan	2,5
Gluten.	Q. s.

Le premier jour, on donne une pilule en deux fois. Le lendemain deux pilules ; on augmente la dose quotidienne d'une pilule jusqu'à 10 ou 12. On suspend alors l'usage du médicament pendant une dizaine de jours. Puis on reprend une nouvelle série et ainsi de suite.

Mais l'écorce Hoang-Nan contenant de la brucine et de la strychnine, l'abus de ce médicament occasionne des troubles sérieux ; chez certains lépreux ainsi soignés, tous les réflexes sont exagérés, par suite d'intoxication strychnique.

Telles sont les principales médications internes en usage contre la lèpre. Elles s'adressent, à peu près indistinctement, à toutes les formes. Leur effet est très incertain et doit être corroboré par le *traitement local*. Celui-ci est bien différent selon qu'il s'agit de combattre une forme tégumentaire ou une forme nerveuse.

Je suppose, Messieurs, que vous êtes appelés à traiter un cas de lèpre *incipiens* dont l'unique manifestation est une macule anesthésique. N'hésitez point, en pareille occurrence, à pratiquer l'*ablation* de cette tache qui est peut-être l'accident initial. Par cette prompte et radicale intervention, Leloir, Marcano et Würtz auraient réussi à juguler la maladie.

Mais vous aurez rarement l'occasion de traiter des cas aussi favorables. Les malades qui viendront à vous seront le plus souvent atteints de lèpre *confirmée* et auront déjà présenté plusieurs poussées de macules et de tubercules. Vous savez que l'exanthème se cantonne de préférence sur les régions découvertes. Vous vous efforcerez donc de prévenir ces localisations, selon le conseil de Hallopeau, en protégeant le visage et les mains contre les irritations extérieures à l'aide de pâtes couvrantes. Je vous conseille les suivantes :

1. Oxyde de zinc. . . . . ⎫
    Amidon. . . . . ⎬ āā parties égales.
    Vaseline. . . . . ⎪
    Lanoline . . . . ⎭

                                (Pâte de Lassar.)

2. Oxyde de zinc. . . . . 5 grammes.
    Kaolin 15   —
    Vaseline. . . . . 30 à 40   —

                        (Pâte de Malcolm Morris.)

3. Oxyde de zinc. . . . . 10 grammes.
    Terre fossile 2   —
    Axonge benzoïnée. 28   —

                    (Pâte de zinc ordinaire de Unna.)

Mais, malgré vos soins, survient une poussée éruptive
accompagnée de fièvre. Qu'allez-vous faire? Pendant le
stade aigu fébrile, cessez tout traitement local et donnez de
la quinine ou du salicylate de soude *larga manu*. C'est surtout quand la poussée sera sur son déclin, que vous pourrez
venir en aide au patient d'une manière efficace. Pour hâter la
disparition des efflorescences cutanées, vous avez à votre
disposition de nombreux topiques. Tout d'abord, l'huile de
Chaulmoogra, soit pure, soit sous forme d'emplâtre, soit
incorporée dans une pommade :

> Huile de Chaulmoogra. . . . . 2 à 4 parties.
> Vaseline.   5   —
> Paraffine   1   —
>
> (Brocq.)

L'huile de Kanti, extraite de l'*hydrocarpus ebrians*, plante
voisine du gynocardia, est la base du traitement du médecin hindou Bhan Dagi. Elle est employée en frictions sur
tout le corps, matin et soir.

Le baume de gurjum sert aux mêmes usages; il doit être
étendu d'une ou deux parties d'eau de chaux, car il provoque
facilement de la dermite.

L'huile de noix d'acajou (*oleum anacardiæ*) est aussi fort
irritante pour la peau. On doit limiter son action aux nodules lépreux qu'on veut détruire. Après plusieurs applications, ceux-ci s'enflamment, s'ulcèrent et s'éliminent. On
remplace alors l'huile de noix d'acajou par le baume de
gurjum pour amener la cicatrisation.

En Allemagne, Unna et son élève Leistikow soumettent
leurs malades aux *cures d'exfoliation* répétées. Ce traitement énergique consiste à provoquer la desquamation en
masse de l'épiderme corné par l'application de topiques
réducteurs dont les principaux sont les acides pyrogallique,
chrysophanique et salicylique, la resorcine et l'ichtyol. On
les renouvelle quotidiennement pendant trois ou quatre

jours, puis on les remplace par des topiques calmants ou
protecteurs.

Je dois vous faire remarquer que les agents de cette médication très active doivent être maniés avec prudence et
que, dans des mains inexpérimentées, ils ont causé des
accidents et même des intoxications. En aucun cas, vous
n'appliquerez sur la peau un topique contenant plus de
5 grammes d'acide pyrogallique. Excéder cette dose en
vingt-quatre heures serait dangereux. Quand vous prescrirez une préparation à l'acide chrysophanique, vous conseil-
lerez au malade de bien se laver les mains afin d'éviter la
conjonctivite. Règle générale : n'usez de ces médicaments
réducteurs que si vous pouvez exercer une surveillance
attentive. Ne les employez que si vous pouvez garder les
malades à l'hôpital ou à la chambre.

La nature et les propriétés de l'excipient auquel on mélange le principe actif ont une grande importance au point
de vue pratique. On doit savoir gré à Unna, à Leistikow et
à Darier d'avoir perfectionné la confection des topiques.
Sans entrer dans le détail, je dois vous dire en quoi consistent les vernis solubles dans l'eau qui sont d'usage
courant dans le traitement de la lèpre. On les applique à
l'état liquide, mais ils ne tardent pas à se prendre sous
forme d'un enduit sec et lisse.

Le vernis à la caséine se compose de caséinate alcalin,
de glycérine, de vaseline et d'eau. Vous pourrez employer
la formule suivante :

> Acide pyrogallique ou pyrogallol . 10 grammes.
> Vernis à la caséine . . . . 100 —

à l'acide pyrogallique, vous pourrez substituer l'acide chrysophanique ou la résorcine.

Le gélanthe, autre vernis soluble dans l'eau, contient de
la gomme adragante, de la gélatine et de l'eau; c'est une
bonne préparation, mais elle exige, pour être convenable-

ment exécutée, un certain tour de main. On peut ajouter au gélanthe jusqu'à 50 pour 100 d'ichtyol, et jusqu'à 40 pour 100 de résorcine ou d'acide pyrogallique.

Unna a introduit dans la pratique un vernis albumineux à 'ichtyol qui donne d'excellents résultats quand on veut obtenir une action énergique en profondeur :

Ichtyol . . . . } āā 40 parties.
Amidon. . . . . }
Albumine dissoute . . . . 1 à 1 1/2 partie.
Eau distillée.. . . . . Q. s. pour 100 parties.

On peut additionner ce vernis de 50 pour 100 de résorcine, d'acide chrysophanique ou pyrogallique.

La pommade pyrogallique composée est aussi une préparation très active :

Acide pyrogallique. . . . . . . } āā 5 grammes.
Ichtyol. . . . . }
Acide salicylique. . . . . 5 —
Vaseline . . . . 100 —

ainsi que la pâte exfoliante de Unna :

Résorcine pure. . . . . } āā 10 grammes.
Pâte de zinc ordinaire de Unna. }

Mais les topiques ne peuvent avoir raison des infiltrats volumineux et je ne saurais trop vous conseiller d'avoir recours au fer rouge, pour détruire les lépromes, s'ils sont groupés sur un espace circonscrit et s'ils occupent des parties couvertes. Les caustiques chimiques vous seront aussi très utiles. Le choix de la substance corrosive n'est pas indifférent. Les acides nitrique et acétique sont à rejeter. L'acide phénique et la potasse donnent de belles escarres, mais, d'après Unna, le premier respecte les bacilles de la lèpre qui restent parfaitement colorables dans le tissu de nécrose, tandis que la seconde les attaque et les dissout.

Vous emploierez donc de préférence la potasse caustique sous forme de pâte carbonée. Agir ainsi, c'est faire de bonne prophylaxie, puisque vous tarissez un foyer d'émission bacillaire, c'est faire aussi de bonne thérapeutique puisque vous supprimez un léprome capable d'essaimer, à la faveur d'une poussée aiguë, des colonies métastatiques dans les nerfs et les organes internes.

Vour surveillerez étroitement toutes les muqueuses de rapport : la pituitaire dont la lésion est si souvent précoce, la conjonctive, les gencives, le revêtement muqueux de la bouche, de la gorge et du larynx. La douche nasale et l'application d'une pommade dans le vestibule des narines prévient, ou retarde du moins, le développement de la rhinite; les gargarismes antiseptiques mettent pour un temps la cavité buccale à l'abri des localisations de la lèpre et le simple lavage des yeux à l'eau bouillie diffère l'apparition de la conjonctivite.

Quand, malgré vos soins, une muqueuse s'infiltre de lépromes, vous devez attaquer ces néoformations, sans tarder, avec la curette et le galvano-cautère, car le coryza lépreux entraîne la perforation de la cloison et l'effondrement du nez; la conjonctivite est suivie de kératite, d'iritis et aboutit à la cécité; la laryngite lépreuse conduit à l'aphonie et peut nécessiter la trachéotomie.

Le traitement de la lèpre anesthésique est beaucoup plus simple que celui de la lèpre tégumentaire; non pas qu'elle soit pauvre en manifestations, mais nous avons peu de prise sur elles. Si l'état général fléchit, vous prescrirez comme toniques le fer, l'extrait de quinquina et surtout l'arsenic, en particulier le cacodylate de soude et l'arrhénal, soit par la bouche soit par la voie sous-cutanée. Vous combattrez les douleurs de la névrite par le salicylate de soude et l'antipyrine à haute dose. Vous retarderez le progrès de l'amyotrophie par le massage et la faradisation. Vous traiterez l'anesthésie

par le pinceau électrique promené sur la peau sèche : j'ai vu
l'aire des zones insensibles rétrocéder momentanément par
l'emploi de ce procédé. Vous diminuerez l'œdème et la
cyanose des extrémités par la strychnine, vous effacerez
les taches pigmentaires par les frictions au savon vert,
vous réveillerez la vitalité des ulcères atoniques par des
applications de baume de gurjum étendu d'eau de chaux,
puis vous les panserez avec de la poudre de salol. d'iodoforme ou de dermatol. Vous guérirez les maux perforants
par le simple repos au lit. Vous entretiendrez en parfait
état d'asepsie les mutilations, vous souvenant que le lépreux
est facilement la proie du streptocoque. Quand le processus
paraîtra définitivement arrêté, vous pourrez songer à ré-
parer, ou tout au moins à pallier certaines difformités.
trop choquantes, à masquer par exemple l'effondrement du
nez par une injection de paraffine.

Telles sont les médications de choix que je vous conseille. J'ai omis volontairement, au cours de cette longue
énumération, celles qui sont déjà tombées en désuétude ou
qui n'ont pas encore fait leur preuve. Je ne puis pourtant
passer complètement sous silence divers essais qui ne sont
encore que du domaine du laboratoire, mais qui pourront
peut-être donner plus tard des résultats pratiques.

Parlerai-je de la sérothérapie? Elle a complètement
échoué. Divers auteurs ont essayé d'injecter à des lépreux
l'ancienne tuberculine de Koch : ils ont obtenu des résultats peu concordants.

Babes a tenté de traiter les malades par un sérum anti-
tuberculeux ou le sérum antidiphtérique.

D'autres ont essayé d'obtenir un sérum antilépreux.
Carrasquilla injectait du sang de lépreux à un cheval, il
saignait l'animal et à l'aide du sérum obtenu il traitait les
malades. Il vit les tubercules s'affaisser, les ulcérations se
guérir, l'état général s'améliorer. Malheureusement ces

résultats ne furent pas confirmés au cours d'expériences sérieuses de contrôle.

La sérothérapie de la lèpre a été reprise par Metschnikoff et Bezredka. Attribuant l'action du sérum de Carrasquilla, non à des produits lépreux, mais à des cytotoxines, ils injectèrent à une chèvre du sang humain défibriné. Le sérum de cette chèvre devint plus hémolytique que le sérum de chèvre normale; injecté à petites doses de 0,5 centimètres cubes à des lépreux, ce sérum amena une augmentation dans le nombre de leurs hématies et dans la teneur de leur sang en hémoglobine. C'est une confirmation de cette règle générale, que les faibles doses de cytotoxine produisent une suractivité des éléments cellulaires correspondants.

En somme, si le praticien ne possède aucune arme spécifique pour lutter de front contre la terrible maladie, il peut, par une surveillance attentive et une intervention opportune, prévenir des accidents et des mutilations irréparables, tels que la cécité, l'effondrement du nez, la chute des phalanges. Il peut aussi atténuer la hideur des traits, si pénible au malade et à son entourage, retarder l'échéance fatale et adoucir la fin du lépreux.

OUVRAGES A CONSULTER :

Prophylaxie. — ARNING, Lepra und Immigration. *Lepra-Conf.*, vol. I, 2ᵉ partie, p. 8. — A. v. BERGMANN, Zur Frage der Contagiosität und Prophylaxie der Lepra. *Dermatologische Zeitschrift*, 1898. — E. BESNIER, Sur la lèpre. Rôle étiologique : I, de l'Hérédité; II, de la transmissibilité. (Nosographie générale. Prophylaxie). *Lepra-Conf.*, vol. III, p. 525. — A. HANSEN, Ueber internationale Lepragesetzgebung. *Deutsche medicinische Wochenschrift*, 1899, nᵒ 5; — On the prevention of emigration and immigration of lepers. « *Lepra* », 1900, Bd I; — Facultative oder obligatorische Isolation der Leprösen. *Lepra-Conf.*, vol. I, 3ᵉ partie, p. 1. — JEANSELME, La lutte contre la lèpre dans les colonies anglaises. *Presse médicale*, 1901, p. 17; — La lutte contre la lèpre dans l'Indo-Chine française. *Presse médicale*. 1901, p. 105; — Les courants d'émigration et l'expansion de la lèpre. *Gazette des hôpitaux*, 1902, p. 443. — MÜLLER, Das Lepra-Hospital zu Pelantoengan. *Monatshefte für praktische Dermatologie*, 1899. — THIBIERGE, La prophylaxie de la lèpre dans les pays où elle n'est pas endémique. *Lepra-Conf.*, vol. III, p. 452.

Traitement de la lèpre. — BABES ET KALINDERO, Tuberculin-Injectionen bei Lepra. *Deutsche medicinische Wochenschrift*, 1891. — BOBIES ET DESPREZ, *Contribution à l'étude thérapeutique de l'huile de Chaulmoogra gynocardée*, Paris, 1897. — L. BROCQ, Traité des maladies de la peau, Paris, 2ᵉ édit., 1892. — CARRASQUILLA, Memoria sobre la lepra Griega en Columbia. *Lepra-Conf.*, vol. I, 4ᵉ partie, p. 81. — DESPREZ, *Étude sur le Chaulmoogra, l'huile de Chaulmoogra et l'acide gynocardique, au point de vue botanique, chimique et pharmaceutique*. Thèse de l'École de pharmacie, 1900. — EHLERS, Le traitement mercuriel de la lèpre. « Lepra ». 1900, vol. I. — MARCEL SÉE, Les traitements de la lèpre. Revue générale in *Gazette des hôpitaux*, 1902, p. 599. — UNNA, Zur Behandlung der Lepra. *Deutsche Medicinal-Zeitung*, 1897, p. 54; — *Lepra-Conf.*, vol. II, p. 450; — Gynokardseife gegen Lepra. *Monatshefte für praktische Dermatologie*, 1900, Bd XXX, Nr. 3.

HUITIÈME LEÇON

SYPHILIS EXOTIQUE

Contrairement à ce que vous pourriez croire, Messieurs, la syphilis exotique est un sujet neuf, qui n'a pas encore été exposé dans son ensemble. Aussi, ai-je été obligé de puiser en majeure partie les éléments de cette leçon dans un article personnel publié en octobre 1901. Plus récemment, Scheube ayant adressé un questionnaire à de nombreux médecins résidant en pays exotiques, a réuni leurs réponses dans une revue générale pleine de renseignements variés et précis.

La syphilis est une maladie pandémique; c'est, pourrais-je dire, une maladie ubiquitaire; où qu'on l'observe, elle offre les mêmes traits fondamentaux. Cependant, toutes les races ne sont pas égales devant la vérole. D'autre part, les habitudes sociales imposées par le climat, en favorisant ou en contrariant telle localisation du virus, donnent à la syphilis, dans certaines contrées, un cachet très spécial. Ainsi, par exemple, l'indigène des régions inter-tropicales, apathique et sobre, ne réagira pas, vis-à-vis du poison syphilitique, de la même manière qu'un Européen intempérant et surmené.

La syphilis, bien entendu, s'observe sur presque toute l'étendue des tropiques. Cependant, exception doit être faite pour les régions, encore non ouvertes au commerce, dont les indigènes n'ont pas pris contact avec les blancs. Ceux qu'on appelle les « Pionniers de la civilisation » apportent malheureusement aux naturels leurs vices et leurs tares, entre autres l'alcoolisme et la syphilis. Quand on lit la relation des voyages autour du monde du capitaine Cook, à la fin du xviiie siècle, on reste convaincu que ce sont les équipages des vaisseaux naviguant dans les mers du Sud qui ont introduit la syphilis dans les Archipels de la Polynésie, à Taïti, aux îles de la Société, aux îles des Amis, etc.

A l'heure actuelle, certains peuples demeurent indemnes; ce sont quelques tribus du centre de l'Afrique, des peuplades de la Nouvelle-Guinée, telles que les Papous. La syphilis est, autant que j'ai pu en juger, très rare chez les

Moïs, les Khas, sauvages qui habitent les montagnes de
l'Annam et du Laos.

Ainsi subsistent quelques îlots préservés au milieu de
populations décimées par la syphilis. Mais l'étendue des
régions épargnées par le fléau se restreint de plus en plus;
elles finiront par disparaître, et l'on peut annoncer que
dans un avenir prochain la syphilis régnera sur tous les
points du globe.

D'où vient l'immunité des peuples restés sains? Sont-ils
réfractaires à l'infection? Assurément non. S'ils restent
indemnes, c'est qu'ils n'ont aucun contact avec leurs voisins. Ainsi, les Moïs vivent isolés dans leurs montagnes;
ils ne descendent guère dans la plaine et ne sont visités
que par de rares colporteurs annamites, qui leur apportent
des gongs en échange de la cannelle. Quant aux tribus
Khas, les Laotiens, qui les méprisent, les tiennent à l'écart
et ne daignent même pas les contaminer. Au reste, la
contre-épreuve est démonstrative. Les tribus à demi civi-
lisées qui campent au pied des montagnes et qui se sont
mélangées avec les Annamites et les Laotiens sont enta-
chées de syphilis.

En regard de ces populations plus ou moins préservées,
je dois vous signaler de vastes régions décimées par la
vérole. C'est d'abord cet immense réservoir d'hommes
qu'on appelle la Chine. Ce sont aussi le Japon, l'Archipel
indo-malais, l'Hindoustan. La presqu'île indo-chinoise est
très éprouvée; au Siam, d'après Deuntzer, dans la population mâle européenne, la syphilis atteint au moins 70 à
80 pour 100 des individus; parmi les Siamois de la classe
la plus élevée, un homme qui n'a pas la vérole est une
rareté; la Birmanie et l'Indo-Chine française sont aussi
fort maltraitées. Voilà qui explique les ravages exercés
par la syphilis sur les troupes européennes qui tiennent
garnison dans ces pays.

La gravité de la syphilis, sous les tropiques, est commandée par divers facteurs. Le plus important, c'est la *race*. Ainsi, les noirs jouissent d'une immunité relative contre la vérole; non pas qu'ils soient à l'abri de cette maladie, loin de là, mais chez eux elle présente en général une évolution bénigne. A cela, rien d'étonnant, c'est l'application à la syphilis d'une règle générale. La fièvre jaune, par exemple, épargne d'ordinaire les nègres, dont la prédisposition au tétanos est connue; les moutons d'Algérie ne contractent pas le charbon qui décime, en Europe, l'espèce ovine.

Là où la syphilis est atténuée, elle ne possède qu'une faible force d'expansion. Ainsi dans l'État du Congo, fondé depuis peu par les Belges, la vérole est en progrès, mais elle n'a pas le caractère meurtrier qu'elle prend d'ordinaire dans les contrées récemment ouvertes au commerce.

Si la syphilis est en général légère parmi les races noires du continent africain, en revanche, elle présente à Madagascar une gravité exceptionnelle; l'épidémie, par sa violence, y rappelle, dit-on, les grandes épidémies du xve siècle. Au premier abord, cette constatation paraît infirmer l'opinion que je viens d'émettre, à savoir, la prépondérance du facteur ethnique. Mais, Messieurs, la grande île africaine n'est pas peuplée de nègres, comme on l'a cru longtemps. Elle a été colonisée par des invasions successives de peuplades indonésiennes, que les vents alizés du nord-est ont poussées des îles de la Sonde jusqu'au littoral africain. La population de Madagascar, ainsi que sa flore et sa faune, ressortissent donc, pour une bonne part, au continent asiatique. Il n'y a, par suite, aucune raison, pour que les Malgaches se comportent, vis-à-vis de la syphilis, comme les nègres du continent noir. Il y a toute raison, au contraire, pour que la syphilis des Malgaches ressemble à celle des autres races issues de la souche indo-malaise. Or, c'est ce que l'observation vérifie.

Les Malais ont essaimé sur tout le littoral de l'Extrême-Orient, l'Indo-Chine, la Chine, les Philippines et même le Japon. Or, sur toute l'étendue de ces vastes contrées soumises aux climats les plus divers, la syphilis offre la même physionomie.

Ce type, je vais vous le décrire, d'après mes propres observations recueillies dans la presqu'île indo-chinoise, au Yunnam et à Java.

L'étiologie de la syphilis exotique présente quelques particularités intéressantes.

Tout d'abord, la vérole reconnaît assez souvent une origine *extra-génitale*. L'indigène ne porte que peu ou pas de vêtements; sa peau est ainsi directement exposée aux atteintes du virus. Les excoriations cutanées, si fréquentes au niveau des jambes et des pieds, les pustules de la gale, les piqûres des moustiques et autres insectes parasites, sont autant de portes d'entrée ouvertes à l'infection. Peut-être même ces insectes jouent-ils le rôle d'agents vecteurs du contage. Les multiples plaies que portent les indigènes, venant au contact des nattes sordides sur lesquelles ils se couchent à demi nus, expliquent le siège parfois insolite de l'accident initial.

L'habitude qu'ont certains médecins annamites de sucer les ulcères de toute nature peut aussi contribuer à la dissémination de la syphilis.

Les bâtonnets qui servent à manger le riz, la pipe à eau qui circule de bouche en bouche dans les débits de thé, sont certainement des agents de transmission de la vérole. Aussi, le chancre des lèvres est-il assez commun.

La syphilis sévit avec intensité dans les villages de pêcheurs annamites. Les hommes contractent en général cette maladie sur la côte de Chine et la transmettent au retour à leurs familles.

Dans les régions où la population est peu dense, au Laos,

par exemple. on peut suivre la syphilis, pour ainsi dire à la trace. dans sa marche envahissante. Elle est ordinairement importée dans une localité par des négociants chinois qui s'unissent avec des femmes indigènes. Les incursions des Siamois ont aussi créé de nombreux foyers vénériens sur les rives du Mékong; les centres où ils ont tenu garnison sont tous ravagés par la vérole; dans certains villages, il est certain que la moitié des habitants sont entachés de syphilis. A Bangkok. capitale du Siam, la proportion des syphilitiques est encore plus forte.

La syphilis en Extrême-Orient diffère beaucoup par ces symptômes de la syphilis d'Europe. Je n'ai pas à vous décrire celle-ci. Je veux cependant vous rappeler. Messieurs, les principaux actes de ce drame qu'est la syphilis.

Au premier acte, le chancre. C'est une ulcération, ou plutôt une érosion régulière, de couleur rouge chair musculaire, reposant sur une base indurée; il atteint habituellement les dimensions d'une lentille ou d'un haricot, et siège presque toujours sur les organes génitaux. Il s'accompagne d'une adénite en pléiade, indolente et dure.

Après un entr'acte de courte durée, le cortège des accidents secondaires se déroule. La roséole dissémine sur le tronc ses taches fleur de pêcher: la syphilide pigmentaire marbre le cou des femmes: les syphilides papuleuses, sous de multiples aspects, fleurissent le tégument. Des plaques muqueuses tapissent d'un enduit opalin les commissures des lèvres. la langue, les amygdales et la région ano-génitale.

Puis, après une rétrocession des accidents secondaires, suivie de plusieurs retours offensifs, un long silence s'établit. Le plus souvent. c'est la guérison définitive. Mais parfois, après un long temps, une dizaine d'années même, le drame inachevé se poursuit, c'est le troisième acte, celui des accidents tertiaires. Des exostoses déforment les os; des

gommes se développent dans la peau, les muqueuses et
les viscères, dans le testicule, le foie et surtout le système
nerveux.

Telle est l'évolution classique de la syphilis; tel est l'ordre dans lequel se succèdent les manifestations syphilitiques dans nos climats.

Mais, Messieurs, vous le savez, il y a de nombreuses
exceptions à la règle. La syphilis maligne précoce, par
exemple, brûle les étapes; ses manifestations offrent à la
fois la dissémination des accidents secondaires et la profondeur des accidents tertiaires. Or, Messieurs, cette forme
maligne ressemble, par bien des traits, à la syphilis qu'on
observe communément en Extrême-Orient.

Dans celle-ci, l'accident initial est rarement observé, car
l'indigène n'a recours au médecin européen que s'il y est
contraint par la douleur. Quand on a l'occasion d'examiner
le chancre, on constate qu'il est souvent très volumineux,
et qu'il se complique parfois de *phagédénisme*. Or, vous
savez combien le chancre infectant phagédénique est rare
dans nos pays; le phagédénisme ne complique guère que
les lésions spécifiques tertiaires ou le chancre mou.

Les accidents secondaires de la syphilis exotique sont en
général peu apparents. Ainsi, l'on ne constate guère la
roséole : cela ne tient pas à la pigmentation normale de la
peau; on reconnaît fort bien, en effet, la rougeole sur un
homme de couleur. La teinte foncée des téguments n'em-
pêcherait pas, d'ailleurs, les syphilides papuleuses d'être
visibles : or, elles ne le sont pas.

De même, les plaques muqueuses buccales sont d'une
extrême rareté : les muqueuses de la bouche et du pharynx,
en particulier, sont toujours indemnes. Peut-être faut-il
invoquer, pour expliquer cette immunité locale, le bon état
de la dentition des indigènes, le soin qu'ils prennent de se
rincer la bouche avec du thé bouillant après chaque repas,

leur habitude de chiquer le bétel. Cette chique, qui se compose d'une pincée de chaux vive et d'un quartier de noix d'arec enroulés dans une feuille de piper bétel, assure peut-être une asepsie relative de la bouche. Cependant je crois qu'il ne faut pas attacher une trop grande importance à ces divers soins hygiéniques, car les plaques muqueuses sont rares, même à l'anus.

En somme, envisagée dans son ensemble, la période secondaire est absente, ou si effacée qu'elle passe inaperçue.

Pour ainsi dire *d'emblée*, l'indigène entre de *plain-pied* dans la période tertiaire.

A peine quelques semaines se sont-elles écoulées depuis le début de l'infection, qu'apparaît une éruption de syphilides tuberculo-crustacées. Elles présentent un double caractère : réparties sur toute la surface du tégument, comme des accidents secondaires, elles sont profondes, destructives, térébrantes, comme des accidents tertiaires. Ces éléments sont disséminés, ou groupés en placards plus ou moins cohérents, à contours festonnés et polycycliques. On observe souvent, comme dans la syphilis maligne précoce d'Europe, des croûtes ostracées de rupia.

Les placards ont une extension rapide; ils peuvent occuper tous les points des téguments, mais ils possèdent des lieux d'élection : c'est aux membres, et surtout aux membres inférieurs, qu'ils prédominent; les irritations constantes et multiples, les traumatismes incessants déterminent cette localisation.

En même temps s'installe insidieusement un *coryza* syphilitique tenace, qui s'accompagne parfois d'ozène et d'un véritable jetage rappelant celui de la morve.

Vous voyez, Messieurs, combien ce tableau diffère de celui de la syphilis européenne; mais ce n'est pas tout. Aux manifestations tégumentaires, s'associent des lésions *ostéo-articulaires* précoces. Vous savez que dans la syphilis

classique, celles-ci se réduisent à des douleurs ostéocopes
et à de l'arthralgie. Eh bien! dans la syphilis d'Extrême-
Orient, ces déterminations sont des phénomènes de premier plan. Il existe un véritable pseudo-rhumatisme syphilitique : chaque nuit, des douleurs ostéocopes d'une remarquable intensité tourmentent le malade; des hyperostoses
doublent la plupart des os longs, la diaphyse du tibia, le
tiers inférieur du fémur, l'extrémité distale du radius et du
cubitus, l'humérus, la clavicule; des exostoses en chapelet
rendent certains os moniliformes; les épiphyses sont amplifiées et les grandes jointures, celle du genou, par exemple, sont parfois distendues par de grands épanchements.
J'ai vu de malheureux patients dont la plupart des doigts,
déformés en rave, étaient écartés, immobilisés par la tuméfaction et marqués d'une rougeur au niveau de chaque
interligne articulaire. Les syphilitiques ainsi frappés sont
étendus sur leur natte, incapables d'aucun mouvement,
en proie à des souffrances aussi cruelles que celles du
rhumatisme articulaire aigu.

Voilà, Messieurs, ce qui correspond à la période secondaire de la syphilis européenne! La caractéristique de
cette vérole indigène, c'est qu'elle porte à peu près exclusivement ses atteintes sur le tégument externe et l'appareil
locomoteur.

Puis, des mois et des années s'écoulent. Alors, apparaissent d'énormes nappes tuberculo-gommeuses, à caractère serpigineux ou térébrant, qui produisent parfois une
décortication totale d'un segment de membre ou d'un membre tout entier, comme si la peau avait été scalpée.

J'ai vu d'énormes placards ulcéreux, en partie en activité,
en partie cicatrisés, dépouillant tout un membre inférieur.
Chez certains sujets, la superficie tégumentaire ravagée
par des syphilides ulcéreuses est plus étendue que la portion
restée saine. A la face, où les localisations sont moins
fréquentes qu'aux membres, la syphilis tertiaire ronge

parfois le nez, les lèvres, les paupières, le pavillon des oreilles.

Les réparations qui succèdent à ces vastes pertes de substance sont toujours vicieuses et difformes; elles rappellent les cicatrices consécutives aux grandes brûlures et aux lésions scrofulo-tuberculeuses. Elles sont sillonnées de cordes chéloïdiennes saillantes qui maintiennent le coude et le genou en demi-flexion. La rétraction du tissu inodulaire détermine l'atrésie des orifices naturels, tels que la bouche, les narines. le conduit auditif externe, le méat urinaire.

Avec ces lésions tégumentaires tardives marchent de pair des lésions ostéo-articulaires; elles siègent au genou, au poignet; elles sont plus profondes et plus circonscrites que celles de la période secondaire: elles atteignent plutôt les extrémités articulaires que les articulations elles-mêmes.

Dans la règle, cette syphilis est *mutilante*; des ulcérarations détachent les phalanges des doigts et des orteils et réduisent les mains et les pieds à l'état de moignons presque méconnaissables. Aux membres inférieurs, ces mutilations se compliquent souvent d'une infiltration pseudo-éléphantiasique avec dermite végétante et papillomateuse.

Cette syphilis tertiaire à manifestations multiples et disséminées. qui est souvent compliquée de phagédénisme, désorganise profondément la peau et le squelette: elle entraîne des mutilations incurables, mais elle détermine rarement la mort. Elle doit cette bénignité relative à l'intégrité quasi constante des muqueuses et des viscères. La perforation du voile du palais est d'une extrême rareté: je n'en relève, dans mes notes. que 4 cas sur 257 observations: la glossite tertiaire est presque inconnue; je ne l'ai constatée qu'une seule fois. Je n'ai jamais vu d'hépatite ni d'orchite syphilitiques. L'appareil visuel reste presque toujours indemne. D'où vient cette immunité viscérale? Tient-elle à ce que l'infection s'attaque à des organes restés jeunes et sains, qui ne fléchissent pas sous le poids de tares héréditaires ou acquises, telles que l'alcoolisme? Je ne saurais le dire.

La syphilis est considérée, à juste titre, comme un poison du système nerveux. Cela est vrai, Messieurs, en Europe. Mais on ne saurait trop dire qu'en Extrême-Orient le rôle des localisations encéphalo-médullaires de la syphilis est très effacé. Si les gommes cérébrales et médullaires, parmi les races de la presqu'île indo-chinoise et de la Malaisie, ne sont pas exceptionnelles, *les affections dites parasyphilitiques semblent être totalement inconnues chez l'indigène.*

Pour dépister les formes frustes du *tabes*, je me suis efforcé de surprendre les plus légères incorrections de la démarche ; j'ai interrogé les réflexes rotuliens, j'ai recherché le signe d'Argyll-Robertson, caractérisé, comme vous le savez, par l'abolition du réflexe pupillaire à la lumière et son intégrité à l'accommodation ; or, mon enquête a toujours été négative.

J'ai visité les asiles d'aliénés de la Birmanie, de Singapore et de Java, sans trouver un seul cas de paralysie générale vraie. Je ne me suis pas fié à mes recherches, nécessairement peu étendues ; j'ai questionné les médecins les plus autorisés : le D* Hofman, directeur de l'asile d'aliénés de Buitenzorg, près Batavia (5 à 600 malades), et ses assistants, le D* Ellis, directeur de l'asile d'aliénés de Singapore. Ces aliénistes n'ont jamais vu un cas de démence paralytique chez les Asiatiques.

Ainsi donc, voilà une constatation bien établie : pas de tabes, pas de paralysie générale chez l'indigène de la presqu'île indo-chinoise et des îles de la Sonde. Du reste, Messieurs, ceci ne paraît être qu'un cas particulier d'une règle générale, à savoir que, chez les hommes de couleur, les affections parasyphilitiques sont exceptionnelles, ou même tout à fait inconnues. Ainsi, au Japon, malgré la fréquence de la syphilis, le tabes et la paralysie générale sont relativement rares. Sur 12 095 cas de maladies de toutes sortes, Scheube n'a observé que 14 cas de tabes, dont 7, soit 50 pour 100, chez des sujets ayant eu un chancre. Le nombre des tabétiques semble s'être accru cependant dans ces dernières années. Nose, en 1900, a rassemblé à Tokio 96 cas d'ataxie locomotrice, parmi lesquels 48 pour 100 étaient certainement d'origine syphilitique, et 10 pour 100 l'étaient selon toute vraisemblance. D'après Sakaki, parmi les 750 malades séquestrés à l'établissement municipal d'aliénés de Tokio, pendant les années 1888-1889, il n'y avait que 12 cas de paralysie générale; or, en Europe, les paralytiques généraux constituent 10 à 12 pour 100 de la population des asiles d'aliénés.

Le tabes et la paralysie générale sont, d'après Scheube, rares ou même inconnus sur la côte de Malabar, au Cachemire, en Corée.

Ils sont aussi fort peu répandus parmi les races noires. En Abyssinie, Holzinger, sur 15 000 cas de maladie de toutes sortes, n'a vu que 6 tabes, et aucune paralysie générale. Friedrichsen, à Zanzibar, n'a jamais observé l'une ou l'autre de ces affections. Elles sont, de même, inconnues, chez les nègres du centre de l'Afrique.

Comment expliquer cette singulière immunité? Doit-on l'attribuer à une influence ethnique? Je ne le crois pas. Le genre de vie que mènent ces races jaunes ou noires, dont l'activité est réduite au minimum, est sans doute la cause de cet état réfractaire. Elles sont sobres, et soustraites par leur indolence aux diverses formes de surmenage nerveux auxquelles sont trop souvent exposés les Occidentaux. Mais les mœurs européennes finissent par s'imposer aux indigènes; quand ces modifications dans leur genre de vie seront réalisées, il sera intéressant de savoir comment ils réagiront vis-à-vis du poison vénérien. Peut-être les gros banquiers ou négociants chinois, qui adoptent nos habitudes, sont-ils devenus plus vulnérables. Ce qu'il y a de certain, c'est que, chez les Japonais, entrés résolument dans le mouvement européen, la fréquence du tabes a déjà augmenté; cette constatation n'est pas pour infirmer notre hypothèse.

L'*hérédo-syphilis* est extrêmement fréquente dans les contrées exotiques, notamment en Extrême-Orient, où elle forme un certain nombre de foyers circonscrits. Elle entraîne une *polyléthalité* considérable, surtout au Siam.

Comme la syphilis acquise, la forme héréditaire met surtout à l'épreuve les systèmes osseux et cutané. Parmi ses stigmates les plus habituels, il me faut citer l'effondrement du nez, les malformations du crâne. l'incurvation des tibias en lame de sabre, les cicatrices spécifiques péribuccales ou fessières. Par contre, la triade d'Hutchinson est rarement observée, et jamais au complet : l'ouïe reste normale, la kératite interstitielle est exceptionnelle, les dents sont d'ordinaire bien conformées.

Il semble que le système nerveux du fœtus soit plus sensible à l'action de la syphilis que celui de l'adulte. Comme séquelles, j'ai vu des cas d'hydrocéphalie, d'idiotie, d'imbécillité; j'ai observé aussi le syndrome de Little, caractérisé par une paraplégie spasmodique d'origine congénitale, due probablement à un arrêt de développement des faisceaux pyramidaux.

Parmi les anomalies *dystrophiques* qu'on pourrait imputer avec vraisemblance à la syphilis héréditaire, il faut signaler, à cause de leur fréquence, le nanisme ou la petitesse de la taille, les malformations du pavillon des oreilles, le strabisme, le bec-de-lièvre, la polydactylie et la syndactylie [1].

Le rachitisme, dont l'étiologie a soulevé tant de contro-

---

1. Le strabisme interne et le bec-de-lièvre sont communs chez les Annamites. Ces difformités sont au contraire rares ou font même défaut chez les Laotiens et les autres rameaux de la souche taïe.

verses, n'existe pas dans la péninsule indo-chinoise, ou du moins il ne m'a pas été donné d'en voir un seul cas ; cela tient sans doute à ce que l'allaitement maternel est, dans cette région, le seul mode d'alimentation des nouveau-nés.

En ce qui concerne le diagnostic de la syphilis exotique, trois grandes causes d'erreur doivent être évitées ; on peut, en effet, confondre les manifestations spécifiques avec l'ulcère phagédénique des pays chauds, la lèpre et le pian ou frambœsia.

Je vous décrirai, au cours de mes prochaines leçons, le pian, l'ulcère des pays chauds, et les caractères qui les séparent de la syphilis. (Voir p. 179 et 222.) Quant à la lèpre, je vous ai déjà indiqué ses analogies avec la syphilis ainsi que les caractères différentiels qui permettent de distinguer l'une de l'autre ces deux maladies (page 96). Je ne reviendrai donc pas sur ce sujet.

Je n'ai étudié jusqu'ici que la syphilis de l'indigène. La vérole qu'un Européen contracte d'une femme de couleur s'accompagne souvent de manifestations bruyantes et graves. J'en ai en ce moment un lamentable exemple sous les yeux. Un soldat en garnison dans la province d'Oran, sur la frontière du Maroc, prend la syphilis d'une femme indigène en 1868. Le chancre devient phagédénique, ronge le gland, gagne toujours et s'étale sur la région pubienne. Quand la cicatrisation est enfin obtenue, après cinq mois de souffrance, de la verge, il ne subsiste plus qu'un moignon informe de deux centimètres de hauteur ; c'est l'origine des corps caverneux surmontée de lobulations du fourreau, au milieu desquelles s'ouvre l'urèthre non rétréci.

Après dix ans de silence, la syphilis se réveille. Une ulcération serpigineuse et tenace, ayant pour appel un traumatisme, laboure la face antérieure de la jambe droite. Après guérison, cette syphilide laisse une vaste nappe cicatricielle à contours polycycliques qui adhère au tibia hyperostosé dans toute l'étendue de sa diaphyse.

Enfin, tout récemment, c'est-à-dire trente-cinq ans après l'accident initial, nouveau retour offensif de la vérole, celui-ci très grave, car cette fois c'est le système nerveux qui est touché et le malade entre dans mon service pour une hémiplégie spécifique.

En présence d'accidents si sévères et par leur siège et par leur durée, la question suivante se pose : Est-ce à la virulence de la graine, est-ce à la réceptivité du terrain, qu'il faut imputer la malignité de la syphilis? Les renseignements que me fournit la victime sont, à cet égard, pleins d'intérêt. En même temps que lui, deux de ses camarades prirent la vérole à la même source. Tous trois furent évacués sur le même hôpital et couchés dans la même salle pendant plusieurs mois. Or, tous trois eurent des chancres phagédéniques qui ne se cicatrisèrent qu'après avoir causé de graves mutilations de la verge. Bien qu'il s'agisse de soldats, fort alcoolisés sans doute, je pense que la part de l'exaltation du virus syphilitique, en l'espèce, doit être considérée comme prédominante.

Mais il ne faudrait pas induire, de ce qui précède, que la vérole transmise au blanc par l'indigène est toujours exaltée et rebelle au traitement. C'est au contraire l'exception. En général, son pronostic n'est ni plus ni moins sombre que celui de la syphilis européenne. Ces remarques faites, la syphilis des blancs en pays exotique ne prête pas à des considérations spéciales. Mais je dois insister sur son extrême fréquence dans toutes les classes sociales, depuis le simple soldat jusqu'à l'officier, depuis l'ouvrier jusqu'au colon ou au fonctionnaire.

D'après la statistique médicale que vient de publier la marine, les troupes de mer résidant en France ont au moins deux fois plus de vénériens que l'armée continentale, 87.24 pour 1000 au lieu de 37.5. Hors de France, la morbidité vénérienne des troupes de la marine atteint 199.70 pour 1000, soit une proportion de 1 pour 5. Le pourcentage varie d'ailleurs suivant les colonies. Tandis qu'il est faible en Guyane (56.54 pour 1000) et en Nouvelle-Calédonie (57.72 pour 1000), il monte jusqu'à 204.51 pour 1000 en Cochinchine et au Cambodge, et même jusqu'à 358.57 pour 1000 en Annam et au Tonkin. Cette exagération de la morbidité vénérienne est surtout imputable à la liberté de la prostitution. A Dakar il n'existe pas de police sanitaire. Au 14ᵉ de marine, une femme contamina successivement cinq sous-officiers sans qu'on ait jamais réussi à la faire séquestrer. Au Tonkin et en Annam, la multitude de femmes indigènes aux mœurs des plus libres rendent à peu près illusoire toute mesure de surveillance et de prophylaxie.

Le traitement de la syphilis, à peu près le même sous toutes les latitudes, doit tenir compte des conditions de climat. Pour l'Européen résidant en pays exotique, le mercure doit être introduit dans l'organisme de préférence par la *voie sous-cutanée*, car les pilules irritent le tube digestif, et les frictions entretiennent ou ravivent cette miliaire sudorale appelée vulgairement *bourbouilles*. Hors le cas d'indication précise, s'abstenir d'iodure de potassium qui provoque la dyspepsie et la diarrhée.

En principe, les indigènes ne sont pas hostiles aux médications européennes, mais ce sont de grands enfants qu'il n'est pas facile d'astreindre à un traitement de quelque durée. Quel que soit le mode d'administration, ils ne se plieront pas de bonne grâce à un traitement, pour peu qu'il soit de longue durée; et si la guérison se fait attendre, ils disparaîtront pour ne plus revenir. Ne leur confiez ni pilules, ni potions; ils s'en amuseront, mais ne les absorberont pas; le médecin doit les leur faire avaler en sa présence. Quant aux onguents mercuriels dont vous frictionnerez les malades, ils les essuieront dès que vous les perdrez de vue. Lorsque vous aurez à soigner des indigènes sur lesquels vous avez quelque autorité, vous pourrez recourir aux *injections mercurielles.*

Exclusion de toute supercherie de la part des malades, absorption certaine d'une quantité de mercure mathématiquement dosée, supériorité et rapidité d'action thérapeutique, et comme corollaire — ce qui n'est pas négligeable — réduction de la période d'hospitalisation ou d'incapacité de travail, tels sont les multiples avantages de cette méthode de choix.

Je crois donc utile de vous l'exposer ici, Messieurs, en me bornant à vous dire ce que vous devez savoir pour la mettre en pratique. Les préparations mercurielles employées en injections sont les unes *solubles*, les autres *insolubles*.

Les sels solubles ne causent qu'une douleur faible et peu durable; ils ne provoquent ni empâtement, ni nodosités. L'absorption du mercure et son élimination sont rapides. S'il survient le moindre indice d'intoxication, il suffit de suspendre les piqûres pour enrayer les accidents. Ce mode d'administration du mercure est donc idéal. Il n'a qu'un inconvénient, c'est d'exiger une grande perte de temps, car les injections doivent être renouvelées tous les jours ou tous les deux jours. Mais dans les grands hôpitaux coloniaux, où le personnel est en nombre, cette excellente méthode est tout indiquée. Du reste, à la rigueur, les piqûres peuvent être faites par un infirmier-major sous la surveillance du médecin

Les injections de préparations *insolubles* consistent à introduire des doses massives, à intervalles plus ou moins éloignés. Cette réserve est résorbée graduellement, à petite dose et sans interruption, par suite de sa transformation en composés solubles. Ce mode de mercurialisation à la fois lente et continue, peut être utilisée dans les infirmeries et dispensaires qui ne sont visités qu'une fois par semaine par le médecin. Il convient aussi aux colons qui

demeurent assez loin d'un poste médical. A côté de ces
avantages, ce procédé offre quelques inconvénients et parfois même des dangers. Les douleurs peuvent être assez
vives pour nécessiter la cessation des occupations journalières; souvent de l'empâtement et des noyaux indurés
persistent longtemps au niveau des piqûres. Enfin, en cas
d'hydrargyrisme, il est impossible de supprimer les effets
du mercure. Toutefois, avec une bonne technique, cette
méthode donne d'excellents résultats.

Pour faire une injection mercurielle, il faut avoir une seringue facilement démontable et stérilisable, à piston
d'amiante ou de verre. La seringue de Lüer est particulièrement recommandable. La seringue ordinaire de Pravaz ne
peut pas être aseptisée, car l'ébullition racornit le piston de
cuir. Quant au piston en caoutchouc, il est attaqué par les
solutions huileuses.

La seringue doit être armée d'une aiguille en acier ou en
platine iridiée d'au moins 5 centimètres de longueur, car,
pour les composés insolubles tout au moins. l'injection
intra-musculaire est de rigueur. D'ailleurs, plus l'injection
est profonde, moins elle est douloureuse et moins elle laisse
de nodosités.

Le lieu d'élection pour la piqûre est la fesse. Disposez
vos injections alternativement du côté droit et du côté
gauche, de manière à ne déposer le mercure que dans des
tissus souples. Evitez, autant que possible, de piquer trop
bas, car le malade ne pourrait s'asseoir sans souffrir. Ayez
toujours présent à l'esprit le trajet du nerf sciatique. La
zone dangereuse, d'après Dopter et Tanton, suit une ligne
commençant à deux travers de doigt en dehors de l'épine
iliaque postérieure et supérieure et aboutit au point d'in-
tersection du pli fessier et de l'axe de la cuisse à sa face
postérieure. Donc pour éviter tout risque de léser le sciatique, abstenez-vous de faire des injections dans une étendue de trois centimètres de part et d'autre de cette ligne.

Après asepsie de la région par le sublimé et par l'éther, pratiquez la piqûre *en un seul temps*, s'il s'agit d'un sel soluble. Dans le cas contraire, enfoncez d'abord séparément l'aiguille dans les tissus et s'il n'apparaît pas de sang à l'extrémité de la monture (ce qui indiquerait que l'aiguille a pénétré dans un vaisseau), ajustez la seringue chargée et poussez lentement le liquide dans les tissus. Par ce procédé *en deux temps*, tout danger d'embolie est conjuré.

Les préparations mercurielles qui ont été employées en injection dans le traitement de la syphilis sont innombrables. Voici les formules qui me paraissent les meilleures :

Biiodure de mercure	0 gr. 20
Iodure de potassium pur	0 gr. 20
Eau distillée	10 cent. cubes.

Injecter, tous les jours, 1 centimètre cube de ce sel *soluble* c'est-à-dire 2 centigrammes de biiodure, et le double en cas d'accidents graves. Chaque série comprendra 20 à 25 piqûres. C'est une préparation facile à réaliser, très stable, qui se conserve indéfiniment sans s'altérer et qui est fort bien tolérée par les tissus.

Comme préparation mercurielle *insoluble*, je vous conseille l'huile grise, dans laquelle le mercure métallique est à l'état de division parfaite et tenu en suspension dans un corps gras liquide.

Mercure purifié	40	grammes.
Lanoline anhydre stérilisée	12	—
Vaseline blanche stérilisée	15	—
Huile de vaseline médicinale stérilisée.	55	—
Soit 40 pour 100 de Hg (formule de Lafay [1]).		

1. Voici les divers temps de la préparation : 1° flamber soigneusement le mortier et son pilon ; 2° dans le mortier encore chaud déposer la lanoline préalablement filtrée et stérilisée, puis le mercure ; 3° triturer jusqu'à extinction parfaite du mercure ; 4° ajouter la vaseline, et 5° quand le mélange est intime verser l'huile de vaseline. — Lafay recommande de purifier le mercure et de stériliser mercure et récipient, car l'huile grise *ne doit pas être stérilisée après sa préparation*, contrairement à ce qu'on lit dans tous les traités.

Conserver cette huile en petits flacons d'environ 2 centimètres cubes. Avant de s'en servir, chauffer légèrement le flacon et l'agiter pendant quelques minutes jusqu'à ce que le mélange soit homogène.

La quantité d'huile grise à injecter en une seule fois est très minime et doit être exactement dosée, c'est pour cette raison que M. Barthélemy a fait construire une seringue spéciale. Toutefois, la seringue de Pravaz peut être utilisée. Si la tige de son piston est graduée en 20 divisions, vous injecterez 2 ou 3 divisions, soit 5 à 7 centigrammes de Hg; si elle est graduée en 10 divisions, vous injecterez 1 ou 1 division 1/2, ce qui fait même dose. Les piqûres seront espacées de huit en huit jours. Chaque série, comprenant six à sept injections, sera séparée de la suivante par un intervalle de deux mois.

L'huile grise est la préparation insoluble la mieux tolérée, elle ne provoque ni douleurs vives, ni indurations persistantes, ni stomatite ni diarrhée. Son action thérapeutique est prompte.

Celle du calomel est peut-être plus puissante et plus rapide :

<blockquote>
Calomel à la vapeur. . . . . 1 gramme.
Huile de vaseline. . . . . 10 cent. cubes.
</blockquote>

Injecter 5 à 10 centigrammes de ce mélange, soit 1 centimètre cube ou un demi-centimètre cube tous les 8 jours pendant 5 ou 6 semaines.

Mais l'injection de calomel est très douloureuse et cause des empâtements étendus et durables[1].

---

1. L'injection *intra-veineuse* de cyanure de mercure, sel soluble, offre cet avantage d'être absolument indolente, mais pour être bien faite elle exige un certain tour de main, si l'aiguille est mal dirigée, il peut en résulter de la thrombose ou de la phlébite. — Injecter, chaque jour, pendant trois semaines, dans les veines du pli du coude, 1 cent. cube d'une solution isotonique contenant 1 centigr. de cyanure de mercure.

Au nombre de ses complications les plus fréquentes et les plus redoutables, la syphilis exotique compte le *phagédénisme*. Pour le combattre efficacement, vous associerez au traitement spécifique à dose intensive, un traitement local énergique. Usez largement des bains généraux prolongés. Quand l'ulcère est atonique, saupoudrez-le d'iodoforme qui est le plus puissant modificateur du phagédénisme; s'il est éréthique et peu tolérant, incorporez l'iodoforme dans une pommade au dixième. Hawthorn, de Marseille, a obtenu une guérison rapide des chancres phagédéniques, mous ou indurés, par l'application de compresses trempées dans une solution saturée d'acide picrique. Si vous utilisez ce pansement, faites en sorte qu'il n'excède pas les limites de l'ulcération, car l'acide picrique cause souvent de la dermite.

Certains ulcères sont exacerbés par tous les topiques, même les plus anodins, contentez-vous alors de faire des pulvérisations d'eau bouillie. Quand la tendance extensive ne peut être enrayée par aucun topique, vous pouvez recourir à la méthode destructive; mais c'est là une ressource pour ainsi dire *in extremis* qui a des indications limitées. Vous préférerez les caustiques chimiques au fer rouge, car leur action est plus étendue, plus continue, plus profonde, et ils exposent moins aux hémorragies et à la résorption de matières septiques. La pâte carbo-sulfurique qu'on emploie dans la pratique courante est un mélange d'acide sulfurique et de poudre de charbon ayant la consistance du mastic. On l'étale avec une spatule sur toute la surface à détruire et on la recouvre d'une feuille d'ouate. La chute de l'escarre laisse une plaie de bonne nature qui se cicatrise rapidement. « C'est un emporte-pièce à sec et à froid, » suivant l'expression imagée de Ricord (Fournier).

La difficulté d'instituer un traitement sérieux de la syphilis aux colonies rend encore plus urgente l'organisation de la *prophylaxie publique*. Le péril syphilitique, dans nos colonies, est grave, très grave même; il exige, sans retard, des mesures énergiques. La question de savoir s'il faut laisser libre ou réglementer la prostitution peut encore être discutée dans nos pays; chez les peuples de couleur, le danger est si urgent, si pressant, qu'une réglementation rigoureuse s'impose. Les Birmans, à Rangoun, avaient, jusqu'en 1890, soumis les prostituées à une surveillance sévère; dès que les Anglais, abolitionnistes déclarés, eurent supprimé tout contrôle, les maladies vénériennes s'accrurent dans une proportion considérable. De 1889 à 1898, tandis que le nombre global des maladies s'accroissait du quart environ, les affections vénériennes augmentaient de près du tiers, et les cas graves nécessitaient l'hospitalisation de plus du quart. Dans le même temps, le pourcentage de ces maladies dans l'armée anglaise montait de 150 à 570 pour 1000. Ce simple exemple ne suffit-il pas à condamner la théorie abolitionniste aux colonies?

Des mesures prophylactiques doivent donc être prises dans nos possessions. Il faut enregistrer les filles publiques, les soumettre à des visites régulières, et pourchasser la prostitution clandestine. Des hôpitaux spéciaux seront installés pour recevoir et traiter les filles malades jusqu'à guérison. Il serait désirable qu'on exerçât une surveillance aussi stricte que possible sur la population mâle, soldats et matelots en particulier [1].

Les fonctionnaires, les officiers, les missionnaires ne soupçonnent pas la gravité du péril vénérien; il faut leur

---

1. Le général Galliéni, gouverneur général de Madagascar, considérant que, dans cette colonie, « le nombre des maladies vénériennes est considérable et constitue un danger permanent pour l'Européen, aussi bien qu'une entrave à la repopulation, tant à cause des cas de stérilité qui en résultent que des accouchements prématurés et des syphilis héréditaires qu'elles produisent », a fait construire à Itoasy, près de Tananarive, un hôpital pour les femmes atteintes de maladies vénériennes. Outre cet établissement, dont la population moyenne est de 100 femmes, il a été ouvert un dispensaire qui rend aussi de grands services.

donner les notions essentielles pour reconnaître et traiter la syphilis.

Avant d'être attaché à un poste, tout jeune médecin des colonies devrait faire un stage dans un hôpital de vénériens et être rompu au diagnostic de la vérole exotique.

Dans les régions où la syphilis fait rage, il est de toute nécessité que le médecin puisse délivrer gratuitement aux indigents les médicaments essentiels au traitement.

La vérole, non traitée, abâtardit la race, elle diminue les naissances et multiplie les décès. Elle contribue pour une part, avec l'impaludisme, la variole et la lèpre, à enrayer l'accroissement de la population. Or, dans de vastes régions de notre empire colonial, la main-d'œuvre indigène est notoirement insuffisante. Cette pénurie d'hommes, sous un climat qui ne permet pas au blanc de se livrer à un travail manuel, est certainement l'un des obstacles les plus sérieux au développement de la colonisation.

L'intérêt économique, d'accord avec l'obligation morale, impose donc à l'administration le devoir de remédier à cet état de choses. Les sacrifices consentis seront, sans nul doute, largement compensés par l'amélioration des groupes ethniques soumis à notre domination.

OUVRAGES A CONSULTER :

BURLURAUX. Le péril vénérien dans les colonies. *Soc. de prophyl. sanit. et morale.* 1902, p. 181. — Capitaine COOK. *Collect. choisie des Voyages autour du monde*, t. II. ch. XIX, p. 144. (Question de l'importation de la syphilis dans les Iles de la mer du Sud par les Européens). — A. FOURNIER, Le phagédénisme tertiaire. *Semaine médicale.* 24 octobre 1900, n° 44, p. 355. — HAWTHORN. Traitement des chancres phagédéniques par l'acide picrique. *Semaine médicale*, 28 mars 1900, n° 15, p. 110. — Général GALLIENI. Arrêté visant la réorganisation de l'assistance médicale et de l'hygiène publique. *Journal officiel de Madagascar*, 20 mars 1901. — E. JEANSELME. La syphilis dans la péninsule indo-chinoise. *Ann. de Dermatologie et de syphiligraphie*, octobre 1901, p. 817. — LÉVY-BING. *Les injections mercurielles intra-musculaires dans le traitement de la syphilis.* Thèse de Paris, 1902. — P. PETIT, Rapport de la commission d'études sur le *Péril vénérien dans les colonies françaises, Société de prophylaxie sanitaire et morale*, 10 mars 1905, n° 5, p. 156. — SCHEUBE, Die Venerischen Krankheiten in den warmen Ländern. *Archiv. für Schiff's-und Tropenhygiene.* Bd VI, 1902.

NEUVIÈME LEÇON

PIAN OU FRAMBŒSIA

Répartition géographique du pian en Afrique, en Amérique, en Océanie
et en Asie. — Il règne à l'état endémique dans une portion de l'Indo-
Chine française.
Durée du stade d'incubation. — Phénomènes généraux de la période
d'invasion. — Inconstance du chancre pianique au point d'inoculation.
— Description du bouton de pian; ses variétés nummulaire, circiné,
en cocarde, etc.
Lieux d'élection de l'éruption pianique : localisations sur les surfaces
palmaires et plantaires. — Intégrité des muqueuses et des viscères. —
Caractères de l'adénopathie pianique.
Évolution chronique procédant par poussées successives. — Complica-
tions et séquelles : le phagédénisme.
Étiologie : expériences de Paulet et de Charlouis. — Extrême contagio-
sité du pian. — Sa fréquence dans le jeune âge. — Transmission du
pian du nourrisson à la mère, pendant la période d'allaitement. — Le
pian n'est pas héréditaire.
Structure du papillome pianique : c'est un plasmome.
Diagnostic différentiel entre la syphilis exotique et le pian.
Efficacité du mercure et de l'iodure dans le traitement du pian. — Sa
prophylaxie.

Messieurs,

Après avoir étudié les manifestations de la syphilis dans
les pays chauds, je dois vous décrire une dermatose exotique
qui présente de grandes analogies objectives avec la vérole.
C'est le pian, maladie spécifique, inoculable et contagieuse,
caractérisée par une éruption de tubercules mûriformes
dont la structure est celle du papillome.

On l'a décrit sous des noms divers, que vous avez intérêt
à connaître; les plus usités sont *frambœsia*, en Allemagne et
en Hollande, et *yaws* en Angleterre.

L'infection pianique s'étend à toute la zone intertropicale (carte 5).

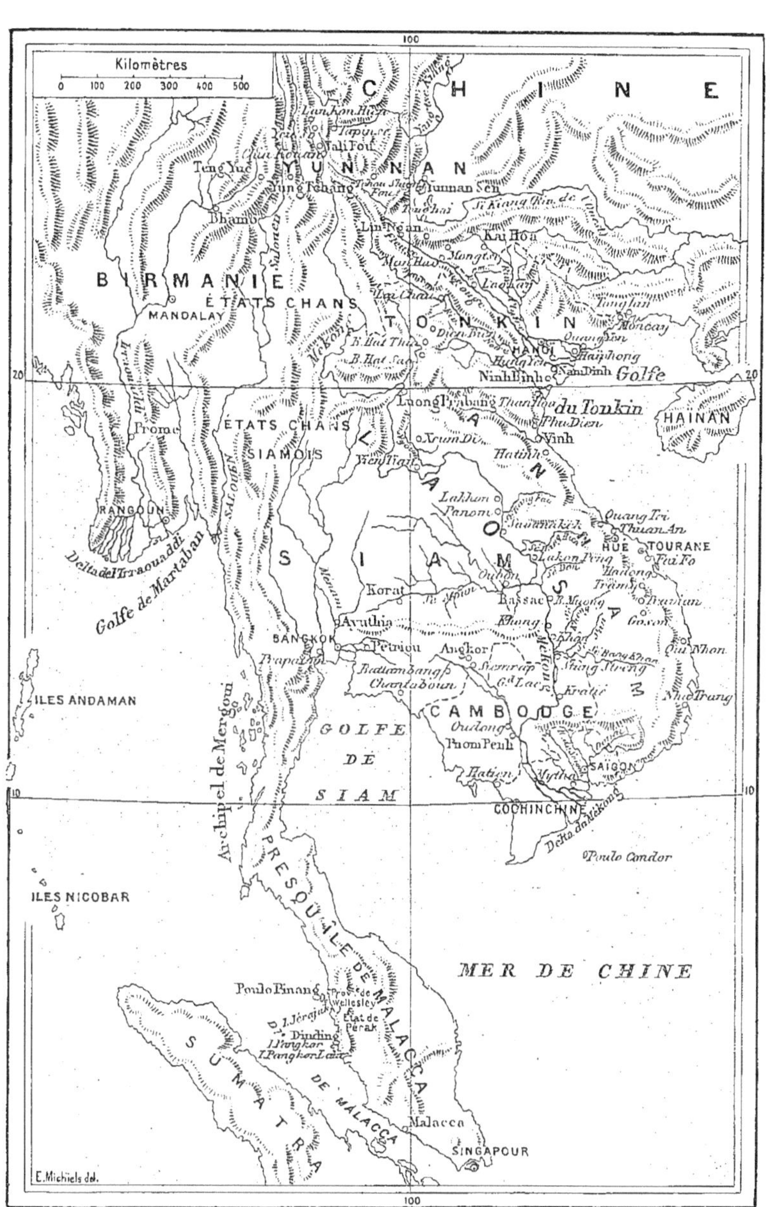

Carte 5. — Presqu'île Indo-chinoise.

Elle est très commune dans l'Afrique para-équatoriale, où son principal foyer couvre le Soudan occidental et la côte ouest depuis la Sénégambie jusqu'à Angola. Elle sévit encore avec plus ou moins d'intensité sur l'Algérie, le bassin du Nil, le Mozambique, la Cafrerie, l'archipel des Comores, Madagascar et l'île Maurice.

En Amérique, le pian règne dans les Antilles, les Guyanes, l'État de Costa-Rica, le Vénézuéla et le Brésil.

En Océanie, il ravage toute la Polynésie, en particulier la Nouvelle-Calédonie, les îles Fidji, Loyalty, Samoa, Tonga, Salomon et Marshall.

En Asie, le pian occupe certaines parties de l'Inde anglaise, les côtes de Malabar et de Coromandel, l'île de Ceylan, l'Assam et la Birmanie (carte 4). Il est très répandu dans la presqu'île de Malacca, le Siam et la Malaisie. Il a été observé, d'autre part, sur la côte méridionale de la Chine.

Le pian cerne ainsi de tous côtés l'Indo-chine française. Celle-ci échappe-t-elle donc à l'infection? On pourrait le croire, car le pian n'a pas encore été signalé dans notre grande colonie asiatique. En réalité, il y est fort répandu, comme j'ai pu le constater moi-même (carte 3).

Le pian est endémique dans la Haute-Cochinchine; les indigènes qui en sont atteints l'appellent le mal cambodgien parce qu'il apparaît de préférence sur les Annamites qui ont séjourné plus ou moins longtemps dans le royaume du Cambodge.

Le Cambodge est, en effet, un vaste foyer d'endémie pianique. La maladie y est connue sous le nom de Dam Bao. A Pnom-Penh, la capitale, et dans ses environs, bien peu d'enfants y échappent.

Le pian est aussi très fréquent sur les bords du Grand-Lac ou Tonlé-Sap, dans les provinces de Battambang et de Siem-Réap, et au voisinage du grand temple d'Angkor.

Dans le Bas-Laos, dans le Moyen-Laos, en suivant la

vallée de la Sé-Done, affluent de la rive gauche du Mékhong, j'ai observé d'innombrables cas de pian[1]. Cette épidémie du Laos français paraît être de date assez récente. Elle tire certainement son origine du Siam, où le pian, connu sous le nom de Khunxarât, est une affection très commune.

En 1828, les Siamois, après une longue guerre contre les Laotiens qui se termina par le sac de Vien-Tian, emmenèrent en captivité un grand nombre de familles vaincues pour peupler la vallée du Ménam. Depuis l'annexion à l'Indo-Chine française de toute la région du Laos située sur la rive gauche du Mékong, plusieurs de ces familles sont rentrées dans leur ancienne patrie; j'ai eu l'occasion d'en examiner un certain nombre, et il ne me paraît pas douteux qu'elles ont importé, ou du moins ravivé, le pian dans le Laos français. Ce qui vient à l'appui de cette hypothèse, c'est que le Haut-Laos, qui fut à peu près respecté par les Siamois, a été préservé du pian; la maladie, en effet, cesse brusquement au nord de Vien-Tian, et elle est à peu près inconnue dans le royaume de Luang-Prabang et sur les rives du Nam-Ou.

Le Tonkin, aussi bien dans la haute région que dans le delta, m'a paru indemne de pian, mais, sur la côte d'Annam, j'en ai reconnu divers foyers, notamment dans la plaine de Faï-fo, à Hué et dans ses environs.

Dans toutes ces régions, le pian présente même aspect, même évolution.

Les premiers signes apparents sont toujours précédés d'un stade d'*incubation* de durée variable, mais toujours assez long. Ils ne surviennent jamais avant le quinzième jour, et la période silencieuse peut se prolonger, dit-on, plusieurs mois. Dans les inoculations expérimentales, les

---

1. Celui-ci est appelé Khi Kat Chine par les Laotiens du Sud, et Khi Mo par les Laotiens du Nord. Khi signifie ordure, excréments, et par extension, maladie.

manifestations initiales apparaissent beaucoup plus tôt, en général du 12ᵉ au 20ᵉ jour.

L'*invasion* s'accompagne de phénomènes généraux plus ou moins accusés. Les uns sont d'ordre banal : tels sont des mouvements fébriles irréguliers, un malaise indéterminé et des troubles digestifs. Les autres ont un cachet manifestement spécifique; ce sont : la céphalée qui parfois s'exacerbe « depuis le moment où le soleil se couche jusqu'au moment où le soleil se lève », suivant une expression laotienne, et un pseudo-rhumatisme infectieux, qui se traduit par des douleurs articulaires et ostéocopes plus ou moins accentuées.

Dès le début de cette période, la peau devient rude au toucher et perd son lustre. Des macules prurigineuses, recouvertes d'une fine desquamation furfuracée, apparaissent, disséminées sur tout le corps; elles figurent des cercles, des anneaux ou des dessins irréguliers, qui se détachent en clair sur la peau normale, de nuance bistre ou noire. La figure que voici vous en représente un exemple (fig. 52). En même temps, les surfaces palmaires et plantaires se doublent d'une couche cornée épaisse et inextensible, qui se crevasse au niveau des plis cutanés.

Alors survient l'*éruption* caractéristique. Parfois le premier bouton de pian persiste à l'état solitaire pendant plusieurs mois. Cet élément, qui indique le point de pénétration du virus, a pour siège d'élection la partie sous-diaphragmatique du corps, en particulier le pied ou le bas de la jambe. Plusieurs semaines ou plusieurs mois après la guérison de ce bouton primitif, un mouvement fébrile et des douleurs rhumatoïdes plus ou moins vives annoncent que l'éruption va se généraliser. Les éléments qui la constituent, ne diffèrent en rien, au point de vue morphologique, de l'accident initial.

Chaque bouton pianique, observé à l'état naissant, est

une petite élevure conique, d'aspect furonculeux, cerclée à
sa base d'un liséré érythémateux et ponctuée d'un petit foyer
nécrotique de couleur jaunâtre à son sommet. Arrivé à ce
stade, l'élément peut rétrograder ou, au contraire, progresser. Dans ce dernier cas, l'ulcère qui le surmonte se déterge,

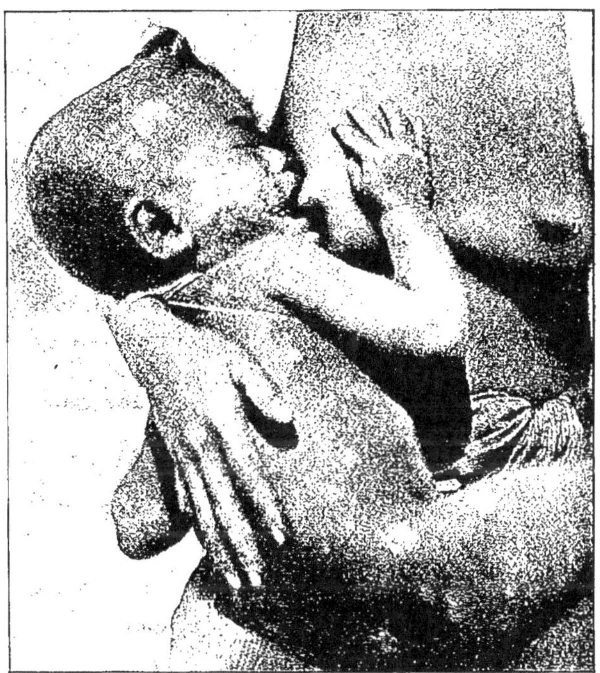

Fig. 52. — Macules achromiques en état de desquamation furfuracée. — Groupes de
végétations pianiques sur la joue, la commissure des lèvres et la fesse. (Jeune
laotien du Bas-Laos.)

s'élargit et pousse une infinité de prolongements papillomateux. La petite tumeur ainsi constituée ressemble, suivant la comparaison très heureuse des Laotiens, au contenu
filamenteux d'une figue entr'ouverte; elle rappelle aussi
par sa surface polylobée certains fruits composés, tels
qu'une mûre ou une framboise, d'où le nom de frambœsia.

Arrivé à son complet développement, le papillome pianique est une élevure ordinairement hémisphérique de 1 à 2 centimètres de diamètre qui, à l'air libre, se coiffe d'une croûte épaisse et très adhérente. Celle-ci enlevée. l'élément apparaît hérissé de végétations molles et succulentes, de nuance jaunâtre ou rose vif, qui saignent facilement. Un liquide brillant, gommeux, d'odeur fétide, vient immédiatement sourdre à la surface et se concrète

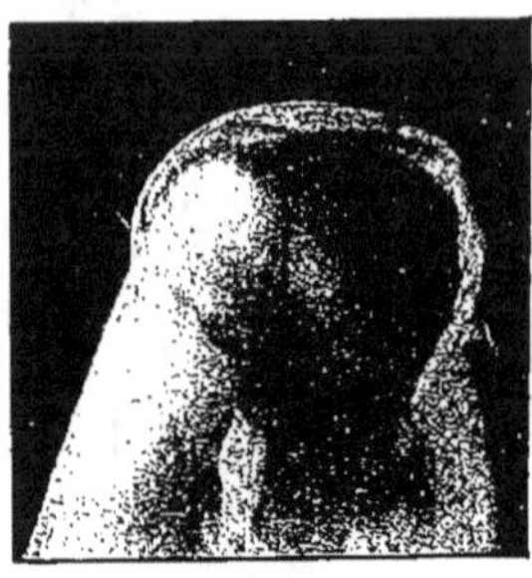

Fig. 53. — Gros tubercule de pian, en forme de chou-fleur.

bientôt en une croûte jaune soufre parsemée de points rouges, qui se modèle sur les filaments papillaires.

Tels sont les caractères les plus habituels du bouton de pian. Mais il n'est pas rare qu'il s'écarte plus ou moins de ce type moyen.

Quelques éléments grossissent démesurément, s'étalent en surface et atteignent le volume d'un gros macaron ; voyez, sur cette figure, au niveau du pli fessier, ce gros tubercule

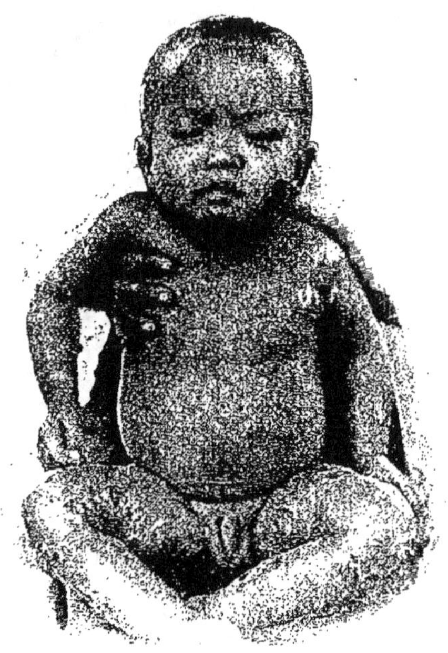

Fig. 54. — Végétations pianiques groupées au pourtour de la bouche. — Placards annulaires et circinés, d'aspect syphiloïde, sur les membres inférieurs (Enfant du Bas-Laos).

de pian en forme de chou-fleur (fig. 53). D'autres papillomes affectent la forme nummulaire; les papilles, semblables à un parterre de gazon, émergent d'un plateau qui fait un relief de quelques millimètres au-dessus de la peau saine. Souvent le centre se déprime et guérit avant la circonférence, de sorte que l'élément primitivement plein

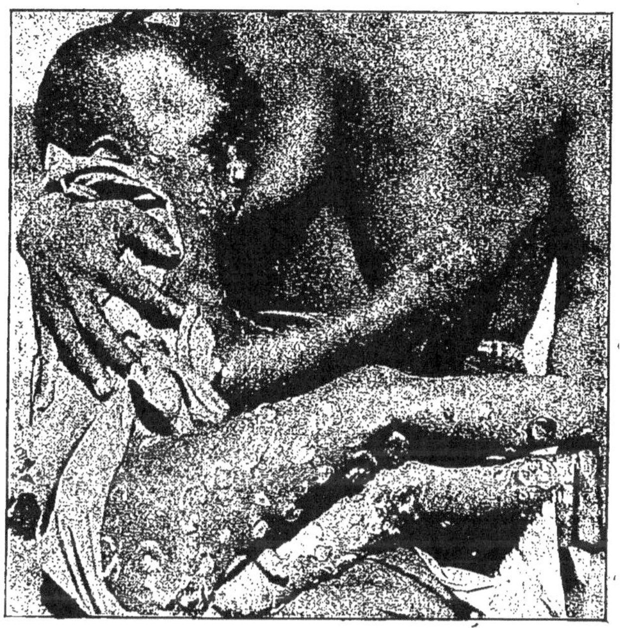

Fig. 55. — Eruption pianique très sévère : éléments du type commun disséminés sur la face. — Nombreux placards nummulaires et polycycliques, du type syphiloïde, sur les membres inférieurs. (Enfant du Bas-Laos).

devient annulaire ou réniforme. Ces photographies vous montrent des échantillons de ces éléments circinés, semblables à ceux de la syphilis (fig. 54 et 55). Du reste, le type annulaire d'emblée s'observe souvent, et sur la portion de peau normale inscrite dans le cercle peut naître un nouvel élément; cette disposition en cocarde n'est pas exceptionnelle. Très souvent, les anneaux sont incomplets et se coupent sous des incidences variables; les arceaux conjugués dessinent alors des franges polycycliques.

Les éléments de différents types se coiffent ordinairement d'une croûte de rupia. Celle-ci se forme de la manière suivante : tant que l'élément est en progrès, il est limité par un liséré bulleux circonférentiel dont la lèvre interne se dessèche à mesure que l'externe se porte en dehors. La croûte est donc constituée par l'adjonction successive de zones concentriques étagées en gradins.

Après s'être accru pendant deux ou trois semaines, le bouton de pian demeure stationnaire pendant une période de durée à peu près égale; puis, il tend vers la guérison : la croûte qui le recouvre s'amincit, les papilles hypertrophiées se dessèchent, se momifient et se transforment en filaments cornés. La nappe verruqueuse s'aplanit et disparaît par résorption insensible. Des taches achromiques ou hyperchromiques de forme arrondie, annulaire ou curviligne, sont les seuls vestiges qui indiquent la place des éléments disparus; la peau est ainsi mouchetée par une sorte de vitiligo, qui disparaît peu à peu. Pourtant, on observe parfois çà et là, quelques cicatrices arrondies, superficielles, minces et lisses ou légèrement gaufrées, en tout semblables aux traces que laissent la vaccine ou l'ecthyma syphilitique.

Autant par la distribution de ses éléments que par leur configuration, l'éruption pianique se rapproche des manifestations de la vérole.

Elle se cantonne de préférence au voisinage des orifices naturels et dans la région génitale. Des végétations à surface humide et opaline, très analogues d'aspect aux plaques muqueuses hypertrophiques, garnissent les commissures labiales, le pourtour de la bouche et débordent dans le sillon labio-mentonnier. Les photographies que voici reproduisent ces localisations du pian (fig. 51 et 54). D'autres papillomes comblent le vestibule des narines, se greffent sur les ailes du nez et s'étalent sur la lèvre supérieure. D'épaisses nappes villeuses et suintantes, tapissées d'un enduit grisâtre diphtéroïde, couvrent la vulve, le pli génito-crural et la région périnéo-scrotale. Plusieurs fois, j'ai vu les amas papillomateux former une couronne à la base du gland et déterminer un phimosis. Souvent enfin, l'orifice anal est entouré d'un bourrelet végétant, tailladé d'incisures multiples, et il ne faut rien moins qu'une étude fort attentive de la lésion, jointe à une connaissance approfondie de la syphilis et du pian, pour distinguer les unes des autres les manifestations de ces deux maladies.

L'éruption pianique ne reste pas limitée à ces deux foyers. Elle ne respecte aucun point du tronc et des membres, mais elle affectionne surtout les plis de flexion, l'aine, l'aisselle, la saignée du bras et le creux poplité.

Les ulcérations pianiques sont fréquentes aux mains et aux pieds. Elles siègent surtout aux espaces interdigitaux, ou contournent la base de l'ongle, qu'elles peuvent désinsérer. Cette périonyxis pianique est un facteur étiologique important, car elle favorise certainement, et la transmission de la maladie, et la dissémination des éléments éruptifs sur le sujet lui-même par auto-inoculation.

Dans les régions palmaires et plantaires, les boutons de pian, comprimés par l'hyperkératose causent de vives douleurs qui se dissipent si l'on abrase l'épiderme. Abandonné à lui-même, le papillome se fraie péniblement un chemin à travers les stratifications épithéliales, et l'élément apparaît au fond d'une ulcération en forme de puits garni d'une margelle cornée, qui n'est pas sans analogie avec le mal perforant. Toute la coque talonnière peut être sillonnée de fissures d'où s'écoule un liquide infect sécrété par la couche papillomateuse sous-jacente [1].

[1] Chacune des formes objectives de pian porte un nom spécial dans le jargon spécial des nègres des Indes occidentales. En voici la liste d'après

Jamais le pian ne germe sur les muqueuses: jamais il ne s'accompagne de localisations oculaires ou viscérales. Ces caractères négatifs comptent parmi les meilleurs dont la clinique puisse faire état pour distinguer la syphilis de la maladie exotique qui la copie en presque toutes ses manifestations.

Une *adénopathie*, d'abord partielle et limitée au territoire cutané le plus éprouvé, accompagne l'exanthème pianique. Plus tard, elle se généralise, mais les ganglions en connexion directe avec les éléments éruptifs sont toujours les plus volumineux. Ils restent d'ordinaire indolents et aphlegmasiques.

En terminant cette étude clinique, je dois signaler certains faits qui ont donné lieu à des interprétations contradictoires. Nombre d'individus atteints de pian ont des *exostoses douloureuses* marchant de pair avec l'éruption. S'agit-il en l'espèce d'altérations osseuses ressortissant au pian ou à une syphilis concomitante? C'est ce que je ne puis décider, les deux maladies coexistant dans les régions que j'ai parcourues.

Voici quelques observations dans lesquelles une éruption pianique est associée à des *manifestations ostéo-articulaires*.

Dans l'île de Culao Gieng, située sur le Bas-Mékong, j'ai vu une jeune Annamite qui présentait quatre ulcérations typiques de la « maladie cambodgienne ». Elle avait en outre deux exostoses douloureuses : l'une renflait en rave

P. Manson (*Tropical diseases*, New-York, 1899) : Les placards écailleux s'appellent dans quelques îles *pian dartres*, et à la Jamaïque *yaws cacca*. Le stade papuleux de l'éruption est connu sous le nom de *pian gratelle*, — L'élément de pian arrivé à son complet développement prend le nom de *bouton pian*. — *Tubboes, tuba, crabs, crappox, crabes*, sont des expressions qui désignent les manifestations douloureuses de la plante des pieds. — Un grand élément, de longue durée, est la *mère* ou la *grand'mère* du pian, ou *mama-pian*, tandis que les boutons plus petits sont les *filles-pian*. — Un nouvel élément qui apparait, alors que la maladie semblait éteinte, s'appelle *memba*, abréviation de *remember yaws*. — Les formes annulaires du pian deviennent dans ce langage des *ringworm yaws*.

la première phalange de l'annulaire droit, l'autre doublait le tiers inférieur du radius du même côté.

Un Laotien d'une trentaine d'années, dont je trouve l'histoire dans mes notes de voyage, était atteint, depuis deux ans, d'une éruption disséminée sur le tronc et les membres. À ces lésions, qui ressemblaient à des syphilides acnéiformes, mais dont je ne puis préciser la nature, s'ajoutaient de grosses végétations de pian qui encombraient les narines. Presque tous les doigts de ce malade étaient tuméfiés en fuseau, par suite du gonflement des extrémités osseuses qui concourent à former la première articulation interphalangienne. Les os de l'avant-bras et les tibias étaient hyperostosés. Les articulations des genoux étaient douloureuses et contenaient du liquide. Sur la femme de ce malade et sur ses trois enfants, je n'ai relevé aucun accident syphilitique, mais, en revanche, j'ai constaté sur chacun d'eux des éléments pianiques en activité.

Chez un indigène, originaire de Pak In Boun (Moyen-Laos), que j'ai examiné avec le Dr Rouffiandis, médecin des colonies, les éléments de pian coexistaient avec des exostoses multiples intéressant à peu près tous les os longs. L'éruption pianique consistait en placards nummulaires pustulo-végétants, desséchés, visiblement en voie de rétrocession, qui étaient répandus sur les bras, les creux poplités et le pourtour de l'anus. Une ulcération végétante occupait l'entrée de la narine gauche. Les lèvres, la muqueuse bucco-pharyngée, les yeux, la région ano-génitale, les surfaces palmaires et plantaires étaient indemnes de syphilis. Les ganglions inguinaux et sous-maxillaires étaient volumineux, indolents et mobiles. Le malade se plaignait d'une céphalée nocturne et de douleurs ostéocopes, qui occupaient la plupart des os des membres. D'innombrables exostoses, réparties avec une grande symétrie, déformaient le squelette. L'énumération que j'en donne est fort incomplète. Outre une hyperostose douloureuse des os propres du nez, voici les principales localisations que j'ai notées. Aux membres supérieurs : l'extrémité inférieure de l'humérus gauche; — la diaphyse du cubitus droit; — le tiers inférieur des deux os de l'avant-bras droit; le diaphyse du cubitus gauche; — l'extrémité inférieure de l'avant-bras gauche dont les os sont moniliformes (3 exostoses successives à chaque os); — le premier métacarpien droit et gauche. — Aux deux mains, les 4 derniers doigts sont renflés en fuseau par suite de l'énorme épaississement des extrémités osseuses qui contribuent à former l'articulation des premières avec les secondes phalanges; des nouures semblables mais moins volumineuses marquent, à chaque doigt, l'interligne compris entre les phalangines et les phalangettes. Les doigts sont écartés et légèrement fléchis, et, comme dans le rhumatisme articulaire aigu, la moindre pression, à leur niveau, arrache des cris au patient.

Aux membres inférieurs, on constate : une tuméfaction énorme, diffuse et douloureuse, des régions trochantériennes; — un gonflement considérable des condyles fémoraux et des plateaux des tibias, d'où le volume colossal des deux genoux qui ne contiennent pas d'épanchements; — trois à quatre exostoses douloureuses échelonnées sur la diaphyse de chaque tibia; — un gonflement du corps du péroné droit. Les orteils sont gonflés en raves, comme les doigts.

Les os du tronc sont respectés. Il n'y a pas d'exostoses sur les clavicules, les côtes et les parties accessibles du rachis.

Les deux femmes du malade auraient actuellement le pian, mais je n'ai pas eu l'occasion de les examiner.

De ces observations d'attente, je ne crois pas possible de tirer une conclusion ferme. Une étude attentive et prolongée pourra seule dissiper les obscurités qui enveloppent encore les limites respectives du pian et de la syphilis.

Le pian est une maladie à marche chronique, qui procède par poussées successives dont la durée varie de plusieurs semaines à plusieurs mois. Chaque reprise de l'éruption est marquée par le retour de phénomènes généraux et de douleurs rhumatoïdes plus ou moins accusées.

L'évolution morbide peut ainsi se poursuivre pendant plusieurs années, mais toutes les manifestations cutanées, à quelque période qu'elles appartiennent, ont des caractères identiques, elles ne sont pas hiérarchisées comme celles de la syphilis, et il n'y a pas lieu de décrire, comme dans cette dernière maladie, des accidents secondaires et tertiaires.

La terminaison du pian est généralement favorable. Il aboutit très rarement à la mort. Sur 7157 cas de yaws traités dans les hôpitaux des Indes occidentales, le pourcentage des décès a été de 25 pour 1000. Les complications sont exceptionnelles. Cependant, des séquelles, dont la plus redoutable est le *phagédénisme*, prolongent souvent la maladie bien au delà du terme habituel et peuvent entraîner des infirmités incurables; les ulcérations prennent alors une allure serpigineuse, ou bien fouillent les tissus jusqu'aux aponévroses et même jusqu'aux os; elles laissent des cicatrices difformes et vicieuses, semblables aux reliquats de la scrofule et des brûlures. Le phagédénisme que les Laotiens appellent Khi Maheng n'appartient pas en propre à la maladie pianique; c'est un élément surajouté qui se juxtapose à la plupart des affections ulcéreuses des pays exotiques et qui ne me paraît pas susceptible de transmettre la maladie dont il n'est qu'une complication fortuite.

Les expériences de Paulet (1848) et celles plus récentes de Charlouis (1881) mettent hors de doute l'inoculabilité du pian et démontrent de plus que ce type morbide est absolument distinct de la syphilis. Entrons dans le détail de ces recherches. Paulet inocula 14 nègres avec du « fluide pianique » ; le résultat fut toujours positif. Du 12ᵉ au 20ᵉ jour apparut une éruption typique de pian, qui, dans 10 cas, commença au point d'inoculation.

Les recherches de Charlouis ont la rigueur scientifique d'expériences de laboratoire. Il préleva le virus sur 4 sujets manifestement atteints de pian. Dans une première série d'essais, Charlouis tenta l'auto-inoculation. Il prit sur les boutons de chacun des 4 individus pianifères, soit des croûtes, soit du sang, et il inocula ces produits sous la peau de ceux qui les avaient fournis. Des éléments typiques de pian apparurent au niveau des piqûres sur 3 de ces sujets.

Puis deux des patients furent inoculés avec le virus provenant des deux autres. L'expérience donna un résultat positif et un résultat négatif.

Dans une troisième série de recherches, 32 forçats, en bonne santé, tous de race jaune, furent inoculés avec du sang et des croûtes. Quatre d'entre eux seulement se montrèrent réfractaires ; chez les 28 autres, l'éruption pianique apparut au point d'insertion du virus, après l'incubation habituelle.

Enfin, 10 indigènes malais, récemment atteints de pian, et qui portaient encore des macules pigmentées, vestiges du processus à peine éteint, furent inoculés avec du virus emprunté aux sujets pianifères. L'expérience donna 7 résultats positifs. La maladie nouvelle ne parut en rien modifiée par l'atteinte antérieure.

Ces recherches excluent tout rapprochement entre le pian et la vérole. Cependant, Charlouis crut devoir compléter sa démonstration par une preuve inutile et blâmable. Il inocula la syphilis à un indigène atteint de pian qui, averti des suites possibles de la tentative, s'y soumit volontairement. Charlouis vit évoluer sous ses yeux le chancre induré et tout le cortège des accidents secondaires. Bestion a vu des indigènes du Gabon contracter la syphilis après avoir eu le pian.

Entre les faits expérimentaux et les enseignements de la clinique, il existe un certain désaccord. Les indigènes malais, à peine guéris du pian, inoculés de nouveau par Charlouis, ne se montrèrent pas réfractaires. Cependant, l'observation prouve qu'une atteinte de pian confère une immunité, sinon définitive, du moins durable. La contradiction n'est ici qu'apparente, car l'immunité n'est pas acquise d'emblée; la réceptivité ne s'éteint qu'au bout de plusieurs semaines ou même de plusieurs mois. A ce point de vue, le pian se rapproche de la vaccine qui, avant d'immuniser le terrain, est réinoculable en série sur le vaccinifère pendant un certain temps.

Nulle infection n'est plus contagieuse que le pian. Quand, dans une case, un enfant est atteint, tous ceux qui jusqu'alors étaient restés indemnes contractent presque fatalement sa maladie.

Si le pian s'abat de préférence sur les jeunes générations, c'est que les adultes ont été immunisés par une atteinte antérieure. Mais ceux qui, pour une cause quelconque, ont échappé à la contagion dans l'enfance, ne sont pas à l'abri du pian. quel que soit leur âge.

La fréquence du pian chez les enfants s'explique par la multiplicité des causes de contagion auxquelles ceux-ci sont exposés dès leur naissance. Au Cambodge et au Laos, il est commun de voir un nourrisson allaité par une femme dont les seins sont couverts de boutons de pian.

Quand arrive l'âge du sevrage, la mère introduit dans la bouche de l'enfant des boulettes de riz qu'elle a d'abord mastiquées: on conçoit combien cette coutume, fort répandue en Indo-Chine, peut favoriser la diffusion du pian. Jusqu'à l'âge de 5 à 6 ans, les enfants des deux sexes sont complètement nus. La peau non protégée est couverte d'excoriations, de piqûres de moustiques, de pustules acariennes, qui sont autant de portes d'entrée à l'infec-

tion ; peut-être même, les insectes sont-ils les agents vecteurs du germe pianique ?

Ainsi, presque aucun enfant n'échappe à la contagion.
Dans certaines contrées, du reste, les parents anticipent
l'apparition spontanée du pian et favorisent l'inoculation
par tous les moyens possibles.

A l'âge adulte, les bâtonnets qui tiennent lieu de four-
chette, la pipe à eau qui circule de bouche en bouche, les
nattes qui servent indistinctement à la famille et aux étrangers de passage peuvent être des intermédiaires qui propa-
gent la contagion.

Plusieurs fois, j'ai pu surprendre sur le fait le passage
du pian de l'enfant à sa mère pendant la période d'allaitement. Dans ce cas, la maladie débute par des plaques
végétantes situées sur le mamelon et l'aréole des seins,
régions en contact avec les lèvres du nourrisson hérissées
d'éléments caractéristiques.

J'ai vu aussi des femmes nourrir impunément des enfants
couverts de pian : une atteinte antérieure leur assurait
l'immunité.

L'épiderme sain paraît opposer une barrière qui ne se
laisse pas forcer par l'infection pianique. Mais la plus petite
plaie peut être une porte d'entrée pour la maladie. Les
Européens, plus soucieux de leur personne, sont rarement atteints du pian ; il s'agit ici, non pas d'une immunité
ethnique, mais d'une préservation uniquement due à l'observation des règles prophylactiques.

Le pian n'est pas héréditaire. L'éruption n'apparaît
jamais sur le nouveau-né avant le 20e ou le 30e jour après la
naissance. Dans les cas précoces, il est possible que l'enfant s'inocule en franchissant le conduit génital de la mère.

La structure du papillome pianique est encore imparfaitement connue. Grâce au D⁽ʳ⁾ Angier, de Pnom Penh, qui
m'a autorisé à exciser des éléments de pian dans son ser-

vice, et qui, depuis lors, m'a fort obligeamment adressé de
nombreux fragments, j'ai pu entreprendre l'étude méthodique des végétations pianiques.

La lésion initiale occupe la couche superficielle du
derme. Les papilles sont amplifiées et distendues par un

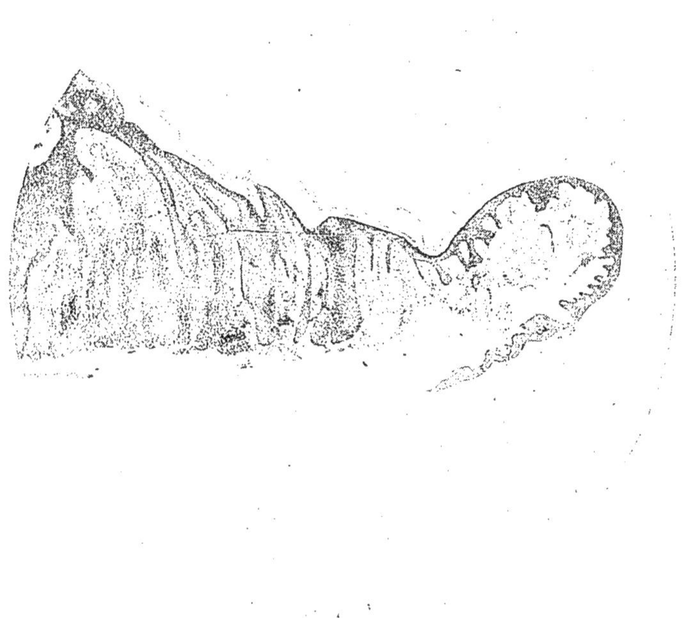

Fig. 56. — Coupe verticale d'un bouton de pian. — Vue d'ensemble. — Sur la partie
droite, représentant la peau voisine de l'élément, le corps papillaire est normal. Au
niveau même du bouton de pian, les papilles sont très amplifiées.

œdème très accusé et par une dilatation véritablement
colossale des capillaires sanguins et lymphatiques (fig.
56 et 57). Çà et là, on observe de larges raptus hémorragiques disséminés dans les papilles elles-mêmes et dans
le tissu conjonctif de la couche sous-papillaire.

Des *plasmazellen* groupées en amas plus ou moins cohérents sont tassées dans la couche profonde du corps papillaire (fig. 58). De ces amas se détachent des traînées linéaires de cellules qui montent le long des capillaires turgides, dans l'axe des papilles, mais ne dessinent pas, autour des vaisseaux, de véritables manchons, comme le fait la syphilis. Ces plasmazellen, de forme irrégulièrement cuboïde, ont un protoplasma basophile et un noyau volumineux, ordinairement excentrique, arrondi, vésiculeux, contenant de nombreux grains de chromatine.

Le réseau élastique du derme, recherché par les procédés appropriés (orcéine acide et bleu polychrome), paraît avoir totalement disparu.

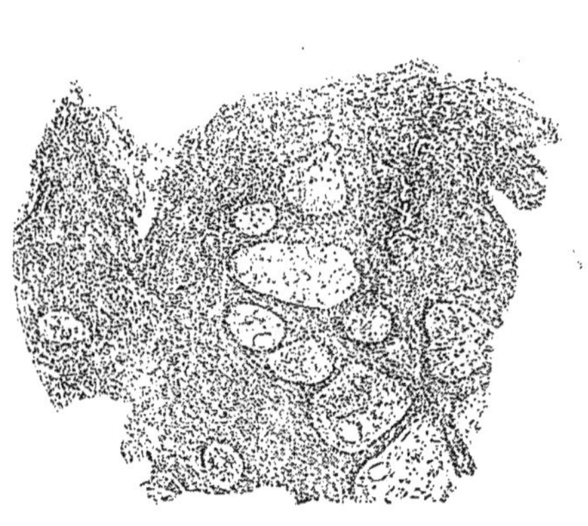

Fig. 57. — Coupe horizontale d'un bouton de pian. — Plusieurs papilles noyées dans le corps muqueux de Malpighi. — Les cercles qu'on remarque dans les papilles sont des vaisseaux ectasiés.

L'épiderme considérablement épaissi, grâce à la multiplication des assises du corps muqueux de Malpighi, envoie des prolongements interpapillaires qui s'enfoncent profondément dans le derme. Les cellules de la couche germinative sont manifestement allongées et la karyokinèse y est plus marquée qu'à l'état normal. La kératogénèse de l'épiderme est imparfaite. L'éléidine n'existe qu'à l'état de vestige. Les cellules épithéliales superficielles s'aplatissent et se dessèchent sans se charger de matière cornée. Elles deviennent indistinctes et contribuent à former la croûte qui surmonte le papillome.

Les vaisseaux capillaires sont encombrés de leucocytes polynucléaires, appelés probablement par une infection surajoutée. Ces leucocytes émigrent des vaisseaux, infiltrent le corps muqueux et forment de nombreux abcès miliaires intra-épidermiques (fig. 59). De ces petites collections, les unes, de forme arrondie, sont taillées comme à l'emporte-pièce ; les autres ont une disposition aréolaire.

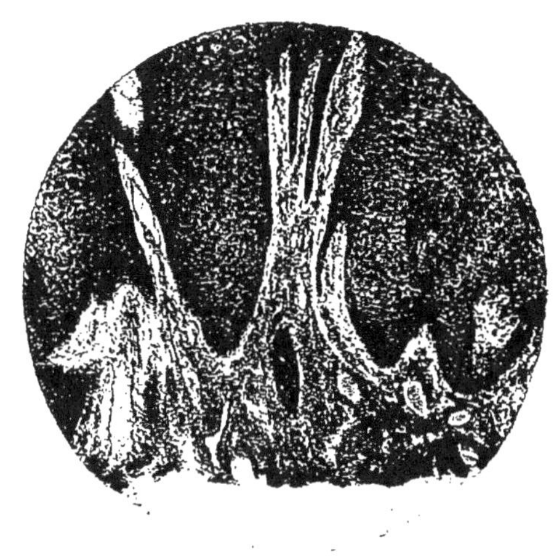

Fig. 58. — Un fragment de bouton pianique, vu à un fort grossissement. — La base des papilles est infiltrée de plasmazellen. Leur sommet et la couche de Malpighi sont envahis par des leucocytes polynucléaires.

Les cellules épithéliales, dissociées, aplaties, reconnaissables encore à leurs noyaux, forment un réseau dont les mailles sont comblées par des leucocytes polynucléaires. Ceux-ci s'observent en grand nombre dans la croûte qui coiffe le papillome.

En résumé, entre la lésion histolo-

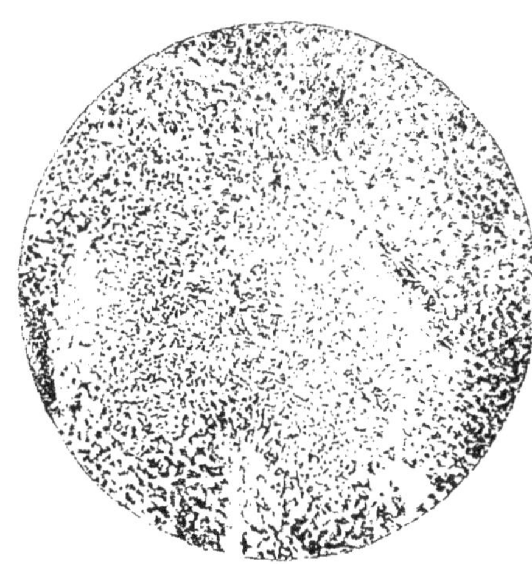

Fig. 59. — Corps de Malpighi envahi par de nombreux leucocytes. — En plusieurs points ils forment de véritables abcès intra-épidermiques.

gique du pian et celle de la vérole, il existe des différences fondamentales : en premier lieu, le plasmome pianique est peu développé, il n'est pas dense, continu et centré par des axes vasculaires comme celui de la syphilis; en second lieu, les altérations des vaisseaux relevés dans un élément de pian sont celles qui appartiennent aux bourgeons charnus, ce ne sont pas ces vascularites avec épaississement considérable des parois vasculaires qui caractérisent la syphilis.

Malgré des recherches réitérées, je n'ai pu déceler, sur mes coupes, que des micro-organismes sans valeur pathogène. L'agent spécifique du pian est encore à trouver. Eijkmann a vu des bacilles, Pierez, Nicholls et Watts. Hirsch, ont cultivé des microcoques que ce dernier aurait inoculés avec succès à des chiens. Voilà, Messieurs, un sujet qui appelle de nouvelles recherches.

Il me paraît inutile de vous énumérer les caractères qui distinguent le pian de l'impétigo, de l'ecthyma, de la furonculose et de l'érythème vacciniforme des nouveau-nés.

Le pemphigus végétant de Neumann, arrivé à son complet développement, se présente sous l'aspect de nappes papillomateuses qui occupent de préférence les plis articulaires, le scrotum, la vulve, l'anus, et sécrètent un liquide fétide. Il y a donc là sujet à erreur. Mais le pemphigus végétant qui est une dermatose bulleuse à sa phase initiale, envahit souvent les muqueuses et se termine presque toujours par la mort: il ne sévit d'ailleurs jamais sous forme épidémique.

Trois affections surtout offrent avec le pian quelques analogies d'aspect: ce sont le bouton d'Orient, la verruga et la syphilis. Je ne vous ai pas encore décrit les deux premières; aussi renverrai-je à plus tard l'étude du diagnostic différentiel, en ce qui les concerne (p. 189 et 204). Je me borne ici à vous faire connaître en quoi le pian diffère de la *syphilis exotique*. Entre toutes, la vérole est la maladie qui copie le plus fidèlement le pian. Les douleurs ostéo-articulaires à recrudescence nocturne, la tendance de l'éruption à prendre la forme circinée, le groupement des éléments au voisinage des orifices naturels, l'action curative du mercure et de l'iodure de potassium, voilà autant de caractères communs aux deux affections. Il existe pourtant entre la vérole et le pian des différences fondamentales. Le pian est une maladie acquise uniquement par contagion; la vérole est à la fois contagieuse et héréditaire. L'accident pianique initial au niveau de la porte d'entrée est inconstant et ne diffère en rien des éléments qui apparaîtront ultérieurement; c'est un papillome, qui ne ressemble nullement en rien au chancre induré, manifestation primaire pathognomonique de la syphilis. La réinfection du pian est possible; au contraire, la vérole confère une immunité quasi-définitive. L'autoinoculation pianique peut être tentée avec succès pendant un laps de temps d'une durée indéterminée, mais assez longue; pour la syphilis, toutes les tentatives d'inoculation sur un sujet infecté demeurent infructueuses. Tandis que celle-ci intéresse les muqueuses et les viscères, le pian se localise exclusivement sur la peau. Enfin, comme la clinique et l'expérimentation l'ont démontré, le pian ne vaccine pas contre la syphilis; inversement, les syphilitiques peuvent contracter le pian.

Le mercure et l'iodure de potassium qui sont, vous le savez, les principaux agents de la médication antisyphilitique, exercent une action favorable sur le pian. Mais l'épreuve thérapeutique est-elle un argument qu'on puisse invoquer pour soutenir l'identité de nature des deux maladies? L'iodure n'agit-il pas souverainement contre l'actinomycose?

Breda a observé sur des Italiens qui avaient habité au Brésil une maladie spéciale, distincte de la syphilis et du pian, à laquelle il donne le nom de *frambœsia brasiliana* ou *boubas*. C'est une maladie de très longue durée. La lésion initiale est une bulle ou une pustule à laquelle fait suite une eschare. Celle-ci s'élimine et laisse à découvert une ulcération à fond grisâtre et bourgeonnant, à bords infiltrés et taillés à pic, qui est remarquablement indolente et progresse lentement. Les localisations ne se limitent pas à la peau, elles occupent aussi les muqueuses, la voûte palatine, la gorge, le larynx et la trachée. La voix est profondément modifiée dès les premières phases. La médication antisyphilitique a échoué. L'injection de tuberculine de Koch n'a pas produit la réaction qu'elle provoque chez les tuberculeux. Les caractères que je viens d'énumérer rapidement démontrent, sans qu'il soit nécessaire d'insister, que les cas étudiés par Breda ne ressortissent pas au pian.

La médication hydrargyrique a un influence certaine sur le pian, mais elle n'empêche pas les récidives. A Vien Tian, dans le Moyen-Laos, j'ai soumis au traitement mercuriel 16 enfants de 5 à 12 ans; ils prirent régulièrement pendant 15 jours 2 à 4 cuillerées à café de liqueur de Van Swieten suivant l'âge. Les éléments turgescents et suintants se desséchèrent assez rapidement et se couvrirent d'une mince croûte jaune soufre. Quand je fus obligé de mettre fin à cette expérience, 5 sujets étaient déjà blanchis et 9 sensiblement améliorés; seuls, deux enfants ne retirèrent aucun bénéfice de ce traitement.

Les pansements et les bains au sublimé influencent très heureusement l'éruption.

L'iodure de potassium, employé aux mêmes doses que dans la syphilis, a une action indiscutable sur le pian; il fait rapidement rétrocéder les éléments éruptifs. Tous les observateurs sont d'accord sur ce point.

Dans les cas rebelles, la cautérisation des ulcérations végétantes avec du sulfate de cuivre ou du nitrate acide de mercure, et au besoin le raclage à la curette suivi de la cautérisation ignée donnent de bons résultats.

Dans les régions où le pian est endémique, les plaies les plus minimes doivent être pansées avec soin. Les boutons de pian, qui sont autant de sources de contagion, seront traités antiseptiquement et recouverts d'emplâtres occlusifs. La propreté, sous toutes ses formes, est le plus utile adjuvant de la prophylaxie. Défense sera faite aux malades de se baigner et de laver leur linge dans les eaux qui servent à la population saine. Les vêtements et les cases infectés seront détruits par le feu.

La séquestration des individus atteints de pian dans des établissements spéciaux ne me paraît pas recommandable. La bénignité de cette maladie ne justifierait pas l'atteinte portée à la liberté individuelle et l'énorme dépense que nécessiterait la création d'hôpitaux d'isolement. Cependant l'endémie pianique s'est accrue dans de telles proportions, depuis quelques années, dans l'île de la Trinidad, que le gouvernement local a été contraint d'ouvrir un hôpital et des dispensaires pour les pianiques. En 1899, les statistiques officielles accusaient 2808 cas en traitement, et le Government Medical Officer Bennet réclamait l'isolement obligatoire.

OUVRAGES A CONSULTER :

BENNETT, Notes on Yaws in Trinidad. *Journ. of tropic. medicine*, nov. 1900 p. 8. — BESTION, *Archives de Médecine navale*, 1881. t. XXXVI. p. 409. — BREDA. Framboesia brasiliana o Bouba, *Giornale ital. d. mal. ven. e d, pelle*, 1900. p. 489. — CHARLOUIS, Ueber Papilloma tropicum (Frambœsia). *Viertelj. f. Dermat. u. Syph.*, 1881, vol. II, p. 431-466. — CH. W. DANIELS, The non identity of Yaws and syphilis, *British Journal of Dermatology*, 1896, p. 426. — W. DUBREUILH, *Le pian*. Bordeaux. 1902. — GEWAND, *Ueber Papilloma tropicum*. Thèse de Fribourg-en-Brisgau, 1889. — E. JEANSELME, Le pian dans l'Indo-Chine française, *Gaz. hebd. de Méd. et de Chir.*, 1er décembre 1901. — Art. *Pian, La Pratique dermatologique*, t. III. 1902. — MAC LEOD, Contribution to the histopathology of Yaws. *British medical Journal*, 1900. t. II, p. 797. — NICHOLLS, Third Report of the medical superintendent of the Yaws hospital in Dominica, 1879. Analyse in *British. medic. Journ.*, 1879. t. II. p. 891. — PAULET, Mémoire sur le Yaws, pian ou frambœsia. *Arch. gén. de Méd.*, 1848, t. XVII-XVIII. — A. POWEL. Yaws in India. *British Journ. of Dermat.*, 1896, p. 457. — ROUFFIANDIS, Géographie médicale du Moyen-Laos. Hanoï, 1902. — UNNA. *Histopathologie der Haut.*, p. 505.

DIXIÈME LEÇON

VERRUGA PÉRUVIENNE OU MALADIE DE CARRION

C'est une maladie infectieuse qui s'attaque indifféremment à toutes les races. — Son habitat. — Ses ravages.

Longue durée de l'incubation. — Les trois grands symptômes de la période d'invasion : la fièvre, le pseudo-rhumatisme, l'anémie. — Euphorie précédant l'éruption. — Les verrues *miliaires* et les verrues *nodulaires*; leurs variantes, leur topographie, leur évolution, leurs complications : hémorragies, suppuration, gangrène. — Localisations des grains de verruga sur les muqueuses et dans les viscères : accidents qui en résultent.

Les différentes formes : le type *chronique* dont les périodes se déroulent dans un ordre régulier ; le type *aigu, septicémique* ou *fièvre de la Oroya* ; la forme *abortive* : la forme *apyrétique*.

Pronostic et diagnostic.

Étude histologique : le grain de verruga n'est pas un papillome ; ce n'est pas non plus un granulome infectieux analogue aux nodi spécifiques de la tuberculose, de la syphilis et de la lèpre : c'est un tissu spongieux et aréolaire, parcouru par d'innombrables capillaires sanguins et lymphatiques dilatés, ce qui lui donne l'apparence du tissu caverneux.

Contagiosité de la verruga. — Immunité conférée par une première atteinte. Prophylaxie et traitement.

La Verruga est une maladie infectieuse, et non pas une dermatose simple. Elle s'annonce par des symptômes généraux, auxquels fait suite une éruption des tumeurs spéciales, toujours très vasculaires, qui se disséminent dans la peau, les muqueuses et les viscères.

Nulle maladie n'est circonscrite dans des limites territoriales aussi étroites. La verruga reste cantonnée dans quelques *quebradas*, ou défilés profonds, situés sur le versant occidental des Andes péruviennes, entre 700 et 2600 mètres d'altitude ; la région où elle est endémique est nommée, pour cette raison, *Sierra das Verrugas*.

Cette infection n'épargne aucune race. Les indigènes lui ont, de tout temps, payé un lourd tribut. Les conquérants espagnols, dès leur première incursion dans le pays, souffrirent de cette maladie bizarre. Les nègres qui traversent les foyers de verruga en sont atteints. Mais les blancs sont les plus exposés, surtout quand un état de débilitation les rend plus vulnérables. La construction de la voie ferrée qui relie, à travers la chaîne des Andes, Callao et Lima aux affluents de l'Amazone, a causé la mort d'un grand nombre d'ouvriers européens, en particulier dans la vallée de la Oroya. Tous les ingénieurs employés aux travaux du chemin de fer ont été malades, et sur dix, cinq sont morts. Quarante matelots déserteurs s'étaient engagés pour les travaux de terrassement de la ligne, trente étaient morts de la verruga après sept à huit mois de séjour. Depuis lors, l'expression : fièvre de la Oroya, sert à désigner une des formes les plus pernicieuses de la maladie.

La verruga évolue en quatre périodes distinctes. L'*incubation*, absolument silencieuse, est de durée variable ; elle oscille, d'ordinaire entre 15 et 40 jours. Elle fut de 22 jours dans le cas de Carrion, étudiant péruvien qui, en 1886, se fit inoculer la maladie et mourut trente-neuf jours après, victime de son dévouement à la science. Pour perpétuer le souvenir de cet acte d'héroïsme, on a donné à la verruga le nom de maladie de Carrion.

La période d'*invasion* se prolonge pendant plusieurs semaines et même plusieurs mois. Trois grands symptômes la caractérisent. C'est d'abord une fièvre, d'allure variable, intermittente ou rémittente, accompagnée d'un frisson unique ou de frissons répétés. Dans le même temps, le malade ressent des douleurs articulaires qui se fixent ordinairement dans les grandes jointures, celles du genou et de la hanche par exemple. Cette sorte de pseudo-rhumatisme qui s'accompagne de myalgies fréquentes aux membres inférieurs, subit toujours des recrudescences nocturnes. Rapidement, le troisième signe apparaît, c'est une anémie intense, qui décolore la peau et les muqueuses, qui détermine des souffles au niveau du cœur et des gros vaisseaux.

Dès cette époque, on peut constater l'hypertrophie de la rate, du foie et des ganglions lymphatiques.

Poursuivant sa marche, la verruga atteint son troisième stade. En général, une rémission très accusée précède l'éruption verrugueuse. Avec celle-ci, presque tous les symptômes généraux graves de la période d'invasion rétrocèdent ; le foie et la rate diminuent de volume, la fièvre tombe, les douleurs articulaires s'atténuent au point que le malade se lève et peut même vaquer à ses occupations.

Suivant leur volume, on distingue deux grandes classes de productions verrugueuses : les verrues *miliaires*, toujours de dimensions restreintes, et les verrues *mulaires*, ainsi appelées parce qu'elles sont de la taille de celles qu'on observe sur les mules ; ces verrues peuvent acquérir le volume d'une tomate. Ces deux types de verruga peuvent coexister sur le même sujet.

Les « verrues » miliaires siègent dans la couche papillaire du derme ; ce sont d'abord de petites éminences obtuses, plus appréciables au toucher qu'à la vue. Elles peuvent prendre, à l'état naissant, des aspects très divers. Mais sachez bien que ces divers types de début sont des variantes insignifiantes du processus verrugueux modifié par des conditions de terrain.

Dans la variété *cornée*, l'élément est coiffé d'une petite saillie blanche et dure qui ressemble à un papillome. Cette coque épidermique gêne l'expansion de la tumeur qui ne prend pas un développement notable et qui reste toujours peu vasculaire. Dans la variété *sudamineuse*, la petite verrue est surmontée d'une vésicule ombiliquée. Dans la variété *vésiculeuse*, à laquelle conviendrait mieux l'épithète de *bulleuse*, des phlyctènes de la grosseur d'une lentille, à contenu limpide, se transforment graduellement en éléments verru-

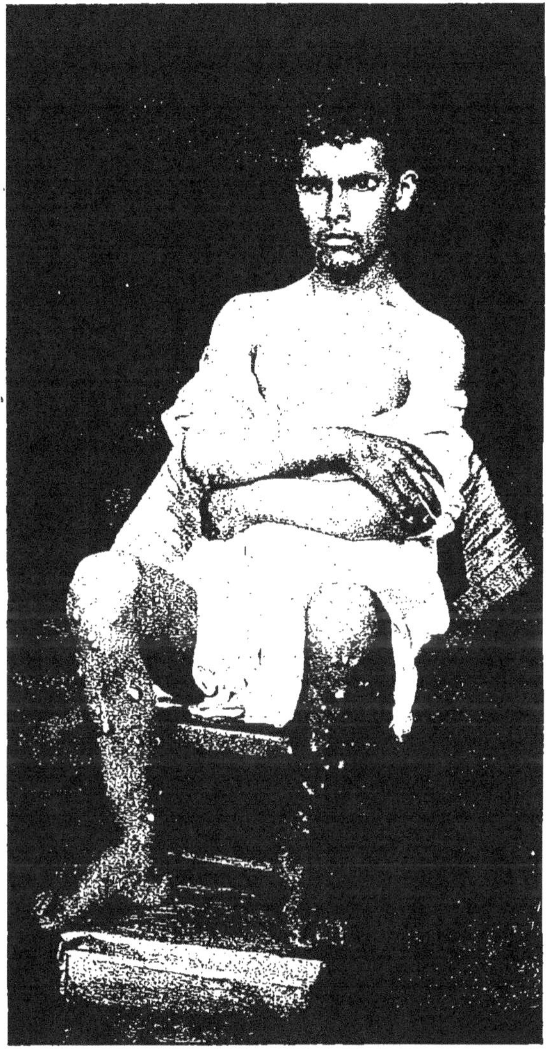

Fig. 60. — Verruga péruvienne. — Eruption de « verrues » miliaires.
(E. Odriozola, *Presse médicale*, 1898, n° 62.)

gueux typiques. Enfin la variété *pustuleuse*, moins rare que la précédente, débute par des pustulettes qui ne tardent pas à céder la place aux éléments caractéristiques.

Quelles que soient les variantes de début, rapidement les « verrues » acquièrent leurs caractères fondamentaux. Ce sont des intumescences écarlates, très prurigineuses, qui grossissent et deviennent globuleuses. Les unes sont hémisphériques, les autres sont polylobées, étranglées à leur base en un pédicule grêle qui peut se rompre. Ces petites tumeurs, constituées par une sorte de tissu érectile, ont l'aspect et la couleur d'un grain de groseille ou d'une cerise.

Les « verrues » *mulaires* se développent dans le tissu cellulaire sous-cutané ou dans la couche profonde du derme. Ce sont des nodules circonscrits, ronds ou ovoïdes, mobiles ou adhérents à la peau. D'abord peu apparentes, quand le tégument n'a subi aucune modification de coloration, elles prennent plus tard une nuance rougeâtre ou violacée quand elles se rapprochent de la surface. Elles atteignent ordinairement le volume d'une noix. Jamais elles ne sont réductibles. Leur consistance, en rapport avec leur richesse vasculaire, est plus ferme que celle du myxome, mais moins dure que celle du fibrome. Le nombre de ces tumeurs est variable, mais n'égale jamais celui des « verrues » miliaires.

C'est généralement au niveau des membres inférieurs, du côté de l'extension, que l'éruption débute. Procédant par poussées fébriles successives, elle peut arriver à couvrir tout le corps, mais elle atteint la face de préférence au tronc.

Les éléments de verruga, dont l'évolution n'est pas contrariée par une cause accidentelle, tendent vers la *régression*. Les « verrues » miliaires pâlissent, se flétrissent, et se couvrent de petites squames ; elles s'affaissent et disparaissent sans laisser aucune trace cicatricielle. Les petites tumeurs pédiculées se mortifient et se détachent. Les grosses « verrues » mulaires peuvent aussi se résorber en totalité.

Mais la marche naturelle des éléments éruptifs vers la guérison est souvent entravée par des complications de divers ordres. Ce sont d'abord des hémorragies provoquées par le plus léger trauma, des *hémorragies récidivantes* et *profuses* au point de plonger le malade dans un état d'anémie extrême et de mettre ses jours en danger. Ce sont aussi des infections secondaires qui aboutissent à la *suppuration* ou à la *gangrène* d'une ou plusieurs masses verrugueuses. Les grosses tumeurs mulaires repoussent devant elles la peau qui s'amincit et cède ; elles émergent alors à travers la solution de continuité, à la façon d'un fongus, ou bien elles font hernie à la manière du « gland dépassant l'anneau préputial » suivant la comparaison de Odriozola.

L'éruption ne se limite pas au tégument externe, elle s'étend aux muqueuses, aux séreuses, et aux parenchymes.

Les tumeurs hémorragiques envahissent la conjonctive, la pituitaire, la gorge, le larynx, les bronches, le tractus digestif, le foie, la rate, le rein, l'utérus, etc. ; ces localisations se traduisent par des troubles fonctionnels tels que de la dysphagie, de la toux, de la dyspnée, et par des pertes sanguines multiples : épistaxis, hémoptysie, hématémèse, melæna, hématurie, métrorragie.

Il s'en faut de beaucoup, Messieurs, qu'on observe, dans chaque cas, toute la série des symptômes et complications que je viens de vous énumérer. A côté de la forme *complète* dont les périodes successives se déroulent dans un ordre régulier, il convient de ranger plusieurs autres types cliniques. Il existe une forme *aiguë*, *septicémique*, dans laquelle les phénomènes généraux du stade d'invasion acquièrent une intensité telle qu'ils emportent le malade avant que l'éruption ait eu le temps de se produire. Cette forme, c'est la *fièvre de la Oroya*, qui est aujourd'hui définitivement rattachée à la verruga. Pendant longtemps, elle a donné lieu à de vives controverses et a divisé les médecins péruviens en deux camps, les unicistes qui faisaient de la verruga et de la fièvre de la Oroya deux types cliniques d'une seule et même maladie, les dualistes qui rejetaient la fièvre de la Oroya hors du cadre de la verruga.

Il existe, du reste, un chaînon intermédiaire qui relie la forme chronique à la forme aiguë, c'est ce qu'on pourrait appeler la forme *abortive* : dans ce cas, nulle euphorie n'accompagne l'éruption qui sort mal et qui s'évanouit peu après son éclosion. En revanche, la fièvre du début peut faire défaut, et les verrues surgissent, pour ainsi dire, d'emblée.

La marche de la verruga est très capricieuse. Elle ne saurait être prévue d'avance. Tantôt la poussée éruptive est unique, tantôt les recrudescences se succèdent jusqu'à la mort.

La pression barométrique exerce une influence manifeste sur le pronostic, et les hémorragies sont d'autant plus abondantes que le malade se trouve à une plus grande altitude. Aussi faut-il, au plus vite, évacuer vers la plaine les sujets atteints de verruga. Très élevée dans la montagne, la mortalité atteint à peine le taux de 2 pour 100 dans les hôpitaux de Lima situé sur le littoral. Le pronostic de la fièvre de la Oroya est très sévère.

L'aire de l'endémie verrugueuse étant comprise dans des limites fort restreintes, il est de la plus grande utilité, pour établir le diagnostic, de s'enquérir auprès du malade de son lieu d'origine et de résidence. Cette notion acquise, le diagnostic s'impose généralement. Cependant les grosses verrues mulaires offrent quelque analogie avec les tumeurs du mycosis fongoïde. Mais celles-ci ne sont jamais aussi nombreuses que les éléments verrugueux, elles n'apparaissent pas simultanées sous forme d'éruption et ne s'accompagnent pas d'ailleurs des phénomènes généraux qui marquent la période d'invasion de la maladie de Carrion.

La verruga peut être réduite à un seul nodule hypodermique, de la grosseur d'une orange. Quand une telle tumeur est ulcérée, un examen superficiel pourrait la faire prendre pour un cancer.

La maladie de Carrion a été assimilée par Bordier au bouton d'Orient; il l'appelait bouton des Andes. Rien ne saurait justifier ce rapprochement. Le bouton d'Orient n'a pas l'allure infectieuse de la verruga, et ses éléments sont tout à fait différents des « verrues ».

C'est à tort aussi qu'on a voulu identifier la verruga avec le pian en lui donnant le nom de pian hémorragique. La structure des papillomes pianiques ne ressemble guère, comme vous allez le voir, à celle des tumeurs verrugueuses, érectiles et hémorragipares. Le pian respecte les muqueuses et les viscères, jamais il ne s'accompagne de ces hémorragies profuses et multiples qui font partie intégrante de la verruga. En réalité, entre les deux maladies, il n'existe pas même d'analogies objectives, encore bien moins une identité de nature.

Contrairement à ce que vous pourriez croire, Messieurs, la lésion anatomique de la verruga n'est pas un papillome. Le terme de « verrue » est donc des plus défectueux. Il ne s'agit pas non plus d'un granulome infectieux analogue aux nodi spécifiques de la tuberculose, de la syphilis et de la lèpre.

M. Letulle a bien voulu mettre à ma disposition les pièces qu'il avait reçues autrefois de Odriozola. Parmi ces fragments de verruga, dont il a donné une excellente description, le hasard m'a fait découvrir quelques grains dont la structure ne semble pas avoir été modifiée par une infection secondaire. Ce sont ces grains, à peu près intacts, dont j'ai repris plus spécialement l'étude, avec la collaboration de H. Dominici.

Le derme au niveau d'une néoplasie verrugueuse est de structure *aréolaire*. Il est creusé de toutes parts, à la façon d'une éponge. Ce tissu réticulé possède des travées de premier ordre, ordinairement épaisses, et des travées de second ordre plus grêles. Il porte des marques évidentes d'inflammation ; en effet les cellules conjonctives, enfoncées dans

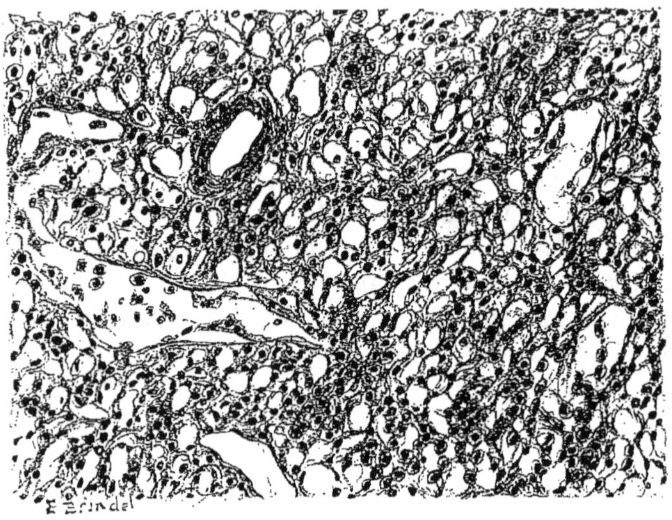

Fig. 61. — Coupe d'un nodule de Verruga péruvienne. — Tissu conjonctif aréolaire. Ectasie des vaisseaux lymphatiques. — Multiplication des cellules fixes. — Accumulation de cellules rondes et d'un petit nombre de polynucléaires dans les mailles du réticulum conjonctif. — A droite, grande lacune lymphatique très dilatée, renfermant des mononucléaires de forme variable, et tapissée par un endothélium tuméfié et disquamant.

les travées, ou aplaties à leur surface, sont en état d'irritation à en juger par leurs noyaux tuméfiés et pâles ; de plus, des macrophages, qui sont pour la plupart des cellules conjonctives mobilisées du chorion, se montrent en nombre considérable ; enfin çà et là sont clairsemés quelques amas peu fournis de leucocytes polynucléaires, un éosinophile ou une mazellen. Les cavités de cette sorte de tissu caverneux sont les unes des espaces interstitiels distendus par un plasma clair dans lequel nagent de rares cellules libres, les autres des cavités vasculaires tapissées d'un endothélium tuméfié et saillant. Ces cavités sont des capillaires sanguins gorgés d'hématies et de leucocytes, et des espaces lymphatiques dilatés contenant de grands mononucléaires à noyau pâle, dans lesquels on peut reconnaître des macrophages englobant des polynucléaires.

La zone superficielle du derme, celle qui correspond à l'état normal au corps papillaire est très œdématiée, elle est devenue presque plane, ou à peine sinueuse. L'épiderme qui la recouvre est infiltré par un œdème intra-cellulaire qui creuse au centre de chaque protoplasma une cavité dans laquelle est logé le noyau.

Telle est, d'après nos recherches, la description d'un grain de verruga typique, mais l'adjonction d'infections variées et banales peut défigurer la lésion au point de la rendre méconnaissable. Dans ce cas, les cavités comprises entre les faisceaux conjonctifs ne sont plus agencées à la façon du nodule de Verruga. Elles restent à l'état de fentes qui sont bourrées par des polynucléaires ou par des plasmazellen. Les trousseaux fibreux sont augmentés de volume en raison de l'hyperplasie des cellules conjonctives, de l'épaississement du tissu collagène et des parois vasculaires. Les cellules fixes du tissu conjonctif ne sont pas seulement hypertrophiées, elles présentent en outre un état irritatif très net dont témoignent la vacuolisation de leur protoplasma et le volume de leurs noyaux. De plus, certaines de ces cellules se libèrent de leurs attaches normales et se rendent dans les espaces inter-fasciculaires du derme.

Le tissu enflammé est sillonné de nombreux capillaires dont la paroi n'est constituée que par une rangée de grandes cellules endothéliales, fusionnées entre elles et faisant saillie dans la lumière du vaisseau. Les capillaires sanguins contiennent, au milieu des globules rouges, un très grand nombre de leucocytes polynucléaires, tandis que les voies lymphatiques sont injectées de mononucléaires de toutes tailles.

Certains vaisseaux sont thrombosés; leur paroi épaissie est formée de plusieurs rangées de cellules conjonctives hyperplasiées, à travers laquelle se produit une diapédèse, de polynucléaires en ce qui concerne les vaisseaux sanguins, de mononucléaires en ce qui concerne les vaisseaux lymphatiques.

Outre ces lymphangites et phlébites, on peut observer encore des hémorragies interstitielles et des foyers de suppuration circonscrits. Le centre de ces foyers est occupé par un tissu d'abcès chaud où prédominent des polynucléaires en désintégration. A la périphérie de l'abcès, s'étend une zone de réaction inflammatoire dans laquelle un exsudat fibrineux dense, enrobant des globules rouges, des polynucléaires et des macrophages, dissocie les fibres et cellules conjonctives de la région. En dehors de la zone d'exsudation fibrineuse, l'inflammation se traduit par l'irritation des cellules fixes et l'apport considérable de plasmazellen.

D'après Escomel (de Lima) dont le mémoire a paru pendant que je rédigeais ces leçons, le nodule miliaire de la verruga est encapsulé dans du tissu fibreux. A l'état jeune, il est constitué par un amas de cellules conjonctives, sans caractères propres, qui sont disposées par petits groupes dans les mailles du tissu connectif préexistant distendues par la prolifération cellulaire. Çà et là, dans cette production presque exclusivement conjonctive, sont disséminés quelques rares leucocytes. Il est à remarquer qu'à son début le verrucome, dit Escomel, est dépourvu de vaisseaux sanguins. Dans la suite, la néoformation vasculaire modifie profondément la structure du nodule. Ce sont non seulement des capillaires, mais aussi des artérioles et des veinules d'un certain calibre qui irriguent les « verrues ». Les grosses tumeurs peuvent être creusées d'un tissu caverneux semblable à celui des angiomes. De nom-

breuses mazellen d'Ehrlich escortent les vaisseaux. Au
stade régressif, le tissu verrugueux prend mal la coloration. Les éléments perdent leur netteté, se morcellent et
disparaissent par résorption insensible. Les capillaires sont
peu altérés et restent perméables. Les mailles distendues
du réseau conjonctif reprennent leurs dimensions normales. D'une manière générale, il n'y a ni transformation
fibreuse, ni caséification des nodules verrugueux.

Sur les pièces examinées par Letulle, il n'y avait ni
cellules géantes, ni foyers caséeux. Nicolle, cependant,
dans une étude plus récente, a constaté, dans les viscères,
de petites tumeurs miliaires analogues à des tubercules;
ces tumeurs étaient en voie de caséification dans la rate et
les ganglions, elles contenaient des cellules géantes dans
le foie et des cellules épithélioïdes infiltrées de bacilles
dans le poumon.

La fièvre de la Oroya est une forme suraiguë qui tue le
malade avant toute éruption extérieure; mais à l'autopsie
on trouve de petites verrues miliaires dans tous les organes
internes.

La bactériologie de la verruga est encore à l'état d'é-
bauche. Déjà, en 1885, Izquierdo avait signalé, dans les
éléments conjonctifs et les vaisseaux, un bacille un peu
plus grand que celui de la tuberculose. Letulle a décrit un
organisme semblable : il s'agit d'une bactérie qui présente
même aspect morphologique et même résistance à la décoloration par les acides que le bacille de Koch; la présence
de ces bacilles acidophiles dans les verrues viscérales a été
confirmée par Nicolle.

Bien que le rôle de cet agent pathogène ne soit pas
démontré, on sait fort bien que la verruga est inoculable.
L'héroïque expérience de Carrion en est une preuve irréfutable. L'homme n'est pas seul exposé à cette affection,
un grand nombre d'animaux : les gallinacées, les solipèdes,

les chiens, les porcs, les bœufs, les lamas sont également réceptifs.

La verruga ne récidive pas. Une première atteinte confère une immunité durable. On admet généralement que l'agent figuré de la verruga réside dans la terre humide, sur le bord des rivières qui traversent les foyers endémiques. Beaucoup d'observateurs avancent que la maladie se transmet par l'eau; cependant des hommes ayant bu longtemps l'eau des pays endémiques sont restés indemnes de verruga; par contre, Beaumanoir cite le cas d'un voyageur qui, après avoir séjourné une demi-heure dans les régions infectées, sans avoir bu ni mangé, fut pris d'une éruption verrugueuse intense. La question pathogénique exige donc encore de nouvelles recherches.

Bien que l'origine hydrique de la verruga ne soit pas établie de manière irréfutable, il est bon, par mesure préventive, de surveiller la qualité des eaux de boisson.

Les hémorragies étant fort à craindre dans les pays d'altitude, dès qu'un malade sera atteint de verruga, le médecin devra le faire descendre à la côte. Il n'existe aucun remède spécifique contre la verruga, il faut donc vous borner à suivre les indications symptomatiques. Vous administrerez des hémostatiques contre les hémorragies, de la quinine contre la fièvre, du salicylate de soude contre les douleurs, du fer et de l'arsenic contre l'anémie. Le traitement local ne doit intervenir qu'à titre d'exception. Une tumeur ulcérée ou gangrenée peut, et doit même être enlevée, pour prévenir l'éclosion d'accidents septicémiques. Une ligature au fil de soie peut hâter la régression des verrues pédiculées.

OUVRAGES A CONSULTER :

CHASTANG, La verruga du Pérou ou Maladie de Carrion. *Arch. de Méd. nav.*, déc. 1897, p. 417. — CORNIL ET RENAUT, Premiers examens histologiques consignés in DOUNON. Étude sur la verruga. *Arch. de Méd. nav.*, oct. 1871, p. 255. — E. ESCOMEL, *Anat. pathol. du verrucome de Carrion*. Thèse de Lima, 1901. — *Annales de Dermat. et de Syph.*, nov. 1902, avec 7 planches en couleurs. — O. HERCELLES, Thèse de Lima, 1900. — ISQUIERDO, Spaltpilze bei der « Verruga peruana », *Arch. f. path. Anat.*, t. XCIX. — LETULLE, Étude histologique in ODRIOZOLA. — Histologie pathologique de la verruga péruvienne. *Compte rendu de la Soc. de Biol.*, 1898, séance du 16 juillet, p. 764. — CH. NICOLLE, Note sur la bactériologie de la verruga du Pérou. *Ann. de l'Institut Pasteur*, 1898, p. 591. — E. ODRIOZOLA, Verruga péruvienne (maladie de Carrion). *Presse médicale*, 27 juill. 1898, n° 62, p. 41. — *La maladie de Carrion ou verruga péruvienne*. 1 vol. avec fig., planches en noir et en couleurs. Paris, 1898, Carré et Naud, éditeurs. — M. O. TAMAYO, Thèse de Lima, 1900.

ONZIÈME LEÇON

BOUTON D'ORIENT

Présentation d'un malade atteint de clou de Biskra.
Distribution géographique et synonymie. — Époque de la recrudescence
  annuelle suivant les climats. — Durée de la période d'incubation. —
  Description clinique du bouton d'Orient. Son mode d'extension : les
  pustules-filles. Lymphangites et adénites. — Apparition successive de
  plusieurs éléments; leur répartition; leur durée moyenne; caractères
  de leurs cicatrices. — Variétés abortives. — Diagnostic du bouton
  d'Orient avec la syphilis, les diverses formes de la tuberculose cutanée et le pian.
Étude histologique du bouton d'Orient, d'après un cas personnel : il est
  essentiellement caractérisé par des îlots de nécrose, encastrés dans un
  tissu conjonctif en réaction; celui-ci est parsemé de cellules géantes et
  de cellules libres parmi lesquelles prédominent les leucocytes mononucléaires.
Étiologie : le bouton d'Orient est inoculable et auto-inoculable. — L'agent
  pathogène est encore inconnu. — Prophylaxie et traitement.

Le bouton d'Orient, messieurs, est une dermatose qu'on
observe rarement en France; aussi je considère comme une
bonne fortune de pouvoir vous en montrer un cas absolument typique, que mon collègue Danlos m'a fort obligeamment adressé.

Ce malade résidait à Biskra, foyer endémique de bouton
d'Orient, où presque tous les indigènes et nombre d'Européens sont atteints.

Cinq ou six ulcérations sont disséminées sans ordre sur
tout le corps de ce malade, mais surtout sur les régions
découvertes, les mains et la face.

Les unes, détergées par des pansements humides, s'offrent à nu avec tous leurs caractères. Les autres, exposées

à l'air, se sont recouvertes d'une croûte qui les masque. Arrachez cette croûte : de tous les points de l'ulcération va sourdre un liquide très concrescible, qui ne tardera pas à la reformer.

Examinons de plus près l'un de ces éléments. C'est une ulcération de forme arrondie, entourée d'un halo de couleur vive, dont la marge est taillée à pic et le fond, très inégal, est hérissé de bourgeons charnus et de saillies papillaires. Dans le voisinage des ulcères, et souvent sur leur halo même, vous apercevez de petites pustulettes, qui sont autant d'éléments à l'état naissant. Si, sur l'une d'elles vous enlevez la croûtelle qui les coiffe, vous voyez une petite ulcération en puits au fond de laquelle apparaît le derme bourgeonnant. Quelquefois ces jeunes éléments fusionnent avec l'ulcération-mère pour

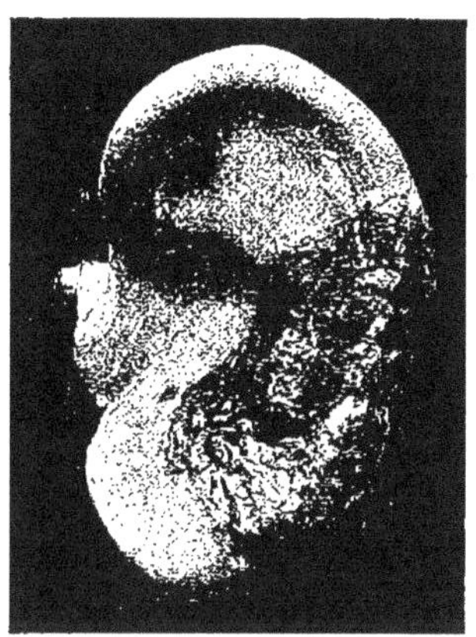

Fig. 62. — Clou de Biskra. — Ulcération végétante labourant le pavillon de l'oreille. (Musée de l'hôpital Saint-Louis, n° 2252, d'après Danlos.)

former de grandes pertes de substance à contours déchiquetés et polycycliques. Une de ces dernières recouvre les deux faces du pavillon de l'oreille, et vous seriez bien embarrassés pour en spécifier la nature, si vous n'aviez, pour éclairer votre diagnostic des éléments typiques, jeunes ou vieux, disséminés sur les téguments (fig. 62). Comme vous pouvez le constater vous-mêmes, tous les stades intermédiaires aux pustulettes et aux ulcérations étendues existent, du reste, chez ce sujet.

Bien que notre malade soit de retour en France depuis quelques semaines, et qu'en règle l'affection rétrocède spontanément dans nos climats, les petites pustules qui avoisinent les grandes ulcérations montrent bien que le processus morbide est encore en pleine activité.

Ce n'est pas seulement à Biskra qu'on observe le bouton d'Orient. Il est endémique dans nombre de régions tropicales et sub-tropicales. Il est surtout répandu dans l'Afrique septentrionale et dans l'Asie antérieure. Juliano l'a décrit comme étant aussi très fréquent à Bahia (Brésil).

Les synonymes du bouton d'Orient sont nombreux, car chaque observateur lui a appliqué une épithète géographique appropriée au lieu où il l'avait étudié ; de là les noms de clou de Biskra (Algérie), de Gafsa (Tunisie), de bouton du Nil (Égypte), d'Alep (Syrie), de Bagdad (Mésopotamie), du Yémen (Arabie), de Delhi (Hindoustan). On s'est aperçu, après coup, que ces dénominations multiples s'appliquaient à une seule et même maladie et l'on emploie maintenant de préférence le terme de bouton d'Orient, beaucoup plus compréhensif que les désignations primitives, et très exact, si l'on fait abstraction du foyer brésilien.

Sous les tropiques, le bouton d'Orient survient en général pendant la saison fraîche. Dans les régions subtropicales, il se montre d'ordinaire à la fin de l'été et pendant l'automne.

Il est précédé d'une période de silence ou d'incubation, dont la durée, très variable, est comprise d'habitude entre quelques jours à un mois. Elle peut, dit-on, se prolonger, dans des cas anormaux, pendant une année et même davantage; mais on peut alors supposer que l'infection s'est transmise indirectement, par l'intermédiaire de vêtements contaminés. Les inoculations expérimentales montrent que la durée normale du stade d'incubation est de 10 à 12 jours.

La première manifestation du bouton est une petite tache rouge, quelque peu papuleuse, au centre de laquelle pointe un petit nodule. Cette macule, qui ressemble à une piqûre de moustique, s'accroît très lentement et se recouvre de squames sèches et blanches. Plus tard, elle fournit un léger suintement, et se coiffe d'une croûte jaune

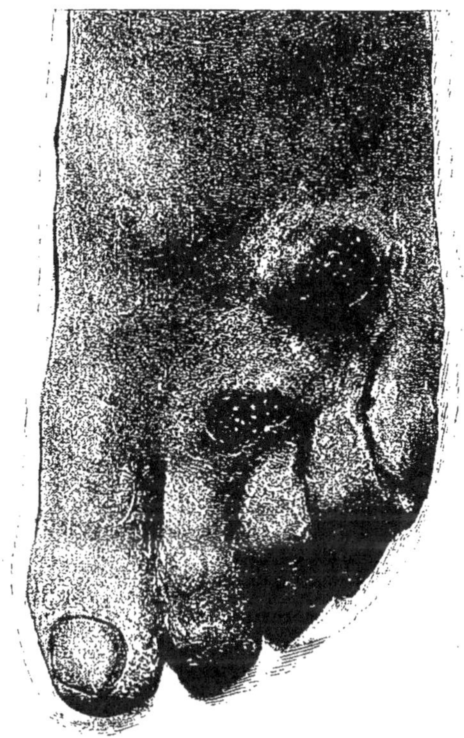

Fig. 63. — Clou de Biskra. — Deux ulcérations dont le fond est végétant et le bord déchiqueté. (Musée de l'hôpital Saint-Louis, n° 1569, d'après Vidal.)

ou brunâtre, humide et adhérente. Cette croûte tombe d'elle-même, ou bien elle est détachée par des coups d'ongles. De la petite ulcération mise à nu suinte un liquide ichoreux et concrescible.

Sous la croûte rapidement reconstituée, l'ulcère progresse (fig. 63 et 64). Quand il a acquis son plein développement, c'est une perte de substance, ronde ou ovalaire, du diamètre d'une pièce de cinquante centimes ou d'un franc. Les bords irréguliers, festonnés et taillés à l'emporte-pièce, sont cerclés d'une aréole érythémateuse plus ou moins étendue. Le fond très mouvementé est parsemé de saillies bourgeonnantes alternant avec des dépressions cupuliformes. Des pustules peu développées, qui représentent le premier stade du bouton d'Orient, se groupent autour de l'ulcération - mère. Souvent elles s'étendent, s'unissent à cette dernière, pour former des placards ulcéreux de dimensions plus ou moins considérables.

Chacun des éléments peut être le point de départ d'une lymphangite chronique qui sillonne les membres de gros cordons noueux. Bien entendu, les glandes afférentes aux lymphatiques enflammés sont volumineuses. On n'a pas, à mon avis, suffisamment insisté sur cette atteinte des vaisseaux blancs et des ganglions; c'est pourtant un symptôme qui possède une réelle valeur diagnostique.

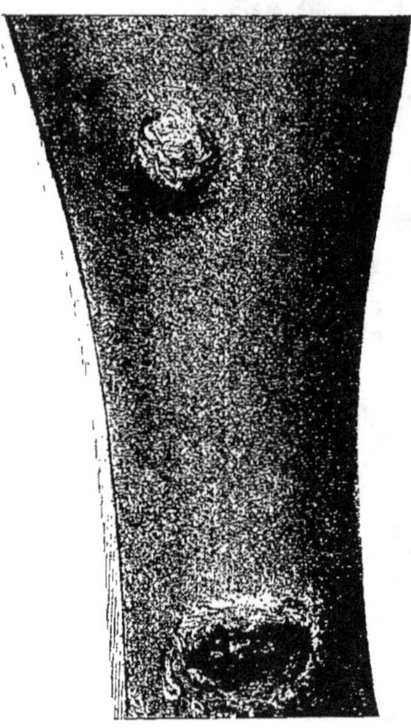

Fig. 64. — Clou de Biskra. — Deux éléments dont l'un est à nu, et l'autre recouvert d'une croûte. (Musée de l'hôpital Saint-Louis, n° 1569, d'après Vidal.)

Les éléments du bouton d'Orient ne se développent pas simultanément; ils apparaissent au contraire l'un après l'autre. D'ordinaire on n'en rencontre guère plus de 5 ou 4 à la fois, sur toute l'étendue des téguments; encore sont-ils à différents stades de leur évolution. Parfois même il n'en existe qu'un seul; en revanche on en a compté 6 à 12, et même, par exception, jusqu'à 40, sur le même patient.

Ils occupent d'ordinaire les régions découvertes, les mains et les pieds, les bras et les jambes. Chez les jeunes enfants, ils siègent souvent à la face. En règle, les paumes, les plantes et le cuir chevelu restent indemnes.

Après une durée fort longue, de 2, 5 et même 12 mois, les éléments ulcéreux tendent vers la guérison. Leur cicatrisation est lente, et fréquemment interrompue par des rechutes. Souvent, l'ulcération se répare au centre, alors qu'elle gagne encore par sa phériphérie. D'autres fois, à l'abri de la croûte, se forment des bourgeons charnus, qui assurent une réparation sous-crustacée.

Le bouton d'Orient, après guérison, laisse une trace d'aspect caractéristique. Sur une aire plus ou moins étendue, irrégulièrement arrondie, souvent pigmentée, se détachent en clair des ponctuations cicatricielles, achromiques, quelque peu déprimées; ces dernières peuvent être disséminées sans ordre, ou bien former une couronne autour d'une macule cicatricielle centrale; elles occupent la place des dépressions cupuliformes, au niveau desquelles l'ulcération avait entamé le derme plus profondément qu'ailleurs.

La cicatrisation se fait, dans certains cas, de façon vicieuse; elle peut occasionner ainsi, à la face, un ectropion des paupières.

Tel est l'aspect, telle est l'évolution du bouton d'Orient, dans sa forme typique. Mais il existe de nombreuses variétés cliniques.

Parfois l'éruption avorte dès la période papuleuse; les

petites saillies, au lieu de s'accroître, s'affaissent et se résorbent sans laisser de traces.

Sans aboutir non plus à la suppuration, les nodules du début peuvent se recouvrir de larges squames sèches et blanches qui se détachent d'une seule pièce.

Enfin l'ulcération peut être remplacée par un bouton érosif qui rappelle par son aspect le chancre induré.

Le bouton d'Orient est une affection habituellement bénigne, mais très tenace et répugnante à voir. D'ailleurs, il n'est pas toujours sans gravité. L'érysipèle peut venir compliquer les ulcérations, ainsi que le phagédénisme, qui se greffe si souvent sur les plaies de toutes natures, en pays exotiques.

Le diagnostic de cette maladie ne comporte d'ordinaire aucune difficulté. L'ulcération du bouton ne ressemble pas à celle d'une gomme syphilitique; son fond rouge, inégal, n'est pas tapissé d'un bourbillon; la lymphangite si nette qui l'accompagne n'existe jamais dans les ulcérations spécifiques tertiaires.

Entre le bouton d'Orient et la gomme tuberculeuse ouverte, aucune confusion n'est possible, car ces deux lésions diffèrent l'une de l'autre et par leur siège anatomique, et par leur évolution. La gomme, au stade initial ou de crudité, est un nodule sous-cutané de consistance ferme qui, dans la suite, se ramollit, adhère à la peau et déverse son contenu au dehors. Le bouton d'Orient suit une marche exactement inverse; il naît à fleur de peau et creuse vers la profondeur.

Cependant certaines formes cliniques de la bacillose tégumentaire offrent avec le bouton d'Orient de grandes analogies objectives. Celle qu'on appelle l'ulcération tuberculeuse de la peau ne saurait vous embarrasser longtemps. Dans celle-ci, il est vrai, les bords sont déchiquetés et taillés à pic, mais ils sont décollés, ce qui n'a pas lieu dans le bouton d'Orient, et le fond raviné est semé de tubercules jaunâtres.

D'ailleurs cette modalité de la tuberculose cutanée ne s'observe que sur des phtisiques arrivés au stade ultime de la cachexie.

Une analyse très serrée de tous les caractères différentiels permet seule, dans certains cas ambigus, de distinguer le bouton d'Orient du lupus scléreux de Vidal dont Riehl, en Allemagne, a repris et complété la description sous le nom de tuberculose verruqueuse. C'est une nappe papillomateuse, fissurée et craquelée, dont on fait sourdre par expression du pus mal lié provenant d'abcès miliaires situés dans les dépressions interpapillaires. La lésion gagne excentriquement, tandis que les parties centrales se dépriment et se transforment en tissu cicatriciel. Or cet aspect inégal et végétant, ce mode d'extension vers la périphérie coïncidant avec la guérison des portions atteintes les premières, ce sont, vous le savez, des caractères qui appartiennent aussi au bouton d'Orient. En pareille occurrence, examinez un à un chacun des symptômes et pesez leur valeur sémiologique. Le clou de Biskra est prurigineux, très prurigineux même; la croûte est donc à diverses reprises arrachée par les ongles du malade, mais elle est reconstituée pour ainsi dire sur-le-champ parce que l'ulcération mise à nu laisse exsuder un liquide très concrescible. La tuberculose verruqueuse n'est le siège d'aucune démangeaison, elle est protégée par une carapace très adhérente d'aspect plâtreux. Vient-on à décaper la nappe papillomateuse? sa surface sèche ne se recouvre que très lentement d'une nouvelle croûte. — Autre signe différentiel important qui est propre au bouton d'Orient : la petite perte de substance est toujours bordée d'une marge érythémateuse en relief parsemée de pustules-filles qui se fondront plus tard dans l'ulcération-mère. Ajoutez encore les auto-inoculations successives, si fréquentes pendant la longue durée du bouton d'Orient, sa guérison spontanée et l'aspect tourmenté de ses cicatrices, sa réaction ganglionnaire franchement phlegmasique, alors qu'elle est indolente et froide dans la tuberculose cutanée, enfin le séjour du sujet dans un foyer endémique. Cependant, malgré ces multiples éléments d'informations, le diagnostic peut rester en suspens. Et comme la biopsie ne donne pas toujours des indications décisives, vous serez amené, en dernier ressort, à recourir à l'inoculation expérimentale.

Si le bouton d'Orient pouvait en imposer pour une éruption lépreuse, l'intégrité de la sensibilité cutanée suffirait à dissiper immédiatement tous les doutes.

Le bouton d'Orient règne parfois dans les mêmes régions que le pian, à Malacca par exemple, et l'on est exposé, surtout dans sa forme villeuse, à le confondre avec cette dernière affection. Mais celle-ci s'annonce par des troubles généraux; elle a pour foyers d'élection le pourtour de la bouche et la région ano-génitale, tandis que le clou de Biskra ne s'accompagne pas de phénomènes réactionnels et se cantonne en général sur les parties découvertes.

L'étude histo-bactériologique du bouton d'Orient est encore peu avancée, car on a rarement l'occasion, en Europe, de faire une biopsie sur un sujet venant d'un foyer endémique. Il y a donc une lacune à combler. La question est à reprendre sur place; là seulement vous trouverez des matériaux en grand nombre, là seulement vous pourrez étudier des éléments de tous les âges, ce qui vous permettra de suivre et de décrire la lésion aux divers stades de son évolution.

Tout récemment, entrait dans mon service un jeune homme revenant d'Algérie où il avait contracté un clou de Biskra. Comme l'élément était unique, occupait une partie couverte et menaçait de s'éterniser, j'en fis l'ablation totale et je pratiquai, avec l'obligeant concours de H. Dominici, l'examen microscopique de cette pièce dont la fixation était parfaite.

Il ne sera pas inutile, messieurs, de résumer en quelques

mots l'histoire clinique de ce cas, car cette étude comparative des symptômes et de la lésion est, comme vous le savez, toujours très fructueuse.

Le malade était en garnison à Tazougar, situé à 150 kilomètres de Biskra, quand un jour, il y a cinq mois de cela, il aperçut immédiatement au-dessus de sa rotule gauche une saillie du diamètre d'une pièce de vingt centimes dont le sommet était rouge et acuminé. Cette petite lésion était fort prurigineuse, elle fut donc excoriée par les ongles du malade; de l'exulcération suinta un liquide visqueux et concrescible qui formait rapidement croûte. Celle-ci arrachée à plusieurs reprises se reformait pour ainsi dire sur-le-champ.

Lentement et graduellement le bouton

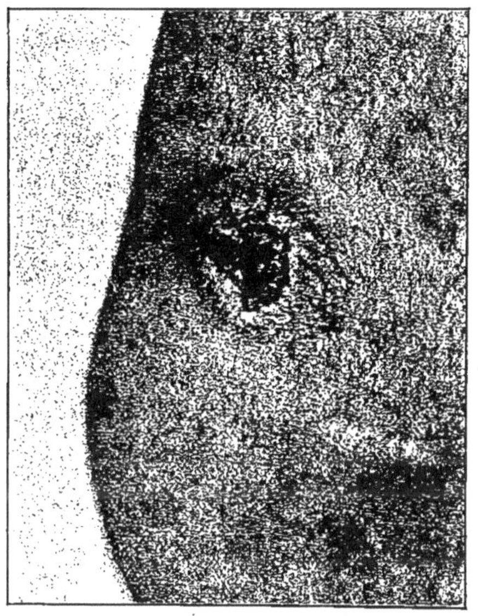

Fig. 65. — Clou de Biskra. — Nombreuses pustules-filles groupées sur la marge érythémateuse qui cerne l'ulcération principale. (Photographie de M. Mahar, interne des hôpitaux.

s'est accru et, depuis un mois, il paraît stationnaire (fig. 65) : c'est une ulcération irrégulière, à bords sinueux et déchiquetés, à fond inégal et bourgeonnant, dont la superficie équivaut à peu près à celle d'une pièce d'un franc. Cet élément est bordé d'une marge érythémato-papuleuse dont la lèvre externe est surmontée de nombreuses pustulettes miliaires qui, après avoir été décapées, laissent voir une petite ulcération en puits. Ce sont là des pustules-filles, ce qui prouve que la lésion est encore en voie d'extension. Vaisseaux et glandes lymphatiques correspondant au territoire occupé par ce clou de Biskra sont indemnes.

Mon interne, M. Régnard, fait l'excision totale, après avoir circonscrit le clou par une injection traçante de cocaïne passant à 8 millimètres en dehors de la lésion. Les lèvres de la plaie sont réunies par quatre points de suture au crin de Florence et recouvertes d'un pansement sec à la

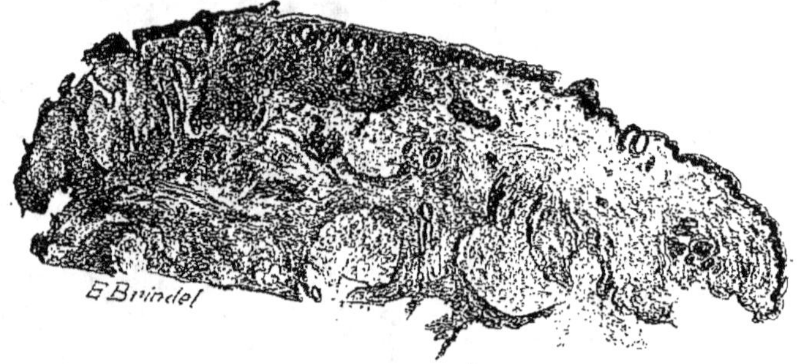

Fig. 66. — Clou de Biskra. — Vue d'ensemble. — La partie gauche de la coupe représente l'ulcération : les papilles hypertrophiées sont noyées dans la couche de Malpighi très épaissie. — La partie droite figure la peau normale avoisinant l'élément.

gaze stérilisée. Les fils furent enlevés le neuvième jour, la réunion par première intention était parfaite.

Une coupe faite suivant l'équateur de ce clou de Biskra, et observée à un faible grossissement, vous donne une vue d'ensemble de la lésion (fig. 66). Au niveau de la portion centrale coiffée d'une croûte, vous constatez un épaississement notable de toutes les parties constituantes : épiderme, couche papillaire et chorion. En outre, des exsudats se répandent sur la surface libre pour former croûte et infiltrent les interstices du tissu conjonctif des papilles, de la couche sous-papillaire et du chorion. A mesure que vous vous rapprochez de la périphérie de l'élément, les exsudats de surface disparaissent, l'infiltration interstitielle et l'épaisseur des diverses couches de la peau diminuent. La zone normale fait assez brusquement suite à la zone érythémateuse, ce qui explique le bord en relief qu'offre la marge érythémateuse.

Examinons maintenant la coupe, à un fort grossissement, de manière à en étudier les détails (fig. 67).

La croûte est constituée par d'épaisses lamelles épidermiques formant des strates entre lesquelles s'accumulent des traînées de fibrine, de globules rouges et de leucocytes très altérés, réduits pour la plupart à un noyau découpé ou fragmenté. En outre, la croûte contient des amas microbiens, qui proviennent sans doute d'infections secondaires, car ils sont logés dans des fissures ouvertes au dehors.

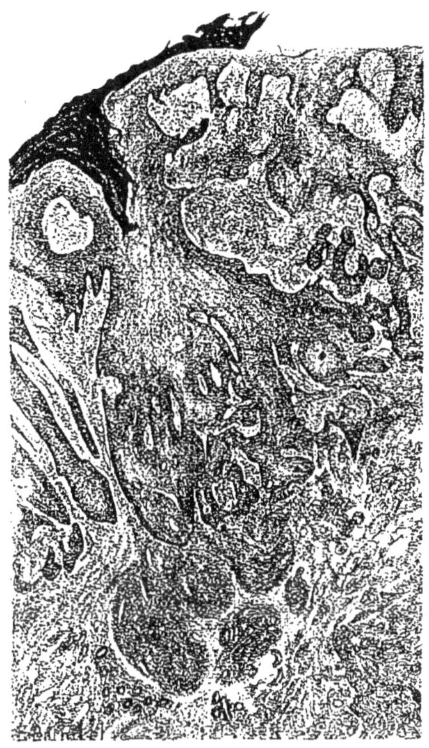

Fig. 67. — Fragment de la coupe précédente, vue à un plus fort grossissement. — Zone ulcérée. — On remarque, en allant de la superficie vers la profondeur : 1° la croûte; 2° la prolifération intense du corps de Malpighi ; 3° l'hypertrophie corrélative du corps papillaire; 4° la réaction inflammatoire du corps papillaire et du derme sous-jacent, dans lequel apparaissent des nodules inflammatoires arrondis.

L'épithélium, tant au niveau de l'ulcération qu'au niveau de la marge érythémateuse, est profondément remanié. D'une manière générale, on peut dire qu'il y a *hyperacanthose*, c'est-à-dire un épaississement du corps de Malpighi envisagé dans son ensemble, y compris le *stratum germina-*

tivum, et *parakératose* ou transformation cornée incomplète de l'épiderme. Ainsi, dans les couches les plus superficielles, on distingue des cellules épithéliales à protoplasma finement réticulé et à noyau volumineux entouré d'une vacuole. Le *stratum lucidum* a subi une hypertrophie colossale, non seulement par hyperplasie propre, mais aussi par adjonction des assises du *stratum granulosum* dont les cellules sont dépourvues de grains d'éléidine. Toutefois il semble que cette substance kératinisante n'a pas disparu, mais qu'elle s'est métamorphosée, car, à la place qu'elle devrait occuper, la couche granuleuse contient des sphérules plus grosses, plus distantes les unes des autres et plus pâles que les grains normaux d'éléidine. Les cellules du stratum lucidum sont encombrées d'énormes blocs de nuance rose vif, mi-partie vacuolaires, mi-partie granuleux, entre lesquels on voit les noyaux et le protoplasma des épithéliums à l'état de vestige. Il est probable que ces blocs sont des produits de transformation de l'éléidine, car dans certaines cellules on trouve tous les intermédiaires entre les sphérules, les plaques d'éléidine modifiée et les blocs.

L'épaississement de toutes les couches épidermiques est dû à l'œdème intra-cellulaire. Déjà, certaines cellules appartenant au deuxième ou troisième rang de la couche génératrice sont creusées d'une vacuole péri-nucléaire. Plus on se rapproche de la surface libre, plus cette hyperplasie est accusée. En outre, dans les parties profondes, les filaments d'union des cellules épineuses sont étirés parce que les épithéliums sont écartés les uns des autres par de l'œdème interstitiel. Celui-ci diminue dans les couches superficielles, il finit par disparaître, et les cellules entrent en contact intime les unes avec les autres. Des globules rouges et des leucocytes, isolés ou groupés en amas, dissocient les feuillets épidermiques ou s'épanchent, sous forme d'exsudat, sur la surface libre de l'épiderme.

Au niveau de la zone sous-épidermique, on remarque de petits îlots de *nécrose* constitués par un exsudat fibrineux, des hématies, des leucocytes, et des éléments conjonctifs en dégénérescence. Au centre, et surtout à la périphérie des petits foyers nécrotiques, sont disposées des *cellules géantes* appartenant à deux variétés morphologiques différentes

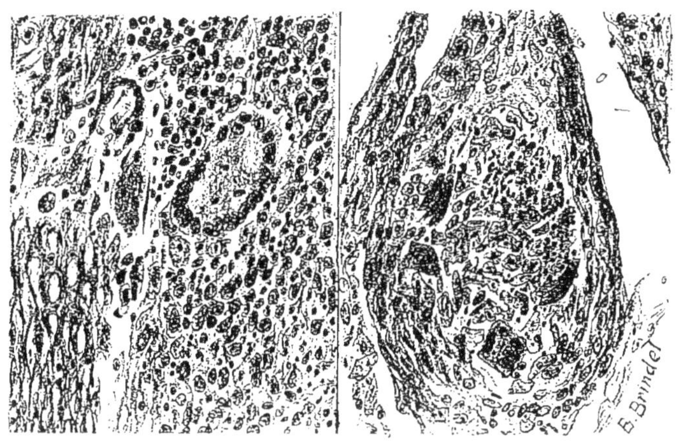

Fig. 68. — Portion périphérique d'un nodule inflammatoire. — On distingue : 1° Au centre, une cellule géante à noyaux disposés en couronne, dont le protoplasma renferme des débris leucocytaires difficilement reconnaissables sur la figure; 2° Autour de la cellule géante, des amas de cellules arrondies : lymphocytes, polynucléaires et plasmazellen ; 5° A gauche, en bordure du nodule inflammatoire, du tissu conjonctif en réaction : travées conjonctives épaissies, cellules fixes multipliées.

Fig. 69. — Centre dégénéré d'un nodule inflammatoire. — Débris de leucocytes polynucléaires, de cellules fixes, de fibrilles conjonctives. — Quelques cellules géantes à noyau bourgeonnant. — Autour du foyer de nécrose, réaction inflammatoire.

(fig. 68 et 69) : les unes ont d'énormes noyaux bourgeonnants indivis, les autres ont des noyaux multiples ordonnés à la manière des noyaux des cellules géantes des tissus tuberculeux. Les cellules à noyaux bourgeonnants sont de taille considérable, égale à celle des mégakaryocytes de la moelle osseuse. La configuration de leur noyau est du reste identique à celle de ces derniers éléments; leur protoplasma est grenu et légèrement teinté en rose par l'éosine; il peut inclure et digérer des leucocytes polynucléaires. Ces éléments ne sont autres que des cellules conjonctives hypertrophiées. Les cellules géantes à noyaux multiples répartis en couronne à la périphérie de l'élément dérivent des cellules à noyau bourgeonnant. Elles ont l'aspect des cellules géantes tuberculeuses; certaines d'entre elles ont un corps homogène et vacuolisé.

A côté du processus de nécrose, il existe un processus inflammatoire qui se traduit par des réactions de l'appareil conjonctivo-vasculaire et par de la diapédèse. Au niveau des zones sous-papillaire et papillaire, le tissu conjonctif prend un aspect réticulé, dû, suivant toute vraisemblance, à un œdème interstitiel. Ce reticulum est constitué par des fibrilles conjonctives extrêmement grêles; il a pour point de départ les prolongements des cellules conjonctives hyperplasiées, à bras multiples. Ce reticulum s'appuie d'autre part sur des capillaires sanguins et lymphatiques dilatés. Les cellules du périthélium d'Eberth participent à la tuméfaction générale des cellules conjonctives. Ainsi voit-on des capillaires à parois épaissies, formées par deux ou trois rangées de cellules conjonctives hypertrophiées. Les capillaires sanguins sont bourrés de globules rouges et certains renferment des leucocytes polynucléaires en plus grand nombre qu'à l'état normal. Les capillaires lymphatiques sont énormément distendus. Voies sanguines et lymphatiques sont tapissées par un endothélium à cellules tuméfiées et saillantes dans la cavité vasculaire. Par le grand nombre des capillaires, par la délicatesse du stroma conjonctif, ce tissu rappelle, en certains points, la structure des bourgeons charnus.

Dans le chorion, la configuration normale du derme se reconnaît en beaucoup de points. Mais, en d'autres, les faisceaux fibreux sont écartés par des cellules conjonctives hypertrophiées ou séparés par des espaces clairs probablement remplis de plasma. Au niveau de l'hypoderme, les phénomènes les plus notables sont la congestion des capillaires sanguins et l'hyperplasie des cellules conjonctives contenues dans les trousseaux fibreux intermédiaires aux vésicules adipeuses.

Maintenant que vous connaissez les modifications des éléments fixes du derme, je passe à la description des exsudats et des éléments mobiles. Une sérosité *claire* emplit les espaces interstitiels. En effet, la production de *fibrine* est excessivement rare. Celle-ci ne se voit qu'au niveau des îlots de nécrose seulement.

Dans les mailles du tissu conjonctif des papilles, sont infiltrés quelques hématies et quelques leucocytes mononucléaires. Quant aux polynucléaires, leur nombre est très minime. Il existe en outre, dans la couche papillaire, de petits *plasmomes*. Les plasmazellen peuvent avoisiner les capillaires sanguins, mais ils ne se disposent pas en manchons continus autour des vaisseaux.

L'infiltration cellulaire, assez discrète dans le corps papillaire, est beaucoup plus accusée dans la zone sous-papillaire et dans le chorion. Les cellules blanches sont très nombreuses. Elles appartiennent aux variétés suivantes : leucocytes polynucléaires ordinaires; — polynucléaires éosinophiles; — mastzellen; — mononucléaires ordinaires identiques à ceux du sang, de toutes tailles, petits, moyens ou grands; — grands mononucléaires comparables aux cellules germinatives des ganglions de Flemmig; — plasmazellen.

Les cellules de l'infiltrat inflammatoire sont irrégulièrement disséminées dans les mailles du tissu conjonctif de la couche sous-papillaire. En d'autres points de celle-ci et du chorion, ces éléments s'agglomèrent en nodi inflammatoires dans lesquels prédominent les mononucléaires du type banal, des macrophages et des plasmazellen.

En résumé, voici quel est le schéma des lésions dans

chacun des foyers : au centre, nécrose de coagulation, autrement dit dégénérescence fibrinoïde des faisceaux collagènes et des protoplasmas des cellules conjonctives avec conservation de leurs noyaux; désintégration des éléments libres, mononucléaires, polynucléaires et globules rouges;

Autour des foyers de nécrose, tissu conjonctif en réaction;

Plus en dehors, troisième zone, constituée par des infiltrats cellulaires où prédominent les mononucléaires non granuleux sur les leucocytes granuleux (neutrophiles, éosinophiles, mastzellen).

Telle est la description d'un bouton d'Orient vieux de cinq mois. Les quelques examens histologiques qui ont été publiés sont concordants dans leurs traits essentiels, ils ne diffèrent les uns des autres que par les détails. — Riehl signale, outre l'infiltration cellulaire et la capillarite oblitérante, un état de tuméfaction hyaline des faisceaux collagènes du derme, des bandes de tissu nécrosé et des cellules géantes. — Leloir relève des altérations analogues, mais dans le cas qu'il a étudié, les cellules géantes étaient rares et la dégénérescence hyaline faisait totalement défaut. — Unna décrit des foyers de nécrose encastrés dans le derme en réaction. Il insiste sur l'abondance de la fibrine qui occupait toutes les parties vivantes ou mortifiées, et compare le processus fibrino-nécrotique du bouton d'Orient à celui de certaines syphilides tubéreuses tertiaires.

D'après Kuhn, les poils qui subsistent dans le territoire atteint sont ou plus minces ou plus gros qu'à l'ordinaire. Ils prennent un aspect *granuleux* ou *fibrillaire*. Les tuniques interne et externe de leur racine sont souvent transformées en une masse brillante, probablement cornée. Ils sont, du reste, irrémédiablement détruits.

Il est certain que les coupes histologiques ont porté sur des éléments d'âge différent, c'est ce qui explique probablement pourquoi l'opinion des auteurs ne s'accorde pas sur la teneur en fibrine, sur l'étendue de la nécrose et le nombre des cellules géantes.

Messieurs, de nombreux faits cliniques ont démontré que le bouton d'Orient est une maladie *inoculable*. Weber et Murray, Depéret et Boinet, en ont fourni la preuve expérimentale, en inoculant avec succès à l'homme soit la croûte, soit la sérosité des éléments ulcéreux.

Mais comment, en clinique, le contage se transmet-il des malades aux sujets sains? La commission anglaise de Delhi prétendait que les eaux de lavage servaient de véhicule aux germes; et, en effet, après le nettoyage et la réfection des citernes, l'épidémie de bouton de Delhi se serait éteinte.

Peut-être les vêtements sont-ils aussi des agents de transmission indirecte.

Ce qu'il y a de certain, c'est qu'à l'époque favorable au développement du bouton d'Orient, toute solution de continuité des téguments est une porte d'entrée pour la maladie; les ulcérations se développent également sur les petites plaies, les boutons d'acné, les éléments d'impétigo, les pustules vaccinales. On s'est même demandé si les moustiques et d'autres insectes n'étaient pas les agents vecteurs du contage.

Non seulement le bouton d'Orient est *inoculable*, mais il est encore *auto-inoculable*; l'affection étant prurigineuse, on conçoit que les sujets atteints s'excorient le derme et s'inoculent au voisinage de leurs lésions.

La maladie, une fois guérie, confère une *immunité* au moins temporaire. Les juifs de Bagdad avaient observé ce fait; ils pratiquaient jadis, sur leurs jeunes enfants, l'inoculation du bouton d'Orient; ils choisissaient pour cette opération une partie du corps protégée par les vêtements, ils évitaient ainsi la formation à la face ou sur quelque autre région découverte, d'une cicatrice disgracieuse

Les modes de transmission de la maladie étant connus, il reste à en rechercher l'*agent pathogène*. Duclaux, en 1884, décrivit comme tel un microcoque voisin du pyogenes aureus. Chantemesse incrimina un microcoque qui semble identique à celui de Duclaux. La question semblait résolue quand, trois ans plus tard, Poncet observa dans le bouton d'Orient deux espèces microbiennes, l'une micrococcique et l'autre bacillaire.

En 1889, Heydenreich trouva chez 27 malades un microcoque qu'il identifia avec celui de Chantemesse ; il en décrivit deux variétés, l'une blanche et l'autre jaune.

Mais plus récemment Le Dantec et Auché ont découvert dans le pus d'un bouton secondaire un streptocoque accompagné de quelques rares staphylocoques ; de leur côté, Nicolle et Nourry-Bey ont trouvé eux aussi un streptocoque, avec ou sans staphylocoques, dans 9 cas de bouton d'Orient.

En somme, la question bactériologique est encore obscure ; ce qui pourra aider à l'élucider, c'est que plusieurs espèces animales, le chien, le lapin, le cheval, peuvent contracter le bouton d'Orient ; l'expérimentation est donc possible et pourra fournir d'instructifs résultats.

La thérapeutique de la maladie que je viens de vous décrire, messieurs, est fort simple. Il va sans dire que dans les pays où règne le bouton d'Orient, toutes les mesures doivent être prises pour éviter la contagion. Les soins de la peau, la propreté la plus stricte, l'occlusion des plus petites solutions de continuité tégumentaires assureront cette prophylaxie.

La maladie déclarée, une petite intervention peut être tentée s'il n'existe que deux ou trois ulcérations : les médecins coloniaux préconisent dans ce cas la cautérisation chimique ou ignée. L'excision totale, suivie de la réunion par première intention, est indiquée quand il s'agit d'un élément unique. Elle m'a donné un excellent résultat. Si les éléments sont plus nombreux, bornez-vous à pratiquer l'occlusion des ulcères par des poudres absorbantes, iodoforme, aristol, dermatol, sous-carbonate de fer, et par des pansements secs ; vous favoriserez ainsi la guérison sous-crustacée des ulcérations et vous empêcherez en même temps des auto-inoculations par le grattage. Des toniques contribueront à maintenir le malade dans de bonnes conditions de résistance.

Mais parfois l'affection s'éternise ; n'hésitez pas alors à prescrire le changement de climat ; loin des contrées endémiques, le bouton d'Orient guérit en effet spontanément.

OUVRAGES A CONSULTER :

E. Besnier et Doyon, Appendice in Kaposi, Path. et Trait. des Mal. de la peau, trad. franç., 2e édit., t. I, p. 535, 1891. — Bouquet, *Le bouton de Biskra*. Thèse de Paris, 1887. — Brault, Observations de bouton des pays chauds à Alger. *Annales de Dermat. et de Syph.*, 5e série, t. X, 1899, p. 85. — Brocq et Veillon, Note sur un bouton d'Alep. *Ann. de Dermat. et de Syph.*, 5e série, t. VIII, 1897, p. 555. — Chantemesse, Note sur le bouton du Nil. *Bull. de la Soc. anatomiq.*, oct. 1887, p. 576. — Depéret et Boinet, Du bouton de Gafsa au camp de Santhonay. *Arch. de Méd. milit.*, 1884, n° 8. — Djélaleddin-Mouktar, Microbe du bouton des pays chauds. *Ann. de Dermat. et de Syph.*, 5e série, t. VIII, 1897, p. 218. — E. Duclaux, Étude d'un microbe rencontré sur un malade atteint de clou de Biskra, *Ann. de Dermat. et de Syph.*, 1884, t. V, p. 377. — Duclaux et Heydenreich, Étude d'un microbe rencontré sur un malade atteint de l'affection appelée clou de Biskra. *Arch. de Physiol. norm. et path.*, 1884, n° 6. — Émily, Sur le traitement du Craw-Craw. *Arch. de Méd. nav.*, LXXI, 1899, n° 1, p. 54. — Kuhn, Ein Beitrag zur Kenntniss der Histologie der endemischen Beule. *Virch. Arch.*, CL, 1897, Heft 2, S. 572. — Laveran, Contribut. à l'étude du clou de Biskra. *Ann. de Dermat. et de Syph.*, 1880, p. 175. — Le Dantec et Auché, *Arch. cliniques de Bordeaux*, 1894. — Leloir, In *Loustalot*, thèse de Lille, 1886. Le clou de Biskra. — Leloir et Vidal, *Atlas*, Bouton des pays chauds, 1890. — Nicolle et Nourry-Bey, Rech. sur le bouton d'Alep. *Ann. de l'Institut Pasteur*, XI, 1897, n° 10, p. 777. — Poncet (de Cluny), *Ann. de l'Institut Pasteur*, novembre 1887. — Riehl, Ueber die Orientalbeule. *Vierteljahresschrift für Dermat. und Syph.*, 1886, 4 Heft, 2 Hälfte. — Unna, *Die Histopathologie der Hautkrankheiten*, Berlin, 1894, p. 472.

DOUZIÈME LEÇON

ULCÈRE PHAGÉDÉNIQUE DES PAYS CHAUDS

PANI GHAO DE L'ASSAM. — PIAN-BOIS. — GRANULOME ULCÉREUX
DES ORGANES GÉNITAUX

I. L'*Ulcère phagédénique des pays chauds.*—Sa caractéristique : enduit grisâtre, diphtéroïde. — Sa répartition, sa fréquence dans les régions
chaudes et humides du globe; ses recrudescences pendant la saison
des pluies. — Description de l'ulcère phagédénique : sa marche serpigineuse ou térébrante, ses conséquences. — Diagnostic entre la syphilis tertiaire et l'ulcère des pays chauds. — L'ulcère est inoculable et
auto-inoculable. — Prophylaxie et traitement.
II. *Le Pani Ghao.* — Il sévit sur les coolies des jardins de thé dans le
Haut Assam. — Recrudescence pendant la saison des pluies. — Éruption prurigineuse, constituée par des vésicules isolées ou groupées
comme celles de l'herpès. — Abcès et ulcères consécutifs. — Le contage réside probablement dans le limon chargé d'immondices qui avoisine les cases des coolies. — Le port de chaussures, mettant les pieds
des travailleurs a l'abri de la boue, prévient le développement du pani
ghao. — Traitement.
III. *Le Pian-Bois.* — Maladie observée en Guyane et caractérisée par des
nodules ulcérés qui surviennent chez ceux qui pénètrent dans la forêt
vierge. — D'après MM. Darier et de Christmas, la lésion occupe les
voies lymphatiques : c'est une lymphangite nodulaire, suppurative et
ulcérante. — Cicatrices consécutives au pian-bois.
IV. *Le Granulome ulcéreux des organes génitaux.* — Sa répartition géographique. — Sa transmissibilité par le coït. — Son mode de début, sa
description clinique, son accroissement lent, sa durée indéfinie. — Son
indolence, son absence de retentissement sur les voies lymphatiques.
— Diagnostic. — Anatomie pathologique, peu en faveur d'une lésion de
nature tuberculeuse. — Le traitement de choix est l'éradication totale.

L'ulcère des pays chauds, messieurs, est un sujet fort
mal délimité. C'est une sorte de *caput mortuum* où l'on a
jeté tous les cas d'ulcères exotiques dont la nature n'a pu
être établie.

Restreignant et précisant la question, je ne décrirai sous
le nom d'ulcères phagédéniques des pays chauds que des

ulcérations à extension rapide, qui se recouvrent d'un enduit grisâtre *diphtéroïde*. Il y a grande similitude entre cette complication des plaies exotiques et la pourriture d'hôpital, qui était autrefois si fréquente en Occident.

L'ulcère phagédénique est très répandu dans toute la zone tropicale, mais surtout dans les climats chauds et humides. Il règne à la fois dans l'Ancien et le Nouveau Monde.

On l'a signalé au Mexique, dans l'Amérique centrale, les Antilles et les Guyanes.

Il infeste le continent africain, particulièrement le littoral sud-est; aussi l'a-t-on appelé ulcère de Mozambique et plaie de Madagascar. Chez les Sihanaka, habitants du bassin lacustre d'Alaotra, la moindre piqûre, la moindre éraillure de la peau, donne naissance aux *drida* ou ulcères malgaches, dont la guérison, dit Laffay, est lente, quelquefois même impossible. Ils peuvent passer à l'état phagédénique et prendre un énorme développement. Ces ulcères mettent un grand nombre de jeunes gens et d'adultes dans l'impossibilité de travailler. Il est bon de remarquer que les Sihanaka vivent constamment dans les marais, ou dans la boue, où réside probablement le germe de l'ulcère malgache. La fréquence de la plaie phagédénique sur les bords de la mer Rouge l'a fait aussi nommer ulcère du Yémen.

En Asie, il est endémique dans l'Inde anglaise, l'archipel malais et sur la côte de Chine. La presqu'île indo-chinoise est un pays d'élection pour cet ulcère; aussi médecins et colons, dans notre grande colonie, lui donnent-ils, dans le langage courant, le nom de *plaie annamite*. Dans les hôpitaux de Batavia et de Singapore, c'est une maladie extrêmement commune. Mais c'est surtout dans les hôpitaux de plantation que l'ulcère des pays chauds sévit avec le plus de violence. Dans la province de Wellesley, qui fait partie de la colonie anglaise du gouvernement des Détroits (presqu'île de Malacca), j'ai vu, dans la plantation de Batu-

Kavan plus de cent coolies chinois atteints de cette affection. Chez ces travailleurs, les blessures les plus minimes des extrémités inférieures, venant en contact avec la terre humide, se recouvrent immédiatement d'une fausse membrane grisâtre, très difficile à détacher, qui empêche toute guérison par première intention.

D'après Tschudnowski, *plus de la moitié des coolies chinois* nouvellement arrivés dans les plantations de Sumatra et de Bornéo sont atteints d'ulcères après quelques mois de travail aux champs de tabac. C'est d'ailleurs aux nouveaux venus qu'incombe le travail le plus pénible, celui de faire des routes et de couper l'herbe haute. Les coolies chinois se baignent deux fois par jour dans les petits ruisseaux chargés d'ordures qui délimitent les champs. Tschudnowski pense que l'impureté de ces eaux, très impropres aux ablutions, et le contact de la boue fétide sont les principales causes des abcès multiples et des énormes ulcères torpides et calleux observés sur les coolies. Les Klings, principalement occupés à faire des canaux pour draîner le sol, et qui ont presque toujours les jambes dans la boue, souffrent beaucoup moins des ulcères de jambe que les Chinois, mais il faut songer qu'ils viennent de l'Inde anglaise et qu'ils ont la peau plus résistante que celle des Chinois.

C'est chez les individus qui séjournent dans la jungle ou qui travaillent dans la vase, à l'époque du repiquage du riz, qu'on voit les moindres plaies présenter cette complication. Tous les observateurs sont d'accord sur ce point.

Le germe du phagédénisme a probablement pour habitat le sol humide et en particulier l'humus; ainsi s'expliquerait pourquoi l'ulcère, tout au moins au début, siège au pied ou à la jambe, pourquoi il est fréquent dans la saison des pluies et rare dans la saison sèche, pourquoi enfin il pullule dans les pays d'alluvions, tandis qu'il ne s'observe qu'à l'état sporadique dans les régions où l'écoulement des eaux est facile. En fait, alors qu'il est endémique dans les deltas de la Cochinchine et du Tonkin, et sur la bande côtière de l'Annam, l'ulcère phagédénique m'a semblé inconnu chez les Moïs et chez les Khas de la chaîne annamitique et chez les montagnards Yunnanais, à l'exception des larges vallées mises en culture telles que celle du Taping, entre Teng-Yueh et Bhamo. Toute solution de continuité des téguments, souillée de limon, peut se transformer en ulcère tropical ; les piqûres de sangsues et de puces-chiques, les égratignures causées par des échardes de bambou, en sont souvent le point de départ.

Quand on assiste au développement de l'ulcère, sur la peau saine, ce que je n'ai pas eu l'occasion d'observer, on voit d'abord apparaître une bulle à contenu séro-sanguinolent. Elle se rompt bientôt. Quelques jours après, la perte de substance se recouvre d'un enduit diphtéroïde, grisâtre, humide, qui adhère fortement aux tissus sous-jacents avec lesquels elle semble faire corps (fig. 70). L'ulcère, qui laisse suinter un liquide brunâtre ou sanguinolent, dégage une horrible fétidité. Le processus gangreneux s'étend rapidement : au centre de l'ulcère, la couenne diphtéroïde tombe en deliquium tandis qu'elle infiltre le liséré couleur lie de vin qui entoure ses bords.

Chez quelques sujets, la fièvre et l'adynamie se montrent en même temps que la lésion progresse.

Cette extension se fait suivant deux modes. Tantôt l'ulcère affecte une forme *serpigineuse* ; la plaie reste, dans ce cas, assez superficielle, mais envahit successivement des surfaces très étendues, car elle se déplace, se cicatrisant en un point, tandis qu'elle progresse en un autre ; il en résulte, après guérison, des rétractions et des ankyloses des membres. Tantôt, le processus prend une allure *térébrante* ; l'escarre s'élimine, la gangrène, s'avançant dans la profondeur, dissèque les vaisseaux et les nerfs, dénude les muscles et les tendons; les os apparaissent alors

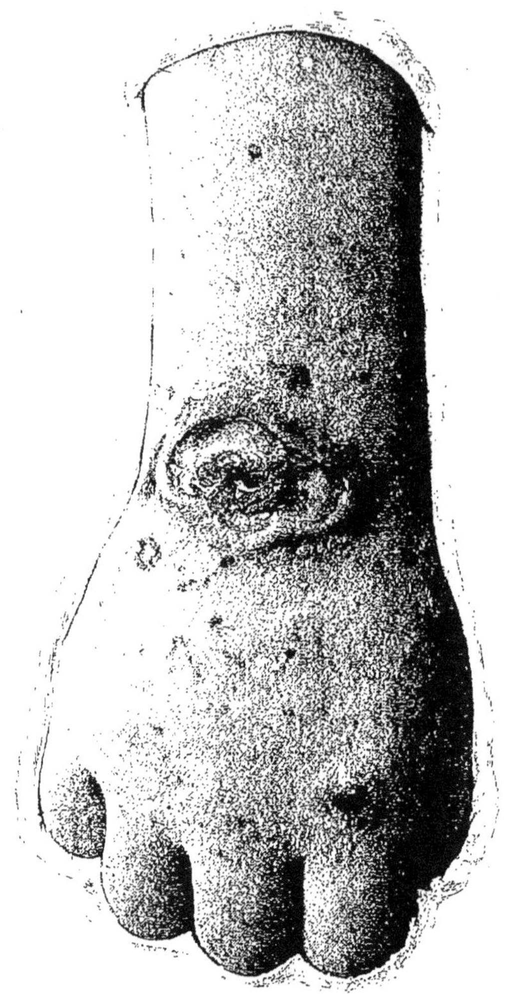

Fig. 70. — Ulcère annamite. — La grande ulcération située sur le dos du poignet est tapissée d'une escarre. Voir même malade, fig. 68. (Moulage du musée de l'hôpital Saint-Louis, n° 2197, d'après Gaucher et Bernard. — Obs. in *Bull. de la Soc. de dermat. et de syph.*, 1901, p. 484.)

noircis par la nécrose, les articulations sont ouvertes; par-

fois même le sphacèle désarticule un segment de membre.
Les accidents ne se bornent pas toujours à des dégâts

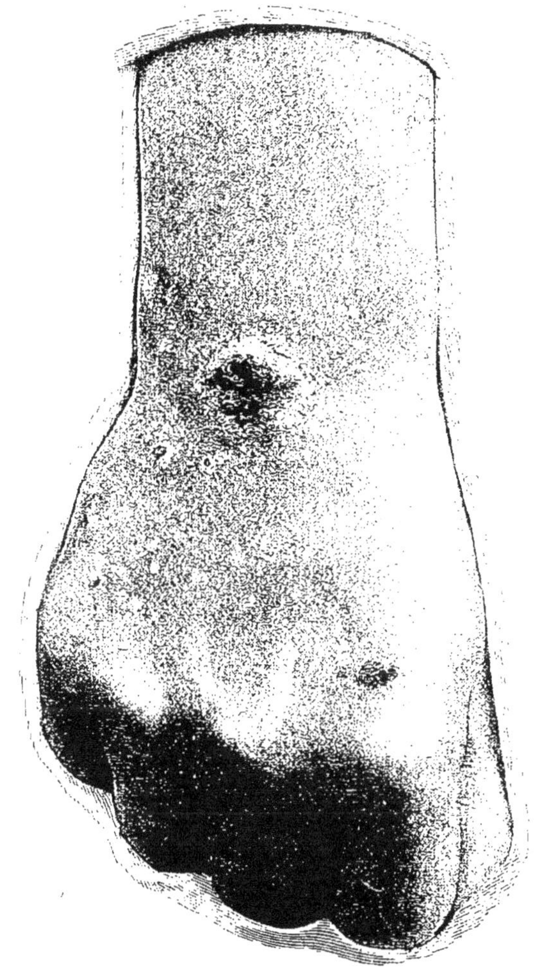

Fig. 71. — Ulcère annamite en voie de guérison. Voir même malade, fig. 67. (Moulage
du musée de l'hôpital Saint-Louis, n° 2198, d'après Gaucher et Bernard. — Obs. in
Bull. de la Soc. de dermat. et de syph., 1901, p. 484.)

locaux; des fusées purulentes s'étendent au loin et sont

quelquefois le point de départ de pyohémie et de septi-
cémie mortelles. Le sphacèle peut aussi ouvrir un gros
vaisseau et le malade succombe à une hémorragie fou-
droyante.

Telle est la forme grave, mais il existe heureusement
des formes plus bénignes qui ressemblent à de l'ecthyma
ulcéreux et cèdent rapidement au traitement.

L'absence de définition précise de l'ulcère tropical
expose souvent aux erreurs de diagnostic. Si, cependant,
on considère comme un caractère essentiel la présence
d'un exsudat pseudo-membraneux grisâtre, toute difficulté
disparaît et l'on peut différencier l'ulcère phagédénique de
toutes les autres ulcérations cutanées.

Les manifestations de la syphilis exotique peuvent seules
prêter à confusion ; celle-ci, du reste, est souvent commise.
En Indo-Chine, la proportion des cas de vérole qui se dissimulent sous l'aspect de l'ulcère annamite, est considérable. A l'hôpital de Hué, j'ai pu, grâce à l'obligeance
du Dr Péthellaz, administrer pendant trois semaines de
l'iodure de potassium à une trentaine de malades atteints
d'ulcérations suspectes ; un grand nombre d'entre eux, qui
étaient syphilitiques, guérirent. Ce n'est pas la forme
typique de l'ulcère phagédénique qui donne le change ;
l'aspect si particulier que je vous ai décrit, et parfois la présence d'auto-inoculations secondaires sur les plaies les
plus minimes, suffisent à la caractériser. Mais il existe une
variété, d'allure plus lente, qui creuse des ulcères arrondis
à bords calleux dont la physionomie est celle d'une gomme
ouverte. Toutefois, l'examen attentif de la plaie annamite
dont le fond est couvert d'un putrilage infect et non d'un
bourbillon, l'absence de lésions osseuses ou d'autres manifestations syphilitiques concomitantes, et le traitement
d'épreuve en dernier ressort, établiront le diagnostic en
toute certitude.

Les varices et leurs conséquences n'existent pour ainsi dire pas dans les races de couleur (assertion que j'ai pu vérifier sur les habitants de la presqu'île indo-chinoise et du Yunnan), il n'y a pas lieu de signaler les caractères qui séparent l'ulcère des pays chauds de l'ulcère variqueux, si commun dans nos climats.

L'ulcère tropical, beaucoup plus fréquent chez les indigènes qui marchent pieds nus, que chez les Européens, toujours chaussés, s'abat de préférence sur les surmenés, les faméliques, peu aptes à résister aux diverses infections. Il sévit surtout sur les convois d'esclaves, sur les pionniers de la colonisation, sur les troupes en campagne. Lors de l'expédition de Cochinchine, sur 6000 hommes, 700 furent atteints d'ulcères. L'impaludisme, la dysenterie, le scorbut, mettent également les individus en état de réceptivité. Cross attache une telle importance à la débilitation de l'économie par l'impaludisme, qu'il donne à l'ulcère phagédénique, observé par lui dans l'Afrique centrale anglaise, le nom de « malarial ulcer » ou de « fever sore ». Il est rare dit-il qu'un Européen soit atteint d'ulcère, s'il n'a séjourné dans la contrée au moins un ou deux ans, s'il n'a eu plusieurs accès d'impaludisme et s'il n'est pas déjà plus ou moins profondément débilité.

Le Dantec fait la même remarque. Il note la coïncidence d'une violente poussée de phagédénisme coïncidant avec l'explosion de chaque accès d'impaludisme. Aussi, n'est-il pas rare, dit-il, en levant le pansement d'un blessé, le lendemain d'un accès, de voir un ulcère agrandi d'un centimètre et plus. Lorsque la fièvre éclate chez un blessé déjà en bonne voie de guérison, un seul accès suffit parfois à provoquer de nouvelles formations phagédéniques.

Si les tentatives d'inoculation aux animaux ont toujours

échoué, la contagiosité de l'ulcère des pays chauds n'est pas moins prouvée par certains cas de transmission accidentelle d'homme à homme. Du reste, non seulement le phagédénisme est inoculable, mais il est auto-inoculable sur le même individu à la faveur des moindres solutions de continuité tégumentaire.

L'agent pathogène de cette redoutable complication ne semble pas avoir été isolé d'une façon certaine.

Le Dantec a vu, dans la fausse membrane, un épais feutrage microbien constitué à peu près exclusivement par des bacilles droits, de 7 à 12 μ, immobiles et ne prenant pas le Gram. Cet auteur, d'accord avec plusieurs autres, assimile l'ulcère tropical à notre ancienne pourriture d'hôpital. Il fait remarquer que Vincent a décrit un bacille à peu près analogue au sien chez des convoyeurs arabes revenant de Madagascar, dont les plaies étaient couvertes de pourriture d'hôpital. Mais aucun des bacilles incriminés n'a pu être cultivé.

Des données étiologiques découlent un certain nombre de mesures prophylactiques. Tout soldat, tout coolie, en pays d'ulcère, doit enrouler une bande d'étoffe autour de ses jambes pour éviter qu'elles ne soient en contact avec la terre humide. En campagne, comme dans les plantations, tout individu affecté de plaie phagédénique doit être écarté, car c'est une non-valeur qui, de plus, peut contaminer ses voisins indemnes.

Lorsque, malgré toutes les précautions, le phagédénisme a envahi une plaie, une intervention énergique s'impose. A la curette, vous enlèverez la fausse membrane. Cautérisez la plaie ainsi détergée avec de l'acide phénique concentré, puis saupoudrez-la de chlorure de chaux ou lavez sa surface avec une solution de chlorure de zinc. Le Dantec recommande la destruction du putrilage au thermocautère, suivi de pansements au bichlorure de mercure. Quand l'ulcère s'est transformée en plaie de bonne nature, il suffit de la couvrir d'une couche de la poudre suivante :

> Iodoforme . . . . 1 partie.
> Acide borique . . . . 5 parties.

pour obtenir une prompte cicatrisation.

Dans les hôpitaux de plantation, il y a intérêt à protéger les ulcères des coolies à l'aide d'un pansement occlusif résistant à l'eau. Tschudnowsky préconise le suivant qui lui a donné d'excellents résultats. L'ulcère, nettoyé et râclé au besoin à la curette tranchante, est recouvert d'une feuille d'ouate stérilisée ; puis on applique au pinceau le mélange suivant :

> Iodol. . . . . 5 grammes.
> Glycérine pure . . . . 0^{gr},50
> Poudre de gomme arabique . . . . 1 gramme.
> Alcool absolu. 55   —

Cette préparation se solidifie très rapidement à l'air, et les coolies peuvent continuer à travailler pendant la durée du traitement.

La médication générale, l'arsenic, le fer, et en particulier la quinine dans le cas de cachexie palustre, est un excellent adjuvant du traitement local.

Enfin, lorsque l'ulcère ne manifeste, malgré tous les soins, aucune tendance à la régression, le rapatriement des malades européens sera la dernière ressource.

LE PANI GHAO

Le *pani ghao*, qui sévit sur les coolies des jardins de thé du Haut-Assam, en particulier dans le district de Dibrugarh, est probablement une variété de l'ulcère des pays chauds (carte 4).

Bien que ce ne soit pas une affection grave, elle mérite d'être connue et d'être étudiée avec soin, car elle procure beaucoup de souffrances aux coolies et cause de grands préjudices aux planteurs. Pendant la saison où règne le pani ghao, de mai à octobre, il est, avec la malaria, la principale cause d'incapacité de travail. Le nombre des coolies atteints de pani ghao, après une forte pluie, peut s'élever à 5 pour 100; durant la saison sèche, le nombre des cas ne dépasse pas 1 pour 100.

La lésion a pour siège d'élection le pied, aussi les Anglais l'appellent-ils communément « sore feet ».

Le premier symptôme est une vive démangeaison qui va en s'accroissant jusqu'au second jour. Alors le pied gonfle, la marche devient douloureuse et une éruption apparaît. Ce sont de petites taches rouge sombre, qui se transforment bientôt en vésicules de 2 à 5 millimètres de diamètre. Ces éléments apparaissent simultanément, ou sont d'âges différents. Au lieu d'être disséminés, ils peuvent être groupés et coalescents comme un bouquet d'herpès. Ces poussées éruptives sont l'origine d'abcès et d'ulcères qui prennent souvent une très grande extension lorsqu'ils occupent les plis interdigitaux des orteils.

Le contage, encore inconnu, a certainement pour habitat le sol détrempé par les pluies, d'où le nom de « water sore ». La macération de l'épiderme par un séjour prolongé dans l'eau ou la boue liquide paraît être la condition qui permet la pénétration de l'agent pathogène. Il est probable que l'inoculation n'a pas lieu, en général, dans la plantation même. Ce qui est surtout nocif, c'est le sol imprégné de détritus qui avoisine les cases des coolies. Et ce qui le prouve, c'est que plus un village est tenu proprement, moins le pani ghao s'y observe.

Les natifs du Bengale portent des *kurrams*, sorte de chaussures dont la semelle de bois est exhaussée par deux talons, l'un antérieur, l'autre postérieur, de sorte que le pied, même sur un sol meuble, est à l'abri de la boue. Dans un jardin de thé, celui de Sookerating, où des kurrams sont fournis aux coolies, le pani ghao est rare. En 1898, dans ce jardin, la moyenne journalière des coolies atteints était de 0,98 pour 100, au lieu qu'elle était de 1,55 et de 2,40 dans deux autres jardins où cette précaution n'était pas prise. En 1899, à Sookerating, la moyenne journalière des cas de pani ghao est tombée à 0,82 pour 100. Or il y a six ou sept ans, avant le port des kurrams, Sookerating était l'un des jardins de thé le plus éprouvé par le pani ghao. Les quelques cas qu'on y observe encore concernent des coolies qui ne peuvent pas porter de kurrams, par exemple ceux qui binent la terre.

Malgré ces résultats fort encourageants, beaucoup de coolies refusent de faire usage des kurrams.

Des bains et des pansements phéniqués, de la poudre boro-iodoformée maintenue par une feuille d'ouate, sont les remèdes employés contre le pani ghao.

LE PIAN-BOIS

Cette lésion de la peau, dont on connaît fort mal la nature et les symptômes, est très commune en Guyane, au début de la saison des pluies, chez les ouvriers des placers, les prospecteurs et les coureurs des bois. Elle atteint, sans distinction de races, les hommes de couleur et les Européens qui pénètrent dans la forêt vierge. Elle ne paraît pas contagieuse par contact ou par cohabitation. Elle occupe les régions découvertes, le visage, les mains, les jambes et les pieds. Elle évolue lentement, pendant des mois. Elle guérit toujours, mais peut laisser des mutilations du nez et des lèvres. Le patient, après guérison, n'est pas à l'abri des récidives.

Récemment, Darier et de Christmas ont eu l'occasion d'en étudier un cas à Paris. Je résume la description qu'ils en ont donnée. Ce qui apparaît tout d'abord, c'est

une petite nodosité de nuance violacée, légèrement indurée. Quelques jours plus tard, elle se convertit en ulcère
qui grandit, sans douleur, sans phénomènes généraux, et
atteint le diamètre d'une pièce de 5 francs. Cet ulcère
repose sur une base de consistance ferme, ses bords sont
sinueux et taillés à pic, son fond est de couleur rouge vif et
granuleux, sa sécrétion peu abondante est séreuse.

A partir du nodule ulcéré, s'échelonnent, le long des
lymphatiques, des nodosités, les unes petites et dures, les
autres volumineuses, molles et fluctuantes, ayant l'aspect de
gommes prêtes à s'ouvrir. Ces cordons lymphatiques montent jusqu'aux ganglions qui sont hypertrophiés et indurés.

« En tous cas, disent les auteurs précités, il semble établi que la maladie commence par un nodule sous-cutané,
qu'elle évolue comme une lymphangite nodulaire, que la
peau n'est que secondairement envahie, et cela de dedans
en dehors (comme dans la lymphangite chancrelleuse, par
exemple); il ne s'agit donc pas ici d'une dermatose à proprement parler. »

En Guyane, les ulcérations avaient été traitées, sans résultat, par le curettage, les antiseptiques, les cautérisations au nitrate d'argent. L'iodure de potassium, à la dose
de 5 grammes par jour, n'avait été suivi d'aucune amélioration. En France, Darier et de Christmas traitèrent
les ulcérations, vieilles de quatre mois environ, par les
cautérisations ignées et par l'application quotidienne de la
pommade suivante :

<pre>
Vaseline. . . . .)
Lanoline . . . . } parties égales.
Perchlorure de fer. . . . .)
</pre>

La guérison fut rapidement obtenue par ces moyens très
simples. Mais je ferai remarquer que la lésion était probablement déjà sur son déclin et que le retour en France a eu
probablement un effet très favorable.

J'ai interrogé et examiné un jeune homme qui avait contracté le pian-bois, en dirigeant des travaux de défrichement dans les forêts de la Guyane. Des renseignements fournis par ce malade, il ne semblait pas résulter que les placards d'infiltration, aboutissant à la formation d'ulcères, fussent le résultat d'une lymphangite nodulaire. Les cicatrices, nombreuses sur les membres inférieurs, n'avaient aucun caractère propre permettant de les rattacher à leur origine. L'ecthyma simple ou syphilitique pourrait en laisser de semblables.

GRANULOME ULCÉREUX DES ORGANES GÉNITAUX

Ulcerating granuloma of the pudenda. — Groin ulceration.
Sclerositing granuloma.

Sous ces appellations multiples, on décrit un placard granuleux, exulcéré et suintant, qui gagne lentement par sa périphérie, tandis qu'il se cicatrise au centre, et qui dans sa marche serpigineuse finit, après bien des années, par envahir toute la région génitale.

Cette lésion a d'abord été observée dans la Guyane anglaise; elle a été signalée dans le Pacifique, aux îles Fidji, aux Nouvelles-Hébrides, aux Salomon, dans le nord du continent australien et peut-être en Nouvelle-Guinée.

Cette maladie vénérienne, sans lien aucun avec la syphilis et le chancre mou, paraît *transmissible par le coït*. Dans la région de Palmerston (Australie septentrionale), Goldsmith a observé le granulome ulcéreux sur deux femmes indigènes, un nègre qui avait eu des relations sexuelles avec elles, et de plus sur un blanc qui avait eu commerce avec une de ces femmes indigènes. Il est certain que la maladie est aussi *auto-inoculable*. Elle atteint les deux sexes, mais de préférence la femme. Elle paraît n'exister que pen-

dant la période d'activité sexuelle depuis la puberté jusqu'à
la ménopause. Les cas s'échelonnent entre 15 et 50 ans.

En un point quelconque de la surface des organes génitaux, ou sur les aines, apparaît tout d'abord un épaississement insignifiant, circonscrit et nodulaire, qui s'excorie et
saigne facilement. Ce nodule s'étale, s'accroît par extension centrifuge et ensemence, par auto-inoculation, les
surfaces de con-
tact.

Quand le pla-
card a acquis
son plein déve-
loppement, il est
constitué par
une nappe de
granulations
d'inégal volume,
de couleur rouge
vif, qui laissent
suinter un li-
quide ténu, sou-
vent teinté de

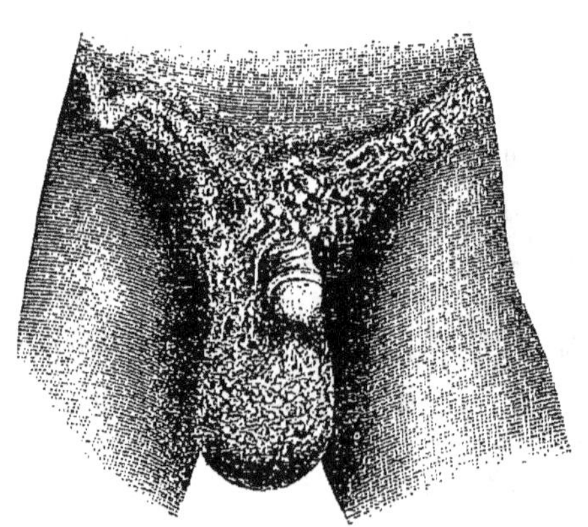

Fig. 72. — Granulome ulcéreux des organes génitaux.
(D'après P. Manson. *Tropical Diseases*, New-York, 1899.)

sang, et d'une horrible fétidité. Les granulations situées en
bordure sont plus volumineuses et font relief, de sorte que
le centre du plateau granuleux semble quelque peu déprimé.

Pendant que la lésion est en voie d'accroissement, elle
offre en certains points les signes d'une réparation partielle. Au centre même des placards, ou à l'une de ses extrémités, les granulations se condensent et se transforment
en un tissu de cicatrice induré, saillant, dépourvu de poil,
et recouvert d'une couche épidermique achromique ou hy-
perpigmentée. Cette cicatrice se rétracte et tiraille la peau
du voisinage ; elle est précaire et fragile, elle n'aboutit
jamais à la guérison définitive.

Le granulome ulcéreux affectionne les régions chaudes
et humides, il s'avance dans le pli génito-crural et dans le
pli de l'aine, il recouvre les grandes lèvres et peut gagner
le vagin chez la femme, il s'étale sur le fourreau de la
verge, le gland, le scrotum et la partie supérieure des
cuisses chez l'homme. Parfois, il intéresse le pubis, le périnée et la région coccygienne. Quand la lésion aborde les
muqueuses de l'urètre, du vagin ou de l'anus, il peut en
résulter des strictures consécutives.

Pendant toute la durée de son évolution qui se compte
par dizaines d'années, la lésion reste toujours remarquablement *indolente*, elle ne provoque jamais de retentissement
ganglionnaire et n'altère en rien l'état général.

L'extrême chronicité de la lésion, l'absence de cachexie,
l'intégrité du système lymphatique et l'inutilité du mercure
et de l'iodure de potassium, séparent nettement le granulome ulcéreux des déterminations de la syphilis et du cancer. La maladie qui lui ressemble le plus, c'est le lupus
vulgaire. Le Dantec a inoculé à un cobaye un fragment de
granulome prélevé sur les organes génitaux d'une femme
canaque de la Nouvelle-Calédonie; l'animal est devenu tuberculeux et l'auteur incline à penser que le granulome est
un lupus de la vulve, analogue à la lésion qu'on décrivait
autrefois sous le nom d'esthiomène. Toutefois, il faut
avouer que l'examen histologique n'est pas en faveur de
cette hypothèse.

D'après Galloway, qui a fait une étude spéciale de la lésion, sur une coupe intéressant des tissus jeunes, les prolongements interpapillaires s'allongent démesurément, la
trame conjonctive des papilles et de la partie supérieure du
chorion disparaît sous un infiltrat de petites cellules, qui
sont pour la plupart des plasmazellen. L'épithélium de
revêtement, très mince, atrophié, manque par place. Les
vaisseaux sont très dilatés. Les glandes situées dans la cou-

che profonde de la peau et dans l'hypoderme sont en général normales; quelques-unes sont en état de dilatation kystique. Dans les parties les plus anciennes de la néoformation, aux cellules s'est substitué un tissu conjonctif de nouvelle formation. Les régions infiltrées n'ont aucune tendance à la suppuration, à la caséification et ne contiennent pas de cellules géantes.

L'agent pathogène du granulome ulcéreux est inconnu.

Cette lésion est extrêmement rebelle à la thérapeutique. Conyers et Daniels emploient un caustique contenant parties égales de camphre et d'acide phénique et un onguent dont la formule est la suivante :

> Acide salicylique . . . . 1,8 à 2,4
> Onguent créosoté . . . . 50,0 [1]

Toujours la lésion ainsi traitée récidive. La destruction du placard par le grattage, le fer rouge ou les caustiques chimiques est invariablement suivie de l'apparition de nouveaux nodules au delà de la cicatrice. Une large excision totale est le procédé qui a le plus de chance de donner une guérison définitive.

OUVRAGES A CONSULTER :

I. *Ulcère des pays chauds*. — BLAISE. L'ulcère phagédénique des pays chauds en Algérie. *Gaz. hebd. de Méd. et de Chirurgie*, 10 oct. 1897. — BOINET. De l'ulcère phagédénique observé au Tonkin. *Ann. de dermat. et de syph.*, 1890, p. 210 et 507. — BRAULT, Ulcère phagédénique des pays chauds. *Ibid.*, 1897. p. 165. — CRENDIROPOULO, Note sur un bacille pathogène pour l'ulcère de l'Yemen (ulcère des pays chauds). *Ann. de l'Institut Pasteur*. XI, 1897, p. 784. — D. K. CROSS, Malarial ulcers in British central Africa. *The Journal of tropical medicine*, nov. 1900, p. 85. — O. DEMPWOLFF, Aerztliche Erfahrungen in Neu-Guinea. *Arch. f. Schiffs-und Tropen-Hyg.*, II, 1898, p. 282. — FONTAN, Traitement des ulcères phagédéniques des pays chauds par les pulvérisations antiseptiques. *Arch. de Méd. nav.*, 1888. — GAUCHER et BERNARD, *Bull. de la Soc. de Dermat. et de Syph.*, 1901

1. L'onguent créosoté de la pharmacopée anglaise contient :

> Créosote . . . . 1 partie.
> Graisse. . . . . 8 parties.

p. 484. — LAFFAY. *Revue de Madagascar*, 10 nov. 1902. — LE DANTEC, Origine microbienne de l'ulcère phagédénique des pays chauds. *Arch. de Méd. navale*, XLIII. 1885. — *Précis de pathologie exotique*. Paris, 1900, p. 577. — Phagédénisme des pays chauds, son identité avec la pourriture d'hôpital, pathogénie, symptômes, traitement. *Arch. de Méd. nav.*, t. LXXI, p. 155. — LEGRAIN ET FRADET. Récidives et complications tardives de l'ulcère de Madagascar. *Ann. de Dermat. et de Syph.*, 5ᵉ série, VIII. p. 781. 1897. — P. MANSON. *Tropical diseases*. New-York, 1899. p. 561. — PLEHN, *Die Kamerun-Küste*, Berlin, 1898, p. 284. — RASCH. Zur Behandlung des Phagedaenismus tropicus. *Allg. med. Centralzeitung*, 1896, nᵒ 79. — TREILLE, De l'ulcère phagédénique des pays chauds. *Arch. de Méd. nav.*, 1874, avril-mai. — TSCHUDNOWSKY. *Contribution à la géographie médicale de l'archipel malais*. Thèse de doctorat, Paris, 1899. — VINCENT. *Annales de l'Institut Pasteur*.

II. *Pani ghao*. — ANONYME. Pani ghao. Water sore. Commonly, called « Sore feet » of Assam coolies. *The Journal of tropical medicine*, déc. 1900, p. 105.

III. *Pian-Bois*. — DARIER et DE CHRISTMAS, Un cas de pian-bois (lymphangite nodulaire suppurative et ulcérante de la Guyane). *Ann. de Dermat. et de Syph.*, 1901, p. 508. — E. JEANSELME, Sur le Pian-Bois. *Ann. de Dermat. et de Syph.*, 1901. p. 422.

IV. *Granulome ulcéreux des organes génitaux*. — J.-H. CONYERS et C.-W. DANIELS, The lupoidform of the so-called « groin ulceration » of this colony. *Brit. Guiana Med. Ann.*, VIII, 1896, p. 15. — C.-W. DANIELS, Granuloma of the pudenda. *Ibid.*, X. 1898, p. 49. — J. GALLOWAY. Ulcerating granuloma of the pudenda. *Brit. Journ. of Dermatology*, IX, 1897. p. 155. — LE DANTEC, *Précis de pathologie exotique*. Paris, 1900. p. 725. — P. MANSON, A note of ulcerating granuloma of the pudenda. *Journ. of tropical medicine*, janvier 1899, p. 156. — OZZARD. *Brit. Guiana Med. Ann.*, X, 1898.

TREIZIÈME LEÇON

LES DERMATOMYCOSES EXOTIQUES

Fréquence des maladies cutanées parasitaires chez l'indigène : herpès
circiné ou ringworm, teignes, pityriasis versicolor, érythrasma. — Achromie parasitaire de la face et du cou, à recrudescence estivale. — Le
Khi Huen — La *Piedra* de Colombie. — Le *Pemphigus contagiosus*.

Messieurs,

Dans les régions tropicales, sur la peau des indigènes à
demi nus, germe toute une flore cryptogamique.

Rien n'est plus fréquent que de voir leur corps, pour
ainsi dire tatoué de grands anneaux érythémateux ou éry-
thémato-vésiculeux qui, par leur coalescence, forment les
dessins les plus variés : c'est là ce que les médecins français appellent l'*herpès circiné*, et les auteurs anglais le *ringworm*. Ces manifestations relèvent très certainement du
trichophyton, et il est présumable qu'il existe de ce parasite
en pays exotique plusieurs variétés, dont quelques-unes
sont, suivant toute vraisemblance, de provenance animale.

Les maladies du cuir chevelu, et en particulier les *teignes*, sont très fréquentes dans les pays chauds. Elles ne
sont pas encore bien décrites. Courmont a étudié celles qui
atteignent les nègres du Sénégal. Chez ces derniers, les
lésions se présentent sous des formes diffuses et compli-
quées. Certaines sont causées par le *microsporon Audouini*;
leur aspect est classique. Mais la plupart des cas ressortissent à des espèces trichophytiques différentes des

espèces françaises. Courmont en a isolé deux nouvelles variétés, qu'il a pu inoculer à l'animal, et dont il a précisé les conditions de culture.

Sabouraud a pu étudier, chez une jeune Africaine ayant fait partie de la suite de Samory, une trichophytie du cuir chevelu dont le type objectif, en France, eût passé pour banal tant elle copiait exactement notre tondante. Le parasite était cependant un de ces tricophytons à culture faviforme (ou achorion à lésion trichophytoïde), sur lesquels Bodin a très justement attiré l'attention et qui font encore, dans la question trichophytique, un des problèmes les plus fermés (fig. 75).

Avec Sabouraud, j'ai étudié, il y a une dizaine d'années, une tricophytie développée sur la peau d'un homme de race blanche revenant du Soudan. Le ma-

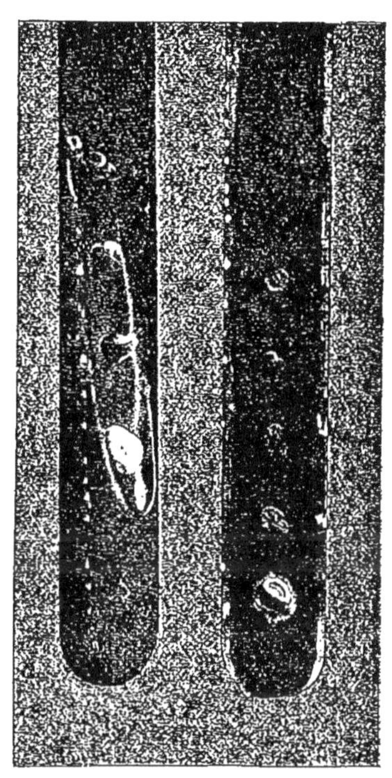

Fig. 75.   Trichophyton à culture faviforme originaire du Soudan. Age : 5 mois, milieu d'épreuve. *Pratiq. dermat.*, t. IV, art. Trichophytie de M. Sabouraud.

lade portait deux placards : 1° un médaillon parfaitement rond, formant un relief à pic, à surface sèche, érythémateuse et légèrement desquamante, et 2° un placard de 15 centimètres de longueur, formé de cercles agminés, situé à la face interne de la cuisse et de même aspect que le précédent.

Les squames examinées montrèrent une intrication de mycéliums irrégulièrement cloisonnés. Quelques rameaux mycéliens étaient remplis de spores. Les cultures, faites en partie double par Sabouraud et par moi, furent presque pures d'emblée (4 sur 8 furent absolument pures). Toutes montrèrent le même parasite.

Sa culture caractéristique est, sur moût de bière, une saillie ronde, acuminée, plus rarement ombiliquée, absolument sèche et sans duvet, ni poussière. Cette saillie peut être d'un jaune très foncé, le plus habituellement elle est d'un brun presque noir, d'où le nom de *Trichophyton à cultures noires* que nous lui avons donné. Quelques cultures se recouvrent pourtant d'un duvet blanc.

En examinant le milieu par transparence, on voit que la colonie est entourée d'une large auréole constituée par le mycélium profond. Plus tard, en surface, sur cette auréole périphérique, on voit pousser à la surface du milieu un duvet aérien à peine perceptible.

Sabouraud a observé plusieurs fois, à Paris, une dermatomycose d'Extrême-Orient, encore non décrite, sur laquelle il a bien voulu me remettre la note suivante :

« Il y a en Extrême-Orient une maladie cutanée parasitaire mycosique dont j'ai observé trois exemplaires et que je caractériserais ainsi qu'il suit : d'abord, en ce qui concerne son étiologie, on m'a dit qu'elle avait pour cause les immersions fréquentes et prolongées dans l'eau stagnante. C'est une opinion qui a été soutenue aussi pour les Karatés de Colombie.

Particulièrement, un de mes malades qui s'était employé en Indo-Chine à lever des tracés de chemin de fer dans des terrains marécageux était très affirmatif sur ce point et il disait que les lésions avaient commencé par les membres inférieurs et même au-dessus de sa chaussure.

Les lésions originelles consistent en des plaques érythémato-squameuses non figurées plus pityriasiques que rouges, elles deviennent circinées quand leur diamètre dépasse deux à trois centimètres. Mais la circination n'est ni régulière, ni complète, mais au contraire segmentaire. Ces lésions, qui peuvent être extrêmement nombreuses, ont

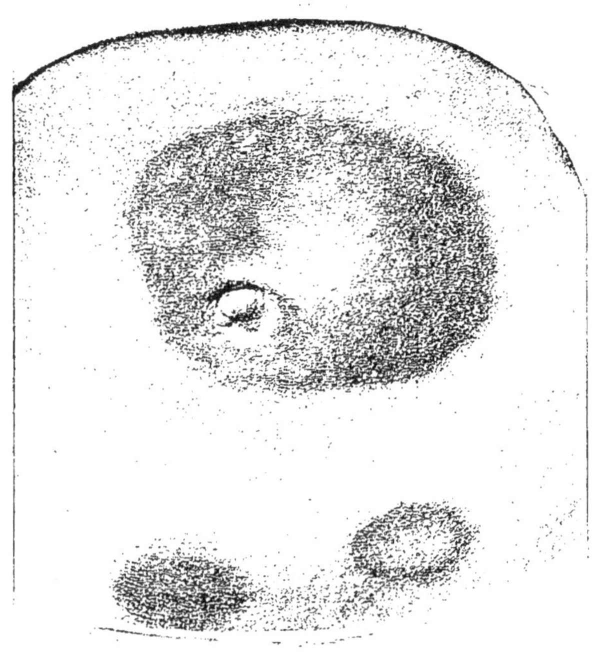

Fig. 75. — Trichophytie circinée de la région ombilicale. — Maladie contractée à Panama. (Moulage du musée de l'hôpital Saint-Louis, n° 1422, d'après Tenneson.)

une tendance marquée à être en quantité prédominante sur la moitié inférieure du corps. Elles y prennent une apparence particulière à mesure qu'on les envisage sur un point plus déclive. Ce sont de grands placards, polycircinés, mais dont les contours ne sont nettement limités que sur le tiers ou la moitié de la lésion. Le reste est mal limité. Le fond du placard est bistré, brun ou même noir; l'ourlet partiel polycirciné de la lésion, est signalé par des lésions de grattage et des excoriations souvent recouvertes d'une croûtelle sanguine, et comme le prurit et le grattage sont féroces, il s'ensuit une légère pachydermie, une lichénisation véritable de la lésion, principalement au niveau des bords circinés. Ce bord présente donc des lésions très polymorphes, pityriasiques, finement vésiculeuses, lichénisées et biopsiées à coups d'ongle; l'aspect du total est tellement caractéristique qu'une fois qu'on l'a vu on ne saurait le méconnaître.

L'examen microscopique montre, par les mêmes techniques qu'on emploie pour l'étude des trichophyties épidermiques, un parasite mycélien composé d'articles très facilement déhiscents, presque tous séparés les uns des autres, ne présentant pas de doubles contours, de formes très diverses, mais où les tubes mycéliens légèrement incurvés en forme de banane sont prédominants, ainsi que des spores mycéliennes rondes de diamètre assez variable, toutes égrenées, sans constituer de filament par leur réunion.

Ce parasite qui s'est présenté dans deux cas, très semblable, et dans un cas un peu différent (avec des filaments à double contour) me paraît être aussi nettement la cause de cette affection que le microsporon furfur est la cause du pityriasis versicolor.

Ce parasite est resté incultivable sur tous les milieux où j'en ai essayé la culture. Je ne puis donc savoir à quel groupe mycologique il appartient.

Cette dermato-mycose a un aspect étonnamment spécifique, reconnaissable à ce point que je n'ai pas hésité à identifier les deux derniers cas, au premier que j'en avais vu.

Je signale particulièrement les placards de la face interne de la cuisse et de la fesse comme particulièrement constants et les placards de cette région comme les plus caractéristiques.

La maladie paraît régner dans tout l'Extrême-Orient. Un

cas était d'origine japonaise, un du Tonkin, un de l'Indo-Chine. D'après l'expérience de l'un des malades qui venait de la contracter pour la seconde fois, cette maladie s'atténue spontanément et disparaît à peu près par le simple séjour en Europe.

Le traitement par les pommades mercurielles, par le soufre, l'acide pyrogallique, salicylique et la résorcine à hautes doses ne m'ont donné aucun résultat. Au contraire le traitement par l'acide chrysophanique donne déjà des résultats au centième et a été généralement suivi de résultats très rapides au trentième.,

Comme dans le traitement de toutes les mycoses externes, les insuccès thérapeutiques partiels provoquant des récidives à échéance lointaine ont été enregistrés et ont pu retarder la guérison, une fois même pendant trois mois. »

Le *pityriasis versicolor*, affection cryptogamique causée par le *microsporon furfur* et très commune en Europe, comme vous le savez, atteint fréquemment l'indigène. Tandis que chez les sujets à peau blanche la crasse parasitaire prend une nuance café au lait, chez les hommes de couleur les placards se détachent en clair sur la peau saine, car le pigment contenu dans le mycélium est moins foncé que le pigment cutané.

Il existe en Indo-Chine, et au Yunnan, sur nombre d'indigènes, des placards achromiques d'origine manifestement parasitaires, qui sont disséminés sur les parties antéro-latérales du cou, sur le visage et le haut du tronc. Cette mycose offre cette particularité qu'elle s'épanouit pendant la saison chaude, tandis qu'elle entre en régression pendant la saison froide, au point de s'effacer à peu près totalement. Je n'ai pas le souvenir d'avoir observé un seul cas de ces achromies parasitaires pendant les premiers mois de mon séjour en Indo-Chine, de janvier à mars; — mais à partir d'avril jusqu'en septembre, durant la période des grandes chaleurs et des pluies, j'ai constaté partout sur mon passage l'existence de cette mycose. Je la considère comme très commune dans les provinces de Hatinh et de Thanh Hoa (Annam), dans le delta du Tonkin, sur les deux rives du Fleuve Rouge jusqu'à Man Hao, et le long de la route qui mène du Tonkin en Birmanie en passant par Yunnan sen, Talifu et Bhamo (carte 3).

L'énumération des contrées où cette dermatose parasitaire règne à l'état endémique montre qu'elle pénètre fort avant dans les terres du continent; par sa répartition géographique, elle diffère donc beaucoup du tokelau ou *tinea imbricata*, dermatose exclusivement insulaire ou côtière, dont j'ai signalé l'existence dans l'Indo-Chine française.

Que cette mycose cutanée soit contagieuse, c'est ce qu'il est facile de prouver. Tout ce qui multiplie les contacts, tel que la vie en commun, favorise son apparition et sa dissémination. Aussi pullule-t-elle dans les casernes, les prisons et les écoles indigènes [1].

A l'époque de la recrudescence estivale, le prurit est assez vif et le grattage contribue certainement à l'extension

---

1. A Hatinh (Annam), dans le local où sont réunis les prévenus, j'ai reconnu cette dermatose sur 9 indigènes et sur un linh chargé de les garder. Dans la prison, j'ai constaté des placards achromiques sur 3 détenus.

A Tanh Hoa, capitale d'une province d'Annam, j'ai compté 12 cas d'achromie parasitaire parmi les 60 miliciens, et 4 parmi les prisonniers.

A Ninh Binh (Tonkin) : sur les 74 miliciens, 5 étaient contaminés.

A Laokai (Tonkin), j'ai relevé plusieurs cas d'achromie parasitaire sur les tirailleurs indigènes.

D'après les renseignements qui m'ont été fournis, la plupart des hommes atteints appartiennent à des services auxiliaires, et, pour divers motifs, sont dispensés de la revue de propreté. Il faut d'ailleurs remarquer que le savon, dont le prix est trop élevé, est pour ainsi dire inconnu des Annamites et des Chinois.

En remontant le Fleuve Rouge, de Laokai à Man Hao, j'ai noté des placards d'achromie parasitaire sur presque tous les hommes d'équipage de ma jonque; or, ces indigènes couchent pêle-mêle à l'arrière dans un compartiment très exigu.

Au Yunnan, j'ai maintes fois été frappé du grand nombre d'enfants bigarrés de placards achromiques. A Sin Chai, à Hai Men Cao presque tous les écoliers de la pagode étaient atteints.

des médaillons achromiques. Sur un milicien de Ninh Binh, j'ai vu les taches coalescentes figurer un collier. Cette disposition était due au port d'un scapulaire.

Les îlots d'achromie parasitaire se cantonnent de préférence au cou (fig. 75), mais très souvent ils dépassent les limites de la région cervicale et envahissent la face et le haut du corps. A l'état naissant, ce sont de petites taches

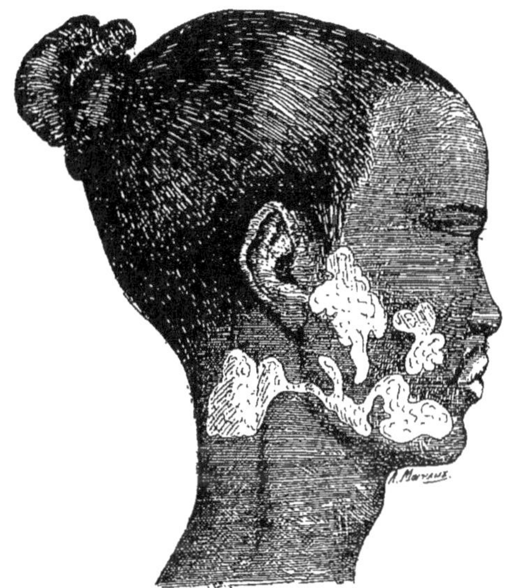

Fig. 75. — Achromie parasitaire de la face et du cou, à recrudescence estivale. Forme confluente.

achromiques du diamètre d'une pièce de vingt à cinquante centimes qui se disséminent au hasard. Souvent elles siègent assez haut, sur l'angle du maxillaire, au voisinage de l'apophyse mastoïde, ou au-dessous du lobule de l'oreille.

Ces cercles achromiques s'accroissent, arrivent au contact et fusionnent; de là, de vastes placards qui débordent sur le corps du maxillaire et remontent jusqu'à la lisière du cuir chevelu sans jamais empiéter sur lui d'une manière appréciable. Ces placards, toujours très figurés, très déchiquetés, découpés en jeu de patience, sont limités par des segments

de cercle dont la convexité est tournée vers la peau saine, normalement très pigmentée. Au voisinage de la plaque-maî-
tresse, s'égrènent de petits îlots aberrants qui ponctuent les
creux sous-claviculaires, la région présternale et les épaules.

Telles sont les limites que les placards achromiques dépassent rarement. Cependant, je les ai vus s'étaler au devant
de la poitrine, circonscrire les mamelons et l'ombilic, descendre le long de l'échine jusqu'au milieu de la région dorsale. Je les ai vus également barioler la face, décolorer le
front, les tempes et les joues. Dans un cas, à l'exception du
dos du nez, du pourtour de la bouche et du menton, tout le
visage était dépigmenté, aussi blanc que celui d'un Européen.

Sur certaines taches achromiques, on n'observe aucune
trace d'exfoliation. Mais ordinairement, à leur niveau, l'épiderme est grisâtre, ridé, flétri, et le moindre grattage soulève
un léger furfur. Il n'est pas rare de voir des îlots complètement dépouillés de squames, dont la bordure est soulignée
par un feston d'écailles épidermiques faciles à détacher.

Cette dermatomycose est tenace, et plusieurs indigènes
m'ont dit en être atteints depuis sept ou huit ans.

Le terme de vitiligo qu'on donne à ces achromies dans le
langage courant est assurément abusif. De vitiligo, il ne
saurait en être question, et cela pour plusieurs raisons : ici,
en effet, l'achromie n'est pas associée à de l'hyperchromie,
en revanche, elle subit des recrudescences périodiques et
saisonnières, elle est accompagnée de prurit et d'exfoliation,
enfin elle est manifestement parasitaire et contagieuse.

Si l'on examine au microscope les squames de cette mycose innominée, à laquelle je donne le nom provisoire
d'*achromie parasitaire de la face et du cou, à recrudescence
estivale,* elles se montrent infiltrées d'un parasite qui, par
l'ensemble de ses caractères, rappelle le *Microsporon furfur* :
extraordinaire prolifération du champignon qui se dispose
en petits amas équidistants les uns des autres ; — filaments
mycéliens, toujours sinueux et courts, ressemblant à des

brindilles de bois mort; — spores rondes d'inégale grandeur, groupées en amas, sans ordre, sans attache les unes avec les autres ou avec le mycélium.

Tous ces détails mycologiques, je les ai constatés sur les squames provenant de sujets atteints d'achromie parasitaire. Cependant deux caractères m'ont paru appartenir en propre à cette mycose, à savoir : 1° l'existence de spores conjuguées deux à deux, l'une très petite, l'autre volumineuse, l'ensemble offrant l'aspect d'une gourde ou du bacille-bouteille aux dimensions géantes; 2° la présence d'un certain nombre de filaments massués, de fuseaux qui ne s'observent pas dans le pityriasis versicolor de nos contrées.

Une autre mycose, très fréquente aussi en pays exotique, est l'*erythrasma*, qui d'ailleurs, vous ne l'ignorez pas, existe en Occident. Cette dermatose, dont l'agent parasitaire est le *microsporon minutissimum*, dessine des placards d'un rouge éteint qui occupent, en général, les aines et les aisselles; mais, pendant la saison chaude, l'erythrasma entre en activité, devient rouge vif et prurigineux. Il sort de ses repaires habituels et s'étale sur les téguments voisins. Souvent le malade, en se grattant, s'inocule des pyogènes; de petits abcès, des furoncles multiples apparaissent, qui gênent la marche et peuvent empêcher le travail pendant plusieurs semaines.

J'ai observé à Faïfo, sur la côte d'Annam, et en divers points du Laos, à Ban Sok, à Ban Muong Kai, et en particulier dans la région de Song Kon, une dermatose vitiligino-squameuse, cantonnée aux extrémités, que les Laotiens appellent *Khi Huen*. Bien que je ne sois pas en droit d'affirmer qu'il s'agisse d'une mycose, en l'absence d'examen microscopique, je crois utile de vous décrire, ici-même, en quelques mots, cette maladie cutanée dont je n'ai trouvé mention nulle part.

Elle débute dans l'enfance ou l'âge adulte, et progresse avec une extrême lenteur. Les faces palmaires et plantaires se doublent d'une épaisse couche cornée qui se crevasse au niveau des plis cutanés. Sur ce fond de kératose diffuse, se détachent de nombreux disques cornés, plus ou moins adhérents, qui paraissent situés au niveau de l'orifice dilaté des glandules sudoripares. La kératodermie gagne de proche en proche, couvre le dos des mains et des pieds et remonte jusqu'au-dessus des poignets et des chevilles. Au niveau de la surface envahie, l'épiderme se fendille, la peau se parchemine et perd sa souplesse; elle est parsemée de petites masses cornées qui se groupent de préférence sur la face dorsale des articulations métacarpo-phalangiennes et interphalangiennes. La coloration de la peau altérée est profondément modifiée. Des portions achromiques, découpées en jeu de patience, et d'une remarquable netteté de contours, alternent avec des îlots hyperpigmentés, de teinte sépia.

A la limite supérieure de la lésion, à la hauteur du poignet ou du cou-de-pied, ce vitiligo se transforme insensiblement en un état érythémato-squameux. Cette zone d'activité et d'extension, dont le dessin est très capricieux, est bordée d'une frange de squames psoriasiformes, ou bien elle est surmontée de papules, basses et obtuses, de nuance brune tirant sur le lilas, qui ressemblent beaucoup aux éléments du *lichen obtusus*. Au delà de cette frange lichénoïde ou psoriasiforme, sont disséminés çà et là de petits îlots aberrants, ponctués de glandules ectasiées.

Les ongles des doigts et des orteils sont souvent épaissis et stratifiés. Ils se fendillent et s'effritent sans offrir aucune résistance.

Cette dermatose est assez prurigineuse dans ses parties jeunes. Elle n'est nullement douloureuse pendant la saison des pluies, l'humidité restituant quelque souplesse à l'épiderme. Mais quand vient la saison sèche, la kératose palmaire et plantaire, devenue inextensible, se sillonne de crevasses saignantes qui réduisent à l'état d'infirmes les malheureux qui en sont atteints.

Cette maladie est incurable. Elle ne s'accompagne, durant sa lente évolution, d'aucune détermination, d'aucun trouble sensitif qui puisse la faire considérer comme l'expression d'une lèpre dégradée. Elle coexiste assez souvent avec le rhumatisme chronique.

Le trait le plus saillant de son étiologie, c'est son caractère *familial*. Sur les cinq observations de *Khi Huen* que je trouve dans mes notes, trois fois plusieurs parents ou alliés avaient la même maladie.

1er CAS.

```
1er CAS.   A. — Grand-père ________ A'. — Grand'mère
              (Khi Huen)       |        (indemne)
                               |
                  B. — Père _______ B'. — Mère
                   (Khi Huen)|      (Khi Huen)
                             |
                     C. — Fils
                     (Khi Huen).

2e CAS.    D. — Père _______ D'. — Mère
             (Khi Huen)|      (Khi Huen)
                       |
                E. — Fils
                (Khi Huen)

3e CAS     F. — Père _______ F'. — Mère
             (indemne)|       (Khi Huen)
                      |
               G. — Enfants
               (Khi Huen)
```

De l'examen de ces tableaux généalogiques, il ressort que le Khi Huen, maladie héréditaire en apparence, est une maladie *contagieuse* en réalité, car dans les deux premiers cas la coexistence du Khi Huen sur le mari et sur la femme (BB', DD') est en faveur de la transmission conjugale [1].

1. Depuis la rédaction de cette leçon, j'ai trouvé dans un mémoire de Nieuwenhuis sur la *Tinea imbricata* (*Arch. f. Dermat. u. Syph.*, 1898, XLVI,

Je dois encore mentionner ici la *piedra*, affection épiphytique du cheveu, très commune en certains districts de la Colombie. Autant qu'on peut le savoir, elle est limitée aux habitants de cette contrée, dont une très forte proportion, sans distinction de sexe ni de race, est atteinte.

Selon Juhel-Rénoy, dont les observations s'accordent avec les premières constatations de Desenne, Cheadle, Morris et autres, les cheveux malades sont ponctués à intervalles irréguliers de nombreuses nodosités petites et pierreuses; on en a compté 25 sur un cheveu de 60 centimètres de longueur. Elles sont à peine visibles à l'œil nu, mais elles sont nettement perceptibles au tact, quand on fait glisser le cheveu entre le pouce et l'index.

Quoique de consistance très ferme, elles ne sont pas aussi dures que le nom de piedra (pierre) semblerait l'indiquer. Un couteau bien affilé les sectionne aisément. Leur nuance est plus pâle que celle des cheveux, qu'elles entourent parfois à la manière d'une gaine. Quand on passe un peigne dans la chevelure, une sorte de crépitation se fait entendre, produite sans doute par la friction des dents contre les particules dures. Les cheveux atteints sont tordus; ils tendent à se natter et à se nouer.

Au microscope on voit, au niveau des nœuds de la piedra, de nombreux corps semblables à des spores. Pour rendre apparente leur constitution, il faut les dégraisser

p. 164), la description d'une dermatose, sinon identique au Khi Huen, du moins très voisine de lui par ses caractères objectifs. Nieuwenhuis a observé à Java « une sorte d'éruption herpétique (?) qui, en opposition avec les autres affections cutanées, est localisée principalement sur la paume des mains et sur la plante des pieds; elle détermine une fissure de l'épiderme épaissi, démange assez vivement et provoque une disparition du pigment cutané, ce qui donne aux parties infectées chez les indigènes la coloration blanche des Européens. Quand la lésion guérit, le pigment ne se reproduit plus. Après plusieurs années, l'inflammation s'étend un peu sur le dos des mains et des pieds, faisant disparaître aussi, en ce point, le pigment. A cette époque, les ongles des doigts et des orteils sont aussi atteints ». Nieuwenhuis dit que les agents parasiticides, tels que le sublimé, l'iode, la chrysarobine, peuvent guérir cette dermatose. Il en conclut que sa nature parasitaire est hors de doute.

d'abord à l'éther et les traiter ensuite par la solution de potasse. Les spores apparaissent alors avec netteté. Leurs dimensions sont doubles de celles du trichophyton, leur réfringence est considérable. Polyédriques par pression réciproque, elles dessinent une sorte de mosaïque dont les éléments semblent être unis par un ciment soluble, verdâtre, auquel sont incorporés de nombreux bâtonnets semblables à des bactéries. Le cheveu lui-même n'est aucunement altéré.

On a supposé que la piedra était produite par les applications mucilagineuses dont les Colombiens font usage pour leur chevelure.

Quoique Juhel-Rénoy lui ait donné le nom de « trichomycose nodulaire », il ne faut pas confondre la piedra avec la trichomycose *nodosa* de Paterson (le leptothrix de Wilson), affection bien différente, assez commune en Europe et dans d'autres régions, et qui atteint les poils de l'aisselle, de l'aine et de la face.

La piedra ne ressemble pas non plus à la *trichorrexis nodosa*, maladie non parasitaire, dans laquelle les cheveux, en certains points, se dilatent, puis se rompent.

Elle diffère également de l'aplasie moniliforme, où les poils présentent sur leur trajet une série d'étranglements.

Une propreté rigoureuse, l'usage libéral du savon et l'emploi des parasiticides suffisent à guérir la piedra.

Je rapprocherai de ces diverses maladies épiphytaires le *pemphigus contagiosus*, décrit pour la première fois par Patrick Manson. C'est une éruption aiguë de larges vésicules ou de bulles qui surgissent sur la peau saine et qui ne provoquent aucune réaction de voisinage. Cette affection est endémique dans le sud de la Chine et la presqu'île de Malacca. Elle est très contagieuse et auto-inoculable. On l'observe sur l'indigène, mais elle atteint tout spécialement les enfants blancs qui fréquentent les écoles. Son évolution est d'ordinaire très simple. Tout d'abord apparaît une petite tache érythémateuse; une bulle transparente lui succède, elle se trouble et se rompt bientôt, laissant après elle une petite macule rouge. Cependant le tableau est parfois plus compliqué : certaines taches peuvent se border d'un liséré bulleux, dont la progression excentrique finit par leur assurer une grande étendue.

Les éléments éruptifs sont habituellement peu nombreux, sauf pendant la période des chaleurs, où ils se multiplient facilement par auto-inoculation. Chez l'adulte, ils se cantonnent à peu près exclusivement dans les plis inguinaux et axillaires, bref dans les régions chaudes et humides; mais chez l'enfant le grattage les dissémine sur toutes les parties du corps.

Le pemphigus contagiosus ne saurait être confondu avec aucune autre affection. Il diffère nettement et de la varicelle, et de la trichophytie cutanée, et de l'impétigo.

Le germe qui le produit n'est pas encore connu. Patrick Manson a constaté, dans le contenu des bulles, la présence d'un diplocoque; mais, comme il le fait remarquer lui-même, il faudrait cultiver et inoculer ce diplocoque pour affirmer son rôle pathogène.

Le traitement du pemphigus contagiosus est des plus simples; il consiste à laver les surfaces ulcéreuses avec une solution de bichlorure de mercure, et à les recouvrir d'un pansement occlusif pour éviter la formation de nouveaux éléments par auto-inoculation.

Ces quelques affections rapidement esquissées, je vous décrirai en détail, dans les prochaines leçons, les trois grands types de dermatomycoses exotiques, à savoir : la *tinea imbricata*, les *caratés* et le *mycétome*.

OUVRAGES A CONSULTER :

P. COURMONT, Étude clinique et expérimentale sur quelques types nouveaux de teigne exotique. *Arch. de Méd. expériment.*, t. VIII, 1896, p. 700, 1 planche. — P. MANSON, *Tropical diseases*, New-York, 1893, p, 565. — JUHEL-RÉNOY, *Ann. de Dermat. et de Syph.*, 25 déc. 1888.

QUATORZIÈME LEÇON

TINEA IMBRICATA

TOKELAU

La *tinea imbricata*, encore appelée *Tokelau*, parce qu'elle
règne à l'état endémique dans les îles de ce nom, situées
au milieu du Pacifique, est une mycose très prurigineuse,
qui dessine sur toute la surface cutanée des médaillons
ou cocardes à cercles concentriques, d'une absolue régularité.

Le parasite de la tinea ne peut germer sur la peau
humaine que sous un climat chaud et humide, à température constante. Il s'accommode fort bien de l'atmosphère
surchargée de vapeur d'eau qui baigne les îles du Pacifique, tandis qu'il ne s'acclimate pas sur les continents
soumis à de grands écarts thermiques et hygrométriques.
D'après Bonnafy, auteur d'une excellente monographie
dont je vous recommande la lecture, la tinea a pour domaine l'aire d'un triangle dont la base, dirigée vers l'ouest,

coupe la presqu'île de Malacca, et dont le sommet atteint dans l'est les parages des îles Samoa et Tonga.

Assigner ces limites au territoire du tokelau, c'est assurément l'enfermer dans un cadre trop restreint. La péninsule indo-chinoise et les côtes méridionales de la Chine sont soumises au régime des moussons. Chaque année, six mois durant, le vent souffle du sud-ouest et déverse sur ces contrées des pluies chaudes et abondantes. De là des conditions de milieu qui, pendant la saison pluvieuse, ne diffèrent pas sensiblement de celles qui appartiennent à l'archipel malais, à la Polynésie ou aux îles de la mer du Sud; rien ne s'oppose donc à ce que la tinea s'implante dans ces régions pour peu qu'elle y soit importée. En fait, quelques cas ont été signalés à Rangoon, à l'extrême-sud de la Birmanie; d'autres ont été observés sur le littoral de la Chine méridionale et dans l'île de Formose. Mais aucun recueil français ou étranger de pathologie exotique ne mentionne l'existence du tokelau dans la péninsule indo-chinoise en dehors de la presqu'île de Malacca. De ce silence, il ne faudrait pas conclure à l'absence de cette dermatose dans ces contrées. Mes investigations, poursuivies pendant les années 1899 et 1900, me permettent d'affirmer qu'elle sévit à l'état endémique sur un immense territoire qui comprend l'*Indo-Chine française*, le *Laos* et le *Siam*. A vrai dire, une dermatose aussi choquante, qui bariole la peau nue des indigènes de dessins capricieux, ne pouvait passer inaperçue. Mais on méconnaissait complètement sa nature; on l'identifiait volontiers avec l'ichtyose ou la dermatite exfoliatrice. Il m'a suffi d'examiner une squame prise sur un indigène transformé par cette maladie en « homme-poisson », pour reconnaître immédiatement le parasite décrit par P. Manson dans la *Tinea imbricata*.

Voici quelle serait, d'après mes recherches, la distribution du tokelau dans l'Indo-Chine française.

Il est assez commun dans le delta du Tonkin.

De petits foyers sont disséminés tout le long de la côte d'Annam.

En Cochinchine, la maladie, si elle existe, est assurément rare.

Mais elle ne l'est pas au Cambodge; à Pnom-Penh, j'en ai observé plusieurs cas dans la prison du roi Norodom.

Au Laos, sur les rives du Mékong et de ses affluents, j'ai partout observé des cas disséminés de tokelau.

Cette dermatose existe probablement aussi dans le Laos siamois. A Bangkok, capitale du Siam, j'en ai recueilli plusieurs observations.

Dans le Haut-Tonkin, sur la Rivière Noire, sur le cours supérieur du Fleuve Rouge, jusqu'à Man-Hao, bourgade située dans la province chinoise du Yunnam, à cinq journées au delà de la frontière du Tonkin, la tinea s'observe sous forme de cas isolés. Mais au delà de Man-Hao, sur la voie qui mène du Tonkin en Birmanie, je n'en ai jamais relevé l'existence.

Le sexe et l'âge ne me paraissent jouer aucun rôle dans la genèse de la tinea. Il est vrai que parmi les 31 observations où j'ai noté le sexe, 22 concernent des hommes et 9 seulement des femmes; mais il est certain que ces dernières se soumettent moins volontiers à l'examen médical.

C'est d'ordinaire dans le cours de la seconde enfance, aux environs de la dixième année, qu'apparaissent les premiers placards mycosiques. Toutefois, d'après mes observations, le début peut s'échelonner sur les diverses périodes de la vie depuis le bas âge jusqu'à la vieillesse. Mais *jamais le tokelau n'est congénital*.

Un cas reste rarement isolé; il est bientôt suivi de plusieurs autres, soit dans le même village, soit dans la même famille. Je pourrais citer de nombreux exemples de cette répartition par petits foyers, très fréquente en Indo-Chine.

Il s'agit donc d'une maladie transmissible. Mais est-elle héréditaire ou contagieuse?

D'hérédité, il ne saurait être question, car les enfants peuvent être atteints de tinea bien avant leurs parents, et d'ailleurs cette mycose se communique entre personnes qui ne sont pas du même sang, entre époux, par exemple.

La *contagion*, familiale ou autre, peut seule expliquer la filiation capricieuse de certains cas. La petite épidémie suivante, que j'ai observée au Laos, ne peut reconnaître une autre cause.

Un homme et une femme, tous deux indemnes de tokelau, ont six enfants, dont trois sont atteints de cette maladie. L'un de ces derniers est marié, sa femme et ses deux enfants sont, comme lui, couverts de cette mycose.

La notion de contagion commande donc l'étiologie du tokelau.

L'aspect de la lésion est curieux et caractéristique. Une inoculation expérimentale explique facilement, comme le dit P. Manson, la production des écailles, leur agencement concentrique et le mode d'extension des éléments. Dix jours environ après une inoculation, l'épiderme, au point intéressé, se soulève légèrement et prend une teinte brune. La tache ainsi formée, ayant environ six millimètres de diamètre, s'efface au centre, tandis qu'elle se couvre d'écailles sur toute sa périphérie; le cercle squameux progresse excentriquement et circonscrit bientôt une large surface. Alors apparaît, au point même où s'était montrée la tache primitive, une seconde tache brune, qui évolue absolument comme elle; tandis que le deuxième anneau écailleux se forme, le premier continue de s'étendre; ainsi se dessinent deux anneaux squameux concentriques; une troisième tache apparaît à son tour en leur centre, elle forme un troisième cercle, puis un quatrième lui succède, et ainsi de suite, jusqu'à ce que toute la surface du corps soit couverte par un ou plusieurs systèmes d'anneaux squameux concentriques (fig. 76).

Ainsi constitué, l'élément caractéristique du tokelau est

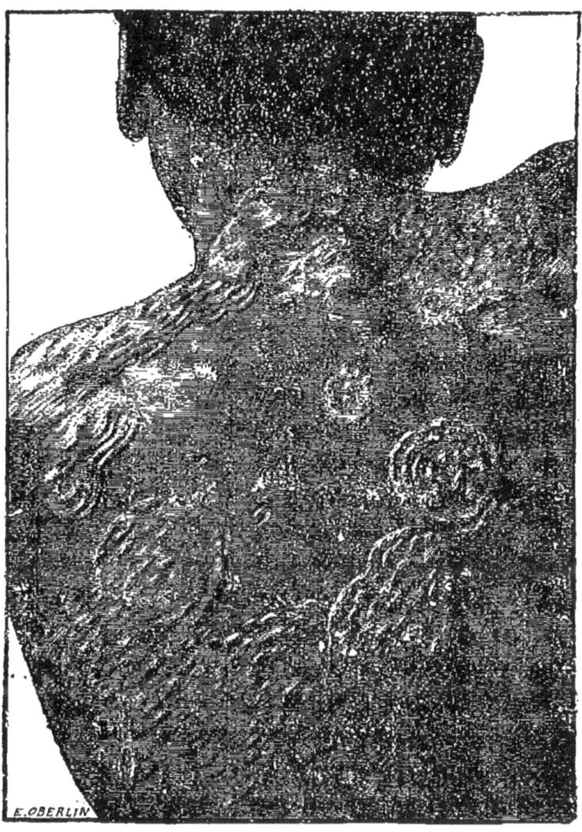

Fig. 76. — Indigène des îles Fidji atteint de tokelau. — Dessin d'après une photographie prise à Levuka. (Extrait du mémoire de Bonnafy : *Le tokelau et son parasite*, Paris, O. Doin, 1893.)

une cocarde formée par une série de collerettes squameuses concentriques de nuance claire, qui alternent avec des anneaux de couleur sombre. Ces anneaux se succèdent avec une telle régularité qu'on les croirait tracés artificiellement; ils imitent assez bien les rides que produit la chute d'une pierre dans l'eau.

La base d'implantation des écailles épidermiques qui recouvrent chaque anneau, est soulignée par un liséré érythémateux qui, en divers points, fait place à une ligne cruentée, en coup d'ongle, comme cela s'observe dans cer-

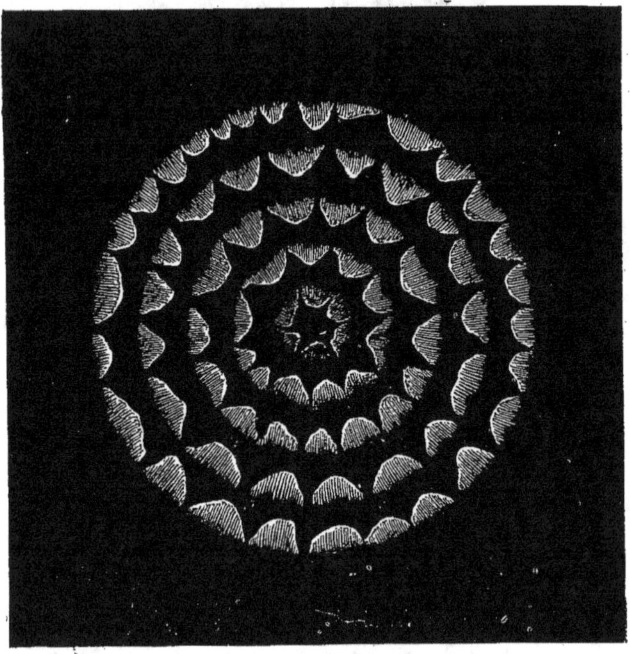

Fig. 77. — Un système de tokelau. (Schéma extrait du mémoire de Bonnafy, *Le tokelau et son parasite*, Paris, O. Doin, 1895.)

taines formes d'eczéma séborrhéique. Toutes les écailles d'un même système ont leur extrémité centrale libre et soulevée, tandis que leur bord périphérique adhère au tégument; elles regardent ainsi, par leur face profonde, le centre du cercle auquel elles appartiennent (fig. 77 et 78). Toutes les écailles sont donc orientées dans le même sens; et le doigt promené de la périphérie vers le centre d'un médaillon rabat et couche horizontalement les lamelles, tandis que l'excursion du doigt en sens inverse les soulève et les redresse verticalement. Mais les lignes d'implantation sont trop distantes les unes des autres, pour que les squames se recouvrent à la manière des tuiles d'un toit, comme semblerait l'indiquer l'épithète « imbricata ».

Ces squames sont diversement nuancées; parfois brillantes et d'un blanc éclatant, elles donnent aux placards de tokelau l'aspect d'éclaboussures de plâtre ou de chaux:

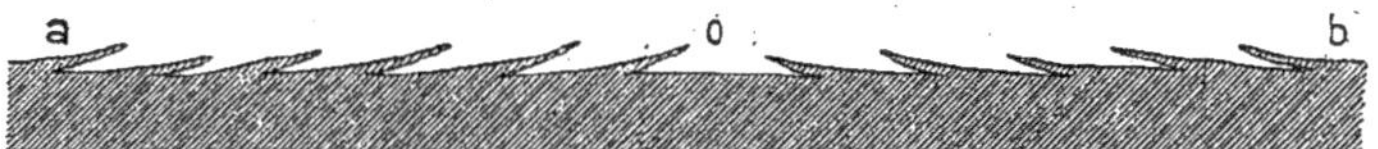

Fig. 78. — Coupe de la peau au niveau d'un système de tokelau. (Schéma extrait du mémoire de Bonnafy, *Le tokelau et son parasite*, O. Doin, 1895.)

elles sont d'ordinaire grisâtres, comme saupoudrées de cendre, ou bien elles prennent une teinte jaune sale, tirant quelque peu sur le vert et ressemblant à de la pelure de pomme de terre. La teinte des squames n'est due ni aux poussières atmosphériques, ni au pigment normal de l'épiderme, mais aux grains de pigment verdâtre qui surchargent les articles du cryptogame.

Telle est la cocarde du tokelau, quand elle peut acquérir sans entrave son entier développement. Mais les auto-inoculations, conséquences du grattage, créent ordinairement plusieurs centres végétatifs voisins les uns des autres; dès lors, les systèmes d'ondes deviennent tangents, se coupent sous des incidences variables et s'embrouillent. L'aspect de la lésion est alors bien moins caractéristique. Cependant, si l'on considère le placard squameux d'un peu loin, en prenant du recul, l'œil, après quelques moments d'observation, distingue, dans ce désordre apparent, des crêtes curvilignes, concentriques, sur lesquelles s'insèrent les squames. A un stade plus avancé, la lésion devient mécon-

naissable; les bandes squameuses n'offrent plus aucune
régularité, et les téguments sont couverts de lignes sinueuses
imitant les dessins de la moire.

Tôt ou tard, la tinea couvre la majeure partie du tégument. Des lésions de grattage la dénaturent, mais en divers
points inaccessibles aux ongles du malade, tels que la
partie supérieure du dos, il subsiste toujours quelques lambeaux de cocardes érythémato-squameuses dont le diagnostic doit tirer parti.

Arrivée à ce stade de généralisation, la dermatose se présente sous divers aspects.

La face est souvent saupoudrée d'une fine desquamation
furfuracée. Le masque squameux affecte parfois la forme
d'une sorte de loup couvrant le haut du visage, ou bien il
dessine, autour de la bouche, un placard orbiculaire sillonné de plis radiés qui froncent les lèvres comme une
bourse. En général, quelles que soient la forme, l'étendue
et la topographie des placards éruptifs, ils n'empiètent pas
sur le cuir chevelu, dont la lisière est bordée d'une bande
de peau intacte. Par exception, le champignon du tokelau
franchit ces limites et gagne le cuir chevelu; mais il ne
végète que dans l'épiderme, il n'infiltre pas les cheveux, et
par conséquent ne provoque jamais d'alopécie.

Au tronc et aux membres, les lésions sont si compli-
quées, si capricieuses, qu'elles défient toute description.
Comme vous en pourrez juger d'après les figures que voici
(fig. 77 et 78), le contour des placards est découpé en
carte de géographie, hérissé de promontoires et de presqu'îles, creusé de golfes, de fjords et de détroits.

Quelle que soit la variété de formes de ces placards, ils
présentent cependant certains caractères constants. Entre
les éléments squameux et la peau saine, la transition ne se
fait jamais par dégradation insensible; elle est parfois si
brusque qu'elle paraît tracée artificiellement.

Autre caractère important : les digitations squameuses

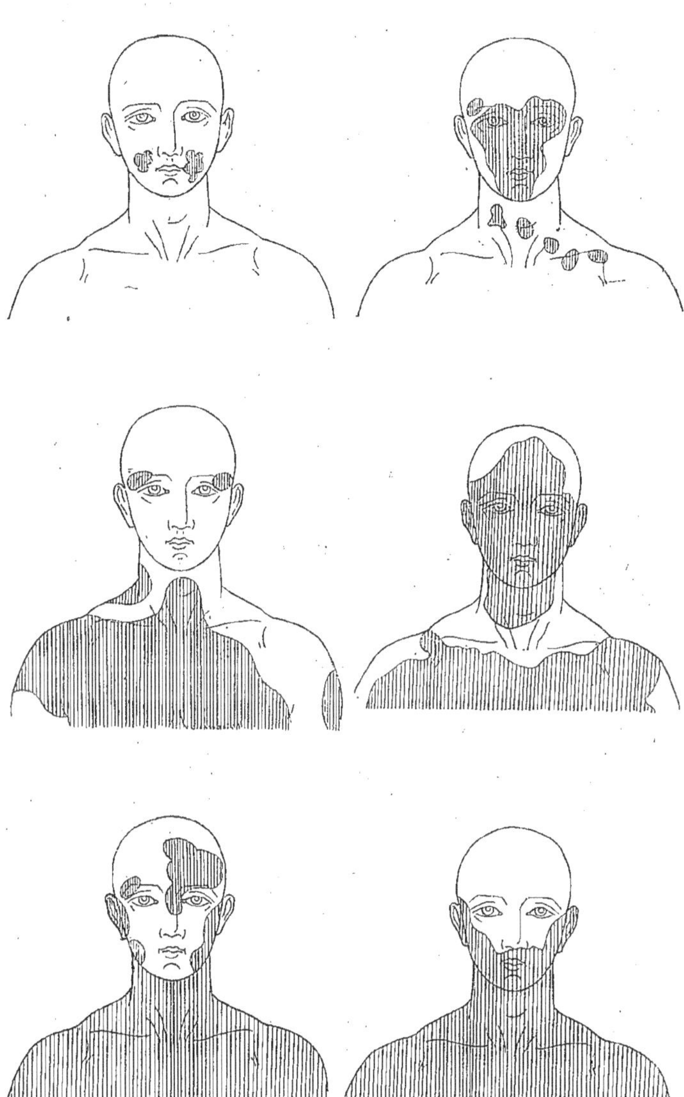

Fig. 76. — Topographie des placards de tokelau sur la face,
le cou et le haut du tronc.

que le tokelau pousse en diverses directions sont toujours arrondies et convexes du côté de la zone de progression ; inversement le contour de la peau saine est donc concave.

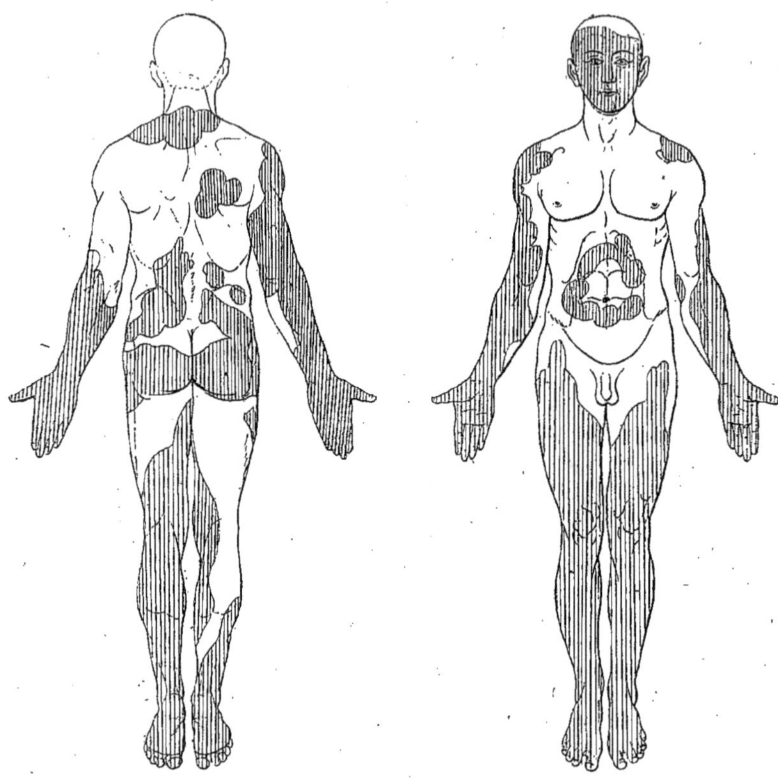

Fig. 77. — Topographie d'un cas de tokelau. — Les parties respectées ont été laissées en clair.

Finalement, le corps est habillé d'un maillot écailleux parsemé de quelques îlots de peau saine.

Toute la surface desquamante est *dépigmentée*. Mais à l'achromie s'ajoute de l'*érythème*, indice non douteux d'un état inflammatoire.

Il est à remarquer que cette fausse ichtyose respecte en

général les organes génitaux, mais qu'elle occupe souvent
les plis de flexion. Contrairement à ce qu'on observe dans
l'ichtyose vraie, la paume des mains, la plante des pieds,

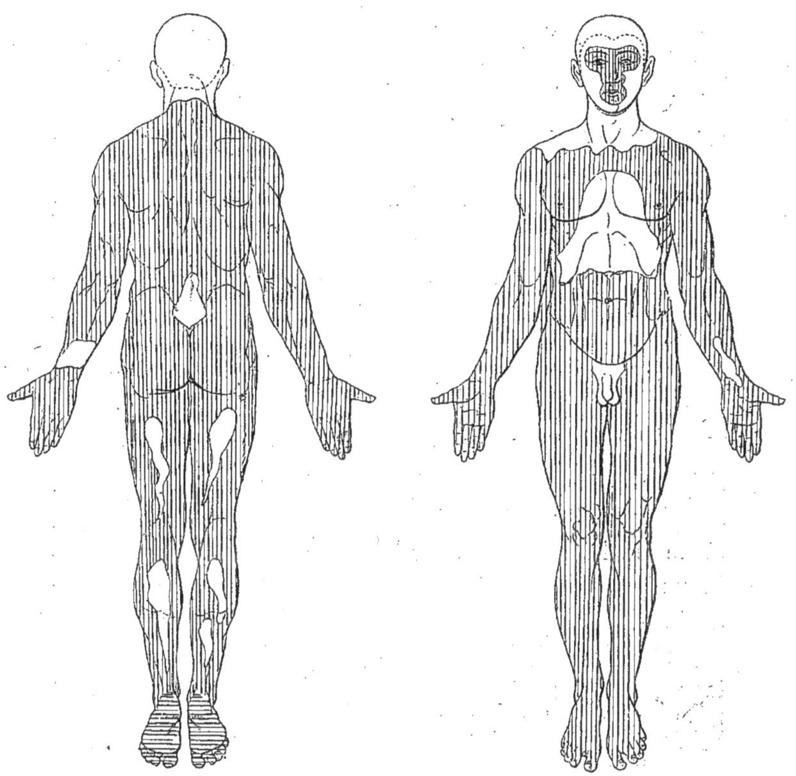

Fig. 78. — Topographie d'un cas de tokelau généralisé simulant l'ichtyose.
Les parties réservées en clair sont les régions non atteintes.

sont souvent doublées d'une calotte cornée, crevassée au
niveau des plis cutanés interphalangiens. Sur la coque
talonnière, la surcharge épidermique, feuilletée comme du
schiste, peut atteindre plus d'un centimètre d'épaisseur.

Tandis que le système pileux ne se laisse pas entamer
par la *tinea*, même dans les cas les plus invétérés, les

ongles des doigts et des orteils sont infiltrés par le parasite
et profondément altérés. Ils sont grisâtres et ternes, striés
en long, friables et souvent effrités, séparés de leur lit par
un épaississement considérable de la couche épithéliale.
Ils s'aplatissent et souvent même s'excavent en cupule,
notamment au niveau des orteils. Leur bord libre est usé,
taillé en biseau aux dépens de la table externe, et souvent
même échancré, car le prurit est un des signes dominants
du tokelau.

Le *prurit* est remarquable par sa constance, son intensité
et sa continuité. Pour peu que le malade se livre à une
séance de grattage, une neige abondante de squames ne
tarde pas à couvrir le sol à ses pieds. Aussi, le tégument
est-il zébré de nombreuses stries de grattage et ponctué de
croûtelles brunes. Dans ces conditions, on conçoit que
sur certains points les placards prurigineux s'eczématisent
et deviennent suintants ; en d'autres régions, la peau
s'épaissit et prend l'aspect quadrillé des tissus lichénifiés.
Au plus haut degré, c'est l'aspect du mycosis fongoïde au
stade érythrodermique, car la peau, infiltrée, fait de nombreux plis et paraît trop lâche. Les aines et les aisselles
sont soulevées par de volumineuses adénopathies.

Quand la maladie rétrocède, le prurit s'apaise, le grattage est moins fréquent, la peau reprend sa souplesse et
perd sa coloration animée. Mais elle reste, pour un temps,
dépigmentée.

A voir ces surfaces achromiques, on pourrait croire qu'il
s'agit d'un *état vitiligineux*. Mais si la peau est décolorée
sur les points où le champignon a végété, il n'y a pas, en
revanche, d'hyperchromie dans leur voisinage. D'ailleurs,
en règle, la fonction pigmentaire, momentanément suspen-
due, ne tarde pas à se rétablir. Il semble pourtant que, dans
certains cas, l'achromie puisse être définitive.

La *tinea* n'a aucune tendance à la guérison spontanée.
Elle n'altère en rien l'état général. A la vérité, certains

malades sont cachectiques ; mais cet état de déchéance, loin d'être imputable à la dermatose, l'a précédée ; peut-être même a-t-il favorisé son apparition.

En raison de sa ténacité, de son incurabilité probable, des souffrances et de l'insomnie qu'elle occasionne, de l'aspect repoussant qu'elle inflige à ceux qu'elle atteint, la tinea doit être considérée comme une affection grave.

Des cocardes érythémato-squameuses, solitaires ou agminées, des surfaces achromiques surchargées de larges écailles disposées en files onduleuses et parallèles, un prurit féroce et des lésions de grattage, voilà quels sont les caractères cliniques du tokelau.

Nulle autre dermatose, Messieurs, n'offre un pareil ensemble symptomatique. Et cependant, le diagnostic est parfois malaisé. Je dois avouer que mes hésitations furent longues quand je me trouvai, en Indo-Chine, pour la première fois en présence d'indigènes atteints de tokelau. Dans le cas où vous aurez le moindre doute, cherchez l'élément jeune, à cercles concentriques, dont la valeur est pathognomonique. Quand vous l'aurez trouvé, vous pourrez rejeter immédiatement l'hypothèse d'*ichtyose*. Et du reste, comment pourriez-vous commettre cette erreur, puisque le tokelau, à l'inverse de l'ichtyose, n'est pas une maladie congénitale et, d'autre part, est évidemment contagieux?

Vous seriez encore moins excusables de prendre la *tinea* pour la dermatite exfoliatrice. Seuls, quelques cas généralisés de tokelau, arrivés à la période ultime et défigurés par le grattage, pourraient, en l'absence de tous commémoratifs, donner lieu momentanément à une interprétation erronée.

De vagues analogies objectives pourront parfois vous engager sur une fausse piste et vous faire prendre une cocarde de tokelau pour un médaillon d'herpès circiné. Mais celui-ci occupe d'ordinaire une moindre étendue de téguments; il se dispose rarement en cocarde, ou tout au moins il ne forme que peu de cercles concentriques ; il est, du reste, beaucoup moins prurigineux. Autre caractère différentiel très important : vous trouverez difficilement dans l'herpès circiné le trichophyton, car il y est d'ordinaire très discret; au contraire, vous verrez facilement le mycélium très touffu du parasite dans les squames de la *tinea*.

Certaines formes de lèpre neurotique, la lèpre vitiligineuse par exemple, ne seront pas longtemps prises pour du tokelau, car dans ce dernier, sur les placards décolorés, la sensibilité reste intacte.

Patrick Manson a le premier trouvé et bien décrit le germe de la tinea ; nous n'avons pas, pour étudier ce champignon de meilleur guide que lui. La recherche du parasite est très facile ; vous pouvez l'effectuer extemporanément. Détachez une squame et placez-la sur une lame porte-objet de manière que sa face profonde, farcie d'un feutrage mycélien, soit dirigée en haut. Laissez tomber sur elle une goutte de solution de potasse à 40 pour 100; recouvrez d'une lamelle et chauffez doucement, en passant rapidement, à plusieurs reprises, au-dessus de la flamme, jusqu'à ce que la squame se désagrège facilement quand vous exercez sur la lamelle une légère pression. Vous pouvez alors regarder au microscope, en ayant soin de diaphragmer fortement, comme pour tout examen de mycélium fait sans coloration. Les cellules épidermiques, devenues transparentes, laisseront voir le réseau mycélien.

Si vous voulez étudier le mycélium à l'état isolé, vous pouvez employer le procédé de Bonnafy. Laissez digérer, pendant quarante-huit heures, des squames de tokelau dans un tube contenant une solution de soude à 2 pour 100. Puis, décantez la solution sodique, et remplacez-la, à plusieurs reprises, par de l'eau distillée, pour éviter les dépôts cristallins. Agitez enfin vigoureusement votre tube : les squames, dissociées, disparaîtront; en revanche, l'eau, auparavant transparente, sera troublée par de petits flocons filamenteux. Ceux-ci se déposeront au fond du tube, où vous les cueillerez facilement avec une pipette. Il ne vous restera plus qu'à les examiner au microscope, soit sans préparation, soit après coloration par la méthode de Gram.

Mais on a souvent tout intérêt à étudier les rapports réciproques du réseau mycélien et des couches épidermiques. Il faut alors, de toute nécessité, conserver les deux éléments. On se heurte, dans ce cas, à de grosses difficultés de technique, car l'épiderme et le champignon s'imprègnent fortement des mêmes substances colorantes. Je vais vous indiquer les deux procédés qui me semblent devoir être employés de préférence; je crois utile de faire, sous vos yeux, les différentes manipulations qu'ils comportent.

Voici quelques squames que j'ai dégraissées à l'éther pendant cinq minutes et fixées pendant cinq autres minutes par l'acide acétique cristallisant. Je les lave à l'eau, et je les colore avec le bleu polychrome jusqu'à ce qu'elles prennent une teinte assez foncée. Après un nouveau lavage à l'eau, je les déshydrate à l'alcool absolu. Si ma préparation est trop foncée, je l'éclaircis par le xylol ou l'essence de girofle. Je n'ai plus alors qu'à la monter dans le baume du Canada. Examinez-la au microscope : vous verrez les filaments se détacher en bleu foncé sur un fond plus ou moins clair.

Mais la méthode de choix consiste dans une double coloration par l'éosine-orange et le bleu de toluidine en solution aqueuse à 1 pour 100. Après avoir dégraissé et fixé les squames par les procédés habituels, je les plonge dans l'éosine-orange pendant quinze à vingt secondes; quelques gouttes d'alcool à 60 degrés leur font subir une décoloration partielle; je porte ensuite ma lame pendant une minute dans le bleu de toluidine, et je décolore de nouveau par l'alcool à 60 degrés jusqu'à ce que la squame ait une teinte assez claire. Je déshydrate la préparation, puis je l'éclaircis et je la monte dans le baume. Sur les lames colorées par le procédé que je viens d'exécuter devant vous, vous pourrez voir les filaments mycéliens se détacher nettement en bleu violacé sur les cellules épidermiques teintées en rouge orangé.

Examinons en détail le champignon ainsi mis en évidence (fig. 79 et 80). Les filaments qui le composent sont ramifiés ; ils sont si nombreux qu'ils forment un réseau très touffu, très embrouillé. Chacun d'entre eux est composé d'articles cubiques ou rectangulaires, de longueur inégale. Aux points où se détachent les ramifications, les éléments mycéliens présentent

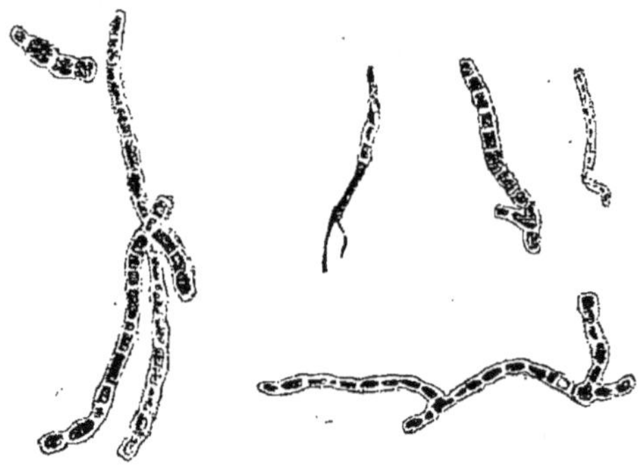

Fig. 79 et 80. — Filaments mycéliens composés d'articles courts, cuboïdes ou rectangulaires, d'inégale longueur. — Pièces de jonction en forme de T ou d'Y.

une pièce d'union, en T ou en Y, dont vous voyez un exemple sur cette figure. Un pigment jaune verdâtre imprègne le mycélium.

En somme, le parasite de la tinea présente une grande ressemblance avec le trichophyton tonsurans dont il diffère surtout par sa grande profusion dans l'épiderme. S'agit-il d'un véritable trichophyton ? On ne saurait le dire[1]. Récemment, des recherches ont été faites, pour élucider cette question, à la fois par Tribondeau en Polynésie, et par moi-même en Indo-Chine. Tribondeau a vu les filaments mycéliens se terminer par des ramifications du type asper-

1. R. BLANCHARD donne au champignon du tokelau le nom de *Trichophyton concentricum* et le rattache au groupe des Trichophytons ectothrix de Sabouraud.

gillaire (fig. 81). Quant à moi, j'ai bien vu des fructifications aspergillaires dans les squames du tokelau, mais je
n'ai jamais pu vérifier d'une manière certaine leur continuité avec le mycélium décrit par P. Manson. Ces recher-
ches, vous le voyez, sont encore à l'état d'ébauche; leurs résultats ne peuvent être acceptés comme définitifs.

Je n'ai pas eu l'occasion de soigner assez longtemps des sujets atteints de tinea pour savoir si cette maladie est curable par des procédés antiseptiques lorsqu'elle est arrivée au stade de généralisation.

Quand les lésions ne sont pas trop étendues, on

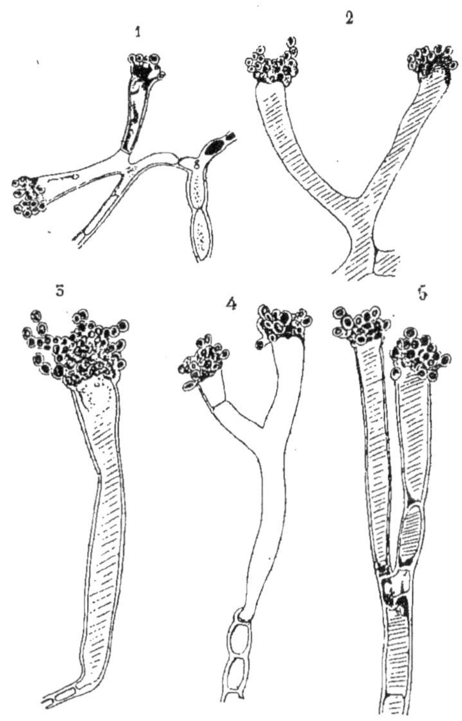

Fig. 81. — Fructifications du parasite du tokelau, d'après une figure de Tribondeau. (Fructification du type aspergillaire.)

peut, suivant certains auteurs, en obtenir la guérison. Voici
le traitement préconisé par Bonnafy. Il prescrit d'abord
aux malades des bains chauds quotidiens, suivis de frictions
au savon noir, pendant quatre jours; la peau est ensuite
décapée à la pierre ponce; après quoi, des bains au sublimé, contenant 20 grammes de ce sel, assurent la destruction du champignon.

L'acide chrysophanique paraît être un véritable spécifique de la tinea. Il a arrêté brusquement la marché menaçante de cette maladie à Taïti. On l'incorpore, dans la proportion de 1 pour 15, à des pommades dont on frictionne, plusieurs jours de suite, les téguments malades. Mais son application sur la face et les mains occasionne souvent des conjonctivites; aussi, quand ces régions sont atteintes de tokelau, vous conseillerai-je d'employer de préférence la traumaticine, dont voici la formule :

```
Acide chrysophanique . . . . . . . . . . . 10 grammes.
Gutta-percha. . . . . . . . . . . . . . .  10    —
Chloroforme. . . . . . . . . . . . . . .   80    —
```

OUVRAGES A CONSULTER :

BONNAFY, *Le Tokelau et son parasite.* Paris, O. Doin, 1895.—E. JEANSELME, *Le Tokelau dans l'Indo-Chine française,* Soc. de Biol., février 1901. — Art. Tokelau in *Pratique Dermatologique,* t. IV, 1903. — P. MANSON, Note on Tinea imbricata. *China Imp. Marit. Cust. Med. Rep*, XVI, 1879, p. 1. — Tinea imbricata. *Med. Tim. and Gaz.,* 20 sept. 1879. — Tinea imbricata in *Davidson's Hygiene and diseases of warm climates,* 1893, p. 932. — *Tropical diseases,* N.-Y. 1899. — TRIBONDEAU, Le Tokelau dans les possessions françaises du Pacifique oriental. *Arch. de méd. nav.,* 1899, t. LXXII, p. 52.

QUINZIÈME LEÇON

CARATÉS

Les caratés sont des mycoses épidermiques produites par diverses espèces ou variétés de champignons chromogènes. — Leur domaine géographique : les États-Unis de Colombie. — Autres dermatoses voisines
des caratés : *mal del Pinto* ou *Pinta*, le *Cativi*, le *Cute*. — Les caratés
sont endémiques dans les régions chaudes et humides, dans les centres miniers. — Ils ne paraissent pas transmissibles d'homme à homme.
— Le contage serait contenu dans certaines eaux; il serait transporté
et inoculé par les insectes.
Étude clinique : deux phases successives, l'une d'*activité* ou d'*hyperchromie*, l'autre de *régression* ou d'*achromie*. — Les principales variétés :
caraté violet, rouge, bleu, noir encre de Chine, blanc. — Localisations
sur les muqueuses. — Diagnostic. Formes atypiques. Énumération des
diverses mycoses exotiques qui se rapprochent des caratés.
Description des parasites trouvés dans les squames des caratés. Ce serait
pour la plupart des champignons aspergilloïdes qui peuvent être cul-
tivés en milieux artificiels. — Déductions prophylactiques et traitement.
Analyse d'un cas de dermatomycose sud-américaine observée par M. Darier. — Étude mycologique d'un champignon isolé des squames du malade, par Bodin (de Rennes).

Messieurs,

Le caraté, ou plutôt les *caratés*, — car ce nom désigne tout
un groupe d'espèces morbides relevant chacune d'un parasite chromogène spécial, — les caratés sont des mycoses
qui résident, à la manière du tokelau, dans les couches superficielles de l'épiderme.

Rien de plus étrange et de plus insolite que l'aspect des
« caratejos », dont le tégument parait bariolé, au pinceau,
de taches aux vives couleurs qui s'enchevêtrent avec des
placards d'achromie cutanée.

Le domaine géographique de cette curieuse dermatose
est très circonscrit. Elle a pour foyer principal la Colombie
dont les neuf départements sont tous plus ou moins contaminés. Dans celui d'Antioquia, qui passe pour être peu
éprouvé, le nombre des caratejos est d'environ 20 000, soit
4 pour 100 de la population. On estime qu'il y a dans toute
la République Colombienne 200 000 individus atteints de
cette mycose.

Dans les États circonvoisins : le Venezuela, la Bolivie, le
Pérou et le Chili; dans l'Amérique Centrale et le Mexique,
il règne des mycoses chromogènes, sinon identiques aux
caratés, du moins très analogues d'aspect. Telles sont le
Mal del Pinto ou *Pinta* des auteurs mexicains, le *Cativi* du
Guatemala et du Honduras, le *Cute* du Venezuela[1].

D'une manière générale, c'est dans les régions chaudes
et humides, ou marécageuses, que les caratés végètent sur
la peau humaine. Les individus peu soucieux d'hygiène,
mais tout particulièrement les métis, y sont exposés, tandis
que les noirs, les Indiens et les blancs de pure race, sans
être réfractaires, loin de là, sont plus rarement atteints. Les
« péons » adonnés au rude travail des champs, les muletiers,
les bateliers, les ouvriers des mines d'or et d'argent, payent
à la maladie un lourd tribut. Très sommairement vêtus, ils
ont la peau brulée par le soleil, égratignée par les broussailles et les cailloux tranchants, macérée par un séjour
prolongé dans les eaux sulfatées et calcaires des ruisseaux
miniers dont l'action est corrosive. Ainsi sont ouvertes de
nombreuses portes d'entrée aux champignons parasites.
Dans certains districts, la plupart des habitants, soumis aux
mêmes causes vulnérantes, sont atteints en grand nombre.
Les caratés frappent parfois le dixième de la population.

Cette dermatose, vous le voyez, Messieurs, revêt une allure

[1]. Récemment une maladie analogue aux caratés aurait été vue dans le
Sahara algérien. (LEGRAIN, *Arch. de parasitologie*, janvier 1898.)

endémique. La propagation ne paraît pas s'effectuer par transmission directe d'homme à homme. La contagion familiale ou conjugale n'est pas rigoureusement démontrée. Jamais une mère ne contamine son nourrisson, jamais non plus les mulâtresses caratejas, au service des familles blanches, ne communiquent le caraté aux enfants confiés à leurs soins. Jamais enfin les soldats caratejos ne contaminent leurs camarades de chambrée. Pour que l'inoculation naturelle se réalise, il semble donc nécessaire que le sujet soit doué d'une réceptivité spéciale. On ignore d'ailleurs le mécanisme qui favorise la greffe du champignon pathogène. Comme je vous l'indiquerai plus explicitement tout à l'heure, on a des raisons de croire que les eaux, les graines, les broussailles, les insectes, et en particulier les moustiques et les punaises, sont les agents vecteurs de la mycose.

Les deux sexes peuvent également contracter les caratés. Aucun âge n'est épargné par eux. Mais c'est surtout entre 15 et 25 ans qu'ils apparaissent. En tout cas, ils ne sont jamais congénitaux, ni héréditaires.

Comme le début de la maladie est apyrétique et ne s'accompagne d'aucun trouble de l'état général, comme le champignon pathogène peut végéter un temps variable avant de communiquer à l'épiderme sa couleur, on conçoit qu'il soit malaisé de fixer exactement la durée de la période *d'incubation.* Si l'on en juge d'après les inoculations faites par Lazaro Uribe sur des mulâtres, il s'écoulerait un mois environ entre la date de l'insertion du champignon dans l'épiderme et le moment où la tache parasitaire devient apparente.

Sur les régions découvertes, la face, la nuque, le dos des mains, les avant-bras et les jambes, se montrent tout d'abord une ou plusieurs taches arrondies, dont la nuance s'échelonne du gris à la teinte rougeâtre. Ces taches, que le peuple appelle « paños de caraté », sont bien visibles sur les hommes de couleur. Elles s'accompagnent parfois d'un léger prurit et sont saupoudrées de fines squames furfuracées. Ces premières taches s'étendent; de nouvelles fusionnent avec elles pour former de grands placards irréguliers et festonnés, qui deviennent plus squameux et très prurigineux. En même temps, ceux-ci commencent à se foncer, et en deux ou trois ans, ils acquièrent leur teinte caractéristique.

Il y a, parmi les caratés, sept nuances principales, correspondant à sept variétés ou espèces distinctes, qui sont par ordre de fréquence : le violet, le noir violacé, le rouge, le bleu, le jaune, le noir encre de Chine et le blanc.

Sur un même sujet, les plaques peuvent être contemporaines ou d'âges différents. Elles sont toutes de coloration uniforme, ou bien elles sont multicolores. Quand plusieurs variétés de champignons pathogènes s'associent, le bariolage polychrome qui en résulte donne au malade l'aspect d'un clown de cirque.

Les divers champignons des caratés n'envahissent jamais les ongles, qui persistent dans leur intégrité. Ils n'infiltrent pas les poils, mais ceux-ci, dont la nutrition est gravement compromise, cessent de s'accroître, s'atrophient et tombent, expulsés par une sorte de folliculite fibroïde. Tous les poils follets, au niveau des placards de caraté, peuvent ainsi disparaître et être remplacés par des élevures cornées analogues à celles de la kératose pilaire. Quand les taches parasitaires envahissent la face avant la puberté, le sujet reste imberbe, tout au moins partiellement, sa vie durant. Chez l'homme adulte qui porte toute sa barbe, les caratés ne peuvent s'implanter sur la peau qu'elle protège. Mais si le visage est rasé de temps à autre, la mycose fait son œuvre et entraîne la chute des poils. Quant aux cheveux, d'après Montoya, ils seraient constamment respectés, et tous les caratejos auraient une chevelure luxuriante constrastant avec l'état glabre du visage.

Quand l'éruption s'est généralisée, le prurit devient très

pénible, et s'exagère encore si la peau est baignée de sueur. Je dois ajouter que la démangeaison, suivant quelques observateurs, n'appartient pas en propre aux caratés. Elle n'apparaîtrait que dans le cas où une dermatose acarienne se surajouterait à la mycose.

En même temps que l'épiderme s'exfolie, la peau s'épaissit et s'indure. Les plis cutanés normaux s'exagèrent, se creusent et se transforment en fissures profondes, douloureuses et saignantes. Au visage, les crevasses, localisées surtout au pourtour de l'orifice buccal, défigurent le patient, entrave le jeu de la physionomie et gênent même parfois l'alimentation.

Les surfaces palmo-plantaires sont surchargées d'une hyperkératose considérable, dans laquelle sont encastrées des callosités circonscrites, en forme de clou, très douloureuses à la pression. Des fissures, ayant pour point de départ les plis naturels, sillonnent cette épaisse couche cornée inextensible. On voit souvent, le soir, dans les hôtelleries, dit Montoya, des muletiers suturant, au fil d'agave, les bords de leurs rhagades plantaires, pour les protéger contre les cailloux de la route.

Les sujets couverts de caraté dégagent une odeur désagréable, comparée par certains auteurs à celle d'un chien galeux ou d'un amas de linge sale. En réalité, ils n'ont pas une odeur *sui generis*. Leur fédidité est imputable à la transpiration malodorante des gens de couleur et à la malpropreté corporelle.

Les caratés ne se cantonnent pas toujours au tégument externe, ils envahissent aussi parfois les *muqueuses*. Des taches colorées peuvent apparaître sur la face interne des lèvres et des joues, sur les gencives, sur la voûte palatine, sur la langue qui est alors tailladée de crevasses douloureuses. La muqueuse balano-préputiale, le vagin sont parfois aussi parsemés de taches diversement nuancées.

Si le caraté n'est pas traité, il persiste indéfiniment. Et même, s'il est facile de guérir cette dermatose quand elle

est encore réduite à un petit nombre de placards bien circonscrits, il est fort difficile d'agir efficacement sur elle,
quand elle s'étend à tout le tégument.

Chaque tache parasitaire, envisagée en elle-même, passe
par deux phases successives : l'une *d'activité* ou *d'hyperchromie*, je viens de vous la décrire ; l'autre de *régression* ou
d'achromie, qu'il me reste à vous faire connaître. Tous les
placards de caraté, quelle que soit leur nuance, sauf ceux
de la variété rouge, aboutissent à cette décoloration qui
survit même à la guérison. Mais, comme chaque tache évolue
individuellement et pour son propre compte, tel centre vé-
gétatif, encore vivement coloré, peut alterner avec tel autre
placard dont la nuance s'éteint ou a déjà fait place à la dépigmentation. De là un aspect bigarré que la description ne
saurait rendre fidèlement (fig. 82).

L'achromie procède toujours de la même manière : elle
débute au centre des placards de caraté et fait tache d'huile ;
elle les réduit à un anneau et finit par les effacer complètement.

Les taches qui se décolorent les premières sont celles
qui sont situées au niveau d'une saillie osseuse, celles qui
sont soumises à des frottements ou des irritations répétées.
Aussi la décoloration est-elle précoce au niveau des taches
qui recouvrent les jointures, d'où le nom *d'achromie péri-
articulaire* qu'on lui donne couramment. Parmi ses lieux
d'élection, je citerai le dos de la main, au niveau des inter-
lignes phalangiens et métacarpophalangiens, le dos du pied
dans des points correspondants, le talon de la main, la pointe
de l'olécrane, l'épicondyle et l'épitrochlée, l'achromion, les
malléoles, la rotule, le trochanter et parfois les apophyses
épineuses du rachis. Les taches achromiques sont généralement symétriques. Elles sont lisses, sans desquamation,
ni prurit et ne sont jamais reprises par le caraté hyperchromique. A leur niveau, il n'y a ni atrophie dermique, ni cica-

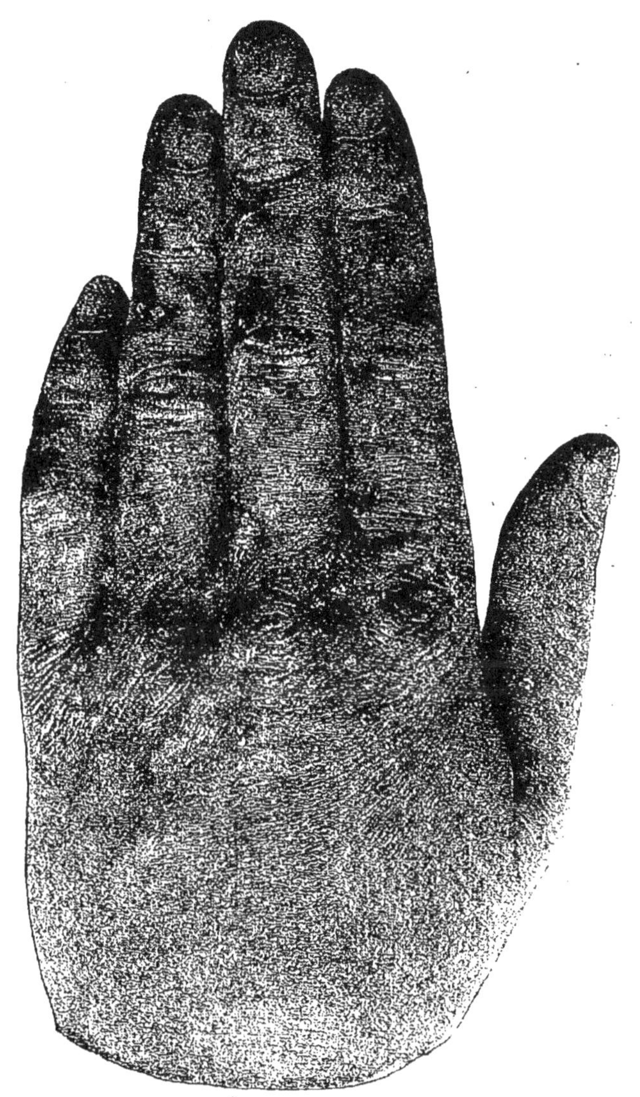

Fig. 85. — Les petits îlots érythémato-squameux disséminés sur la face dorsale de la main et des doigts sont des vestiges de la phase hyperchromique. Les taches achromiques avec hyperchromie périphérique sont en plus grand nombre, surtout sur la face dorsale des quatre derniers doigts. (Moulage du musée de l'hôpital Saint-Louis, d'après Barbe, obs. in *Soc. de dermat. et de syph.*, nov. 1898.)

JEANSELME.

trice. La couche cornée de l'épiderme est d'épaisseur normale, mais le corps muqueux de Malpighi est aminci et ses assises profondes ne contiennent pas un grain de pigment.

En général, au coude droit, la décoloration des taches est sensiblement plus avancée qu'au coude gauche : voilà une constatation qui met bien en évidence l'influence des causes traumatiques sur la production de l'achromie régressive. L'achromie régressive apparaît là même où les conditions professionnelles avaient d'abord greffé les taches hyperchromiques de chaque caraté. Les frottements qui avaient favorisé l'implantation du parasite finissent, par leur répétition même, à lui faire abandonner la place.

Cette achromie régressive péri-articulaire, gardez-vous bien de la confondre, Messieurs, avec la variété blanche des caratés. La *leucodermie primitive* et *parasitaire* n'occupe pas les régions articulaires; elle s'étale sous forme de plaques géantes sur l'abdomen, les bras, les cuisses, les jambes, etc. Elle se généralise en cinq, dix ou vingt ans, et arrive à blanchir toute la surface cutanée d'un nègre ou d'un mulâtre.

La description que je viens de vous faire, Messieurs, est un aperçu d'ensemble qui convient à la plupart des caratés. Quelques mots seulement sur les caractères propres à chacune des variétés principales.

Le caraté violet s'observe sur les mulâtres et les nègres de la population rurale ou minière. Il débute à la face par des taches fumées qui virent plus tard au violet, puis la mycose se généralise. L'hyperkératose palmo-plantaire est très épaisse. L'achromie régressive est précoce. Les muqueuses sont intéressées.

Le caraté noir violacé est également endémique dans les milieux ruraux et miniers. Il apparaît et se cantonne, sans tendance à l'extension, soit sur les avant-bras ou les jambes, soit sur la figure. Cette variété est peu hyperkératinisante. Elle gagne les muqueuses. L'achromie régressive est tardive, mais elle peut prendre des proportions considérables.

Le caraté rouge, à l'encontre des variétés précédentes, s'attaque à la race blanche, règne dans les villes et constitue de petits foyers familiaux. Les taches, d'abord pâles, passent rapidement au rouge brique. Le malade y ressent de la sécheresse et de la cuisson, plutôt que du prurit. La doublure cornée palmo-plantaire, épaisse de bonne heure, est bourrée de grains kératosiques et traversée par des fissures douloureuses et profondes. Signe négatif important, l'achromie régressive fait défaut dans cette forme.

Les trois caratés blanc, noir encre de Chine et jaune, n'ont d'importance qu'au point de vue esthétique; car ce sont de simples anomalies pigmentaires, sans desquamation, sans prurit, sans gerçures, sans surcharges cornées.

La variété blanche, ou leucodermie parasitaire, est particulière aux métis. C'est une forme rare qui s'observe dans les villes et les factoreries à température élevée.

Les premières taches passent souvent inaperçues, parce qu'elles occupent les régions couvertes.

Sans prurit et sans desquamation, elles s'accroissent rapidement; en dix ans toute la peau d'un homme de couleur, sauf quelques points très limités, devient rose et d'une blancheur exagérée. Sur ces régions leucodermiques le soleil reste sans action.

Le caraté n'abrège pas la vie, mais modifie le moral des malheureux qui en sont atteints. Le caratejo est, en quelque sorte, hors la loi sociale; par dégoût et par crainte de la contagion, son entourage le fuit, aussi devient-il timide et honteux. Son caractère s'aigrit et il ne supporte pas qu'on fasse allusion à son infirmité.

L'aspect des caratejos est si spécial, que les gens du

peuple eux-mêmes reconnaissent la maladie sans aucune hésitation.

Mais certaines erreurs peuvent être commises lorsque le caraté, à son début, n'est représenté que par quelques taches livides ou violacées.

Les macules de la lèpre neurotique pourraient être confondues avec les éléments mycosiques initiaux, si l'examen de la sensibilité, pratiqué de parti pris au moindre soupçon, ne révélait l'anesthésie pathognomonique. Aucun trouble sensitif, en effet, n'existe dans les caratés.

Vous savez que le pityriasis versicolor, de couleur café au lait dans la race blanche, prend sur les peaux bronzées une teinte grise ou argentée: il peut simuler dans ce cas les premières plaques pâles du caraté.

Les macules pityriasiques, qui siègent rarement à la face et aux membres, lieux d'élection des caratés, sont lisses ou farineuses; très facilement on arrive à détacher la couche. superficielle cornée de l'épiderme; ce signe dit « du coup d'ongle », est absolument caractéristique.

Le tokelau n'en impose pas davantage à un examen quelque peu minutieux. Les éléments, en forme de cocarde, qui le caractérisent, sont recouverts de squames, toutes ordonnées suivant des lignes concentriques, et colorées en blanc franc ou gris verdâtre. Les squames du caraté sont de tailles très variables, irrégulièrement réparties, de nuances diverses et bien accusées.

Quand des taches de caraté de couleur foncée alternent avec des taches achromiques, un examen superficiel pourrait faire conclure à du vitiligo. Mais celui-ci est une simple ataxie pigmentaire sans prurit et sans desquamation.

Le caraté blanc, qui évolue sans modifications locales bien manifestes, est difficile à dégager du groupe mal défini des leucodermies congénitales ou acquises Le *Piès des Sartes*, décrit par Münch sous le nom de *vitiligo endémique du Turkestan*, n'est pas sans analogie avec la variété blanche des caratés. Ce sont des macules achromiques, parfois précédées d'une pigmentation et d'une démangeaison locales, qui se généralisent plus ou moins vite et peuvent envahir toute la surface du corps. Ces taches, dont la disposition est parfaitement symétrique, ont pour lieu d'élection le dos, les régions sus et sous-claviculaires. La face est intéressée en dernier lieu. Le peuple croit à la contagiosité de cette dermatose et prend des mesures d'isolement pour s'en prémunir.

Le caraté rouge peut aussi donner le change. Selon les cas, il peut copier le psoriasis annulaire, l'eczéma marginé, le lichen. Une plaque de caraté rouge étalée sur le dos du nez et sur les joues, en forme de papillon aux ailes éployées, imite à s'y méprendre le lupus érythémateux desquamatif.

Certaines formes atypiques de caraté sont tout à fait méconnaissables pour un observateur non prévenu. Elles se dissimulent sous le masque de la trichophytie cutanée, de l'impétigo, de l'ecthyma, des syphilides serpigineuses et gyratées. Une complication assez fréquente du caraté, son association avec le favus, et surtout avec la gale, vient encore augmenter les difficultés de l'analyse diagnostique.

Avant de clore ce chapitre, je dois vous énumérer plusieurs maladies qu'on a rapprochées des caratés ou qu'on a même, à tort ou à raison, identifiées avec eux.

Le *Mal del Pinto* ou *Pinta* du Mexique serait très contagieux. La variété blanche prend un développement très rapide; la variété noire se voit sur les enfants en bas âge; voilà autant de caractères, dit Montoya, qui séparent le pinto des caratés. Du reste, si l'on en croit les recherches, déjà anciennes, de Ruiz y Sandoval, l'agent pathogène de la mycose mexicaine serait très spécial.

Toujours le même dans toutes les squames, il est formé de spores et d'un mycélium [1].

---

1. Blanchard l'a dénommé trichophyton pictor.

Les spores, noires, rondes ou ovalaires, mesurent environ 8 à 12 μ de diamètre ; elles renferment de nombreux grains de pigment, flottant dans un liquide jaunâtre. Le mycélium est blanc, très réfringent, il est court, et n'émet jamais de rameaux ; chacun de ses filaments s'effile par une extrémité et se termine par une pointe émoussée à laquelle est reliée une spore, réalisant ainsi l'aspect d'une cerise attachée à son pédoncule.

Au Mexique également, s'observe une dermatose parasitaire que Gavino appelle *maladie des taches*. Elle survient chez les enfants de quatre à cinq ans, dans les pays d'altitude où l'on cultive le riz. Elle consiste en taches bleu foncé qui naissent aux points où la peau est soumise au frottement des organes génitaux. Les taches augmentent lentement et après quelques années deviennent franchement blanches. L'auteur a isolé des placards un bacille sporulé qu'il croit spécifique.

Quant au *Cativi* de l'Amérique centrale (Guatémala, Honduras), ce n'est peut-être qu'un pinto. Le *Cute* du Venezuela, par son début aigu, fébrile, qui d'ailleurs a été contesté, s'éloignerait des caratés dont l'évolution est chronique.

Bien que la nature parasitaire des caratés n'ait jamais paru douteuse, l'étude des champignons chromogènes dont ils sont l'expression clinique n'a été entreprise et poursuivie avec méthode que dans ces dernières années. D'après Montoya, qui a publié sur ce sujet une importante monographie, il n'y a pas un, mais plusieurs types de caratés, produits par des champignons *aspergilloïdes* d'espèces différentes (fig. 86). Pour les mettre en évidence dans les squames, vous pourrez suivre la technique que je vous ai indiquée pour rechercher le parasite du tokelau : examen au microscope, en diaphragmant fortement, de squames traitées par une solution de potasse à 40 pour 100 et chauffées légèrement pendant quelques secondes. Montoya recommande le procédé suivant :

1° Dégraisser les squames à l'ammoniaque;

2° Après quelques minutes, chasser l'ammoniaque, verser sur les squames un peu d'alcool saturé d'acide picrique et ajouter 4 à 5 gouttes d'acide acétique;

3° Laisser cinq minutes dans ce mélange, puis laver à l'eau distillée;

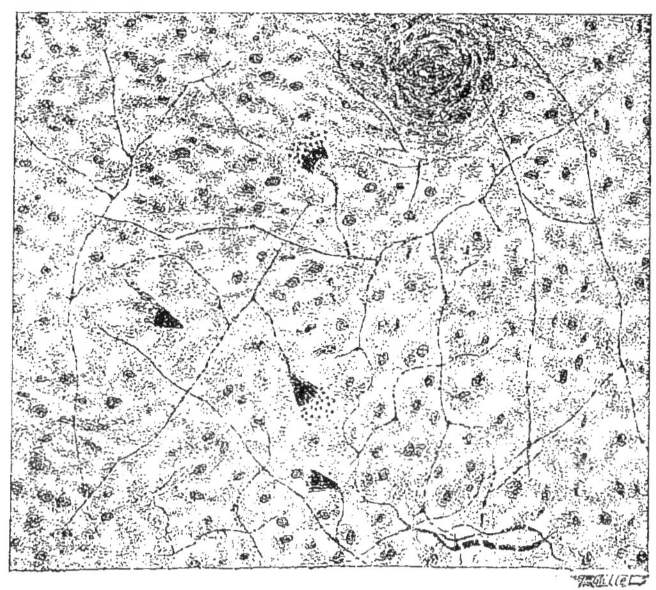

Fig. 86. — Squames de caraté. — Préparation extemporanée. — Entre les mailles d'un lacis mycélien abondant, on remarque les fructifications aspergillaires des plus nettes (Obj., 7, Ocul. 5, Leitz). — Variété violet bleuâtre provenant de Quebradilas. (D'après Montoya, *Rech. sur les caratés de Colombie*, thèse de Paris, Jouve, 1898.)

4° Monter à sec, faire glisser la lamelle couvre-objet sur la lame de manière à dissocier les squames.

L'acide picrique durcit le mycélium et le colore en jaune; quant à l'acide acétique, il durcit les fructifications, cependant celles-ci sont très souvent déformées ou réduites à l'état de débris par ce procédé un peu brutal.

La coloration élective des filaments mycéliens et des

fruits au bleu polychrome de Unna est bien préférable. Voici la technique suivie par Montoya :

1° Dégraisser les squames dans l'éther ;

2° Laisser, pendant cinq minutes, les squames dégraissées dans un mélange d'alcool absolu et de 5 à 10 gouttes d'acide acétique cristallisable ;

3° Laver abondamment à l'alcool absolu ;

4° Plonger les squames, pendant cinq à dix minutes dans un bain colorant contenant 2 à 3 gouttes de bleu polychrome dans un demi-litre d'eau filtrée ;

5° Laver à l'alcool absolu jusqu'à ce que celui-ci sorte incolore ;

6° Éclaircir les squames au xylol et monter dans le baume.

A l'aide de ces divers procédés, on peut acquérir des notions exactes sur la structure des divers parasites des caratés et sur leur mode d'intrication dans les couches épidermiques. Sur des préparations ainsi faites, on voit qu'ils rampent dans la couche cornée et pénètrent jusque dans les assises les plus superficielles de la couche malpighienne. Les filaments mycéliens, longs et généralement très grêles, se divisent par dichotomie. Dans quelques points, ils s'enchevêtrent en un réticulum serré d'où partent des filaments deux à trois fois plus gros, véritables câbles composés de deux, trois ou quatre fins tubes mycéliens. En d'autres points, on voit se détacher, par dichotomie, d'un filament mince une branche courte et de grosseur double qui se termine par un fruit relativement volumineux. En général, ces hyphes ou tiges courtes fructifères semblent se terminer par une tête ou renflement piriforme couronné par une seule rangée de cinq à six stérigmates ; chacun de ceux-ci soutient un chapelet de trois à cinq spores, toujours sphéroïdales et constituées par un protoplasma et un nucleus plus foncé. Dans les caratés arrivés à leur plein développement, c'est-à-dire ayant dix à trente ans de date, les filaments mycéliens et les fruits complets de chaque espèce sont très abondants dans les squames.

Le milieu de culture qui convient le mieux aux champignons des caratés, c'est la gélose peptonisée, glycérinée à 4 pour 100. Après, vient la gélose au moût de bière. La réaction doit être légèrement acide. La température *optima* est comprise entre 50 et 55° centigrades.

En culture, les diverses variétés du caraté violet, le caraté bleu et le caraté rouge, donnent soit des *Aspergillus* dont la fructification en forme de capitule est d'aspect typique, soit des champignons *aspergilloïdes* de forme ambiguë. Dans ce cas, les spores ont bien pour point de départ le renflement terminal de l'hyphe sporifère, comme c'est la règle dans le groupe aspergillus, mais elles se disposent en longues files parallèles dont l'ensemble rappelle tout à fait le pinceau des *Penicillums*.

Quant au champignon du caraté noir encre de Chine, il ressemble par sa morphologie à certains *Microsporons* : c'est un type d'*Oosporées*. La mucédinée du caraté blanc se rapproche du genre *Monilia*.

C'est le pigment inclus dans le champignon pathogène qui donne à chaque espèce de caratés sa couleur propre. Ainsi la culture obtenue avec les squames du caraté noir violacé est de couleur brun violacé. L'aspergillus du caraté bleu est bleu, l'oospore de la variété noire encre de Chine est de couleur charbon. Dans les caratés multicolores, plusieurs champignons chromogènes végètent côte à côte, mais sans entrer en symbiose.

Pour établir, sans conteste, le rôle pathogène des divers champignons isolés par la culture, Montoya a tenté de les inoculer au lapin, mais il faut reconnaître que ses expériences ne sont pas probantes.

D'après le même auteur, dans les climats chauds et humides, les parasites des caratés seraient très répandus dans la nature ; ils adhèreraient à toutes sortes d'objets animés ou inanimés : graines, broussailles, insectes, moustiques, punaises, etc., qui seraient ainsi les vecteurs du contage. Dans les eaux stagnantes des mines aurifères, qui sont corrosives et fissurantes, car elles contiennent des sulfates de cuivre, de fer et de zinc (eaux à couperose), le champignon du caraté violet serait en culture presque pure.

En raison de sa ténacité, le caraté doit être combattu par des mesures prophylactiques spéciales. Ces mesures, dont l'expérience a démontré l'efficacité incontestable, découlent naturellement des données étiologiques. Elles consistent en soins hygiéniques, en protection de la peau contre les agents vulnérants de toutes sortes : soleil, broussailles épineuses, cailloux des ruisseaux, eaux irritantes des mines et piqûres d'insectes. Ces précautions prises empêcheraient les germes de se greffer sur les téguments. Si l'on n'a pu prévenir le mal, il faut le détruire à son début. La guérison du caraté est facile quand il se borne à quelques taches récentes, très difficile quand il est ancien et généralisé.

La teinture d'iode appliquée sur les jeunes plaques les fait disparaître rapidement. Plus tard, elle est sans effet sur elles ; on doit alors recourir à l'application d'acide chrysophanique, soit en solution, soit sous forme de traumaticine, après un bain au savon noir ou au sublimé.

Un des remèdes les plus populaires en Colombie est l'onguent citrin, ou pommade mercurielle nitreuse, qu'il faut manier avec prudence. Appliqué à deux reprises successives sur chaque placard, il donne d'excellents résultats. L'inflammation assez intense qu'il cause est calmée, au besoin, par des émollients.

Dans les caratés très étendus, Montoya recommande d'administrer, chaque jour, 4 à 8 milligrammes d'acide arsénieux ou 1 à 2 grammes d'iodure de potassium, ou

bien encore 1 à 2 centigrammes de sublimé. Ces substances,
en s'éliminant par la peau, détruiraient le parasite?

La stérilisation du linge et des vêtements des malades,
ou, si elle est impossible, leur destruction par le feu, est le
corollaire du traitement individuel.

APPENDICE

Tout récemment, Darier a publié « un cas de karaté ou
de dermatomycose analogue, d'origine sud-américaine »
dont je crois utile de vous donner une courte analyse.

Un homme de race blanche, originaire de la République
de l'Équateur, voit apparaître au niveau de la ceinture et de
l'hypogastre une éruption de taches rouges, psoriasiformes,
bordées par un bourrelet squameux peu saillant. Ces éléments s'accroissent peu à peu d'une manière continue et
fusionnent en placards à contours géographiques englobant
des îlots de peau saine anguleux délimités par des lignes
concaves.

Deux ans plus tard, cette dermatose érythémato-squa-
meuse couvre tout le tégument externe, sauf le cuir chevelu, les tempes et les oreilles. Elle a pris l'aspect du psoriasis généralisé.

Les surfaces palmaires et plantaires sont doublées d'une
hyperkératose considérable et parcourues par des crevasses
profondes et douloureuses au niveau des plis naturels. Les
ongles sont très altérés, tandis que les poils ne subissent
aucune modification. Cette dermatose, peu prurigineuse,
n'eut pas de retentissement sur l'état général.

La plupart des parasiticides furent essayés. On dut en
suspendre l'usage à cause de la dermite intense qu'ils pro-
voquaient. Après plusieurs rétrocessions suivies de retours
offensifs, la dermatose se généralisa et le malade retourna
dans son pays.

L'examen des squames, prélevées en un point quelconque,

montre qu'elles sont parcourues par un lacis de filaments
mycéliens extrêmement serré, formant par place un véritable feutrage. Ces tubes ramifiés ou anastomosés de
distance en distance sont cloisonnés. Ils ont à peu près
même diamètre que ceux des trichophytons. Jamais ce
mycélium n'est accompagné de spores libres, de conidies
ou de fructifications d'autre sorte.

Bodin (de Rennes) a ensemencé des squames prove-

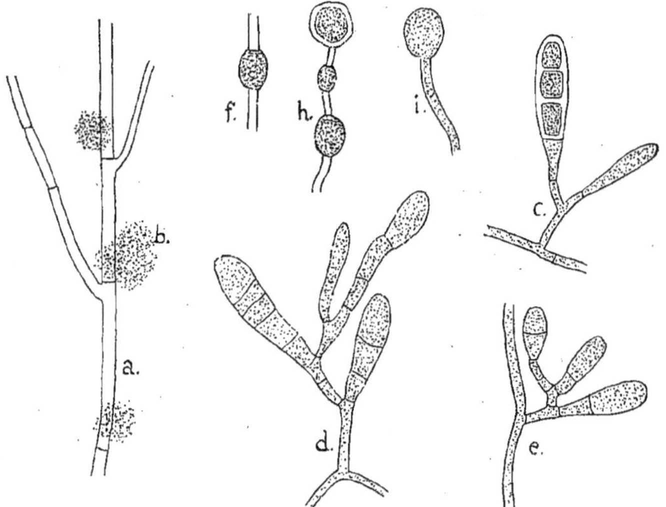

Fig. 87. | Culture sur gélose glucosée. — *a*, *b*, issue de protoplasma, sous forme de
nuage granuleux, en dehors des filaments mycéliens ; *c*, *d*, *e*, chlamydospores mas-
suées et septées, ou organes en fuseaux ; *f*, *h*, *i*, chlamydospores, par enkystement
du protoplasma sur le trajet ou l'extrémité d'un filament.

nant de ce malade. Il est parvenu à isoler un champignon
spécial qui pousse sur les milieux usuels des laboratoires,
mais avec une prédilection marquée sur la gélose glucosée
à 3 pour 100 (fig. 87). Par l'ensemble de ses caractères, ce
champignon offre d'étroites analogies avec les *trichophytons*
et les *microsporons*. Comme ces derniers, il ne se reproduit pas par un appareil supérieur de fructification, mais
par des chlamydospores arrondies et des organes en fu-

seaux pluriseptés. Mais le champignon étudié par Bodin est encore plus voisin du *Lophophyton gallinæ*, parasite du favus de la poule ou maladie de la crête.

OUVRAGES A CONSULTER :

ARRIAGA, *Gaceta de los hospitales de Guatemala*, n° 18, juin 1885. — BARBE, Un cas de caraté. *Soc. de Dermat. et de Syph.*, nov. 1898. — Art. *Caraté*, in *Pratique Dermatologique*, t. I, p. 522, 1900. — BODIN, Note sur un cas de mycose présenté par M. Darier. *Soc. de Dermat. et de Syph.*, 20 avril 1903. — DARIER, Sur un cas de karaté ou de dermatomycose analogue, d'origine sud-américaine. *Soc. franç. de Dermat. et de Syph.*, 20 avril 1903. — GASTAMBIDE, Mal del Pinto. *Presse médic. belge*, 1881, n°⁵ 33, 35, 39 et 41. — GAVINO, *Congrès de Madrid*, 1898. (Maladie des taches.) — J. GOMEZ, *Du Carathès ou tache endémique des Cordillères*. Thèse de Paris, 1878. — IRYZ, Memoria sobre la enfermadad pintada de las Americas. *La Independencia medica*, t. II, n° 32 et sq. — Mal del Pinto. *Brit. med. Journ.*, 1882, n° 4. — LEGRAIN, *Arch. de Parasitologie*, janv. 1898. — MONTOYA Y FLORES, *Recherches sur les caratés de Colombie*. Th. de Paris, 1898. — Note sur les caratés. *Ann. de Dermat. et de Syph.*, 3° série, VIII, p. 464, 1897. — MUNCH (de Kiew), *La lèpre au sud de la Russie et le vitiligo endémique du Turkestan*. Kiew, 1884-1887, t. I, d'après une note annexée à la trad. de l'ouvrage de Kaposi, par MM. E. Besnier et Doyon, t. II, p. 155 et 156. — A. URIBE, Observations sur le caraté. *El Indice*, Medellin, 1867.

SEIZIÈME LEÇON

MYCÉTOME

PIED DE MADURA OU PÉRICAL

Le mycétome a pour cause un champignon radié qui creuse des galeries
et des fistules dans les parties molles du pied ou de la main. — Ses
foyers principaux : l'Hindoustan, Madura, Cochin. — Le parasite a probablement pour habitat le limon des districts ruraux.
Description clinique : le pus contient des grains mycosiques de couleurs
variées, analogues à ceux de l'actinomycose.
Étude microscopique des corpuscules parasitaires et des tissus envahis
par le mycétome. — La pluralité des champignons : variété blanche ou
ochroïde, variété noire ou truffoïde. — Culture du parasite de la variété blanche, le Streptothrix maduræ.
Diagnostic et Traitement.

Messieurs,

Tandis que le champignon du tokelau et ceux des caratés
germent à la surface des téguments, celui du mycétome
s'enfonce dans la profondeur des tissus.

C'est un champignon radié, voisin de l'actinomyces, qui
pénètre dans les parties molles du pied ou de la main. Il
y creuse des galeries et des fistules, il en désorganise
toutes les parties constituantes et finit par amener une
tuméfaction et une dégénérescence totale du segment atteint.

Vandyke Carter, dans une série d'importants mémoires
publiés de 1861 à 1874, décrivit le premier les caractères
anatomiques et cliniques de la maladie; il indiqua sa pathogénie probable et mit en évidence le champignon qui la
cause dans le pus et les fistules des tissus lésés.

Le mycétome est endémique dans un grand nombre de
districts de l'Inde anglaise (carte 4), mais ses foyers sont
disséminés, les régions intermédiaires, représentées parfois

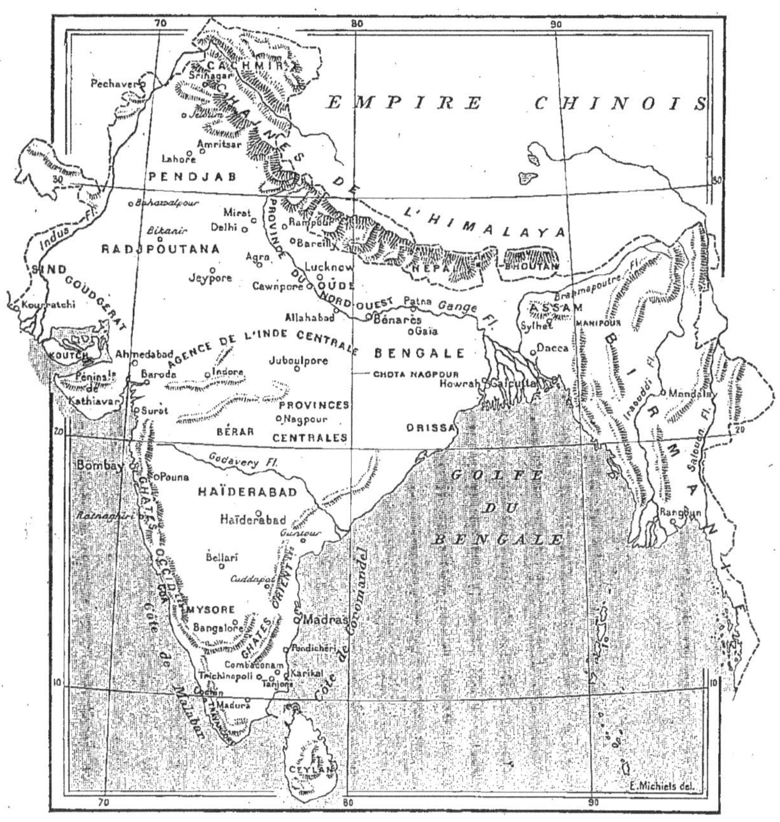

Carte 4. — Inde et Birmanie.

par des provinces entières, comme le bas Bengale, restant
absolument indemnes. La maladie est très fréquente à
Madura et à Cochin ; aussi, le nom de *pied de Madura* ou
de *pied de Cochin* est-il, pour cette raison, synonyme de
mycétome. Du reste, celui-ci ne se cantonne pas seulement

dans le sud de l'Hindoustan, il s'observe aussi dans le nord de la péninsule gangétique; il existe à Delhi, en divers points du Pendjab, au Cachmir, au Rajpoutana, à Bombay. On a longtemps soutenu que le mycétome ne dépassait pas les limites de l'Hindoustan. En réalité, son domaine s'étend à d'autres régions du globe. Il est assez fréquent en Sénégambie; on en a signalé quelques rares exemples en Algérie, en Italie, en Cochinchine. On l'a vu aux États-Unis et dans l'Amérique du Sud.

Récemment, Fontoynont m'a fort aimablement envoyé les pièces d'un cas de mycétome provenant de Madagascar; je vous en exposerai tout à l'heure l'étude anatomique. Fontoynont et Ribot avaient déjà observé, dans l'île malgache, un fait analogue encore inédit. Il est à noter que ces deux cas concernent non pas des immigrants, mais bien des indigènes.

Enfin, en 1901, M. Bouffard a étudié deux exemples de cette mycose dans notre colonie de Djibouti, et M. Brumpt en a observé plusieurs cas dans la région située au sud de l'Abyssinie et chez les Somalis de l'Ogaden.

Le champignon du mycétome entre dans l'organisme par une plaie des parties découvertes mise au contact de la vase. Cette mycose atteint par suite presque exclusivement les agriculteurs qui marchent pieds nus, c'est exclusivement dans les districts ruraux qu'on l'observe en Hindoustan.

D'après Boccaro, qui a rassemblé une centaine de cas de mycétome, dans le Sind et sur le cours inférieur de l'Indus, l'effraction cutanée, qui servirait de porte d'entrée au parasite, serait souvent produite par les épines d'une variété d'acacia.

La lésion initiale occupe d'ordinaire la plante du pied, surtout celle du pied droit. Tout d'abord, un gonflement diffus, indolent et ferme, envahit lentement la région inoculée. Cette tuméfaction tend à se circonscrire; au bout

d'un temps variable, elle se condense en un noyau de un ou
deux centimètres de diamètre. Celui-ci, après un ou plusieurs mois, se ramollit et s'ouvre. Il donne issue à un ichor
visqueux, huileux, peu purulent, quelquefois strié de sang.
Toujours d'odeur fétide, le liquide évacué contient de
petites masses arrondies, grises ou jaunes, comparables à
des œufs de poisson, ou bien des amas noirâtres ayant

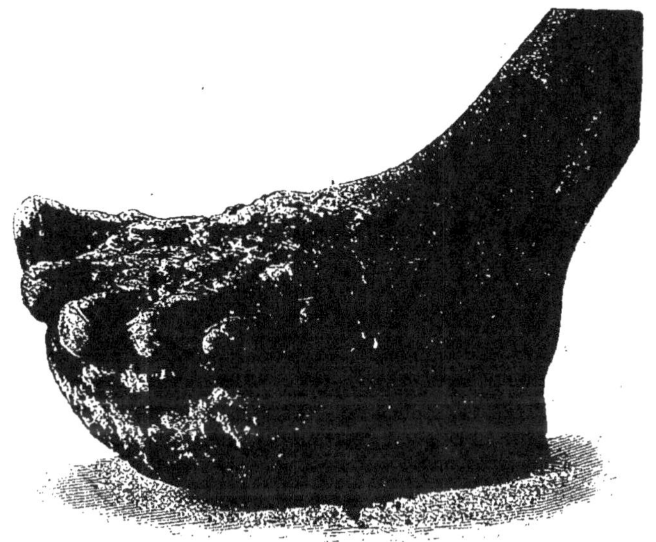

Fig. 88. — Pied de Madura. — Provenance : Madagascar. (Photographie
du Dr Fontoynont).

l'aspect de la poudre à canon; exceptionnellement, ces
grains ont une coloration rouge ou rose. Les grumeaux,
isolés le plus souvent, forment quelquefois des agrégats
du volume d'un pois. Un trajet fistuleux succède à l'ouverture du nodule primitif. Peu à peu, d'autres nodules
apparaissent, ils se ramollissent à leur tour et expulsent
leur contenu sanieux mélangé de grains diversement colorés. Graduellement, le pied s'accroît, surtout en épaisseur,
double ou triple de volume et se déforme (fig. 88). Il devient

ovoïde et prend une consistance élastique, très différente de celle de l'œdème. Son aspect est caractéristique, la plante n'est plus excavée, mais convexe ; elle semble doublée d'un coussin très épais sur lequel elle repose. Elle est bombée au point que les orteils ne touchent plus le sol. Ceux-ci peuvent, d'autre part, être déviés en divers sens. La peau de la région malade est profondément modifiée. Elle est inégale, raboteuse, soulevée par des élevures de diverses tailles, les unes très dures, les autres ramollies. Elle est traversée par de nombreuses fistules dont les orifices sont largement ouverts ou masqués par des végétations. Si l'on explore ces trajets, on constate que le stylet pénètre sans difficultés dans la masse informe du pied, il arrive aisément sur les os, qui sont parfois eux-mêmes ramollis. Dans les cas avancés, on peut promener le stylet dans toutes les directions, à travers les tissus qui n'opposent plus aucune résistance, et cela sans provoquer ni douleurs, ni hémorragies.

Tandis que le pied, démesurément tuméfié, est devenu fort pesant, la jambe, par contraste, est frappée d'atrophie ; l'association de ces deux sortes de lésions explique la gêne que le malade éprouve à marcher.

Le pied est le siège d'élection du mycétome. La main est plus rarement atteinte par cette mycose qui peut aussi intéresser, mais par exception seulement, le genou, la cuisse, la mâchoire et le cou.

Jamais les ganglions lymphatiques, pas même ceux du creux poplité, ne sont envahis par le champignon. Cependant, des adénites peuvent accompagner le mycétome, mais ce sont des adénites septiques dues à des infections secondaires greffées sur les lésions mycosiques. Quant aux organes internes, ils restent indemnes pendant toute la durée de la maladie. Ainsi s'explique l'intégrité de l'état général qui se maintient satisfaisant jusqu'à la période ultime.

Cette maladie persiste pendant de longues années. Elle est tout à fait incurable[1], mais comme elle reste exclusivement locale, elle ne compromet pas, par elle-même, l'existence. Les individus qui en sont atteints succombent après dix ans, vingt ans et même davantage, épuisés par une longue suppuration, par une diarrhée chronique, à moins qu'une infection intercurrente ne les emporte en cours d'évolution.

On conçoit, en étudiant les lésions du mycétome, que cette maladie soit incurable.

La section du pied dégénéré est très facile. Le couteau n'est arrêté par aucun obstacle appréciable. Tous les tissus, en effet, sont fusionnés en une masse uniforme, huileuse, d'un gris jaunâtre. Certains os ont complètement disparu ; d'autres sont friables, infiltrés par le parasite. Ce sont encore les tendons et les aponévroses qui résistent le mieux au processus dégénératif.

L'énorme masse d'aspect gélatiniforme en laquelle le pied s'est transformé, est sillonnée par un réseau de canaux et creusée de kystes dont quelques-uns atteignent le volume d'une petite pomme. Ces cavités sont remplies d'agrégats de champignons, dont la couleur tantôt noire, tantôt pâle, permet de distinguer deux variétés cliniques de mycétome, la mélanique et la blanche ou ocroïde. Canaux et kystes occupent surtout le tissu cellulo-adipeux qui constitue, comme vous le savez, au-dessous de l'aponévrose plantaire une semelle très épaisse ; cependant, les os, les muscles et les aponévroses sont souvent évidés par la prolifération du champignon. Tout le système des canaux et galeries ainsi creusés dans la masse du pied est limité par une membrane molle très facilement isolable.

1. Cependant Brumpt a observé, chez les Somalis de l'Ogaden, deux cas de guérison, après plusieurs années de maladie. Il s'agissait du mycétome à grains noirs.

Le germe qui cause tous ces délabrements est un champignon radié, analogue à celui de l'actinomycose (fig. 89). Il constitue la totalité des grains contenus dans le liquide des nodosités ramollies ou dans les cavités des tissus. Comme je viens de vous le dire, on en distingue deux variétés : l'une blanche ou ocroïde, et l'autre noire.

La variété blanche est la mieux connue. Vincent l'a

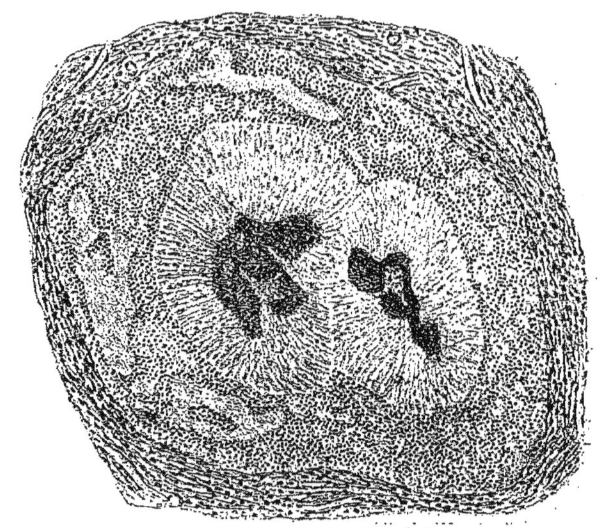

Fig. 89. — Coupe d'un grain de *Discomyces Maduræ*. — Au centre, masses mycéliennes et filaments radiés. (D'après Scheube, *Die Krankheiten der warmen Länder*, Gust. Fischer édit., 1900).)

étudiée dans tous ses détails sur un cas de mycétome algérien. Étalé sur une lame de verre, coloré au Loeffler ou à la fuchsine et examiné au microscope, chacun de ces corpuscules parasitaires apparaît constitué par un fin mycélium très dense résultant de l'intrication d'innombrables filaments. A la périphérie des touffes zoogléiques, où le buisson mycélien est moins compact, on voit chaque filament émettre de véritables ramifications dont l'ensemble forme, autour du réseau, une couronne d'éléments radiés.

Cette disposition fait rattacher le parasite au genre streptothrix; aussi Vincent l'a-t-il dénommé *Streptothrix Maduræ*.
Il existe fréquemment soit dans la continuité des rameaux
terminaux, soit à leur extrémité, de très petits renflements
en forme de boutons, semblables à ceux qu'on trouve dans
les rameaux fructifères des autres espèces de streptothrix.
Ainsi, le champignon apparaît constitué par trois zones :
au centre, le réticulum d'une extrême finesse, à la périphérie, les petits renflements terminaux, et, dans la partie
moyenne, les ramifications radiées des filaments mycéliens.

Si l'on examine le parasite à un fort grossissement, on
remarquera que les tubes sont dépourvus de gaîne et cloisonnés de distance en distance. Leur protoplasma est iné-
galement réparti, condensé en certains points, raréfié ou
nul en d'autres; il peut être disposé en grains de chapelet à
la manière des chaînettes de streptocoque.

Examiné dans les tissus, le grain de mycétome offre l'aspect d'un volumineux tubercule. Le centre du nodule est
occupé par le bloc mycélien dont l'ensemble constitue un
feutrage épais, disposé en couronne, car le centre de l'amas
mycélien est presque entièrement privé de filaments. Le
tissu qui confine à la périphérie du parasite présente des
striations à direction *excentrique* et *radiée*, ou agglomérées
en *faisceaux fusiformes*. Cette couche striée est envahie par
des leucocytes étagés à peu près parallèlement aux rayons.
Elle n'est pas le prolongement de la zooglée dont elle est
presque toujours séparée par une étroite bande de structure
incertaine, mal colorée, amorphe et un peu granuleuse.
Cette apparence striée est probablement due à des filaments
de streptothrix en voie d'involution et partiellement dégénérés sous l'action des cellules migratrices.

Le parasite est entouré de nombreuses cellules embryonnaires. Quelques rares cellules géantes à noyaux multiples
reportés à la périphérie du protoplasma s'observent çà et
là. En aucun point il n'existe de zone vitrifiée ou calcaire

comme dans l'actinomycose, ni de caséification comme dans la tuberculose. Les nodules sont parcourus par de nombreux capillaires à paroi embryonnaire. Par suite de leur rupture, il se forme des hématomes mous et fluctuants dans lesquels nagent les corpuscules du streptothrix.

Sur les pièces qui m'ont été adressées de Madagascar par Fontoynont, la double coloration à l'éosine-orange et

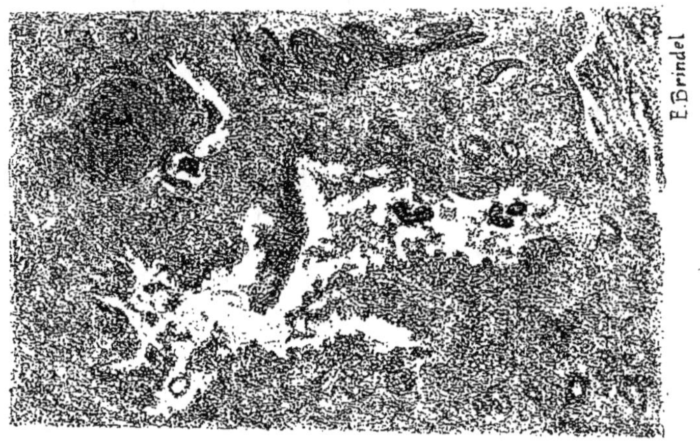

Fig. 90. — Pied de Madura. — Coupe de la peau œdématiée et enflammée. — Au centre de la préparation : géodes renfermant des corpuscules parasitaires, dont la couronne de massues se détache en noir sur le fond clair.

au bleu de toluidine m'a permis d'étudier à la fois la structure du parasite et les réactions qu'il provoque dans les tissus environnants.

Sur cette coupe microscopique, vous pouvez voir nettement toutes les parties constituantes du champignon (fig. 90, 91 et 92).

Au centre, le mycélium, dont on distingue malaisément la structure, même à un grossissement de 7 à 800 diamètres. Il apparaît formé de fines fibrilles ponctuées, surtout visibles dans les points où le corps du champignon a été déchiré, pendant les manipulations de la coupe : de menus filaments sont alors étirés d'une lèvre à l'autre de la solution de continuité.

De la périphérie du fin réseau mycélien, se détachent de courts rayons terminés par des massues piriformes plus ou moins fortement colorées.

Le champignon est cerné de tous côtés par des leucocytes polynucléaires qui l'assiègent. Beaucoup d'entre eux se glissent entre les massues. Quelques-uns entament le

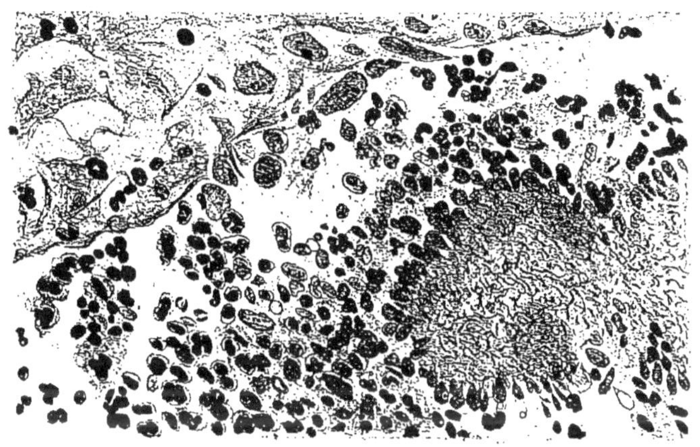

Fig. 91. — Pied de Madura. — Corpuscules parasitaires et réaction du tissu avoisinant. — 1° à droite, le parasite : on distingue, au centre, le réseau mycélien ; à la périphérie, la couronne de massues. — 2° à gauche, cavité renfermant le parasite : dans cette cavité, on remarque quelques massues erratiques, quelques mononucléaires et de nombreux polynucléaires en dégénérescence à noyaux clairs, le tout plongé dans un liquide plasmatique sillonné de quelques réseaux de fibrilles. — 3° à gauche et en haut, tissu conjonctif distendu par l'œdème ; grandes cellules conjonctives hyperplasiées et libres, renfermant des polynucléaires.

parasite et se logent dans sa portion centrale finement réticulée. La plupart de ces leucocytes, inclus dans le champignon, sont manifestement malades. Les lobes de leur noyau s'arrondissent, les connectifs interlobaires se raccourcissent et se brisent de sorte que le noyau des polynucléaires se résout en plusieurs boules indépendantes et juxtaposées.

En plusieurs points de la préparation, vous pouvez voir

des grains arrondis et volumineux, groupés en rosace au nombre d'une dizaine (fig. 95). Ces grains ont mêmes réactions colorantes que les massues du champignon pathogène. J'ignore leur signification.

Dans le voisinage du champignon, la structure du derme

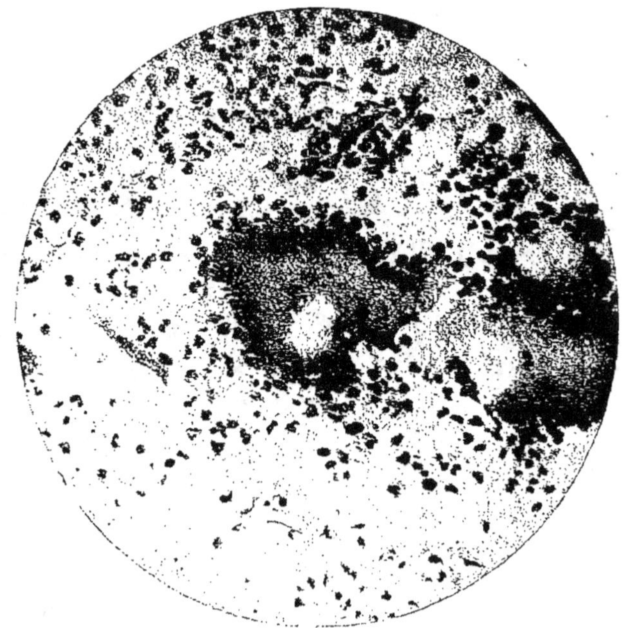

Fig. 92. — Photographie d'un corpuscule parasitaire entouré de sa couronne de massues.

est profondément remaniée par une violente poussée d'œdème inflammatoire qui constitue, par son intensité, la lésion histologique la plus marquante. D'énormes plaques d'œdème surdistendent les travées dermiques, les rompent et se creusent de vastes cavités. En d'autres points, le tissu conjonctif, plus dense, résiste mieux à l'infiltration, les faisceaux connectifs s'écartent les uns des autres et les fibrilles qui entrent dans leur constitution sont dissociées.

Le liquide, répandu dans une infinité de mailles ou aréoles, ne se collecte pas en nappes. Certaines travées de tissu conjonctif fibreux restent imperméables à l'œdème. Celui-ci est de nature inflammatoire, comme le démontre la présence d'un fin réticulum fibrineux coloré en rose. Il contient de nombreux leucocytes polynucléaires et, en moindre abondance, des mononucléaires de la variété ordinaire. On y voit aussi des macrophages, représentés par de grandes cellules, à corps rose, vacuolisé, et à noyau irrégulier plus clair que celui des polynucléaires. Çà et là, quelques hématies, et quelques plasmazellen.

L'œdème s'insinue jusque dans l'épiderme. Il écarte les cellules épineuses de la couche malpighienne et étire leurs filaments d'union.

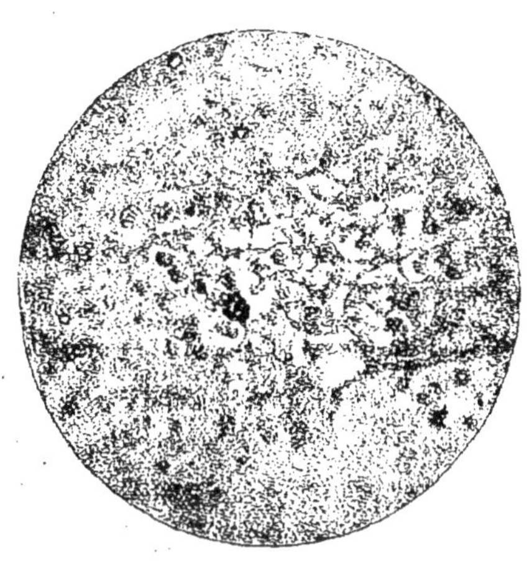

Fig. 95. — Grains disposés en rosace, ayant même réaction que les massues, mais en différant par leur forme arrondie. — Ces boules sont comparables à celles qu'on voit dans les tissus en désintégration. — Peut-être s'agit-il de massues dégénérées?

Des polynucléaires montent dans ces espaces inter-cellulaires jusqu'au point où commence la kératinisation.

Baignées dans l'exsudat inflammatoire, les cellules fixes du derme ne restent pas indifférentes. Elles se tuméfient, rompent leurs attaches, deviennent globuleuses et forment une partie des macrophages qui se mélangent aux hématies et aux leucocytes de l'exsudat.

Une autre partie des macrophages dérive des cellules conjonctives des parois vasculaires qui, après s'être hyperplasiées, se libèrent et se mobilisent.

Les cellules de l'endothélium vasculaire se tuméfient et desquament. Devenues indépendantes, elles se perdent au milieu des polynucléaires et des hématies. Un certain nombre de vaisseaux sont thrombosés, d'autres sont ectasiés. Toutes ces modifications intéressent également les vaisseaux artériels, veineux, capillaires et lymphatiques. Il existe donc une endopérivascularite, à laquelle certains auteurs ont voulu attribuer un rôle important.

En résumé, au point de vue histologique, la lésion essentielle est une *poussée colossale d'œdème inflammatoire*, et à cet égard, tout au moins, le processus histopathologique du mycétome est identique à celui de l'éléphantiasis.

Vous n'êtes pas sans avoir remarqué, Messieurs, combien dans le détail ces deux descriptions, — celle de M. Vincent et la mienne, — diffèrent l'une de l'autre. Si vous parcourez les divers examens histologiques qui ont été publiés, entre autres ceux de Kanthack, de Boyce et Surveyor, de Hewlett, de Unna, si vous les comparez entre eux et à l'étude que E. Delbanco a donnée du champignon de la variété américaine découverte par Hyde et Senn, vous arriverez à cette conclusion que les divergences existent non pas seulement dans l'interprétation, mais aussi dans les faits eux-mêmes. Le polymorphisme du parasite reconnaît des causes multiples. Tout d'abord, le même champignon pathogène, envisagé aux divers stades successifs de son évolution, peut varier beaucoup d'aspect. En second lieu, certains détails de configuration, bien qu'accessoires et contingents, peuvent modifier singulièrement la morphologie du cryptogame. Ainsi les renflements moniliformes observés dans la continuité des filaments de la couronne radiée, les boutons terminaux, les massues et les crosses, ne sont pas des éléments essentiels. Ils font défaut dans les cultures et l'on peut supposer avec vraisemblance qu'ils résultent d'un état de dégénérescence de la membrane du champignon modifié par la réaction de l'organisme envahi, ainsi que Boström l'admet pour l'actinomyces et Vincent pour le Streptothrix Maduræ. En troisième lieu, les recherches les plus récentes démontrent que la raison majeure des divergences relevées entre les auteurs tient à ce que plusieurs variétés momentanément fixées, ou même plusieurs espèces cryptogamiques. peuvent produire le pied de Madura.

Vincent est parvenu à cultiver le Streptothrix Maduræ. Les milieux les plus favorables sont les infusions végétales, de foin ou de paille non neutralisées, et par conséquent légèrement acides; les infusions de légumes, carottes, navets et surtout pommes de terre, sont également très propres à la germination du cryptogame. La température optima est de 57°. Le quatrième ou cinquième jour après l'ensemencement, on voit apparaître, dans le liquide de culture, de petits flocons blanc-grisâtre, aplatis ou arrondis, qui la plupart se déposent au fond du tube. Quelques-uns brunissent, d'autres restés adhérents à la paroi du tube, près de la surface libre, prennent tardivement une coloration rose ou rouge. Sur pomme de terre, la culture s'étale en un tapis d'éminences mamelonnées ou mûriformes, d'abord incolores ou blanchâtres, puis de nuance rose et finalement d'un rouge foncé.

Dans les cultures, la morphologie du Streptothrix Maduræ est presque identique à celle du champignon contenu dans les corpuscules. La seule différence notable, c'est qu'en milieu artificiel le Streptothrix est dépourvu de massues.

Vincent a fait quelques expériences intéressantes dont l'étiologie doit tirer profit. Il a pu réensemencer avec succès une culture desséchée depuis neuf mois, et une culture sur pomme de terre datant de vingt et un mois. Cette longévité s'explique par la production de *spores*, qui sont surtout abondantes quand le cryptogame germe à l'air libre. Ce sont de petites cellules ovoïdes, très réfringentes, accouplées par deux ou trois, ou réunies en amas, en chaînettes, qu'on pourrait prendre pour des microcoques. Ces spores sont tuées par une température de 85° prolongée pendant trois minutes. Les cultures non sporulées sont stérilisées par une température maintenue à 60° durant cinq minutes.

Les tentatives faites par Vincent et par Nocard pour inoculer le Streptothrix Maduræ aux animaux sont restées sans résultat.

Tout ce qui précède concerne la variété *blanche*, de beaucoup la mieux connue. Je serai bref sur la variété *noire* ou *truffoïde* dont certains auteurs ont même contesté la nature cryptogamique. Ainsi Le Dantec, après avoir dissocié dans du bouillon les grains « truffoïdes » d'un cas de mycétome provenant du Sénégal, ne discerna aucun parasite de forme radiée, il vit seulement des amas de petits bacilles facilement colorables par la solution de Ziehl. Toutefois la plupart des observateurs admettent l'existence d'un champignon dans les corpuscules de la variété mélanique. Il est constitué par un réseau de tubes entrelacés, larges, moniliformes et cloisonnés dont les expansions périphériques peuvent se renfler en massues.

Les recherches récentes, celles de Brumpt, celles de A. Laveran, établissent définitivement l'origine cryptogamique du mycétome à grains noirs. A. Laveran fait observer que si l'étude de cette variété est difficile, c'est que les foyers sont envahis secondairement par des bactéries. Ayant eu l'occasion d'examiner un mycétome à grains noirs, provenant d'un jeune Soudanais, il a constaté *dans les foyers non infectés par des bactéries* un épais feutrage de filaments mycéliens longs, ramifiés, cloisonnés, larges de 3 à 4 μ, végétant dans du tissu conjonctif. D'après le même auteur, il s'agit probablement d'un Streptothrix voisin de celui de la variété blanche.

La paroi des tubes et la substance intercalaire sont infiltrées d'un pigment mélanique qui contient du fer. En vieillissant, le parasite se surcharge de ce pigment, toute structure disparaît et il devient méconnaissable. Ainsi s'explique sans doute pourquoi la recherche du parasite dans certains cas de mycétome de la variété noire est restée infructueuse. James H. Wright aurait obtenu des cultures sur pomme de terre et sur agar dans lesquelles se seraient développés les grains noirs caractéristiques. D'après Brumpt, qui aurait réussi à cultiver la variété mélanique, le champignon serait une Mucédinée.

Les premiers observateurs admirent, pour la plupart, que les variétés blanche et mélanique du pied de Madura étaient toutes deux des manifestations d'un seul et même agent pathogène. La coexistence des deux types cliniques, dans le même foyer endémique et parfois chez le même sujet, semblait justifier cette opinion. Elle paraît contredite aujourd'hui par les progrès de l'analyse mycologique qui tend à établir la pluralité des parasites producteurs du mycétome. Du reste, à ne considérer que l'expression symptomatique, on peut déjà noter des différences sensibles. Boyce et Surveyor font remarquer en effet que, dans le mycétome à grains blancs, les corpuscules parasitaires sont logés dans un tissu jeune de granulation qui prolifère avec exubérance, tandis que dans le mycétome à grains noirs, les masses cryptogamiques sont encapsulées dans un tissu conjonctif dense, peu végétant, qui ne traduit pas au dehors les énormes ravages provoqués par le champignon dans la profondeur.

L'aspect du pied de Madura est si caractéristique pour l'ordinaire, que je n'ai pas à m'appesantir sur le diagnostic différentiel. Pourtant l'actinomycose, l'éléphantiasis, la lèpre, la tuberculose et la syphilis du pied peuvent donner le change à un observateur non prévenu.

Entre l'actinomycose et le pied de Madura, que de différences, malgré d'évidentes analogies!

L'actinomycose est une maladie des climats tempérés. Elle est commune à l'homme et aux bovidés. Elle peut se localiser sur le tégument externe, sur les muqueuses ou les viscères. Elle évolue assez rapidement, prenant en certains points le masque d'un néoplasme et dans d'autres celui d'abcès froids. Le pus qui s'écoule à l'extérieur, par des conduits fistuleux, tient en suspension des grains de couleur jaune soufre.

Le mycétome est une maladie exotique qui ne s'est pas encore acclimatée en Europe. Elle est spéciale à l'espèce humaine. Elle se localise dans quelques lieux d'élection et presque toujours au pied. Elle évolue fort lentement, en dix ou vingt ans, sans jamais s'étendre beaucoup au delà de son foyer primitif, sans jamais se généraliser ni gagner même les ganglions voisins. Les corpuscules entrainés par le pus sont de couleurs variées.

Les champignons pathogènes des deux mycoses se séparent nettement l'un de l'autre par les conditions de milieu nécessaires à leur germination. Le Streptothrix Maduræ ne cultive que sur des substances végétales, tandis que l'actinomyces se développe sur d'autres milieux. Le Streptothrix n'a jamais pu être inoculé, tandis que l'actinomyces est transmissible aux animaux. Chacun de ces champignons possède d'ailleurs en propre certains caractères morphologiques, certains modes de coloration. Enfin, tandis que l'iodure de potassium a sur l'actinomycose une action curative toute-puissante, il demeure sans effet contre le mycétome.

L'éléphantiasis se cantonne rarement au pied, à la manière du mycétome, et dans ce cas les tissus infiltrés ne sont pas désorganisés et parcourus par des trajets fistuleux.

Les manifestations de la lèpre tuberculeuse ne se limitent jamais à une seule extrémité. En cas de doute, explorez la sensibilité des lésions suspectes et vous reconnaîtrez sans peine l'anesthésie caractéristique. Au besoin, faites l'examen extemporané du pus qui s'écoule des nodules ulcérés, et vous y décèlerez sans peine le bacille de la lèpre.

Certaines lymphangites ou lymphangiectasies tuberculeuses creusent dans le pied des galeries assez analogues à celles du mycétome. Ces lésions sécrètent un liquide séreux, chargé de grumeaux caséeux. Mais ces grumeaux sont bien différents des grains mycosiques, et ce liquide bacillifère inoculé à un cobaye lui communique la tuberculose.

La syphilis peut se fixer avec obstination sur un pied, mais elle ne s'y éternise jamais, comme le fait le mycétome, même en l'absence de tout traitement spécifique. Du reste, pour peu que vous soupçonniez la vérole d'être la cause des accidents, vous devez recourir à l'épreuve thérapeutique.

Le praticien est à peu près désarmé contre le mycétome.

Si le patient se présentait au début de l'affection, celle-ci pourrait être enrayée par le raclage, l'ablation au bistouri ou la cautérisation ignée du nodule initial et des tissus environnants. Mais quand le malade se décide à réclamer les soins du médecin, les lésions sont déjà étendues. L'amputation des segments atteints reste alors la seule ressource. L'excision d'un orteil suffit parfois; mais très souvent c'est à l'amputation du pied qu'il faut recourir. Elle doit être pratiquée bien au-dessus de la lésion pour éviter les récidives dans le moignon. A cette condition, la guérison est définitive, car le mycétome respecte les ganglions et les viscères.

OUVRAGES A CONSULTER :

Boccaro, *Lancet*, 1893, II, p. 797. — Boyce et Surveyor, *Proceedings of the Royal Soc.*, LIII. 9 mars 1893. — *Brit. Med. Journ.*, 22 sept. 1894. — *Centralbl. f. Bakt*, 1894. — Bouffard, Brumpt et J.-A. Chabaneix, Note sur quelques cas de paludisme et sur un cas de mycétome observés à Djibouti. *Archives de Parasitologie*, 1901, t. IV, n° 4, p. 563. — E. Brumpt, Notes et Observations sur les maladies parasitaires : Mycétome à grains noirs. *Archives de Parasitologie*, 1902, t. V, n° 1, p. 151. — Carter (Vandyke). *Bombay Med. and Phys. Soc.*, 1886, t. IV, p. 86. — Cunningham, *Scient. Mem. by the Med. Off. with the Army in India*, n° 9. 1895. — Delbanco, *Deutsche Medicinalzeitung*, 1897, n° 48. — *Festschrift de I. Neumann*, Leipzig et Vienne, 1900 p. 117. — Gémy et Vincent, Affection parasitaire du pied analogue, sinon identique à la maladie dite de Madura. *Cong. de Dermat. et de Syph.*, 25 avril 1892. — *Ann. de Dermat. et de Syph.*, mai 1892. — Hewlett, *Lancet*, 1893, I, p. 953 et *Transact. of the Path. society of London*, p. 172. — Hyde et Senn, *Journ. of Cutaneous and Genito-Urinary Diseases*, janvier 1896. — A. Kanthack, *Journal of Pathology and Bacteriology*, octobre 1892. — Kemper, Art. *Pied de Madura* in *Encycl. internat. de Chirurgie*, t. II, p. 19. — A. Laveran, Sur un cas de mycétome à grains noirs. *Acad. de Méd.*, 24 juin 1902. — Le Dantec, *Précis de pathologie exotique*, Paris, 1900, p. 662. — Unna et Delbanco, Beiträge zur Anatomie des indischen Madurafusses (avec 2 planches). *Monatshefte für praktische Dermatologie*, XXXI, 1900, p. 545. — Vincent, Étude sur le parasite du « Pied de Madura ». *Annales de l'Institut Pasteur*, mars 1894, p. 129. — J.-H. Wright, *Arch. f. Dermat. und Syph.*, 1900 (Résumé de l'article original paru in *Journ. of exper. med.*, 1898).

DIX-SEPTIÈME LEÇON

DERMATOSES PRODUITES PAR DES PARASITES ANIMAUX

Le *Craw-Craw*. — La puce-chique. — Les myases cuticoles et cavicoles :
la lucilie hominivore, le ver du Cayor, le ver macaque. — La filaire de
Médine, dragonneau ou ver de Guinée.
Désordres cutanés produits par la piqûre ou la morsure des animaux
venimeux : araignées, scorpions, myriapodes, poissons ou serpents.

Plus encore sous les tropiques qu'en toute autre région,
la peau est exposée à l'agression de nombreux corps
vivants, animaux ou végétaux, qui peuvent se développer
soit à sa surface, soit dans son épaisseur.

Vous connaissez déjà, Messieurs, les parasites végétaux qui causent, sur les indigènes à demi nus, l'herpès
circiné, le pityriasis versicolor, le tokelau, les caratés, le
mycétome, etc.

Je ne m'occuperai ici que des parasites animaux.

O'Neill a signalé, chez les naturels de la côte occidentale d'Afrique, une dermatose mal définie appelée *craw-
craw*. Cette affection, qui ressemble à une gale invétérée,
est caractérisée par l'apparition de papules prurigineuses
qui deviennent bientôt vésico-pustuleuses. Elle occupe les
espaces interdigitaux, le poignet, le coude; elle n'atteint
presque jamais la face. L'examen microscopique révélerait
dans ces vésico-pustules l'existence d'une micro-filaire.
Nielly a observé à Brest, sur un mousse de quatorze ans
qui n'avait jamais quitté ce port, une dermatose parasitaire

en tout comparable au *Craw-Craw*. Chacun des éléments, répartis principalement sur les membres, contenait une ou plusieurs larves. R. Blanchard a donné à ce parasite le nom de *Rhabditis Niellyi* [1].

La *gale* est très fréquente en pays exotique. En Indo-Chine, la quasi-totalité des indigènes est la proie du sarcopte qui n'épargne pas les plus hauts mandarins. Cette gale tropicale est quelque peu différente de la gale d'Europe : elle en possède tous les signes, sauf un, le plus important de tous, il est vrai, l'existence des sillons acariens, qui m'ont paru faire défaut.

S'il est facile à l'Européen, par des soins de propreté, d'éviter les dermatoses précédentes, il est d'autres affections contre lesquelles il ne peut pas plus se prémunir que l'indigène.

Parmi celles-ci, je vous citerai les désordres que produit la *puce-chique*. Cet insecte, originaire de l'Amérique tropicale et des Antilles, a été importé sur la côte d'Afrique vers 1872, par un navire portugais. Elle s'est propagée avec une grande rapidité sur le continent noir, et fut introduite à Madagascar par des tirailleurs sénégalais.

Plus petite que la puce commune de nos climats, la chique vit dans le sable et les herbes sèches; aussi atteint-elle surtout les pieds, mais elle ne dédaigne pas les autres parties du corps.

Tandis que le mâle ne séjourne sur l'homme que le temps nécessaire pour se gorger de sang, la femelle fécondée mérite bien le nom de *Pulex penetrans* que lui donna Linné. Pourvue d'une forte armature buccale, elle s'enfonce

1. Sous le nom de Craw-Craw, les nègres englobent comme le fait remarquer Brault, des lésions cutanées très disparates, les unes papuleuses et sèches, les autres franchement ecthymateuses. Emily a appliqué récemment cette dénomination à une dermatose qu'il a observée au Congo et dans le Haut-Oubanghi. Mais la maladie dont il fait mention semble être plutôt le bouton d'Orient ou l'ulcère des pays chauds que le Craw-Craw véritable.

obliquement dans l'épiderme lâche et mou qui circonscrit les ongles et se loge à demeure dans le derme de sa victime pendant la saison sèche pour y mener à bien sa gestation (fig. 94 et 95). Son abdomen, démesurément gonflé par les œufs, refoule les tissus et les enflamme; il finit par se rompre, et les œufs sont expulsés au dehors, tandis que l'animal reste dans la plaie.

La pénétration de la chique dans la peau peut être insidieuse, et l'on est parfois surpris de trouver, sous les ongles des orteils, de grosses chiques qui n'ont éveillé aucune réaction. Mais, en général, la pénétration de l'insecte est marquée par une vive démangeaison, qui s'accroît encore la nuit. Un point noir décèle le siège du parasite. La peau, distendue par celui-ci, devient douloureuse, s'enflamme et plus tard s'ulcère.

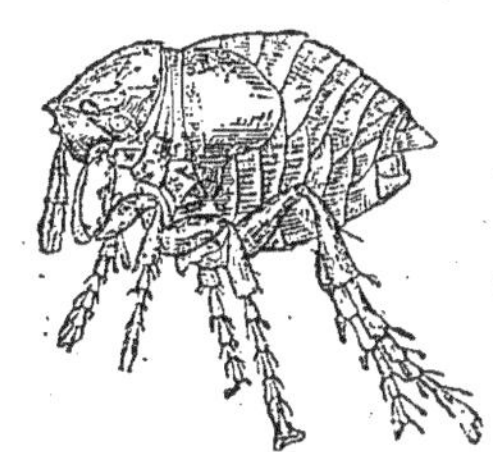

Fig. 94. — Pulex penetrans. — Chique femelle non fécondée. (D'après Karsten.)

Les chiques sont parfois très nombreuses sur un même sujet et Bonnet en a compté 500 sur un seul individu.

Les colons se tiennent à l'abri des chiques en ayant soin de se laver chaque jour les pieds, et de ne jamais marcher nu-pieds, même dans leurs habitations.

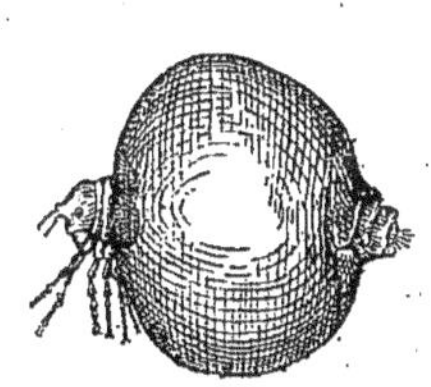

Fig 95. — Pulex penetrans. — Chique femelle ovigère. (D'après Karsten.)

Quand l'ennemi est dans la place, le seul traitement consiste à l'extirper. Les femmes et les enfants indigènes pratiquent l'*échiquage* avec une incroyable dextérité. Ils introduisent une aiguille dans le trajet de la chique et, par un mouvement de circumduction, l'énucléent facilement. Ils pansent ensuite la plaie avec du tabac mâché. Un pansement aseptique doit être préféré, cela va sans dire, à ces topiques répugnants, car on a vu des ulcères locaux, l'érysipèle, le phlegmon et même le tétanos compliquer l'opération de l'échiquage.

L'organisme peut être infecté par des larves de mouches. Leur présence dans les tissus entraînent des lésions qui portent le nom de *myases*. Ces larves vivent sous la peau ou dans les cavités naturelles; on les appelle dans le premier cas des larves cuticoles, et, dans le second, des larves cavicoles.

Ces dernières habitent le plus souvent les fosses nasales. La plus terrible d'entre elles est celle de la *Lucilie hominivore*, de la famille des muscides. Cette Lucilie est une mouche d'Amérique, très commune en Guyane, mais elle a été aussi observée dans ces dernières années par Baurat, en Cochinchine, et par Depied au Tonkin. Elle effectue sa ponte dans les fosses nasales, le conduit auditif ou bien à la surface des plaies des individus endormis en plein air. De ses œufs naissent des larves qui rongent les muqueuses, les cartilages, les os eux-mêmes; elles envahissent les sinus, l'oreille moyenne, causant souvent des accidents mortels.

Quand on la traite assez tôt, cette myase est curable : quelques injections de benzine pure dans les cavités envahies les débarrassent de leurs terribles hôtes. Si les larves sont fixées dans les sinus frontaux, des inhalations de chloroforme les tuent et des irrigations boriquées les rejettent au dehors.

Les larves cuticoles, ne lésant que la peau, sont moins dangereuses que les cavicoles. Elles appartiennent aux familles des Œstrides et des Muscides. Les femelles de ces mouches ont leur organe génital pourvu d'une tarière dont elles percent la peau humaine; elles déposent alors dans la blessure une larve qui grossit sur place en formant une petite tumeur furonculeuse.

Les larves cuticoles les plus communes sont le ver du Cayor et le ver macaque.

Le *ver du Cayor* (larve de l'*Ochromya anthropophaga*, de la famille des Muscides) se rencontre au Sénégal, à la fin de la saison sèche. Le bouton furonculeux qui le contient se rompt au bout de sept jours environ ; il renferme une larve de 1 centimètre de longueur de couleur blanc sale, formée de neuf anneaux. On peut l'énucléer de la plaie par pression.

Quant au *ver macaque* (larve de la *Dermatobia noxalis* de la famille des OEstrides), on l'observe dans toute l'Amérique centrale, le Mexique et le Brésil. Cette larve, piriforme, est longue de 2 ou 3 centimètres, d'un blanc grisâtre. Elle sort spontanément de la tumeur qu'elle détermine, au bout de quelques mois, quand le moment de la nymphose est arrivé[1].

Les parasites que je viens de citer ne sont pas de véritables vers, ce sont des embryons de diptères. Un vrai ver, de l'ordre des Nématodes, vit en parasite dans la peau de l'homme. C'est la *filaire de Médine* ou *dragonneau*, encore nommée *ver de Guinée* par les Anglais. L'affection qu'il occasionne, appelée dracontiase ou draconculose, est endémique dans certaines régions de l'ancien continent. On l'observe sur toute la côte occidentale de l'Afrique, au Soudan et en Abyssinie[2]. En Asie elle est très répandue, non seulement à Médine, mais encore dans toute l'Arabie, la Perse, le Turkestan ; on en mentionne quelques foyers sur le Gange même. Elle existe en Amérique depuis la traite des nègres ; aujourd'hui, elle a disparu des Antilles, mais on la voit encore au nord du Brésil et dans les Guyanes, à Curaçao, à Démérara, à Surinam.

La femelle, seule, vit sous la peau de l'homme. Blanche,

1. R. Blanchard a démontré que le *ver macaque* et la larve appelée *Torcel* ou *Borne*, sont deux états successifs ou deux formes larvaires d'une même espèce. La première larve, plus petite, mue à l'intérieur même de la tumeur et se transforme en la seconde larve, de taille plus grande.

2. D'après Brumpt, la filaire de Médine serait inconnue en Abyssinie, si ce n'est peut-être sur le versant du Nil.

large de 1 millimètre, longue de 50 centimètres à 4 mètres, elle a l'aspect d'une corde à violon (fig. 96).

On est aujourd'hui exactement fixé sur ses voies de pénétration dans l'organisme. Autrefois on croyait que ces vers inermes, pénétraient directement dans la peau par les orifices sudoripares ou pilo-sébacés; le siège d'élection de la filaire aux membres inférieurs des indigènes qui marchent nu-pieds rendait vraisemblable cette opinion. A l'appui de cette hypothèse, on faisait valoir que le dragonneau occupe, la région dorsale des porteurs d'eau de l'Inde, qui chargent sur leur dos l'outre qu'ils ont d'abord posée à terre. En regard de la théorie cutanée s'élève la théorie digestive qui s'appuie sur un certain nombre de faits bien établis. D'après Fedschenko, auquel nous devons presque toutes nos connaissances actuelles sur l'évolution de la filaire de Médine, les embryons

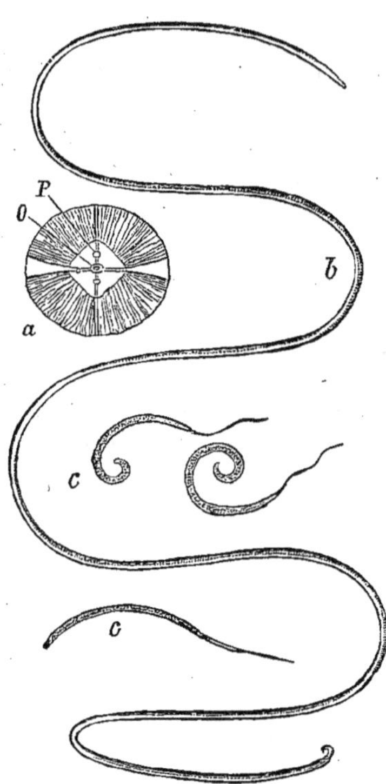

Fig. 96. — Filaire de Médine, d'après Bastian et Leuckart. — a, extrémité antérieure vue de face; O, bouche; P, papilles; b, femelle, moitié plus courte qu'à l'état normal; c, embryons très grossis. (R. Blanchard, art. Parasites animaux de la *Path. gén.* de Bouchard, t. II, p. 767.)

de ce ver (fig. 97 et 98) peuvent avoir pour hôte intermédiaire le corps d'un petit crustacé, le *cyclope*, très abondant dans les eaux douces (fig. 99). L'infection de l'homme et des animaux, d'après cette théorie, aurait pour cause les cyclopes avalés par mégarde avec les eaux de boisson.

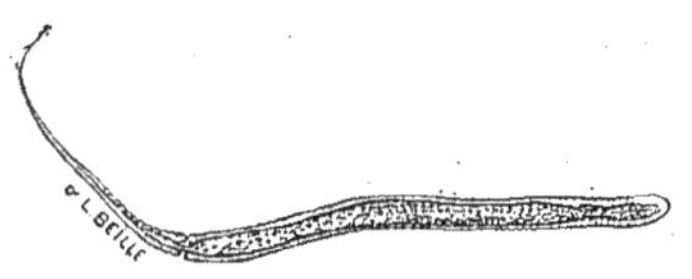

Fig. 97. — Embryon de filaire de Médine (très grossi).

L'embryon de filaire, parvenu dans le tube digestif de son hôte définitif, émigre jusque dans le tissu cellulaire sous-cutané, où il devient adulte. Les recherches de P. Manson et de R. Blanchard confirment en partie celles de Fedschenko.

Le parasite est d'ordinaire solitaire; mais plusieurs vers peuvent vivre sur le même individu[1].

Plusieurs semaines ou plusieurs mois après la pénétration du parasite, les tissus réagissent contre l'envahisseur; la région atteinte s'empâte et devient douloureuse. On sent, à la palpation, un cordon dur, analogue à celui qui révèle la phlébite. La peau rougit en un point et se surmonte d'une phlyctène purulente qui s'ouvre au dehors; au fond de la plaie, on voit alors un point blanchâtre ou une ficelle pelotonnée : c'est la filaire, qui s'éliminera spontanément après une longue suppuration.

Connaissant l'habitat de la filaire de Médine, certaines mesures prophylactiques s'imposent. Autrefois supposant qu'elle pénétrait dans la

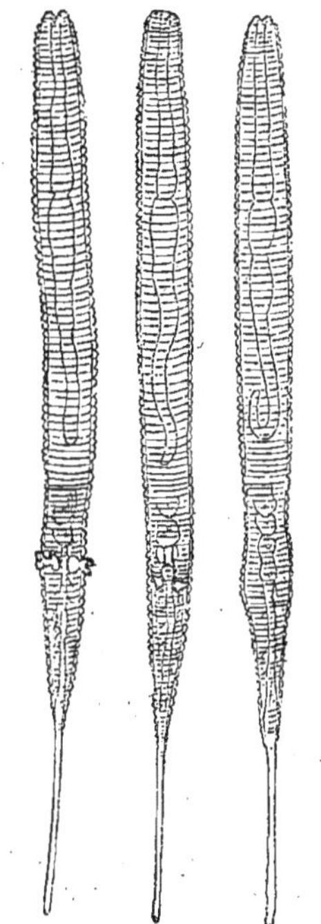

Fig. 98. — Embryons de la filaire de Médine, d'après Bastian. Grossissement : 500 diam. (R. Blanchard, art. Parasites animaux de la *Path. gén. de Bouchard*, t. II, p. 768.)

1. Sur un certain nombre de Cyclopes mis en contact avec des embryons de filaire, quelques-uns seulement se contaminent. Ceux-ci renferment un grand nombre d'embryons; ainsi s'expliquerait l'éclosion simultanée de plusieurs filaires sur le même sujet, ce qui n'est pas rare (Brumpt).

peau par la voie cutanée, on recommandait de protéger les pieds et des jambes avant de traverser les flaques d'eau stagnante où vit l'embryon du ver; aujourd'hui on estime que la meilleure prophylaxie est surtout l'usage d'eau filtrée et stérilisée.

Dès que la filaire est apparue en un endroit du corps, il faut procéder à son extraction (fig. 100 et 101). Tirant doucement l'helminthe un peu hors de la plaie, on le saisit entre les deux mors d'un morceau de bois fendu, autour duquel on l'enroule petit à petit. L'opération doit être conduite avec les plus grandes précautions; il faut, avant tout, éviter la rupture du ver, car les embryons libérés déterminent alors une suppuration interminable, la gangrène et parfois la mort.

Mais l'extraction par la méthode indigène est lente. Emily préconise une méthode bien plus rapide :

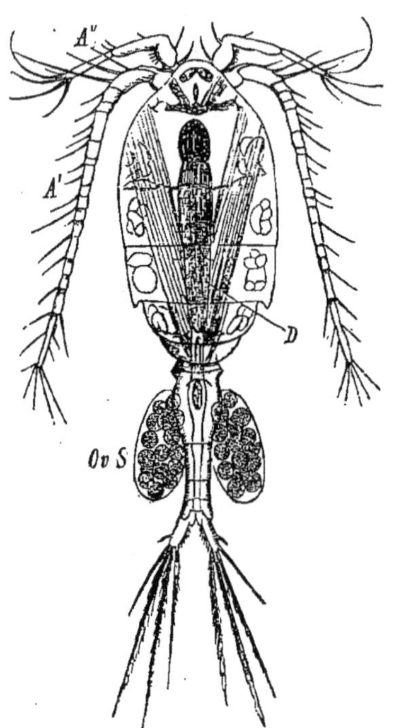

Fig. 99. — *Cyclops coronatus* femelle. — A' A", les deux antennes; *D*, intestin; *OvS*, sac ovilère. (R. Blanchard, art. Parasites animaux de la *Path. gén. de Bouchard*, t. II, p. 768.)

elle consiste à injecter le long du trajet du ver ou, si possible, dans le ver lui-même une solution de bichlorure de mercure au millième. Brumpt a quelque peu modifié le mode opératoire : après avoir jeté une ligature sur le ver, il injecte dans celui-ci une solution de sublimé qui ressort en entraînant les embryons. Le ver est ainsi entièrement lavé et l'irritation des tissus est réduite au minimum.

Roquemaure emploie une solution sursaturée de chlorure de sodium, au lieu de sublimé. Béclère a eu l'idée, afin de faciliter l'extraction, de soumettre au préalable le parasite à l'action des vapeurs de chloroforme; il a réussi par ce procédé à extraire un ver de 85 centimètres de longueur.

On s'est demandé si certains vers qui causent des désordres viscéraux peuvent pénétrer par la voie cutanée.

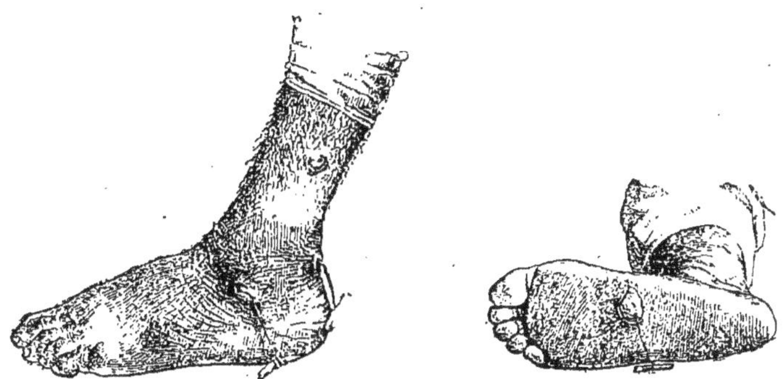

Fig. 100. — Extraction de la filaire de Médine.

Tel serait le cas d'un distome, la *Bilharzia hæmatobia*, qui détermine d'ordinaire, dans les organes urinaires et le rectum, des lésions assez souvent mortelles. L'eau est certainement son véhicule; ce sont toujours, en effet, les riverains des grands fleuves, des grands lacs, qui sont atteints par le distome. Celui-ci siège au voisinage des orifices naturels; dans le rectum, il se manifeste par des accidents dysentériformes; dans la vessie, il occasionne des hématuries, et dans le vagin, des écoulements. Firket suppose

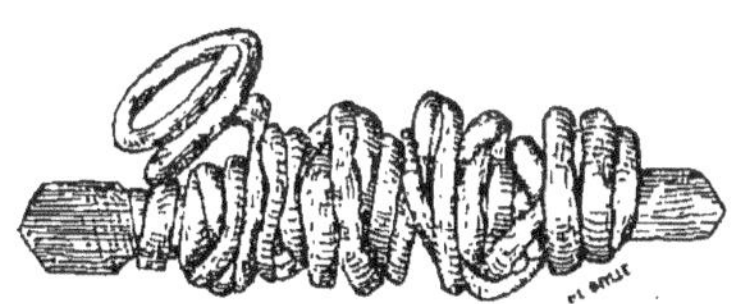

Fig. 101. — Filaire enroulée sur un bâton, grandeur naturelle.

qu'il entre dans l'organisme par ces différentes voies. Cette hypothèse est très contestée, et la plupart des auteurs croient qu'il est ingéré avec les eaux de boisson.

Looss a démontré tout récemment que les embryons de l'Ankylostome duodénal (*Uncinaria duodenalis*), qui ont la vase pour habitat, peuvent envahir les follicules pileux et causer une dermite prurigineuse. Quelques jours plus tard, on constaterait la présence de l'Ankylostome dans l'intestin.

Bentley, en Assam, a rapporté certaines affections vésiculeuses et prurigineuses des pieds chez les coolies à la pénétration dans le derme d'embryons d'Ankylostome développés dans la vase des marais.

Dans les forêts de l'Indo-Chine, de petites *sangsues* filiformes, embusquées sous les feuilles, s'accrochent aux voyageurs pour les saigner. Les morsures de ces Annélides ne sont pas ressenties, mais elles sont souvent l'origine d'ulcères torpides ou phagédéniques.

D'autres animaux encore sont nuisibles pour l'homme; ceux-là ne vivent pas en parasites, mais ils sécrètent un venin dont l'inoculation peut produire, entre autres désordres, des accidents cutanés.

De ce nombre sont les *araignées*. Le venin dont elles paralysent leurs proies est souvent inoffensif pour l'homme. Certaines grandes espèces des pays chauds provoquent cependant, par leur piqûre, des manifestations cutanées notables. Une aviculuride, par exemple, qui vit dans l'Amérique centrale, atteint l'homme aux pieds; au point blessé, une vive douleur se fait sentir, une large phlyctène se forme et la peau se sphacèle par petites plaques. Parfois même le venin de certaines araignées est capable de produire de graves accidents; il agit sur le système nerveux cérébro-spinal, provoquant par son intermédiaire des troubles respiratoires et circulatoires, des convulsions et des vomissements; il peut même causer la mort. La piqûre de certains *Argas*, arachnides voisines des Tiques, est peu douloureuse, mais elle peut s'accompagner, pendant plusieurs jours, de prurit et de fièvre (*Argas persicus* Asie. — *Ornithodorus*) (*moubata* Afrique).

Les mêmes accidents cutanés peuvent suivre les blessures envenimées des *scorpions*. Dans le Haut-Sénégal, il est rare, d'après Bellamy, que leur piqûre puisse causer la mort; mais elle détermine de très vives douleurs, de l'œdème et de la lymphangite. Les scorpions sont très redoutés dans d'autres contrées, où leur piqûre serait mortelle.

La *scolopendre*, de la classe des myriapodes, possède 21 paires de pattes; la 2e paire est en rapport avec un appareil à venin. La piqûre est très douloureuse; une tuméfaction apparaît au point lésé, et peut aboutir au sphacèle.

Il existe, en Indo-Chine, une variété de *myriapode*, longue de 10 à 15 cent. et épaisse comme le petit doigt, qui sécrète une substance vésicante. L'animal se promène sur le corps d'un homme endormi sans que celui-ci s'en aperçoive. Bientôt apparaissent sur la peau du dormeur des traînées érythémateuses, accompagnées d'un vif prurit, qui suivent fidèlement toutes les pérégrinations du myriapode. Ces traînées deviennent urticantes ou se couvrent de bulles auxquelles font suite des ulcérations parfois très rebelles. J'ai eu l'occasion d'observer un indigène qui avait été piqué au bras par un myriapode. La douleur fut extrêmement vive pendant les premières heures; un gros noyau circonscrit d'œdème inflammatoire apparut au point d'inoculation du venin. Puis, les jours suivants, l'œdème devint diffus. Il n'y eut pas de sphacèle. Les ganglions axillaires restèrent assez longtemps tuméfiés.

Les *Moustiques*, dont les espèces sont innombrables, pullulent en pays exotiques. Les femelles se repaissent de sang. Leur piqûre provoque une vive démangeaison et la formation d'une papule urticante au centre de laquelle on voit la petite blessure produite par le dard de l'insecte. L'homme harcelé par les moustiques perd le sommeil et offre moins de résistance aux agents pathogènes. Il faut donc écarter, ou mieux encore exterminer ces insectes, et cela d'autant mieux qu'ils sont les vecteurs de l'impaludisme, de la fièvre jaune et de la filariose. Je n'ai pas à décrire ici les divers moyens qui doivent être mis en œuvre pour détruire les larves (dessèchement des marais, dépôt d'une couche d'huile de pétrole à la surface des eaux stagnantes). Je rappelle seulement que le moustique adulte est un animal nocturne qui fuit la lumière et l'agitation, aussi l'homme se met-il plus ou moins à l'abri de ses piqûres, en faisant usage la nuit d'une moustiquaire, ou d'un punka qui bat l'air et le rafraîchit. Certaines poudres dites insecticides, les feuilles d'eucalyptus et autres substances qui brûlent en faisant beaucoup de fumée ne sont que des palliatifs, car elles ne tuent pas les moustiques, elles ne font que les engourdir.

Il existe au Yunnan une mouche minuscule dont le corps est réduit à un point noir qui n'a pas plus de quelques dixièmes de millimètres; y compris les ailes cet insecte n'a pas plus de 1 à 2 millimètres, de sorte qu'il traverse aisément les mailles d'une moustiquaire ordinaire. La piqûre faite par cette mouche est douloureuse et le prurit consécutif fait surgir des éléments ortiés gros comme des grains de chénevis.

Les morsures de *serpents* causent des accidents locaux analogues à ceux que j'ai mentionnés à propos des scorpions, mais elles sont surtout redoutables à cause des troubles généraux qu'elles provoquent et que je n'ai pas à vous décrire, car ils sortent du cadre de la dermatologie.

Certains *poissons*, qui vivent dans l'Océan Indien, le Pacifique, les mers de Chine et du Japon, le golfe des Antilles, sont venimeux et dangereux pour l'homme. Parmi ces poissons vulnérants, je citerai la Synancée, qui habite les rivages. Elle se tapit dans un trou ou s'enfonce dans le

sable. Sa tête seule émerge et ressemble à un caillou.
Quand un homme s'approche, l'animal redresse sa nageoire
dorsale, et le malheureux pêcheur, marchant sur une épine,
rompt le réservoir à venin qui s'écoule le long des canne-
lures jusque dans la plaie. La douleur est atroce et suivie
de vomissements et de gangrène locale, quelquefois même
de mort, comme l'a constaté Battard, à la Réunion.

La maladie des *Pêcheurs d'éponges*, qu'on observe sur les
côtes de Grèce, de Turquie et d'Afrique, est produite par
un *Actinium* qui vit au niveau du pied de l'éponge et qui
sécrète une substance visqueuse très virulente. Par contact,
elle provoque une démangeaison et une brûlure intenses,
localisées, d'abord au point d'application, généralisées
ensuite à toute la surface cutanée. Bientôt apparaît, au
niveau de la région qui a été touchée par l'actinie, une
saillie papuleuse qui passe du rouge sombre au bleu, puis
au noir. L'eschare tombe et laisse à nu une plaie profonde
qui suppure abondamment. Sk. Zervos, à qui j'emprunte
ces détails, rapporte qu'un jeune homme dont la verge
avait été en contact avec une actinie eut un sphacèle de
tout le fourreau, mettant à découvert les corps caverneux
et l'urèthre.

Le même auteur a reproduit expérimentalement ces
accidents, en frottant avec un *Actinium* le ventre d'un chien
préalablement rasé. Il y eut d'abord une rougeur qui se
couvrit de phlyctènes et aboutit au sphacèle cinq jours
après.

Ch. Richet a retiré du venin des Actinies un principe
escharotique extrêmement actif qui, injecté aux animaux,
donne lieu à des démangeaisons et à des éruptions ortiées.
D'après un travail plus récent du même physiologiste, il
existerait chez les actiniens deux poisons différents. L'un,
la *congestine*, détermine une congestion intense de tout le
tube intestinal, l'autre, la thalassine, est pruritogène.

Certains végétaux contiennent des sucs irritants, qui provoquent des dermatoses artificielles plus ou moins intenses.

Parmi ceux-ci, je citerai diverses espèces d'*arbres à laque* appelés *Ts'i choù* (*Ts'i*, laque, *choù*, arbre). Les ouvriers qui les transportent, ou qui manient le vernis qu'on en extrait, sont sujets à des éruptions très prurigineuses nommées *Ts'i féi tseu* (*féi*, éruption) par les Chinois.

Comme pour les autres dermites professionnelles, la vulnérabilité de la peau, vis-à-vis de la laque, varie d'un sujet à l'autre. « Nous avons vu des Annamites, dit J. Regnault[1], ne présenter aucun accident après avoir porté, sur un parcours de plusieurs kilomètres, des arbres à laque qu'ils avaient coupés, tandis que d'autres Annamites, qui avaient eu un contact de quelques instants avec les mêmes arbres, présentaient, soit des éruptions miliaires ou papulo-vésiculeuses, soit un œdème de la face tellement accentué qu'ils ne pouvaient ouvrir ni la bouche, ni les yeux. La première fois qu'un médecin voit un tel malade, il craint de se trouver en présence d'un érysipèle monstrueux de la face.

« Il y a dans le haut Tonkin et dans le sud de la Chine deux espèces d'arbres à laque, l'un à petites feuilles (Rhus succedanea, L. — Augias sinensis, Loureiro) provoque surtout des éruptions, l'autre, à grandes feuilles (Melamorhea laticifera) provoque surtout de l'œdème de la face avec chémosis et gonflement énorme des lèvres et des paupières.

« Un purgatif léger, des lotions amido-alcalines destinées à déterger et à adoucir la peau, une application de compresses d'eau blanche pendant quelques minutes, enfin une onction avec de la pommade à l'acide chrysophanique font disparaître tous ces symptômes alarmants en quarante-huit heures. »

Une euphorbiacée qui croît dans les Antilles et l'Amérique du Sud, le mancenillier, sécrète un suc très caus-

____

1. J. REGNAULT, *Médecine et Pharmacie chez les Chinois et chez les Annamites.* Paris, 1900.

tique qui provoque l'apparition de vésicules et de vésiculo-
pustules lorsqu'il est mis en contact avec la peau. Les
gouttes de pluie qui tombent sur les feuilles du mancenillier se chargent d'un latex irritant et l'on a vu des voyageurs atteints d'érythème après avoir cherché un abri sous
cet arbre.

De là sans doute est née une fable qui a servi de thème
à maints poètes. Au dire de cette légende, le mancenillier
sécrète un poison subtil qui engourdit et tue l'imprudent
couché sous son ombrage.

OUVRAGES A CONSULTER :

BÉCLÈRE, Extract. de la Filaire de Médine avec l'aide des vapeurs de
chloroforme. *Bull. de la Soc. médic. des Hôp.*, 17 juill. 1903. — R. BLAN-
CHARD. *Traité de zoologie médicale.* Paris, 2 vol. in-8°, 1885-1889. — Para-
sites animaux, in BOUCHARD, *Traité de Pathologie générale,* t. II, p. 649-
810, 1895. — BRAULT, Note sur le Craw-craw. *Ann. de Dermat. et de Syph.*,
Mars 1899, p. 226. — EMILY, *Arch. de méd. nav.*, 1894, LXI, p. 467. —
LE DANTEC, *Précis de Pathologie exotique.* Paris, 1900, p. 795 et 827. —
P. MANSON, *Tropical diseases.* New-York, 1899, p. 509 (Guinea worm). —
R. MONIEZ. *Traité de Parasitologie animale et végétale appliquée à la médecine.* Paris, 1896. — M. NEVEU-LEMAIRE, *Parasitologie animale.* Paris,
1902. — O'NEILL, *The Lancet,* 20 fév. 1875. — A. RAILLET, *Traité de zoologie
médicale et agricole,* Paris, 1895. — CH. RICHET, *Soc. de Biol.*, 15 déc., 1902.
— ROQUEMAURE, Un procédé rapide d'extraction de la filaire, *Sem. médic.*,
15 juillet 1905, p. 256.

DIX-HUITIÈME LEÇON

FILARIOSE EN GÉNÉRAL

De la multiplicité des filaires hébergées par l'homme. — La filaire du
sang humain, appelée par P. Manson filaire nocturne, est remarquable
par la diversité, la multiplicité et la gravité des désordres qu'elle engendre : éléphantiasis, varices lymphatiques, adénolymphocèle, ascite
et hydrocèle chyleuses, chylurie.
Distribution géographique de la filaire nocturne : sa fréquence dans toute
la région intertropicale.
Recherche de la filaire nocturne dans le sang. — Description de cette
filaire. — Sa présence dans le sang périphérique pendant la nuit, ou
périodicité nocturne. — Rôle de certains moustiques dans la dissémination de cette filaire et l'extension de la filariose.
Le cycle évolutif de la filaire nocturne comporte trois stades : un stade
embryonnaire dans le sang de l'homme, un stade larvaire dans le corps
d'un moustique, un stade de complet développement où le ver sexué
occupe les voies lymphatiques de l'homme. — La filaire adulte porte
le nom de filaire de Bancroft, la filaire nocturne n'est que l'embryon
de cette filaire.

Messieurs,

L'importance de l'helminthiase s'accroît de jour en jour.
On connaît despuis longtemps les troubles engendrés par
la bilharzia hematobia, le distome hépatique, l'ankylostome
duodénal; on sait aujourd'hui que nombre d'affections,
dont la cause est restée longtemps obscure, sont l'expression de vers parasites. En somme, les maladies vermi-
neuses, auxquelles les Européens, même les plus soigneux,
n'échappent pas plus que les indigènes, forment un des
chapitres les plus importants de la pathologie tropicale.

Parmi les vers parasites, les filaires occupent une place
prépondérante par la gravité des lésions qu'elles produisent

et la multiplicité des désordres qu'elles entraînent. La plus intéressante d'entre elles est la *filaire du sang de l'homme*, qui cause probablement l'éléphantiasis des Arabes.

Les premières notions sur cette filaire datent de 1863, époque à laquelle Demarquay décrivit un embryon nématode dans le liquide laiteux d'une hydrocèle chyleuse.

Trois ans plus tard, Wücherer, à Bahia, trouva cet organisme dans les urines de plusieurs malades atteints de chylurie tropicale.

En 1868, Lewis fit la même constatation dans l'Inde. En 1872, il découvrit que le sang de l'homme est l'habitat normal de cet embryon parasite; il le nomma, pour cette raison, *filaria sanguinis hominis*.

Dès lors, les recherches sur la filaire se multiplièrent, et sa grande importance en pathologie tropicale fut bientôt reconnue. On doit beaucoup à Patrick Manson, qui a démontré la présence intermittente et périodique du parasite dans le sang, étudié son développement, et signalé le rôle du moustique dans sa dissémination.

Récemment, cet auteur a reconnu que la filaire de Lewis n'est pas le seul ver sanguicole observé sur l'homme. Les embryons de quatre ou cinq espèces filariennes distinctes auraient le sang de l'homme pour habitat.

Mais seule, la filaire de Lewis, à laquelle P. Manson donne le nom de *nocturne*, car elle n'apparaît dans le sang que la nuit, possède une grande importance pathologique.

Elle produit, en effet, de graves désordres. C'est d'abord l'*éléphantiasis*, qui occupe presque toujours les membres inférieurs, le scrotum ou la vulve; ce sont aussi les *varices lymphatiques* ou les *adénolymphocèles* de l'aine ou de l'aisselle. Elle est encore la cause d'affections totalement différentes par leur expression clinique, l'*ascite* et l'*hydrocèle chyleuses*, la *chylurie* par exemple.

La distribution géographique de la *filaire nocturne* est

fort étendue [(carte 5). Elle comprend presque toutes les régions tropicales et sub-tropicales, s'étendant au nord jusqu'en Espagne, en Europe, et Charlestown aux États-Unis, au sud jusqu'à Brisbane en Australie. En maintes régions, le dixième et parfois même la moitié de la population héberge la filaire.

Celle-ci est très fréquente en Afrique; on l'a signalée en Algérie, dans la Basse-Égypte, à Madagascar, aux îles Maurice et de la Réunion.

En Asie, elle est fort commune dans l'Inde où P. Manson croit qu'elle atteint le tiers des habitants dans certains districts, et en Chine où il l'a tout spécialement étudiée. On l'a signalée parfois au Japon.

Bancroft l'a observée en Australie, d'autres auteurs à Taïti et dans quelques-unes des îles de la mer du Sud. A Samoa, la moitié de la population est infestée par la filaire.

En Amérique enfin, le territoire où ce parasite est endémique est très étendu; il comprend toute la partie du continent située entre le sud des États-Unis d'une part et Buenos-Aires d'autre part.

Si dans un des pays où la filariose est d'une fréquence modérée, on pratique, tard dans la soirée, l'examen du sang de tous les indigènes d'un hôpital ou d'une prison, on trouve 8 à 10 fois sur 100 la filaire.

Cette recherche est sans difficultés. On recueille sur une lame une goutte de sang qu'on étale, en couche mince, avec une aiguille. On peut la colorer, sans fixation préalable, soit avec une solution faible de fuchsine, soit avec une solution concentrée de bleu de méthylène; on décolore, s'il en est besoin, avec de l'acide acétique faible.

Mais il existe un procédé de choix, recommandé par P. Manson, qui permet de bien étudier la filaire. La lame recouverte du sang desséché à l'air est plongée pendant quelques secondes dans l'eau ou l'acide acétique faible, qui dissout l'hémoglobine. On colore ensuite à la teinture de campêche. Les globules rouges ne se teintent pas; seuls, les globules blancs et les parasites s'imprègnent du réactif, l'enveloppe des filaires ressort bien et les noyaux des leucocytes sont nettement dessinés.

Une double coloration, à la teinture de campêche et à l'éosine, met en évidence la structure de la couche musculo-cutanée du ver et d'autres détails anatomiques.

Si l'on veut examiner la filaire vivante, il suffit de faire, le soir ou la nuit, trois ou quatre préparations humides du sang d'un individu atteint de filariose; on les lute avec de la vaseline pour éviter qu'elles se dessèchent. Les filaires y restent vivantes toute une semaine et même plus longtemps.

La filaire, vue dans du sang frais, a d'abord des mouvements si actifs qu'on ne peut discerner ses caractères anatomiques. Au bout de quelques heures, ses mouvements se ralentissent. Elle apparaît alors, au milieu des hématies qu'elle déplace par ses mouvements, sous l'aspect d'une anguillule mince, transparente, cylindrique, longue de 125 à 300 μ,

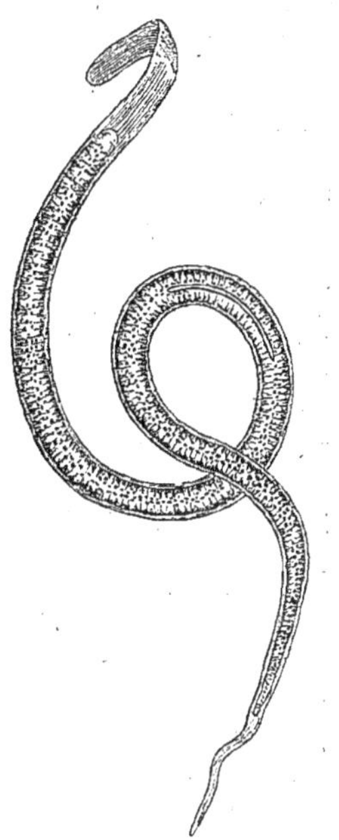

Fig. 102. — Embryon de la filaire nocturne. (D'après P. Manson, *Tropical Diseases*, New-York, 1899.)

large de 7 à 11 μ. Une de ses extrémités s'arrondit brusquement, l'autre s'atténue graduellement en fine pointe.

Un fort grossissement montre que cet embryon est inclus dans un sac mince et amorphe accolé à son corps, mais beaucoup plus long que lui, dans lequel il s'avance et recule avec vivacité; la partie du sac inoccupée par le parasite est aplatie et flétrie (fig. 102).

L'extrémité antérieure du ver est alternativement couverte et découverte par un fin prépuce ou capuchon à six lèvres; elle est, en outre, pourvue d'un appendice très menu qui sort et rentre sans cesse avec rapidité.

Le caractère biologique le plus remarquable du parasite c'est qu'il ne se trouve pas constamment dans le sang examiné. On l'y observe très rarement pendant le jour; à peine peut-on compter, durant ce temps, deux ou trois filaires par préparation. Mais vers cinq ou six heures du soir, les filaires envahissent la circulation générale; leur nombre croît progressivement jusqu'à minuit, à ce moment chaque goutte de sang en renferme plusieurs centaines. A partir de minuit, elles se font de plus en plus rares; vers huit ou neuf heures du matin elles ont disparu complètement, et pour toute la journée, du sang périphérique.

Une régularité quasi mathématique préside à ces migrations périodiques. Celles-ci ne sont pas liées à telles heures de la journée, aux repas ou à telles autres occupations journalières. Elles coïncident uniquement, comme l'a montré P. Manson, avec les périodes de sommeil. Quand un sujet filarien dort pendant le jour et veille pendant la nuit, l'apparition des embryons dans la circulation périphérique est diurne, et leur disparition nocturne.

Manson a constaté récemment que les filaires, pendant le jour, se réfugient principalement dans les grosses artères et dans les poumons, où l'on peut les trouver en nombre considérable.

Pour continuer son cycle évolutif, l'embryon de filaire doit quitter le corps de l'homme pour celui du moustique dans lequel il passera au stade larvaire.

Si un *Culex* ou un *Anopheles* vient à piquer un filarien, il absorbe, en même temps que le sang de sa victime, une certaine quantité d'embryons. En examinant l'insecte dès qu'il vient de se gorger de sang, on trouve dans son estomac un grand nombre de parasites vivants.

Si l'on examine un second moustique trois à quatre
heures après un repas semblable, on constate que, dans son
abdomen distendu, les hématies ont perdu en grande partie
leur hémoglobine, et que le plasma sanguin, dans lequel
elle s'est dissoute, est devenu par suite plus épais, mais
ne s'est pas coagulé. Les filaires s'agitent et font de vigoureux efforts pour s'échapper de leur gaine; alternativement,
elles se retirent vers l'extrémité caudale de celle-ci, puis
s'élancent vers son extrémité céphalique, qu'elles heurtent
violemment. Le plasma sanguin, plus dense, adhère au
fourreau, le retient et facilite les mouvements du parasite.
Enfin, la filaire s'évade; elle nage alors librement dans le
plasma; elle ne s'agite plus sur place, mais parcourt toute
l'étendue de la préparation.

Disséquons maintenant un moustique arrivé à une période plus avancée de sa digestion. Dans le sang qui remplit encore l'estomac de l'insecte flottent de nombreuses
gaines vides; mais les filaires y sont très rares. Que sont-
elles donc devenues? Si, avec une aiguille, nous dilacérons
le thorax du moustique, si nous dissocions les tissus, nous
apercevons les parasites logés entre des fibres musculaires.

Ils vont y subir une métamorphose, à laquelle des dissections en série nous feraient assister. En cinq ou six jours,
chaque embryon triple de largeur et se raccourcit de plus
d'un tiers; sa queue se trilobe et bientôt il est muni d'une
bouche et d'un canal alimentaire.

Ainsi transformées en larves, les filaires cheminent dans
la partie antérieure du thorax, puis dans la tête du moustique. Elles pénètrent dans la cavité intérieure du labium ou
gaine de la trompe et dans la cavité des palpes maxillaires.
Quand le moustique ainsi infesté pique un individu sain, la
gaine de la trompe se fend en se repliant et les larves sont
déposées dans la petite plaie produite par la piqûre du

moustique. Les larves gagnent les lymphatiques et y deviennent adultes[1].

Tel est le cycle de la filaire nocturne. L'homme est son hôte définitif, le moustique son hôte intermédiaire. Comme cet insecte pique surtout aux heures nocturnes, on conçoit qu'il puisse servir d'habitat au parasite embryonnaire, qui fait irruption chaque nuit dans la circulation périphérique de l'homme. L'embryon, muselé par sa gaine, ne peut abandonner les vaisseaux sanguins, où le moustique le recueille. Ce n'est que dans ce dernier qu'il perd son fourreau; l'armature céphalique dont il est muni lui permet de percer les parois stomacales de son hôte, et de voyager à travers ses tissus.

On a maintes fois observé les filaires adultes dans les vaisseaux sanguins et lymphatiques de l'homme. Ce sont des nématodes de diamètre capillaire, d'un blanc opalin, longs de 85 à 105 millimètres, selon le sexe. Mâles et femelles vivent souvent accouplés indissolublement. Quelquefois, plusieurs d'entre eux, réunis en un faisceau, sont étroitement enfermés dans de petites dilatations kystiques des lymphatiques périphériques. D'autres sont logés plus au large dans des varices lymphatiques; certains habitent les plus gros vaisseaux blancs entre les ganglions, ou bien

---

1. Sur la demande de P. Manson, Bancroft, de Brisbane, a élevé des moustiques du genre Culex qui avaient piqué des individus atteints de *Filaria nocturna*. Les Culex ont été sacrifiés après un nombre variable de jours, et l'étude histologique faite par Low a démontré les faits suivants :

12 heures après avoir pénétré dans l'estomac du moustique, les embryons de filaire perdent leur gaine;

24 heures après la piqûre, on trouve déjà des embryons dans les muscles du thorax du moustique:

Le 11e jour, les larves ont 600 µ de longueur et 20 à 25 µ de largeur;

Le 17e jour, les larves quittent les muscles et se dirigent vers la partie antérieure du corps; elles sont un peu plus grêles que celles qui vivent encore dans les muscles;

Le 20e jour, elles passent dans la gaine de la trompe du moustique et peuvent être inoculées à l'homme par la piqûre.

La jeune filaire, entraînée par le courant sanguin, va se fixer dans le système lymphatique, son lieu de prédilection.

Cette découverte, confirmée depuis par plusieurs savants, jette une vive lumière sur l'étiologie de la filariose et sur sa prophylaxie.

les ganglions eux-mêmes. On les voit souvent, enfin, dans le canal thoracique.

La filaire femelle est plus longue et plus large que le mâle. Elle possède deux ovaires longs et flexueux, qui occupent presque toute l'étendue de son corps et sont bourrés d'ovules à différents degrés de développement. L'extrémité buccale est légèrement amincie et présente un aspect massué. Le segment caudal s'amoindrit également et se termine brusquement par une pointe mousse. La vulve s'ouvre non loin de la bouche et l'anus juste en avant du sommet de la queue. La cuticule est marquée de stries transversales très délicates.

A l'œil nu, le mâle est caractérisé par ses dimensions plus petites et par sa tendance marquée à l'enroulement. La queue va en s'effilant; elle est obtuse et décrit plusieurs tours de spire, comme une vrille de vigne. Le cloaque laisse sortir un spicule arqué, mû par deux muscles protracteur et rétracteur. Huit paires de papilles préanales et postanales garnissent le segment caudal.

Cette forme adulte a été nommée par Cobbold *filaire de Bancroft*, du nom du médecin de Brisbane qui la décrivit le premier.

La présence du parasite, dans l'organisme humain, n'entraîne souvent aucun trouble. Dans certains cas, cependant, la filaire exerce sur son hôte une influence néfaste; elle agit alors mécaniquement, en obstruant les voies lymphatiques.

Ce rôle pathogène n'appartient pas à toutes les périodes de l'évolution du parasite. De l'avis même de P. Manson, les embryons seraient incapables d'oblitérer les vaisseaux blancs. Le ver adulte et ses produits de conception incomplètement développés seraient seuls dangereux. La filaire femelle, vivipare d'ordinaire, peut en effet sous l'influence d'un traumatisme, avorter et pondre des œufs avant qu'ils n'arrivent à maturité. Ces œufs, charriés par la lymphe, sont de forme ovale, ils sont plus ou moins rigides et beaucoup plus gros que l'embryon qui est pelotonné dans leur cavité; leur taille et leur consistance les empêchent de traverser les ganglions où le courant lymphatique les conduit dès leur émission.

Ce ne sont pas seulement les œufs qui obstruent les voies lymphatiques, ce sont aussi les filaires adultes ; tantôt un peloton filarien fait embolie dans les vaisseaux, tantôt les parasites irritent les parois et déterminent une sténose cicatricielle ou bien une thrombose.

Dans les deux cas, les territoires drainés par les lymphatiques oblitérés sont isolés de la circulation générale. La pression de la lymphe y est augmentée; il en résulte soit des varices lymphatiques, soit un œdème particulier; les deux lésions peuvent même se combiner. Leur expression clinique varie avec leur siège. Elles constituent l'éléphantiasis des membres et des organes génitaux, le lymphoscrotum, les adéno-lymphocèles de l'aine et de l'aisselle, les abcès lymphatiques, les lymphorrhagies cutanées. Le canal thoracique, ou quelqu'un de ses gros troncs d'origine, vient-il à être obstrué, la lymphe reflue vers la vessie, le péritoine ou les tuniques du testicule, produisant la chylurie, l'ascite ou l'hydrocèle chyleuse. Il existe même, par un mécanisme analogue, une diarrhée chyleuse Et ce ne sont pas encore toutes les manifestations de la filariose!

Vous voyez, Messieurs, quelles manifestations complexes et souvent graves provoque la maladie filarienne. Il faut donc à tout prix lutter contre elle à l'aide d'une rigoureuse prophylaxie. Celle-ci consiste à détruire les moustiques par les divers moyens connus.

Les individus filariés eux-mêmes, sur qui les moustiques cueillent les embryons parasites, devraient être considérés comme dangereux pour la société, et astreints à dormir sous des moustiquaires.

DIX-NEUVIÈME LEÇON

ÉLÉPHANTIASIS DES PAYS CHAUDS

Rareté de la filaire nocturne chez les sujets atteints d'éléphantiasis. — Arguments cliniques en faveur de l'origine filarienne de l'éléphantiasis des pays chauds.
Répartition géographique de l'éléphantiasis : jambe de Cochin, grosse jambe des Barbades.
Causes adjuvantes. — Cause efficiente : inoculation par la voie cutanée et par l'intermédiaire de moustiques filariens.
Description clinique de l'éléphantiasis. — Les accès de fièvre éléphantiaque. — L'éléphantiasis du membre inférieur, du scrotum, de la vulve, etc. — Manifestations de la filariose coïncidant avec l'éléphantiasis. — Les diverses formes de l'éléphantiasis. — Diagnostic des états éléphantiasiques.
Anatomie pathologique de l'éléphantiasis.
Traitement chirurgical.

Messieurs,

L'éléphantiasis paraît être une des multiples manifestations de la filaire nocturne. Cependant, il faut le reconnaître, le lien étiologique qui unit cet accident au parasite n'est pas établi d'une manière indiscutable.

Et en effet, quand on examine le sang d'un éléphantiaque, il est exceptionnel qu'on y trouve les embryons de la filaire ; Patrick Manson a même montré que ceux-ci y sont plus rares que dans le sang des sujets exempts de tout accident filarien.

L'absence des embryons s'expliquerait, selon cet auteur, soit par la mort du parasite, soit par une obstruction des lymphatiques si complète que rien ne peut passer du territoire intéressé dans la circulation générale. Les œufs de la filaire pourraient être une des causes de cette oblitération totale des vaisseaux blancs.

Quelle que soit l'interprétation qu'on en donne, le fait n'en subsiste pas moins : l'absence presque constante des embryons dans la circulation générale. Ce n'est donc pas en se basant sur les recherches de laboratoire qu'on peut établir la relation de cause à effet qui unit la filariose à l'éléphantiasis.

Mais d'autres arguments plaident en faveur de cette filiation; ce sont surtout des arguments cliniques. Tout d'abord, dans la même contrée, coïncident souvent l'éléphantiasis et d'autres manifestations morbides relevant *en toute évidence* de la filariose. Bien mieux, chez un même sujet, on peut constater la précession, la coexistence ou l'alternance de symptômes certainement filariens et de l'état éléphantiasique. En voici des exemples :

Chez tel sujet, l'éléphantiasis déforme les membres inférieurs, en même temps que des varices lymphatiques sillonnent la paroi abdominale; chez tel autre sujet, une jambe éléphantiaque est la source de lymphorrhagies répétées; le flux de lymphe se tarit un jour brusquement, mais un lympho-scrotum se développe alors.

Souvent, au scrotum lymphatique s'associent des adéno-lymphocèles de l'aine ou de l'aisselle.

Enfin, parfois sur les membres ou le scrotum éléphantiés se collectent des abcès filariens.

Vous voyez, Messieurs, quelle étroite relation existe entre l'éléphantiasis et les manifestations filariennes que je viens de vous énumérer, le lympho-scrotum, les adéno-lymphocèles, les abcès filariens, par exemple. Sans nul doute, toutes ces lésions ne peuvent dépendre que d'une seule et même cause, et l'on ne peut nier qu'il existe en pays exotique une éléphantiasis causée par la filaire nocturne.

Mais est-ce à dire pour cela que toutes les éléphantiasis

observées sous les tropiques sont dues à ce parasite? Assurément non. L'éléphantiasis n'est pas une maladie, mais un
syndrome. A côté de l'éléphantiasis d'origine filarienne,
si spéciale d'aspect et d'allure, il y a, en pays exotique
comme ailleurs, de nombreux états éléphantiasiques. Les
uns sont symptomatiques de manifestations tuberculeuses,
syphilitiques ou lépreuses évoluant sur les membres inférieurs. D'autres sont d'origine neuropathique. Certains sont
associés aux pachydermies consécutives aux ulcérations
chroniques, aux ulcères de jambe, par exemple. Je vous
citerai encore les éléphantiasis qui succèdent aux obstruc-
tions ou aux stases veineuses, à la phlébite oblitérante, par
exemple, ou aux œdèmes prolongés des cardiaques et des
brightiques. A toutes ces variétés du syndrome éléphantiasique convient la définition, à la fois exacte et compré-
hensive de E. Besnier : « L'éléphantiasis est une affection
dont les conditions pathogéniques sont multiples, mais
dont la condition instrumentale est une irritation localisée
et une obstruction du système lymphatico-veineux d'une
région du corps, et la lésion un œdème inflammatoire avec
hypertrophie, à paroxysmes successifs et à marche lente
et chronique. »

La connaissance de l'éléphantiasis des pays chauds est
fort ancienne. Arétée et des médecins grecs en font mention. Mais ce sont surtout les médecins arabes qui l'étu-
dièrent. Rhazès la désigne au ix⁰ siècle par le nom de dah
el phil (pied d'éléphant), parce qu'elle donne aux jambes un
aspect comparable à celui des membres de pachydermes.
Les commentateurs latins du médecin arabe traduisirent
dah el phil par le terme éléphantiasis, qui est parvenu
jusqu'à nous. Ainsi naquit une confusion regrettable, qui
pesa sur la pathologie jusqu'à la fin du xviii⁰ siècle. Le mot
éléphantiasis existait, en effet, déjà dans le langage médical des Grecs, mais pour désigner la lèpre nodulaire.

Vous ne devez pas ignorer, Messieurs, ce double sens du même mot, pour éviter les erreurs de nos devanciers.

L'éléphantiasis est très fréquente dans toute la zone tropicale et paratropicale, comprise entre le 50° parallèle nord et le 35° parallèle sud (carte 5).

En Europe, elle est d'une exceptionnelle rareté. Elle règne au contraire dans tout le continent noir. Toute la côte de Barbarie, c'est-à-dire le Maroc, l'Algérie, la Tunisie et la Tripolitaine, jusqu'à l'Atlas, en est infestée. L'Égypte, l'Abyssinie, le Soudan, ne sont pas moins atteints. Sur la côte orientale de l'Afrique, au Mozambique et à Zanzibar, et, sur la côte occidentale, dans toute la région comprise entre la Sénégambie et le Congo, l'éléphantiasis est une affection banale. Il en est de même au Cap et dans les îles africaines, Madagascar, Maurice et la Réunion.

En Asie, la Syrie, l'Arabie comptent de nombreux éléphantiasiques. Mais c'est surtout dans l'Hindoustan que l'affection est commune; dans le district de Cochin, au sud de la presqu'île, il n'y a pas une demeure où n'existent plusieurs cas d'éléphantiasis; aussi, désigne-t-on cette dernière sous le terme de jambe de Cochin. La presqu'île indo-chinoise, l'archipel malais, le littoral sud-ouest de la Chine, les îles méridionales du Japon, les Philippines sont autant de foyers où la filariose et ses manifestations sont endémiques.

Tous les archipels du Pacifique sont infestés d'éléphantiasis. D'après Le Dantec, aux îles de la Société, à Raïatea et à Morea, la moitié de la population au moins en est frappée. Même proportion d'infirmes, d'après Königer, aux îles Samoa. A Huahine, les sept dixièmes des hommes seraient atteints.

La maladie est endémique dans la Louisiane, le Mexique et les États du centre de l'Amérique. Elle est très répandue au Vénezuela, en Colombie, au Pérou, et surtout au Brésil et aux Guyanes. Sa fréquence aux Antilles lui a fait donner le nom de « grosse jambe des Barbades ».

Certaines conditions climatériques et telluriques ne sont pas sans influence sur le développement de l'éléphantiasis. Elle sévit de préférence dans les contrées basses et humides. A Ceylan, elle n'atteint que les habitants des régions marécageuses, elle épargne ceux des villages salubres. D'une façon générale, les ouvriers agricoles, qui travaillent nupieds dans la vase, y sont particulièrement exposés.

Comme le voisinage des marais favorise à la fois l'apparition de la malaria et celle de l'éléphantiasis ; comme, d'autre part, les accès d'impaludisme ressemblent beaucoup aux poussées de fièvre éléphantiaque, certains auteurs ont cru pouvoir conclure à l'identité de nature des deux maladies. En réalité, il n'y a là qu'une coïncidence fortuite jointe à une similitude d'aspect. Et ce qui le prouve, c'est l'absence absolue d'impaludisme aux îles Samoa, où l'éléphantiasis est d'une extrême fréquence.

On a prétendu que certaines races sont plus exposées que les autres à l'éléphantiasis ; les hommes de couleur, les nègres surtout, seraient plus souvent atteints que les blancs. Mais l'hygiène intervient plus que l'influence ethnique dans l'immunité relative des Européens.

L'influence du sexe est aussi discutable : il est vrai que sur 100 individus éléphantiasiques, 20 à 25 seulement sont des femmes. Mais les femmes sont moins soumises que les hommes aux causes extérieures. Du reste, dans les pays où elles travaillent dans la vase, comme les hommes, elles sont plus souvent atteintes d'éléphantiasis que dans les autres contrées.

Enfin, l'éléphantiasis frappe de préférence les adultes ; elle est exceptionnelle dans la première enfance.

Climats, races, sexes, âges, ne sont que des causes

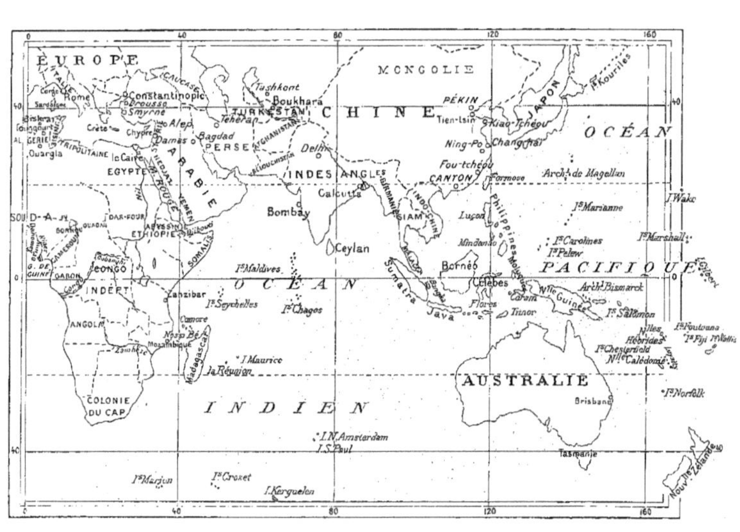

Carte 5. — Planisphère.

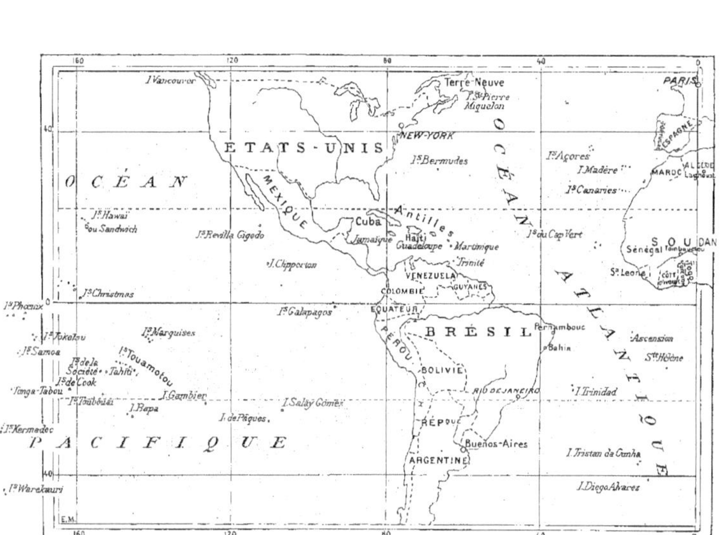

Carte 5. — Planisphère.

secondes. L'éléphantiasis vraie ne reconnaît qu'une seule cause efficiente : l'existence chez le sujet de la filaire nocturne. L'inoculation se fait exclusivement, par la voie cutanée, et par l'intermédiaire du moustique. On croyait, naguère encore, que l'infection filarienne pouvait se faire par la voie digestive et par les eaux de boisson contenant des larves de filaire.

Bien que plusieurs cas d'éléphantiasis puissent s'observer à la fois ou successivement, dans le même milieu, dans la même famille, il est certain qu'elle n'est pas héréditaire.

Elle occupe presque toujours, 95 fois sur 100, les deux membres inférieurs ou plus souvent l'un d'entre eux; elle est assez commune au niveau du scrotum ou de la vulve. Bien plus rarement elle atteint les bras, les mamelles ou une portion circonscrite des téguments.

Quelle que soit sa localisation, elle débute d'ordinaire par une poussée de *lymphangite* ou d'*érysipèle*. Brusquement, un sujet, en pleine santé, est secoué par un frisson; sa température monte à 40, 41 degrés; il se plaint de courbature, vomit et parfois même délire. Dans le même temps, une rougeur dessine sur la peau le trajet des gros troncs lymphatiques, qui sont douloureux à la palpation et indurés comme des cordes. Toute la partie atteinte est en état de tension pénible. Çà et là sont disséminés des placards de lymphangite réticulaire. Les ganglions des territoires infectés sont douloureux et tuméfiés, souvent même avant l'apparition de la corde lymphangitique Cette poussée aiguë dure quelques jours, une semaine et même davantage. La fièvre persiste pendant tout ce temps avec des allures variables, quelquefois sous forme intermittente. Enfin, l'orage se calme, la température tombe à la normale: des sueurs profuses accompagnent la rémission des accidents locaux.

Tel est l'accès de fièvre éléphantiaque, a *filarial fever*

des auteurs anglais. Est-ce une manifestation immédiate et directe de la filaire elle-même? ou bien cet « érysipèle », comme on l'appelle dans les Antilles françaises, relève-t-il d'une infection microbienne secondaire, d'une streptococcie, par exemple, de même que les poussées aiguës d'éléphantiasis nostras dont Achalme, puis Sabouraud, ont fait l'analyse bactériologique?

Le Dantec, dans un cas d'éléphantiasis d'origine exotique, a examiné la sérosité retirée par mouchetures de la jambe malade; il y a vu un streptocoque, qu'il a cultivé; l'inoculation répétée de ce microbe à l'oreille d'un lapin a provoqué l'apparition d'accès érysipélateux suivis d'une véritable éléphantiasis expérimentale.

La résolution qui termine la période infectieuse initiale est incomplète. La peau et l'hypoderme restent épaissis, infiltrés. Des poussées lymphangitiques se succèdent à intervalles variables, séparées par des semaines, des mois ou des années d'accalmie. Chaque récidive accroît le volume du membre malade; celui-ci s'hypertrophie graduellement jusqu'à atteindre des dimensions colossales.

Donc, pas d'éléphantiasis sans inflammation; à elle seule la stase lymphatique, réalisée par exemple par la ligature ou l'obstruction des gros vaisseaux, est incapable de la produire.

L'éléphantiasis est alors constituée. Je prendrai pour type de ma description sa localisation de beaucoup la plus commune, celle des membres inférieurs.

Un seul membre, ou les deux, peuvent être déformés dans leur totalité; parfois même le gonflement envahit la région fessière et le bas-ventre. C'est là l'exception. Le plus souvent, l'éléphantiasis n'atteint qu'un segment, la jambe seule, ou bien la jambe et le pied, ou encore la jambe et une portion de la cuisse.

Elle se présente alors sous plusieurs aspects. Tantôt l'hypertrophie de la jambe déborde sur l'avant-pied, efface

toutes les saillies, comble tous les méplats et donne à
l'extrémité la forme arrondie d'un pied d'éléphant. Tantôt
l'hypertrophie est segmentée par des sillons circulaires situés au niveau des articulations, au jarret, au cou-de-pied;
la jambe forme, à sa partie inférieure, un énorme bourrelet
de chair débordante, ayant l'aspect d'un pantalon de zouave
ample et bouffant; au-dessous d'elle émerge le pied, de
dimension normale (fig. 105). Dans certains cas, les sillons ne sont plus circulaires; ils se coupent sous différents
angles, circonscrivant de gros lobules charnus.

Les téguments du membre malade sont modifiés dans
leur consistance. La peau ne se plisse pas quand on la
pince; elle ne glisse plus sur le plan aponévrotique sous-
jacent. Un empâtement diffus l'envahit; selon son degré,
la couche cutanée prend la consistance d'une plaque de
carton ou de bois, ou au contraire elle est rénitente ou
tremblotante comme de la gélatine; dans ce dernier cas,
un ébranlement y détermine des ondes qui parcourent toute
son étendue; mais la pression du doigt, même énergique,
ne peut y creuser un godet.

Des cordons durs de lymphangite chronique sillonnent
la masse infiltrée. Des tumeurs ganglionnaires, de consistance variable, soulèvent les aines; elles sont quelquefois
partiellement réductibles : ce sont alors des adéno-lymphocèles.

La surface cutanée n'a plus son aspect habituel. Elle
peut être lisse, parcourue par de fines ectasies capillaires,
et parsemée de placards pigmentaires; souvent sèche et
glabre, elle est, d'autres fois, encore garnie de poils qui
émergent de dépressions cupuliformes.

Comme dans tous les états éléphantiasiques, la peau
devient souvent verruqueuse ou papillomateuse; elle est
hérissée de papilles hypertrophiées et coiffées d'étuis cornés,
ce qui lui donne l'aspect de l'ichtyose hystrix ou serpen-
tine. Entre les saillies végétantes, la surface cutanée se fen-

dille; des fissures se dessinent, des crevasses s'ouvrent,

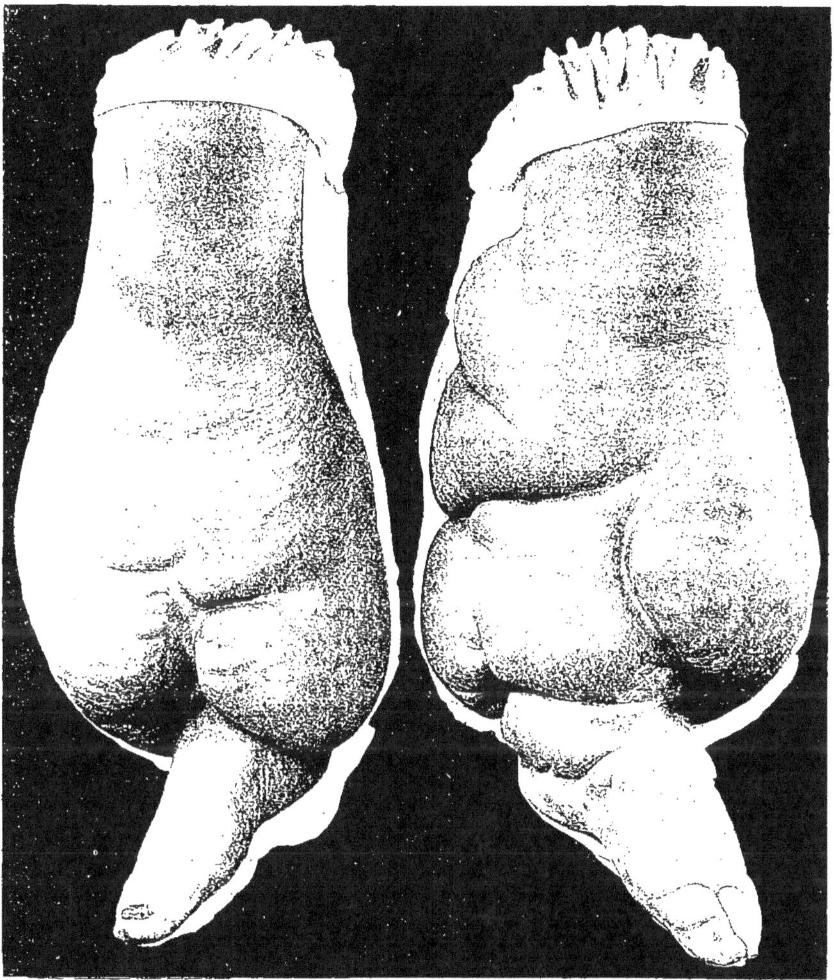

Fig. 105.   Éléphantiasis du membre inférieur (éléphantiasis des pays chauds).
(Musée de l'hôpital Saint-Louis, n° 292, d'après Guibout.)

par où sourd un liquide sanguinolent, épais et fétide.
Les papilles, hypertrophiées et turgides, contiennent des

capillaires lymphatiques distendus; certaines de ces papilles sont si développées qu'elles prennent l'apparence de vésicules. Des cordons transparents, moniliformes et dépressibles, s'enchevêtrent en réseaux; ce sont des troncules lymphatiques dilatés. Par rupture ou ponction de ces vaisseaux ectasiés, s'écoule un liquide lactescent, spontanément coagulable, riche en leucocytes et en hématies. Cette lymphorragie, parfois insignifiante, dure souvent plusieurs jours et peut être évaluée à plusieurs litres; prolongée, abondante, récidivante, elle constitue une véritable saignée blanche, qui épuise le malade.

Aux vésicules et aux réticula s'associent chez certains sujets des lacis flexueux sur le trajet des gros troncs lymphatiques; ce sont les varices lymphatiques proprement dites.

Telle est l'éléphantiasis des jambes, de beaucoup la plus fréquente. Celle du scrotum présente avec elle la plus grande analogie.

La base des bourses est en général le point de départ de l'affection. Au début, on peut encore délimiter le testicule à travers la peau sclérosée. Mais la tumeur s'accroît progressivement, et la glande n'est plus perceptible. Les bourses se développent alors en un sac piriforme, à surface régulièrement bosselée, suspendu par un pédicule au pubis et au périnée.

La verge est parfois éléphanciée; elle prend alors des proportions monstrueuses (fig. 104). Quand elle reste indemne, ce qui est fréquent, elle disparaît peu à peu, absorbée par la tumeur scrotale; on ne voit plus, au milieu de celle-ci, qu'un orifice linéaire par où s'écoule l'urine.

La peau du pubis est attirée en bas par la masse éléphanciée. Les poils en garnissent la partie supérieure, mais ils sont éloignés les uns des autres et comme raréfiés, par suite de la distension des téguments.

La masse pénio-scrotale acquiert un poids énorme

(fig. 105); elle pèse d'ordinaire 15 à 20 livres; on l'a vue

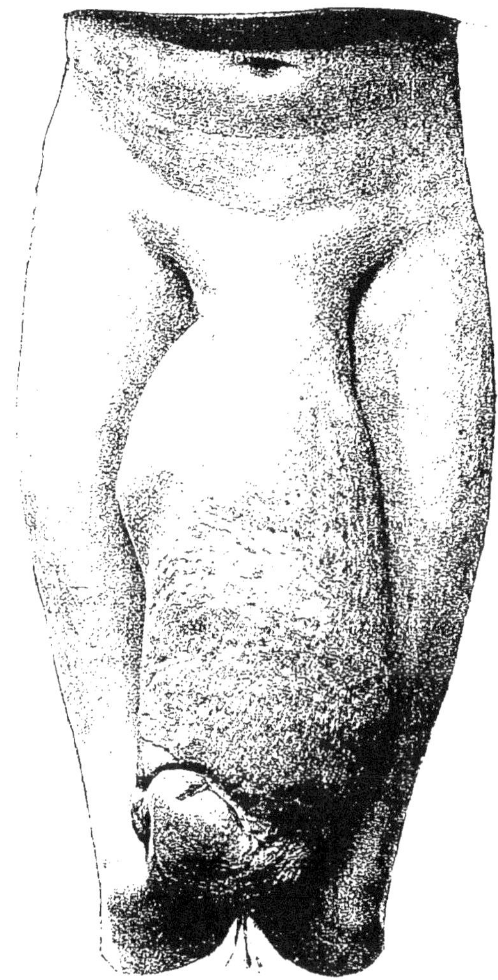

Fig. 104. — Éléphantiasis de la verge. (Moulage du musée de l'hôpital Saint-Louis, n° 85, d'après Voillemier.)

plus rarement peser 40 à 50 livres, et, par exception, 72 et même 112 kilogrammes. Dans les cas de ce genre, le malade se sert de sa tumeur comme d'un siège. « Il n'est pas rare, dans les bazars de l'Inde, dit Roux, de voir accroupi par terre un individu atteint d'éléphantiasis du scrotum, se servant de sa tumeur comme d'un pupitre. D'autres portent leurs bourses devant eux dans une brouette. » Ceux qui laissent pendre leur tumeur ont une démarche singulière. « Le malade, dit Infernet, penche le corps en arrière, place sa tumeur en avant des membres inférieurs, et, au moment d'avancer, lui imprime un mouvement de pendule qui continue jusqu'à ce que le sujet s'arrête. »

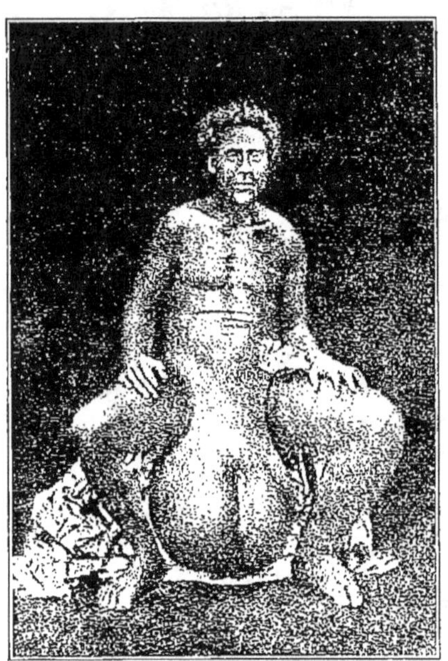

Fig. 105. — Éléphantiasis du scrotum. (D'après P. Manson, *Tropical Diseases*, New-York, 1899.)

L'hydrocèle accompagne souvent l'éléphantiasis du scrotum; elle est citrine, ou bien lactescente, et dans ce cas elle contient des embryons de filaire.

Enfin la lymphorragie, dont la peau éléphantiacée est souvent le point de départ, épuise lentement le malade; celui-ci, très affaibli, est sujet aux vertiges, incapable du moindre effort, et ne peut même plus rester debout.

Les organes génitaux de la femme sont moins souvent

atteints que ceux de l'homme. Grandes et petites lèvres peuvent s'accroître, ensemble ou isolément, dans des proportions variables. Chez certaines malades, leur hypertrophie devient véritablement monstrueuse.

L'éléphancie de la mamelle est plus rare encore; la glande, très volumineuse et déformée, descend quelquefois jusqu'au pubis et même jusqu'au genou.

L'éléphantiasis du bras peut s'y associer ou bien elle se montre seule. Il est très rare que le membre supérieur soit déformé dans sa totalité; Brassac, cependant, a relaté un cas d'hypersarcose occupant le bras jusqu'au niveau du poignet; la main était normale et les doigts avaient conservé leur agilité. Mais ce fait est exceptionnel, et, d'habitude, l'hypertrophie n'intéresse qu'un segment plus ou moins étendu du membre.

Je n'insisterai pas sur les localisations très rares de l'éléphantiasis à la nuque, au cou, à l'abdomen, par exemple. Cerney a vu, aux Fidji, des tumeurs pédiculées de l'aine et de la face antérieure de la cuisse; une d'entre elles pesait 20 livres. Daniels en a observé d'analogues aux îles Fidji et à Demerara (Guyane anglaise). Silcok décrit une tumeur de 50 livres qu'il enleva du cou d'un Hindou[1]. P. Manson a souvent rencontré des éléphantiasis limitées de la peau, particulièrement sur les cuisses.

A ces diverses variétés d'éléphantiasis s'associent d'autres manifestations filariennes. Ce sont les *varices lymphatiques*, le *lympho-scrotum*, les *adénolymphocèles* et les *abcès filariens*.

Les varices lymphatiques, ectasies partielles des gros vaisseaux blancs, sont superficielles ou profondes. Cutanées, elles rampent à la surface de l'abdomen, sur les jambes, sur les bras. Profondes, elles dilatent les troncs collecteurs des viscères ou leurs branches d'origine.

1. Ne s'agirait-il pas plutôt, en pareil cas, de molluscums géants, ou de dermatolysie?

Le lympho-scrotum semble être le premier stade du scrotum éléphantiasique, auquel il aboutit à la suite de nombreux accès lymphangitiques. Les bourses augmentent de volume. Elles sont lisses au toucher; mais des varices de toutes tailles les sillonnent; la piqûre ou la rupture spontanée de ces ectasies lymphatiques laisse écouler une grande quantité de lymphe, laiteuse ou sanguinolente, qui se coagule rapidement.

Les adéno-lymphocèles s'associent souvent au lympho-scrotum. Elles occupent l'aine ou l'aisselle. Leur début est insidieux : le patient ne s'aperçoit souvent de leur présence que lorsque leur volume est déjà considérable. Molles, lisses, imparfaitement lobulées, elles ne sont pas mobiles sur les plans sous-jacents; mais la peau glisse facilement sur elles. On en retire par ponction une lymphe blanche ou rougeâtre qui contient d'habitude des embryons vivants de filaire.

Quant aux abcès filariens, ils résultent souvent de la mort du parasite. Les signes locaux suffisent au diagnostic quand l'abcès est superficiel; s'il est profond, la douleur persistante au point lésé, la fièvre bientôt hectique, la diminution ou même la disparition des embryons de filaire dans le sang périphérique, font soupçonner son existence. L'ouverture spontanée des abcès est leur terminaison habituelle et d'ailleurs favorable; cependant, quand ils font irruption dans le thorax, ils peuvent entraîner des conséquences graves et même mortelles[1].

1. D'après Le Dentu, qui a étudié les diverses localisations de la filariose sur la zone génitale, dans une série de mémoires échelonnés de 1881 à 1897, il faudrait, en prenant pour base l'évolution, distinguer trois catégories de faits :

A. FORMES AIGUËS. — Le début, toujours brusque, est marqué par une douleur plus ou moins intense qui souvent irradie le long du canal inguinal ou de l'uretère, à la manière de la colique néphrétique (forme urétérique d'Audain). Bientôt la fièvre s'allume, elle prend une allure rémittente et dure en moyenne de trois à cinq jours. Dans le même temps, l'épididyme et parfois aussi le testicule se tuméfient, du liquide se collecte dans la vaginale et la peau du scrotum devient rouge. Ces poussées se répètent, se rapprochent et peuvent devenir subintrantes. Tel est le type clinique qui a été dégagé par plusieurs médecins français et étran-

Toutes ces manifestations cutanées de la filariose traduisent un processus morbide essentiellement chronique, dont l'évolution, d'une durée indéfinie, est entrecoupée d'épisodes aigus. C'est par un de ces accès que la maladie débute souvent. Huit ou dix attaques aussi violentes éclatent au cours de la première année; en règle, dans la suite, ces poussées inflammatoires s'espacent et s'atténuent. Finalement, l'affection entre dans une phase de torpidité; mais, sous ce calme apparent, le processus couve et conserve une marche sourdement progressive.

Il est une forme d'éléphantiasis froide d'emblée, dont la marche n'est coupée par aucun paroxysme ou seulement par des accès à peine ébauchés.

gers, Dagro, Manson, Lewis, Fayrer, Bancroft, Audain, etc., et qui a été décrite sous les diverses dénominations d'*orchite spéciale des pays chauds*, d'*orchite filarienne*, et à tort selon moi d'*orchite paludéenne*, car la malaria n'a aucune part dans la genèse de ces désordres.

B. FORMES SUBAIGUËS. — Le gonflement du testicule survient et s'accroît, sans poussée notable, mais la douleur est constante.

C. FORMES CHRONIQUES. — D'emblée la localisation testiculaire est indolente et froide. Ce type peu bruyant a été décrit pour la première fois par Le Dentu, qui a créé pour le désigner la dénomination d'*éléphantiasis du testicule*. Dans cette forme, qui coexiste ou non avec l'éléphantiasis des bourses ou des membres inférieurs, le testicule et l'épididyme sont volumineux et durs. Cette éléphantiasis testiculaire est précédée par des poussées lymphangitiques qui occupent la surface ou l'épaisseur de la tunique vaginale et de l'albuginée, l'épididyme ou le canal déférent lui-même. Le Dentu a eu l'occasion de faire la castration dans un cas ressortissant à la forme chronique: le testicule examiné offrit les lésions fondamentales de l'éléphantiasis des Arabes. Elles portaient principalement sur les enveloppes du testicule et respectaient le parenchyme.

Sous le titre d' « orchi-épididymite droite, hydrocèle, varicocèle lymphatique, lymphangiome inguino-scrotal sur un sujet atteint de filariose, » le même chirurgien français décrivit, en 1887, un cas complexe pour lequel il dut intervenir. Outre l'éléphantiasis du testicule, il trouva un énorme *varicocèle lymphatique* et un volumineux *lymphangiome*, situé en partie dans le trajet inguinal et en partie dans le scrotum. Fait à retenir, ce lymphangiome, avant l'opération, avait été pris pour une entéro-épiplocèle inguino-scrotale, à cause de sa réductibilité presque complète et de sa consistance pâteuse assez semblable à celle de l'épiploon. L'examen microscopique de la pièce établit que la tumeur était bien de nature lymphatique et qu'elle était uniquement constituée par une multiplication des vaisseaux blancs. Depuis lors, Le Dentu a observé plusieurs cas analogues.

Ainsi donc, des lymphangiomes inguinaux peuvent être pédiculés et complètement réductibles dans le ventre, vers les grappes de vaisseaux pelviens et lombaires d'où ils émanent, et cela au point de donner le change et d'être pris pour des hernies épiploïques.

Par contre, une autre forme, rare à la vérité, est caractérisée par des accès paroxystiques subintrants; son pronostic est sévère : elle peut se terminer par la mort.

Celle-ci est une conséquence fort rare de l'éléphantiasis. D'ordinaire cet état morbide n'est pas grave *quoad vitam*: il ne constitue qu'une infirmité fort gênante. Mais cette infirmité répugnante entrave un grand nombre de fonctions, en particulier la marche, la miction et le coït.

Le diagnostic de l'éléphantiasis ne comporte pas d'ordinaire de réelles difficultés.

Cependant, on ne saurait dire si l'accès aigu qui, d'ordinaire, inaugure l'affection, évoluera comme une lymphangite, un érysipèle, un phlegmon, une phlébite simple, ou bien s'il sera le prélude de l'éléphantiasis, car ces manifestations n'ont rien de spécifique, elles ne sont pas marquées d'emblée au sceau de l'éléphantiasis. Seule la répétition de ces poussées phlegmasiques légitime un diagnostic primitivement incertain. En règle générale, une telle crise paroxystique doit être tenue pour suspecte dans les pays à filaire.

L'éléphantiasis, entrée dans sa phase torpide, peut être simulée, au moins à première vue, par un syndrome anatomo-clinique, l'état éléphantiasique, symptomatique de lésions locales préexistantes. Ainsi, des ostéites chroniques se compliquent souvent d'altérations tégumentaires de voisinage, de tous points semblables à l'éléphantiasis. Mais ces lésions osseuses ont longtemps existé seules; elles ont lentement envahi la peau, des couches profondes vers la surface.

Aux lésions primordiales de la syphilis, de la tuberculose et de la lèpre, se surajoute parfois un état éléphantiasique. Sur les régions déformées dans une plus ou moins grande étendue, se détachent les gommes crues ou ulcérées de la vérole, les nodules jaunâtres du lupus ou les plaies à bords violacés et décollés de la bacillose, les macules ou les tubercules bistrés de la lèpre. Subsiste-t-il le moindre doute, le traitement d'épreuve a raison des lésions spécifiques, l'inoculation décèle le bacille de Koch, le microscope montre le bacille de Hansen dans les tissus biopsiés, et la question est définitivement jugée.

Quand la circulation veineuse se ralentit, ce qui advient chez les sujets atteints de phlébite ou de phlegmatia, chez les cardiaques et les rénaux, chez certains névropathes, des œdèmes s'installent qui, à la longue, se compliquent d'altérations cutanées. Il ne s'agit pas là d'éléphantiasis; l'œdème s'est installé en dehors de toute poussée locale inflammatoire, il ne s'accompagne pas d'adénopathie. L'absence de toute endémicité filarienne, la découverte des affections causales, achèvent d'éclairer le diagnostic.

Vous parlerai-je enfin de ces états éléphantiasiques qui, par suite de lymphangites répétées, compliquent souvent l'ulcère de jambe? Là encore, l'hypothèse d'éléphancie vraie est facilement écartée. La déformation, limitée d'ordinaire au tiers inférieur de la jambe, est rarement considérable; au centre est creusé l'ulcère, à bords calleux, point de départ des poussées inflammatoires dont l'hypertrophie est le reliquat[1].

L'examen des caractères cliniques suffit, comme vous le

---

1. Plusieurs observateurs ont signalé au Brésil, au Siam et dans l'Assam, l'existence d'*œdèmes circonscrits* occupant les doigts, le dos d'une main ou d'un pied, d'un avant-bras ou d'une jambe. Ces œdèmes ne s'accompagnent pas en général de fièvre ni d'autres phénomènes réactionnels : la région tuméfiée est ferme et le doigt marque difficilement son empreinte. Une anémie locale, un peu de prurit ou de cuisson, de la raideur des doigts, tels sont les principaux symptômes de cette énigmatique affection. Après une durée variable, comprise entre quelques jours et un mois, l'œdème se dissipe, mais il peut reparaître. Tous les auteurs qui ont eu l'occasion de voir cette affection ont soupçonné une localisation filarienne, mais des recherches réitérées faites le jour et la nuit sont restées sans résultat. — Voir : W. G. TOTTENHAM POSNETT, Circumscribed cutaneous œdema in Brasil. *The Journ. of tropic. Medicine*, juill. 1900, p. 295. — DALGETTI, Circumscribed cutaneous œdema. *Ibid.*, oct. 1900, p. 60. — H. CAMPELL HIGHET, Circumscribed cutaneous œdema. *Ibid.*, nov. 1900, p. 86.

voyez, au diagnostic. Il est donc peu utile de recourir aux recherches bactériologiques, qui d'ailleurs ne seraient pas d'un grand secours, les embryons de filaire étant le plus souvent absents du sang des éléphantiasiques.

Cependant, d'après Le Dantec, tandis que les embryons manquent dans le sang du doigt, ils existent dans celui des régions éléphanciées.

L'anatomie pathologique non plus ne saurait être d'un grand secours, et la biopsie, que je sache, n'a jamais contribué à établir si un cas d'éléphantiasis relevait de la filaire (¹).

Les lésions constatées dans les tissus éléphanciés sont de deux ordres : c'est un œdème ou une sclérose. L'éléphantiasis est gélatiniforme dans le premier cas, pachydermique dans le second.

Quand l'œdème prédomine, les tissus, à l'incision, sont fermes, mais sans dureté ; ils forment un bloc de consistance homogène et présentent l'aspect que pourrait leur donner une injection interstitielle de gélatine.

Par expression, on fait sourdre une grande quantité de liquide des vaisseaux lymphatiques dilatés et béants sur la coupe, et des espaces interfasciculaires du tissu conjonctif.

Ce liquide, à tous les stades de l'éléphantiasis, est *spontanément coagulable*; c'est donc un exsudat inflammatoire.

Dans les formes scléreuses, les tissus résistent à la coupe et crient sous le couteau. La peau, l'hypoderme, les muscles eux-mêmes sont soudés en un bloc par une gangue

<hr>

1. La formule leucocytaire du sang peut fournir d'utiles indications au clinicien. Vacquez et Clerc (Soc. de Biol., 15 déc. 1902) ont constaté, dans un cas de filariose, que la proportion des *éosinophiles* atteignait 7,5 0/0 du chiffre total des leucocytes. Cette éosinophilie était encore plus accentuée la nuit, au moment de l'apparition des embryons dans le sang. Elle diminuait pendant l'état de veille, période où les embryons disparaissaient. — Sicard (*Ibid.*), sur un jeune homme atteint de filariose, a trouvé dans le sang une éosinophilie dont le taux variait de 10 à 12 0/0, sans qu'il existât un modification globale des leucocytes ou des hématies.

fibreuse à tractus irréguliers. Leur masse fait corps avec les os épaissis.

Les gros vaisseaux, artériels ou veineux, sont souvent enflammés; les troncs lymphatiques sont dilatés; les ganglions qu'ils relient sont transformés en masses scléreuses homogènes ou subissent une transformation pseudo-kystique.

Le processus, envisagé dans son ensemble, comprend trois stades : le premier est caractérisé par une inflammation diffuse aiguë de l'appareil conjonctivo-vasculaire; c'est l'accès aigu sur lequel on ne possède guère de détails histologiques précis. Le deuxième correspond à l'hypersarcose inflammatoire avec prédominance de l'œdème, et le troisième à l'hypersarcose avec prédominence de la sclérose. Sur ces deux dernières périodes, je puis vous fournir, Messieurs, quelques notions, en prenant pour guide les descriptions récentes de Darier et de H. Dominici (fig. 106). Au deuxième stade, outre l'œdème, on constate : 1° des altérations vasculaires considérables, des endo et périvascularites avec thombroses fibrino-leucocytiques ou conjonctives intéressant à la fois les capillaires lymphatiques et sanguins, les veinules et les artérioles; 2° une réaction des éléments fixes des tissus qui se traduit par une hyperplasie des cellules conjonctives; 3° des phénomènes d'apport, immigration de leucocytes polynucléaires, apparition de macrophages et de plasmazellen irrégulièrement distribués le long des vaisseaux lymphatiques. Toutes ces modifications sont l'expression d'un processus en évolution. Puis le troisième stade s'installe. Le tissu conjonctif se réédifie, mais sans réseau élastique, c'est un tissu scléreux, cicatriciel, qui envahit et détruit vaisseaux, muscles et glandes.

Messieurs, les localisations de l'éléphantiasis, fort génantes pour le malade, constituent de véritables infirmités, auxquelles on peut heureusement opposer une thérapeutique efficace.

Un sujet atteint d'éléphantiasis des jambes peut, par quelques précautions, en atténuer les inconvénients ; il protégera

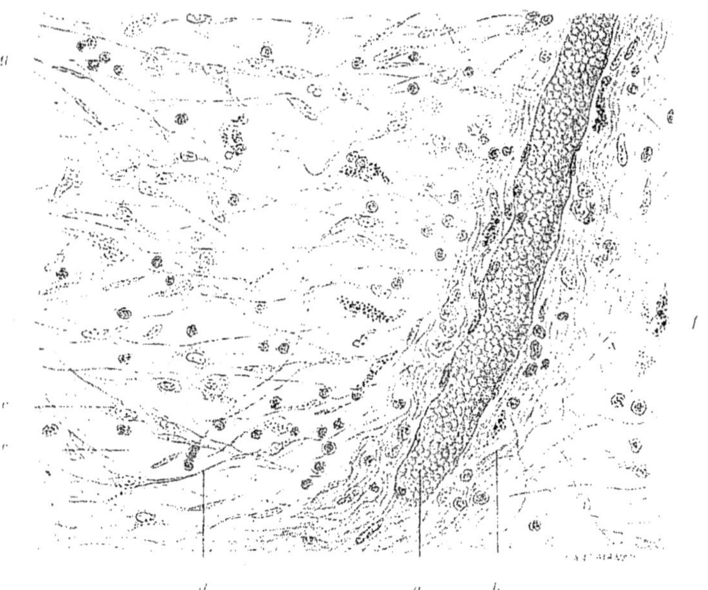

Fig. 106. — Eléphantiasis chronique de la jambe après phlegmatia. Détails de la structure de la couche sous-papillaire. (Emprunté à Darier; Grossissement : 500 diam. — *a*, veinule gorgée de sang ; *b*, paroi conjonctive de cette veinule, formée de faisceaux onduleux, renfermant des cellules conjonctives et des leucocytes ; *c*, cellules conjonctives hypertrophiques ; *d*, prolongements anastomotiques de ces cellules ; *e*, faisceaux conjonctifs jeunes, vaguement fibrillaires ; *f*, cellule chargée de pigment ocre ; on en distingue six ou huit analogues en divers points de la figure ; *g*, leucocytes polynucléaires ; ils sont assez abondants ; on les reconnaît dans la préparation à leur forme ordinairement ronde, à la coloration vive et au contour lobulé de leur noyau.

le membre malade contre les traumas, contre le frottement des souliers et du pantalon ; il évitera autant que possible la marche dans l'eau, la station debout prolongée, l'exercice violent et l'exposition à un soleil ardent, qui exagèrent les symptômes de l'affection. *L'application de la bande de coaoutchouc* ou *le port d'un bas élastique, la position élevée du membre*, la pratique du massage, ont au contraire un effet heureux. Les pulvérisations antiseptiques, les compresses de sublimé conviennent pendant les poussées aiguës. Des mouchetures aseptiques faites à l'aide d'une lancette effilée soulagent la douleur. L'intervention sanglante a été parfois tentée dans la phase torpide de l'éléphantiasis. On a pratiqué la ligature de la fémorale; elle semble infructueuse, et n'est pas, du reste, rationnelle. Mais on obtient de bons résultats en excisant les masses exubérantes de peau, dont on résèque un lambeau allongé en lanière.

C'est sur l'éléphantiasis du scrotum que la chirurgie a le plus de prise. Il faut extirper cette masse encombrante qui gêne les mouvements, empêche le coït et occasionne de vives souffrances au moment des poussées inflammatoires. Divers procédés opératoires ont été proposés, qui tous dérivent de l'oschéotomie de Mohammed Ali bey. Quelques soins préparatoires sont nécessaires. Un jour ou deux avant l'intervention, le malade garde le lit; la tumeur scrotale est élevée, pour qu'elle puisse se vider du sang et de la lymphe qu'elle contient; elle devient molle et l'opérateur peut alors s'assurer de la position du testicule, souvent en ectopie, ou de l'existence de hernies, qui ne sont pas rares.

L'intervention est assez simple quand les testicules et les cordons ne sont pas adhérents au sac scrotal et quand le pénis peut être attiré en dehors de l'espèce de canal urinaire formé par le scrotum et le fourreau de la verge invaginé dans la tumeur. Un aide refoule les testicules contre les anneaux inguinaux; puis le chirurgien, plongeant un couteau au-dessous de la verge attirée et rabattue sur l'abdomen, taille en pleine peau saine, par transfixion, deux lambeaux latéraux et extirpe la tumeur. L'hémostase faite, l'aide chargé de maintenir les testicules lâche prise, et l'opérateur renferme ces organes dans le nouveau scrotum qu'il réunit par quelques points de suture. (Le Dantec.)

Quand la tumeur scrotale a pris un énorme développement, l'intervention est beaucoup plus laborieuse. Comme la verge est solidement fixée au pubis par son ligament suspenseur, le gland est enfoui au fond d'une sorte de tunnel dont les parois sont formées par le fourreau et le prépuce entraînés et retournés. Les testicules sont en général rattachés à la partie postéro-inférieure du scrotum par les restes hypertrophiés du gubernaculum testis. Le chirurgien doit avoir présents à l'esprit ces détails anatomiques avant d'entreprendre l'ablation d'une tumeur scrotale.

Cela étant, voici quels sont, d'après P. Manson, les divers temps de l'opération.

Le premier temps consiste à circonscrire le champ opératoire par des incisions peu profondes, qui doivent être tracées en peau absolument saine ; faute de cette précaution, la récidive serait à craindre dans les lambeaux : relevant la masse scrotale en haut, le chirurgien trace une incision superficielle au-devant de l'anus ; puis, laissant retomber la tumeur, il fait une incision analogue devant le pubis ; il les réunit alors l'une à l'autre soit par des incisions droites, soit par des incisions courbes si la peau des cuisses est saine. Des aides attirant fortement le scrotum en bas, aussi loin que possible, le chirurgien, s'il le juge à propos, applique une bande élastique sur la masse, pour en chasser le sang ; puis, un solide lien de caoutchouc est passé en huit de chiffre autour du col de la tumeur, au-dessus des incisions, et noué solidement autour du pelvis. Les testicules et cordons spermatiques reconnus à la couleur bleue de leurs veines sont alors aisément disséqués ; l'incision qui découvre les glandes intéresse la face antérieure du scrotum. Les restes du gubernaculum sont accrochés avec le doigt et sectionnés d'un coup de ciseau. Le canal formé par le prépuce est ensuite fendu par une incision qui remonte jusqu'à celle du pubis; le prépuce étant sectionné au niveau de la couronne du gland, le pénis est énucléé. Si l'on peut se procurer des lambeaux latéraux de peau saine, on les dissèque. On approfondit alors les incisions périnéale et pubienne, et les aides protégeant bien les testicules et le pénis, on sectionne le col de la tumeur. Les vaisseaux sont liés, la vaginale excisée, s'il y a lieu. On enlève le lien élastique. L'hémorragie arrêtée, on suture les moitiés postérieures des lambeaux ensemble, puis les moitiés antérieures au rebord de la plaie pubienne. Le pénis émerge, par conséquent, au point où l'incision horizontale pubienne rencontre la suture verticale constituée par la juxta-position de la portion postérieure des lambeaux. Dans son ensemble, la suture offre ainsi la forme d'un T ou d'un Y.

Cette intervention, suivie de pansements rigoureusement aseptiques, est radicale et rarement dangereuse; la mortalité consécutive est à peine de 5 pour 100.

Quand l'éléphantiasis intéresse le fourreau pénien, on essaye d'enrayer le mal par la compression élastique; en présence d'un insuccès, on réséquera la peau hypertrophiée.

Les éléphantiasis de la mamelle, des lèvres vulvaires, des surfaces cutanées limitées, ne nécessitent pas une opération aussi compliquée; l'ablation en est facile.

L'amputation n'est pas nécessaire dans le cas d'éléphantiasis du bras : la bande élastique et le massage constituent le traitement de choix.

Les varices lymphatiques doivent être respectées, autant que possible.

On ne pratique pas non plus, d'habitude, l'ablation du lympho-scrotum. S'il ne s'enflamme pas trop souvent, s'il ne tend pas à se transformer en véritable éléphantiasis, si la lymphorragie n'est ni fréquente ni débilitante, il convient de le respecter : il suffit de le maintenir propre, de le poudrer, de le soutenir et de le protéger. Mais si des complications surviennent, l'ablation peut en être effectuée, en suivant le même procédé que pour l'éléphantiasis. Un aide tire fortement le scrotum en bas pendant que les testicules sont repoussés en haut. On passe alors un bistouri à travers le scrotum, en plein tissu sain, au ras des testicules, et on l'excise en entier. Il importe de ne pas laisser de tissu malade; très fréquemment, l'on pèche, non par par excès, mais par défaut. On trouve dans la peau des cuisses, qui vient facilement à la traction, une couverture suffisante pour les testicules.

Une guérison rapide suit toujours une intervention aseptique. Mais souvent, à la suite de cette suppression soudaine d'une grosse masse variqueuse, survient la chylurie ou l'éléphantiasis des jambes. C'est là une conséquence possible de l'opération, dont il faut prévenir le patient.

D'une manière générale, il vaut mieux ne pas toucher aux adénolymphocèles. Cependant, s'ils deviennent gênants par leur volume, s'ils causent une incapacité de travail, ou s'ils sont le siège de poussées de lymphangite fréquentes, vous serez autorisés à les enlever. L'opération doit être faite dans des conditions d'asepsie rigoureuses, car la lymphangite est fréquente et peut être mortelle. Le résultat de l'intervention n'est pas toujours satisfaisant. L'ablation peut être suivie de lymphorragies, de dilatations lymphatiques excessives situées dans une autre portion du territoire intéressé, d'une chylurie ou bien d'une éléphantiasis des jambes.

De toutes les mesures propres à enrayer le développement de l'éléphantiasis à son début, la meilleure est l'émigration dans les régions tempérées; sous l'influence du changement de climat, les poussées aiguës disparaissent, les déformations diminuent, les lymphorragies se tarissent et le malade récupère les fonctions que le développement de la maladie avait entravées.

OUVRAGES A CONSULTER :

Bancroft, *Lancet*, 14.juill. 1877; *Scientific Lectures*, Brisbane, 1879. — Darier, Anat. path. gén. de la peau, in *Pratique Dermat.*, t. I, p. 119 et sq. — Davidson, *Geographical Pathology*, 1892. — Demarquay, *Gaz. médic. de Paris*, 1863, t. XVIII, p. 665. — H. Dominici, Art. Eléphantiasis in *Pratique Dermat.*, t. II, p. 373 et sq. — Felkin, *The geographical Distribution of Tropical Diseases*, 1889. — Fox et Farquhar, *Skin and other Diseases of India and Hot Climates*, London, 1876. — Grassi, *Centralbl. f. Bakt. u Parasit.* Bd. VII, n° 1, 1890. — Gros, *Arch. de Méd. nav.*, mai 1892. — Le Dantec. *Précis de Path.. exotique*, Paris, 1900 p. 730. — Le Dentu, Sur un cas d'hydrocèle graisseuse, *Bull. de la Soc. de chirurgie*, nouvelle série, t. VII, 1881, p. 874; Des accidents occasionnés par la filaire du sang. De son rôle pathogénique dans l'hydrocèle graisseuse, *Bull. de la Soc. de chirurgie*, nouvelle série, t. X, 1884, p. 800; Orchite paludéenne. De l'éléphantiasis du testicule indépendant de celui du scrotum. Des scarifications, comme moyen préparatoire, dans l'ablation des tumeurs éléphantiasiques, *Bull. de la Soc. de chirurgie*, nouvelle série, t. XIII, 1887, p. 613; Examen histologique d'un testicule atteint de lésions éléphantiasiques. *Bull. de l'Acad. de Méd.*, 1890, 3ᵉ série, t. XXIV, p. 258; Lymphangiome du canal inguinal. Varicocèle lymphatique, hydrocèle fila rienne. Accidents testiculaires. Orchite paludéenne ou orchite filarienne. *Comptes rendus du Cong. de Moscou* de 1897. Sect. de chir. gén., p. 230; et *Rev. de chirurgie* 1898, p. 1. — Lewis, *Eighth, Tenth, and Fourteenth Annual Reports of the Sanitary Commissioner with the Government of India* (découverte de l'embryon de la filaire nocturne dans le sang de l'homme, par Lewis); *Proc. Asiatic Soc. Bengal*, mars, 77, p. 89. — P. Manson, The *filariæ sanguinis hominis and Filaria Disease*, in *Hygien and Diseases of warm climates*, by Andrew Davidson, Edimbourg et Londres, 1893. (Dans cet article fondamental, la question de la filariose est traitée avec de grand développements.) — P. Manson, *Tropical Diseases*, New-York ,1899; *Lancet*, 3 janv. 1891; *Brit. med. Journ.*, 15 avril 1893; *The Filaria sanguinis hominis and certain new forms of Parasitic Disease in India, China, and Warm Countries*. Londres, 1883. — A. Marquez, Traité de l'Éléphantiasis du scrotum, *Presse médicale*, 15 août 1903, n° 65, p. 585. — Myers, *Chinese Imp. Mar. Customs Gaz. med. Rep.*, 1886. — Nabias et Sarrazès, *Soc. de Biol.*, 27 mai 1892. — Wucherer, *Gazetta medica da Bahia*, 5 décembre 1868, et 30 sept. 1869.

VINGTIÈME LEÇON

DERMATOSES PRODUITES PAR LE CLIMAT TROPICAL

COUP DE SOLEIL. — ALTÉRATIONS TÉGUMENTAIRES CONSÉCUTIVES AUX SUEURS PROFUSES

I. En quoi le coup de soleil diffère-t-il du coup de chaleur? — Expériences qui démontrent que l'érythème solaire est dû à l'action des rayons chimiques du spectre, à l'exclusion des rayons calorifiques.
Lésions histologiques de l'érythème solaire. — Elles sont tardives; celles qui sont produites par les rayons calorifiques sont, au contraire, immédiates.
Action protectrice du pigment contre la lumière. — Immunité relative des races de couleur vis-à-vis du coup de soleil.
Description clinique de l'érythème solaire. — Moyens de s'en prémunir.
II. Dermatoses causées et entretenues par les sueurs profuses : les bourbouilles ou lichen tropicus, la furonculose.

Messieurs,

Plus encore sous les tropiques qu'en toute autre région, la peau est menacée par de nombreuses causes vulnérantes, physiques ou chimiques.

La plus dangereuse de ces causes, c'est le soleil. Ses rayons déterminent sur les téguments cette lésion connue sous le nom d'*érythème solaire*, dont nous n'observons dans nos pays que de faibles exemples.

Gardez-vous de confondre avec ce *coup de soleil* le *coup de chaleur* produit par l'élévation exagérée de la température du corps, sous l'influence d'une source thermique quelconque. Le coup de chaleur a souvent pour cause l'insolation; mais il frappe aussi les ouvriers exposés par leur profession à travailler dans une atmosphère surchauffée; les hommes qui séjournent dans les chambres de chauffe des steamers subissent, en traversant la mer Rouge, une température qui peut s'élever à 70 degrés centigrades; on a même noté le chiffre de 80° dans les mers de Chine. Aussi est-il d'usage, chaque fois que cela est possible, de substituer dans les mers tropicales, au personnel européen, des chauffeurs de couleur, qui résistent mieux aux températures élevées.

Tandis que le coup de soleil se manifeste surtout par des troubles cutanés, le coup de chaleur consiste essentiellement en accidents généraux. Il s'annonce par un ensemble de troubles nerveux, céphalée violente, lassitude générale, vertiges, vomissements et constipation. Promptement ces phénomènes s'accentuent; 30 à 60 heures après les premiers accidents d'ordinaire, beaucoup plus tôt quelquefois, le malade meurt, soit dans le coma, soit dans une crise convulsive.

Le mécanisme intime du coup de chaleur est encore obscur, bien qu'on ait cherché à l'élucider à l'aide d'expériences. Si l'on plonge des animaux dans une atmosphère surchauffée, leur appareil thermo-régulateur ne peut suffire à sa tâche; ils se mettent en équilibre de température avec le milieu ambiant, à la manière des corps inertes, et ne tardent pas à succomber. Pour les uns, la mort est causée par des lésions des centres nerveux; pour d'autres, elle serait due à une altération du sang; pour d'autres, enfin, à une coagulation du tissu musculaire. Le nombre de ces hypothèses témoigne de leur insuffisance.

Tout différent est le mécanisme qui produit l'érythème solaire. Les premières études relatives à sa pathogénie datent de 1858, époque à laquelle Charcot publia une observation de « coup de soleil électrique », dont voici les parties essentielles : Deux physiciens maniaient une pile de Bunsen de 120 éléments; bien qu'ils fussent à l'abri de toute action thermique, ils furent atteints d'érythème sur les régions découvertes. Cependant leurs yeux, protégés par des verres d'urane, restèrent indemnes. Or, le verre d'urane a la propriété d'arrêter, en grande partie, les rayons chimiques, tandis qu'il laisse passer les rayons lumineux. Charcot en conclut que les rayons chimiques avaient seuls provoqué l'érythème.

Peu de temps après, Bouchard vérifia cette hypothèse par une ingénieuse expérience. Il exposa une surface cutanée au spectre résultant du passage d'un pinceau lumineux à travers un prisme. L'érythème apparut seulement au niveau des parties soumises à l'action des rayons violets et ultra-violets, c'est-à-dire à l'action des rayons chimiques.

Depuis l'observation princeps de Charcot, on a publié un certain nombre d'observations de « coup de soleil électrique ». Pour souder les pièces d'acier, on emploie, au Creusot, un arc voltaïque puissant. Defontaine a observé, sur les ouvriers employés à ce travail, de l'érythème de la peau et de la conjonctive et une fièvre légère. Les recherches plus récentes de Maklakow faites à l'usine de Kolomna, près de Moscou, où l'on soude également les métaux par l'électricité, confirment celles de Defontaine. Maklakow, après avoir assisté à deux reprises à une soudure faite à l'arc voltaïque produit par 250 à 500 accumulateurs, éprouva des picotements et une cuisson au niveau du visage, puis survint un érythème avec coryza, conjonctivite, larmoiement et chémosis bulbaire. Or le rayonnement calorique dégagé par ces soudures est relativement faible. D'après Le Dantec, dans la marine, il n'est pas rare d'observer les mêmes accidents chez les mécaniciens chargés des projecteurs. Prat en a publié un cas très net survenu, à bord du *Japon*, sur un mécanicien torpilleur.

De nombreuses expériences confirmatives ont été faites à

l'aide de verres ou de solutions diversement colorés, dont les uns absorbent les rayons chimiques, les autres les rayons calorifiques. Ainsi, les verres rouges, ne laissant passer que les rayons de même couleur, absorbent tous les autres, et par conséquent les rayons chimiques. Ceux-ci, au contraire, traversent seuls les verres violets. Parmi les différentes solutions, celles de sulfate de cuivre arrêtent presque tous les rayons, à l'exception des bleus et des violets, c'est-à-dire des rayons chimiques. Une solution concentrée de chlorhydrate de quinine absorbe, au contraire, ces derniers; une solution de bichromate de potasse possède le même effet. Si l'on utilise les liquides, il faut avoir soin de ne pas se servir de verres ordinaires, qui ne laissent passer qu'une partie des rayons lumineux; seuls doivent être employés des flacons à faces planes en quartz ou en cristal de roche.

On a remarqué, au cours des recherches entreprises, que dans tous les cas où les rayons chimiques étaient éliminés du faisceau lumineux, aucun érythème ne se produisait. Les recherches de Widmark, de Stockholm, sont démonstratives à cet égard. Utilisant une lampe à arc électrique d'une force de 1200 becs Carcel, Widmark fit passer le faisceau lumineux, soit à travers une couche d'eau, qui élimine les rayons calorifiques, soit à travers des plaques de verre qui arrêtent les rayons chimiques; dans le premier cas, il obtint un érythème, qui n'apparut pas dans le second.

L'ensemble de ces expériences met bien en évidence le rôle des rayons ultra-violets dans la production de l'érythème solaire, à l'exclusion des rayons calorifiques.

Il est bien évident, d'ailleurs, que la chaleur n'intervient en rien dans les coups de soleil, puisque les explorateurs des régions polaires et les touristes, exposés à la réverbération des champs de glace, sont souvent atteints d'érythème par une température inférieure à zéro.

Plusieurs auteurs ont reproduit expérimentalement l'érythème dû aux rayons chimiques, afin de mieux suivre les diverses phases de son développement et d'étudier les désordres anatomiques qui l'accompagnent. A l'aide d'une lampe à arc de 4000 bougies, Magnus Möller a réalisé, soit sur l'homme, soit sur des lapins albinos, les aspects cliniques du coup de soleil, et il a décrit les lésions histologiques ainsi provoquées.

Tout récemment, Léredde et Pautrier ont obtenu des résultats analogues. Ils ont biopsié la peau d'un sujet atteint d'érythème solaire datant de trois jours et ils ont en outre fait l'étude histologique de l'érythème photo-électrique d'une manière méthodique en exposant un bras ou un avant-bras devant une lampe à arc maintenue à quinze ampères. A quatre centimètres de la source lumineuse, entre celle-ci et la peau, était interposé un appareil de réfrigération, formé de deux lames parallèles de quartz entre lesquelles circulait un courant d'eau. Le temps de pose, dans toutes les expériences, fut uniformément de dix-sept minutes. Suivant les cas, la biopsie fut faite un quart d'heure à huit jours après la séance d'exposition.

De ces recherches, le fait important qui se dégage, c'est que l'érythème et les lésions histologiques provoquées par les rayons *chimiques* sont *tardifs*. L'action des rayons *calorifiques* est au contraire *immédiate*. C'est seulement sur les coupes de peau biopsiée vingt-quatre heures après l'exposition aux rayons chimiques, que Leredde et Pautrier ont constaté des modifications notables des tissus. Dans le derme, il y a une dilatation des vaisseaux sanguins et lymphatiques périvasculaires, un léger œdème, une infiltration modérée de lymphocytes et une tuméfaction des cellules fixes. Dans l'épiderme, les altérations sont peu accusées : exfoliation de la couche cornée, disparition des granulations d'éléidine, dissociation des cellules malpighiennes par un exsudat extra-cellulaire qui se collecte çà et là en vésicules ou en bulles, œdème intra-cellulaire prédominant, aboutissant à l'état cavitaire de Leloir.

Sur une biopsie faite quatre jours après la séance de phototothérapie, les grosses lésions sont essentiellement épidermiques ; elles consistent dans la formation de bulles. Les altérations dermiques occupent le second plan ; les vaisseaux sont dilatés, mais ils ne sont pas entourés de manchons cellulaires.

Huit jours après l'exposition aux rayons chimiques, l'épiderme s'est régénéré. Il est beaucoup plus épais qu'à l'état normal, et il n'y a pas trace de pigment dans sa couche basale. Le derme, à ce stade, présente des réactions assez importantes qui se rapprochent de celles de l'inflammation commune : tuméfaction de cellules conjonctives dont quelques-unes sont en karyokinèse, infiltration de lymphocytes, dilatation extrême des vaisseaux transformés parfois en véritables lacs sanguins, tuméfaction hyaline du tissu conjonctif.

Mes recherches personnelles vérifient celles des expérimentateurs précédents. J'ai soumis des cobayes à l'action d'un arc électrique, fort de 40 ampères. J'avais éliminé les rayons calorifiques ; aussi la température des régions exposées resta-t-elle normale tout le temps de l'expérience. Et cependant, au bout d'un temps variable, une rubéfaction, un gonflement, un suintement même se produisirent aux endroits influencés, qui se couvrirent ensuite de croûtes. Détail intéressant : sur les animaux dont la robe blanche était parsemée de taches noires, l'action des rayons fut beaucoup plus accentuée sur les parties claires.

Cette observation confirme une remarque faite depuis longtemps par les éleveurs, à savoir que sur les animaux à peau tachetée, les rayons solaires ne mordent guère qu'au niveau des régions blanches.

L'action protectrice du pigment contre la lumière est évidente aussi dans les races humaines. Les hommes de couleur sont à peu près réfractaires au coup de soleil, auquel les blancs échappent rarement. Sur les Sihanaka, qui habitent le bassin lacustre d'Alaotra (Madagascar), les radiations solaires les plus ardentes, dit Laffay, ne déterminent aucun accident. Ils marchent en plein midi, sous le soleil, courbés sous de lourdes charges, alors que les Européens, voire les Hovas, s'abritent à l'ombre des cases.

La pigmentation est même fonction de l'intensité solaire : d'une manière générale, un Européen qui habite les pays tropicaux voit sa peau prendre une teinte plus foncée, tandis que la coloration noire des nègres venus en Europe s'atténue sensiblement. Le petit nègre est, en naissant, de la même couleur que n'importe quel enfant européen. Au bout de deux ou trois jours environ, sa peau prend une teinte presque lilas. Dix jours après, elle devient marron clair. C'est seulement trois ou quatre mois plus tard que la peau devient complètement noire. Suivant toute vraisemblance, c'est l'action du soleil qui pigmente la peau du nouveau-né de race noire. Il serait facile d'être fixé sur ce point en plaçant un jeune nègre, à sa naissance, dans une chambre ne recevant que des rayons jaunes ou rouges.

Dans le même ordre d'idées, je citerai un fait curieux qui m'a été communiqué par Le Dentu. Ce chirurgien a opéré une négresse d'une tumeur qui pendait du nez au devant de la lèvre supérieure, et qui couvrait celle-ci dans sa partie médiane. Or, tout le segment labial soustrait à la lumière était entièrement décoloré.

Finsen, par une expérience ingénieuse, a démontré à la fois le rôle protecteur de la pigmentation et la genèse de cette dernière. Après avoir tracé sur son avant-bras une bande noire avec de l'encre de Chine, il l'exposa à l'action d'un soleil très chaud pendant trois heures environ. De chaque côté de la bandelette, sur la peau blanche, érythème et gonflement se produisirent; la partie noircie resta intacte. L'érythème fut suivi de pigmentation. Une nouvelle expérience servit de contre-épreuve à la première. L'avant-bras fut soumis de nouveau à la chaleur solaire; la rougeur couvrit la partie qui dans la précédente expérience avait été protégée par l'encre de Chine, les parties pigmentées ne furent pas, ou fort peu, modifiées.

Du reste, dans la vie courante, les canotiers sont atteints, au début de la saison, de forts érythèmes solaires sur leurs bras encore non habitués à la lumière, tandis que leurs mains, grâce au pigment, résistent à l'action du soleil. A la suite de l'érythème, les bras se bronzent à leur tour et supportent bien les rayons du soleil.

Vous connaissez bien certainement les symptômes de l'érythème solaire, pour les avoir observés sur vous-mêmes. Les parties découvertes, le visage, les mains, après une exposition à un soleil ardent, deviennent rouges, tuméfiées, et se couvrent de fines vésicules; une sensation de tension, de cuisson légère, importune le patient. Ce sont là les signes d'une brûlure au premier ou au second degré. Mais, dans les cas plus graves, des accidents généraux s'y ajoutent. L'érythème solaire devient un faux érysipèle, accompagné de fièvre et parfois de délire dans la nuit qui suit son apparition. La peau lésée se couvre de phlyctènes, desquame et se pigmente, mais cette coloration dure peu quand on se soustrait à l'action du soleil.

Les régions les plus exposées à l'érythème solaire sont les parties en saillie, le dos du nez et les joues, sur lesquels les rayons tombent presque verticalement. Mais les touristes sur les glaciers, les canotiers sur les rivières, sont atteints surtout par les rayons réfléchis; aussi, chez eux, la peau de la partie inférieure du nez et du menton est-elle le plus souvent affectée

L'Européen voyageant en pays tropical doit se protéger contre le coup de soleil, toujours gênant, et contre le coup de chaleur, souvent mortel. Le port du casque colonial suffit à les éviter l'un et l'autre. C'est une coiffure en liège ou en moelle d'aloès, couverte d'étoffe blanche. Léger, assez haut, réfléchissant par sa blancheur les rayons du soleil, il garantit le crâne contre leur ardeur. Ses bords, en forme d'auvent, doivent être assez longs pour protéger le front, les tempes et la nuque. Entre le casque et sa coiffe est ménagée une sorte de claire-voie qui prévient l'échauffement de l'air, facilite la ventilation et le libre jeu des fonctions cutanées. L'emploi de cette coiffure est de rigueur dans les contrées exotiques, depuis le lever jusqu'au coucher du soleil.

Pour assurer la perspiration cutanée et les autres fonctions de la peau, les vêtements en usage aux colonies, doivent être amples, légers, perméables à l'air, de préférence de couleur blanche. Les étoffes légères, de toile ou de coton, conviennent très bien dans les pays où il n'y a pas de brusques sautes de température. Les vêtements trop serrés, ou trop chauds, provoquent des sueurs profuses dont la rétention macère l'épiderme.

Alors la peau se couvre d'une sorte de miliaire, vulgairement appelée *bourbouilles* dans les colonies françaises, et formée d'innombrables vésicules minuscules, serrées, sur une base érythémateuse.

Dans ses premières années de résidence aux colonies, tout Européen est exposé aux bourbouilles, et même après un long séjour, il peut encore, chaque année, en être atteint.

Vue de loin, l'éruption de bourbouilles ressemble à un érythème; de plus près, elle apparaît composée d'une infinité de petites élevures rouges, presque confluentes, qui deviennent vésiculeuses dans la suite. Elle s'accompagne d'un prurit parfois très intense, d'une cuisson fort vive ou d'une douleur analogue à celle que causeraient les piqûres d'une infinité d'aiguilles.

Les bourbouilles se montrent dans les régions où les
sueurs s'accumulent, à la ceinture, aux aines, aux aissellés;
mais elle atteint aussi le front, le dos et la poitrine, plus
rarement les membres inférieurs.

C'est une affection toujours ennuyeuse, à cause des
démangeaisons qu'elle procure; elle est même grave chez
les enfants à peau fine, chez les débilités, chez les accou-
chées, que le prurit prive de tout repos.

Tout ce qui augmente la transpiration exacerbe les bourbouilles : les boissons copieuses, surtout quand elles sont
chaudes, l'exposition au soleil, les exercices corporels.

L'éruption dure souvent plusieurs mois. Elle peut se
compliquer d'autres dermatoses. C'est ainsi que le malade,
en se grattant, infecte les vésicules, et crée des pyodermites
qu'il inocule à l'infini.

La *furonculose* est une des incommodités les plus désa-
gréables du séjour sous les tropiques; elle est tantôt liée
aux bourbouilles, tantôt indépendante de celles-ci; dans
certaines colonies, elle sévit sur tous les Européens,
à la même époque, à la manière d'une maladie épidémique.

Les bourbouilles accompagnant les sueurs profuses, il
faut, pour les prévenir, éviter toutes les causes de transpiration. Une hygiène minutieuse de la peau est d'une excellente prophylaxie. Les colons doivent pratiquer le tub
quotidien, suivi d'une friction de tout le corps avec du
jus de citron. Ils interposeront, entre leur matelas et leur
drap, une natte en rotin, et feront usage d'un oreiller également en natte. Chaque fois que cela sera possible, dans
les villes par exemple, la ventilation sera activée par les
mouvements d'un punkah, sorte de bâti en bois garni d'un
volant d'étoffe qu'un indigène balance pour entretenir
quelque fraîcheur dans les habitations.

Les bourbouilles déclarées, vous prescrirez, pour sau-
poudrer les parties atteintes, un mélange en parties égales

d'oxyde de zinc, d'acide borique et d'amidon. Des lotions phéniquées calmeront les démangeaisons.

Les téguments doivent être défendus non seulement contre les agents physiques, comme le soleil, mais encore contre toute lésion traumatique.

Les jambes, en particulier, sont très souvent blessées ; et vous savez que la moindre plaie, telle qu'une piqûre de sangsue, peut être le point de départ d'un ulcère phagédénique.

Une bande roulée autour de la jambe et du pied protège le membre inférieur contre ces infimes atteintes, qui peuvent entraîner de si graves conséquences.

OUVRAGES A CONSULTER :

CH. BOUCHARD, *Recherches nouvelles sur la pellagre*, 1862. — *Soc. de Biologie*, 1877. — CHARCOT, *Société de Biologie*, 1858. — DEFONTAINE, *Bull. de la Soc. de Chirurgie*, déc. 1887, et *Semaine médicale*, 1888. — FINSEN, *La Photothérapie*, Paris, 1899. — HAMMER, *Ueber den Einfluss des Lichtes auf die Haut*. Stuttgart, 1891. — LAFFAY, *Revue de Madagascar*, 10 nov., 1902. — LEREDDE ET PAUTRIER, *Photothérapie et Photobiologie*, Paris, 1905. — MAKLAKOW, *Arch. d'ophthalm.*, 1889, p. 97. — *Sem. médic.*, 1889, p. 40. — MAGNUS-MÖLLER, *Der Einfluss des Lichtes auf die Haut in gesundem und krankhaftem Zustande*. Stuttgart, 1900. — PRAT, *Arch. de Médecine navale*, 1889. — UNNA, Ueber das Pigment der menslichen Haut. *Monatsh. fur prakt. Dermat.*, 1885, p. 285. — WIDMARK, *Ueber den Einfluss des Lichtes auf die Haut*. Hygiea Festband, III, 1889.

VINGT ET UNIÈME LEÇON

DYSTROPHIES CUTANÉES CONGÉNITALES OU ACQUISES

AÏNHUM. — CHÉLOIDES. — ALBINISME

I. Définition de l'aïnhum. — Sa prédilection pour les races noires. — Sa
répartition géographique : foyer africain, foyer américain.
Étude clinique. — Manifestations névritiques, probablement d'origine
lépreuse, imputées à tort à l'aïnhum. — Altérations anatomiques. —
Pathogénie : l'aïnhum est-il une modalité de la lèpre? — Prédisposition
de certaines familles noires à l'aïnhum. — Diagnostic. — Traitement.
II. Rapidité de cicatrisation des plaies chez les hommes de couleur. —
Cicatrices exubérantes et chéloïdiennes.
III. Albinisme total ou partiel.

Une stricture qui se dessine à la base d'un orteil et qui,
par ses progrès continus, finit par entraîner sa chute, voilà,
messieurs, la lésion qu'on décrit sous le nom d'aïnhum
(fig. 107).

Cette curieuse mutilation n'a été observée jusqu'ici que
chez les hommes de couleur et surtout chez les nègres. Elle
est endémique sur la côte occidentale de l'Afrique; c'est
là, parmi les noirs de la Côte de l'Or, que Clarke observa
pour la première fois, en 1860, ce qu'il appelait la « gangrène sèche du petit orteil ». Des cas semblables ont été
signalés depuis au Soudan, en Algérie, en Égypte, au nord
du Transvaal.

Après l'Afrique, la région où l'on observe le plus souvent
l'aïnhum est le Brésil où da Silva Lima le décrivit en 1867.
Mais, dans ces derniers temps, cette mutilation est devenue

plus rare dans l'Amérique du Sud ; peut-être parce que le nombre des nègres décroît dans ce pays.

On a relaté quelques cas isolés d'aïnhum parmi les noirs de Buénos-Ayres, de la Guyane anglaise, des Antilles, de quelques États de l'Amérique du Nord. D'autres ont été vus à Madagascar, à Nossi-Bé, à la Réunion, peut-être à l'île des Pins, dépendance de la Nouvelle-Calédonie, ainsi qu'aux îles Gilbert.

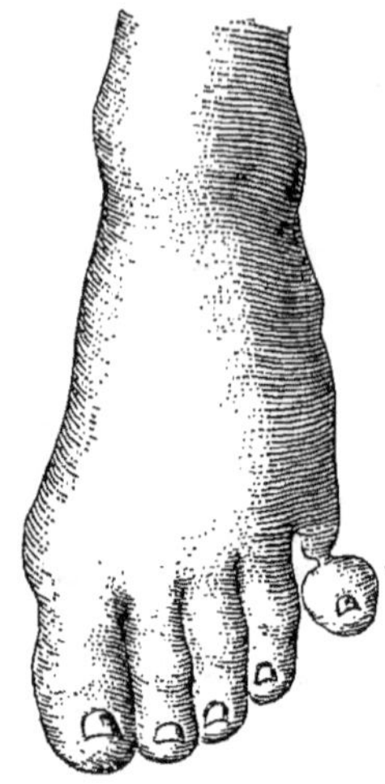

Fig. 107. — Aïnhum. (D'après Le Dantec, *Précis de pathologie exotique*, O. Doin, 1900.)

L'aïnhum ne paraît pas très rare chez les Hindous. Hichins aurait vu, dans l'espace de dix ans, trois ou quatre cas de cette mutilation à Ning-Po, sur la côte orientale de la Chine. Enfin, de Brun l'a signalé deux fois en Syrie, à Beyrouth, chez des indigènes de race sémitique. Il me paraît certain que plusieurs cas étiquetés « aïnhum » ne sont que des manifestations aïnhumoïdes de la lèpre.

L'aïnhum occupe ordinairement l'un des petits orteils, ou les deux, qui sont alors intéressés simultanément ou l'un après l'autre ; quelquefois, entre les deux atteintes, s'écoule un intervalle de 20 ou 30 ans. Il est beaucoup plus rare que l'affection apparaisse au quatrième orteil. On l'a vue quelquefois détacher le deuxième ou même le premier, et, par exception, tous les orteils d'un pied.

Guyot a décrit l'aïnhum des doigts. Mais les cas observés par lui à l'île des Pins et aux îles Gilbert appartiennent-ils réellement à l'aïnhum, comme le fait remarquer Scheube ?

En général, voici comment évolue l'affection. A la face inférieure d'un petit orteil, dans le voisinage du pli digito-plantaire, se dessine d'abord une fissure peu profonde, en forme de fourche. Cette fissure se prolonge peu à peu sur les faces interne et dorsale de l'orteil, puis sur sa face externe; elle creuse en même temps dans la profondeur. Bientôt, une stricture annulaire, qui semble déterminée par un fil coupant, étrangle l'orteil (fig. 108). Celui-ci gonfle,

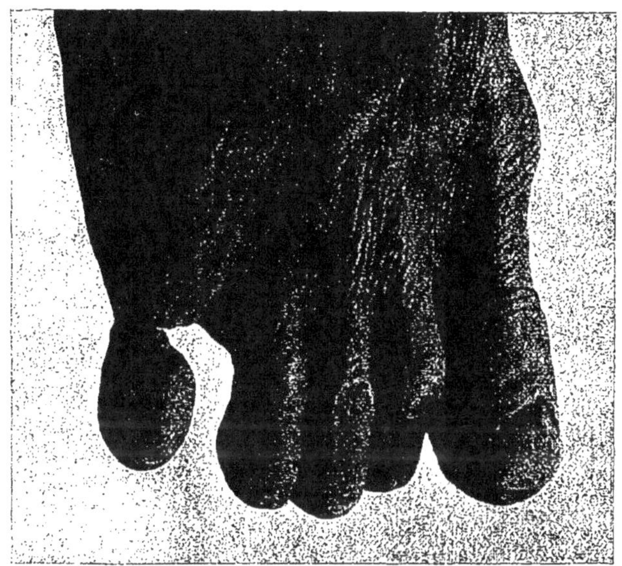

Fig. 108. — Aïnhum, d'après Pereira Guimaraës. (Moulage du musée de Saint-Louis, n° 1245.)

double ou triple de volume, sa surface est lisse, sa coloration reste normale; sa consistance est lipomateuse.

La constriction s'accentue progressivement; l'orteil pend, semblable à une cerise flétrie, à une petite pomme de terre rattachée au pied par un mince pédicule. On peut le mouvoir en tous sens.

Son orientation est modifiée : le sillon se creusant d'abord à sa partie inféro-interne, les tendons adducteurs sont sectionnés les premiers et les tendons antagonistes entraînent l'orteil en dehors. Celui-ci subit en même temps une rotation sur de son axe, telle que la face supérieure de l'ongle devient externe.

L'affection ne s'accompagne, au début, d'aucun trouble fonctionnel. Le sujet ne souffre pas et meut normalement son orteil. Il est à [remarquer cependant que, dans les cas de Dupouy, des douleurs lombaires ont ouvert la scène, si intenses même qu'elles empêchaient la marche.

D'ordinaire, ce n'est que plus tard qu'apparaissent les symptômes douloureux; ils occupent le pied atteint, dont ils entravent les mouvements.

Le patient précipite souvent l'évolution de l'aïnhum. A défaut du médecin, il pratique lui-même l'amputation de son orteil. D'autres fois, celui-ci est arraché accidentellement, ou détruit par la gangrène. Quand l'orteil tombe spontanément, la petite plaie qui subsiste, après sa chute, se répare promptement; elle reste rarement ulcéreuse.

L'étranglement se fait d'ordinaire au niveau de la première articulation inter-phalangienne, quelquefois au niveau de la seconde. Il peut diviser les parties molles à la hauteur de la diaphyse de la première phalange, si bien qu'après la chute du segment gangrené, l'os fait saillie à travers la plaie, dont il entrave la cicatrisation.

Dans nombre d'observations publiées sous la rubrique « Aïnhum », les auteurs mentionnent des troubles trophiques, sensitifs et moteurs, qui traduisent une lésion névritique. Ainsi, Collas et da Silva Lima disent que la peau du pied peut se dessécher, devenir râpeuse et noire, plus noire encore que le reste du corps, puisqu'il s'agit d'hommes de couleur. Dans un cas observé par Corre, à Nossi-Bé, les mains sont couvertes d'écailles, leurs paumes sont décolorées, laiteuses et faiblement ridées; la peau des pieds desquame et les orteils subsistants sont tuméfiés et déformés.

Un malade de de Brun réunit les troubles trophiques les plus variés et les plus intenses. La peau du pied atteint est épaissie dans son ensemble; elle est ridée sur la face dorsale, tandis qu'elle présente à la plante une desquamation à contours circulaires; les poils ont une longueur exagérée. La musculature est atrophiée. La sensibilité est affaiblie, les réflexes rotuliens et plantaires ont disparu, la température locale est supérieure de 4 à 6 dixièmes de degrés à celle du côté opposé. La raideur du membre malade entrave la marche. A mesure que la lésion progresse, le pied s'épaissit et se raccourcit, la voûte plantaire se comble.

A aucune période de l'affection, l'état général n'est modifié. L'aïnhum évolue très lentement. Plusieurs années se passent, d'habitude, avant que la constriction de l'orteil soit assez prononcée pour que le malade se résigne à l'amputation. L'orteil ne se détache spontanément qu'au bout de 5 à 10 ans.

Après l'ablation de l'orteil, l'affection récidive rarement. Pourtant Gongora vit un premier sillon détacher un segment comprenant les troisième et seconde phalanges; plus tard, une nouvelle stricture, portant sur le moignon, aboutit à la chute de la première phalange.

On connaît mal encore l'anatomie pathologique de l'aïnhum. Les divers examens qu'on a faits des parties, tombées spontanément ou enlevées par le chirurgien, n'ont pas donné des résultats tout à fait concordants.

L'anneau constricteur est toujours formé de tissu fibreux dans lequel se confondent tous les autres tissus. L'épiderme qui le recouvre est considérablement épaissi.

La surproduction épidermique est moins accentuée sur la portion de l'orteil isolée par l'étranglement. Par contre, sur ce segment, le tissu adipeux sous-cutané est d'ordinaire extrêmement développé, comme dans les lipomes. Les os ont partiellement disparu; leurs cavités médullaires sont agrandies aux dépens des travées osseuses. La moelle n'est plus rouge, mais jaunâtre, par suite de l'infiltration de cellules adipeuses dans son stroma conjonctif. Le tissu osseux finit par se transformer en tissu fibreux.

Dühring a observé, outre l'épaisissement de l'épiderme, des modifications phlegmasiques de la peau qu'il désigne sous le nom d'œdème inflammatoire : les papilles dermiques sont allongées et élargies ; leurs capillaires, dilatés et enflammés, sont entourés de globules rouges et blancs ; de petits amas de cellules rondes infiltrent le chorion ; les artérioles de la peau sont atteintes d'artérite ; les glandes sudoripares sont atrophiées et entourées de cellules migratrices.

Wile a décrit des lésions cutanées analogues ; il a signalé de plus une néoformation de tissu conjonctif.

Eyles, qui a étudié les modifications de l'épiderme dans la phase prémonitoire de la maladie, les considère comme primaires. D'après ses recherches, au-dessous de la couche superficielle de l'épiderme formée de cellules cornées, il existe une couche chromophile, irrégulière, mais manifestement hypertrophiée dans toute son étendue. Sur des coupes horizontales, on voit nettement les proliférations interpapillaires qui, par places, constituent des nids cellulaires dont les éléments sont profondément modifiés et montrent souvent, à la place de leur noyau, du pigment et des vacuoles. La peau et l'hypoderme sont en état d'hyperplasie fibreuse. Les vaisseaux peuvent être oblitérés par l'endopériartérite. Les capillaires profonds subissent la dégénérescence hyaline, et leur endothélium est manifestement proliféré. La membrane propre des glandes sudoripares est épaissie et leur épithélium s'est multiplié. Enfin, le squelette est atteint d'ostéite raréfiante.

Si l'anatomie pathologique de l'aïnhum est encore mal établie, ses causes ne sont pas mieux connues.

Patrick Manson suppose que l'affection débute au niveau des blessures si fréquentes chez les individus qui marchent nu-pieds dans les herbes et la jungle. Le pli digito-plantaire, où commence en général l'aïnhum, est particulièrement exposé aux traumas. A son niveau, la peau, chez beaucoup de nègres, même indemnes d'aïnhum, est épaissie. écailleuse, ulcérée. Ces lésions, entretenues par de petits traumas réitérés, pourraient, dans les races colorées si prédisposées à la chéloïde, aboutir à une coarctation fibreuse cicatricielle.

Da Silva Lima attache la même importance aux petites blessures des orteils. Mais il faut reconnaître que l'aïnhum existe aussi bien chez les nègres libres, qui portent des chaussures, que chez ceux qui vont nu-pieds.

Divers auteurs, Proust entre autres, rapprochent l'aïnhum des amputations spontanées et des étranglements de la peau qui surviennent pendant la vie fœtale par l'action constrictive de brides amniotiques. Mais ces lésions sont congénitales et non acquises; elles n'intéressent pas seulement les orteils et siègent sur diverses parties du corps, elles sont d'ordinaire multiples et coexistent souvent avec d'autres malformations.

Une autre théorie, dont Zambaco s'est fait le protagoniste, assimile l'aïnhum à la lèpre. Collas et Corre, du reste, considéraient déjà l'affection comme une variété de lèpre dactylienne.

« L'aïnhum des nègres Nagos, dit Zambaco, est une léprose légère, monosymptomatique, dactylienne podique, c'est-à-dire mutilante des pieds. » Des sillons aïnhumoïdes se voient, il est vrai, dans quelques cas de lèpre; Zambaco, Dühring, Ehlers, en ont signalé des exemples, et j'en ai observé moi-même un certain nombre en Indo-Chine. Mais ils siègent bien plus souvent aux doigts qu'aux orteils, et sont accompagnés d'autres manifestations lépreuses. Enfin, c'est en vain que Le Dantec a cherché le bacille de Hansen au niveau de l'anneau constricteur et dans l'orteil lipomateux.

Despetits et Corre considèrent l'aïnhum comme une sclérodermie circulaire. On peut citer, à l'appui de cette opinion, l'observation de P. Manson qui vit, chez un même individu, un petit orteil envahi par la sclérodermie, tandis que l'autre était affecté d'aïnhum bien caractérisé : le processus était diffus dans le premier cas, circonscrit dans le second.

En somme, Messieurs, la nature de l'aïnhum est encore inconnue. A peine possédons-nous sur cette affection quelques données étiologiques précises.

On a remarqué qu'elle atteint de préférence le sexe masculin, et qu'elle survient surtout dans l'adolescence et l'âge adulte. Guyot, cependant, l'a observée sur un enfant de 6 semaines ; peut-être s'agissait-il, non d'aïnhum, mais d'amputation congénitale.

Il existe une véritable prédisposition héréditaire à l'aïnhum. Da Silva Lima a connu une famille de nègres dont tous les membres, sans exception, furent atteints de la maladie. Le père du sujet observé par Dühring avait perdu deux orteils par l'aïnhum, et sa mère n'avait pas été épargnée. Enfin, dans le cas de Dupouy, il s'agit d'un nègre dont le père et les deux frères étaient également mutilés.

Il est rare, Messieurs, qu'on méconnaisse l'aïnhum. Sa prédilection pour les races de couleur, l'aspect des lésions et leur évolution, leur localisation habituelle aux petits orteils sont des caractéristiques qui écartent toute erreur. C'est avec la lèpre seule, qu'on pourrait le confondre ; la ressemblance des deux affections est parfois si grande, que Zambaco, je vous l'ai dit, a tenté de les identifier. Mais il est rare que les mutilations lépreuses se limitent aux orteils ; elles détruisent au contraire des segments entiers de membres. Mais certains cas de lèpre sont si pauvres en symptômes que le diagnostic reste hésitant ; cherchez alors,

Messieurs, l'état de la sensibilité, et si elle vous paraît compromise, tenez pour fort probable qu'il s'agit de la lèpre.

Certains auteurs que je vous citais tout à l'heure, ont, il est vrai, décrit dans l'aïnhum divers troubles trophiques et sensitifs. Mais après une lecture soigneuse de leurs observations, on peut se demander si les cas décrits par eux ne ressortissent pas à une lèpre dégradée.

A peine est-il besoin de différencier l'aïnhum de la gangrène symétrique des extrémités, décrite par Maurice Raynaud. Survenant le plus souvent chez les femmes névropathes, elle est caractérisée par un arrêt de la circulation capillaire, une asphyxie locale, qui survient symétriquement aux extrémités, surtout aux doigts, et peut aboutir à la production d'une gangrène sèche.

L'aïnhum est une infirmité gênante ; mais il ne met pas les jours du malade en danger. Il est exceptionnel que des infections venant compliquer la plaie en assombrissent le pronostic.

Du reste, une intervention facile débarrasse le malade de son orteil désorganisé : un bistouri, des ciseaux, un fil même, suffisent à l'amputation quand l'affection est arrivée sa phase ultime. On ne devra pas toutefois, malgré la simplicité de l'opération, négliger les précautions de rigueur, car la moindre plaie en pays tropical, peut être l'origine du tétanos. Lorsque le sillon de stricture n'est pas très prononcé, on peut tenter d'arrêter le mal en pratiquant une incision libératrice perpendiculairement à l'anneau constricteur. Da Silva Lima aurait obtenu par ce procédé quelques guérisons définitives.

La cicatrisation des plaies chez les hommes de couleur est en général très rapide, alors même que les règles de l'asepsie n'ont pu être appliquées dans toute leur rigueur.

Des opérations graves, telles que la taille vésicale, guérissent pour ainsi dire sans pansement.

Mais les cicatrices des plaies les plus insignifiantes deviennent souvent exubérantes et même *chéloïdiennes*. La chéloïde est une surproduction de tissu fibreux, de consistance ferme et élastique, qui se développe, soit au niveau d'une petite lésion dermique, telle que l'acné, soit au niveau d'une plaie en voie de cicatrisation. Cette difformité, très variable d'aspect, figure habituellement un plateau surélevé dont la surface est parcourue par des brides en relief et dont les bords se prolongent dans la peau saine par des digitations minces, rayonnées, comparables aux pinces d'une écrevisse ($\chi\eta\lambda\acute{\eta}$, patte d'écrevisse).

Toutes les solutions de continuité, quelles qu'elles soient, depuis les piqûres de l'acupuncture et du tatouage, depuis les pustules vaccinales et les brûlures de moxas, jusqu'aux grandes ulcérations de la syphilis et de l'ulcère phagédénique des pays chauds, peuvent être l'origine de chéloïdes.

L'*albinisme*, ou absence presque complète de pigment dans la peau et dans les phanères, est un signe de dégénérescence qui s'accompagne souvent d'autres tares congénitales : surdité, intelligence moindre, résistance affaiblie, vitalité courte. Cette dystrophie qu'on est arrivé à fixer dans les espèces animales très sélectionnées (lapins, rats, pigeons) est rare dans l'espèce humaine. Cependant elle serait plus commune chez les nègres.

D'après Darier, à qui j'emprunte cette description[1], l'albinos complet a la peau cireuse, le système pileux blanc, l'iris rose et la pupille rouge, d'où un certain degré d'héliophobie. L'albinos incomplet, moins rare que le précédent, a les cheveux d'un blond paille et les iris bleu pâle.

1. J. DARIER. Art. MÉLANODERMIES, *Pratique dermatologique*, t. III, p. 464.

Il existerait un albinisme partiel qui, dans les races noires, donnerait lieu à des *nègres pies*. Il est délicat de faire, dans les cas de ce genre, la part qui revient au vitiligo et aux léprides achromateuses.

Les unions consanguines très répétées paraissent favoriser la production d'albinos. Le navigateur Cook signale l'existence d'insulaires complètement blancs, à Taïti, aux îles de la Société, sur les côtes de la Nouvelle-Calédonie[1]; or, sur ces terres d'étendue restreinte et perdues dans le Pacifique, les croisements avec des tribus étrangères devaient être très rares.

J'ajouterai que, dans les races de couleur, les dermatomycoses épidermiques et même toutes les altérations superficielles de la peau, peuvent laisser à leur suite des placards d'achromie passagère ou durable.

OUVRAGES A CONSULTER SUR L'AÏNHUM :

CLARKE, *Epidemiological Society of London*, 1860. — COOK, *Journ. of Trop. Medicine*, 1er juin 1901. — DE BRUN, De l'aïnhum. *Semaine médicale*, 1894, p. 597. — L'aïnhum des auteurs constitue-t-il une entité morbide distincte, ou bien n'est-il qu'une modalité de la léprose? *Bull. de l'Acad. de méd.*, 25 août 1896. — *Annales de dermatologie*, 1899, p. 525. — Art. AÏNHUM, *La Pratique dermatologique*, t. I, p. 295. — HICHINS, *Medical Reports of the chinese Customs*, n° 55, 1897-1898. — ZAMBACO, L'aïnhum des auteurs constitue-t-il une entité morbide distincte ou bien n'est-il qu'une modalité de la léprose. *Bull. de l'Acad. de méd.*, 28 juillet 1896.

1. J. COOK. Deuxième voyage autour du Monde, 1772-1775, in *Collection choisie des Voyages autour du monde*, par William Smith. Paris, t. IV, p. 184.

VINGT-DEUXIÈME LEÇON

TECHNIQUE HISTOLOGIQUE ET BACTÉRIO-CLINIQUE
APPLICABLE A L'ÉTUDE DES MALADIES CUTANÉES EXOTIQUES

Manière de prélever, d'examiner et d'ensemencer des poils ou des
squames. — Milieux de culture usuels. — Préparations de sang ou de
pus. — Biopsie. — Fixation et inclusion des pièces. — Principales méthodes de coloration.

Messieurs,

Je ne veux pas terminer ces leçons sans vous exposer briè-
vement la manière de prélever des pièces dermatologiques
pour en faire l'étude histologique et bactério-clinique.

Je ne vous décrirai que les méthodes les plus simples,
celles qui ne nécessitent pas un outillage compliqué et qui
ne comportent aucune éducation technique spéciale. Les
conditions de la pratique coloniale ne vous permettront
d'ordinaire que de faire des examens extemporanés ; il vous
suffira donc de savoir recueillir des pièces, les fixer, les
inclure et les colorer selon les procédés usuels.

Je suppose que vous ayiez à prélever des *poils* ou des
squames. Comment vous y prendrez-vous ? Vous flamberez
d'abord deux lames de verre, que vous appliquerez l'une
contre l'autre par leur face stérile. Puis avec une pince,
flambée au préalable, vous cueillerez sur votre malade les
lamelles épidermiques ou les cheveux grisâtres et cassés qui
viendront sans résistance. La pince qui convient le mieux
pour cet usage est la pince à épiler, à extrémités larges et

arrondies et à mors plats ; la pince à disséquer, dont les extrémités pointues sont munies de rainures transversales, est incommode, elle gaufre les cheveux et les rend impropres à l'examen. Vous déposerez ensuite les squames ou les poils entre les deux lames stérilisées, et vous empaqueterez le tout dans du papier. Si les lames sont bien exactement appliquées l'une contre l'autre et à l'abri de l'humidité, vous pourrez conserver vos pièces indéfiniment.

Il est impossible de saisir à la pince des squames minuscules, pityriasiformes ; vous les détacherez par grattage avec une aiguille fer de lance, et les recevrez sur une lame stérilisée.

Vous pourrez encore recevoir squames ou poils dans de petits tubes courts, semblables à ceux qu'on utilise pour le séro-diagnostic. Il importe que ces tubes soient et restent bien secs ; aussi doivent-ils être obturés par un bouchon de liège non perforé et soigneusement paraffiné, ou mieux encore par un bouchon en caoutchouc rouge.

Voulez-vous maintenant faire un *examen extemporané* des squames ou des poils ainsi récoltés ?

Déposez ces débris sur une lame flambée, puis, laissez tomber auprès d'eux une goutte d'une solution aqueuse de potasse caustique à 40 pour 100. Recouvrez le tout d'une lamelle, et chauffez avec précaution au-dessus d'une lampe à alcool jusqu'à ce que l'ébullition commence. La préparation est alors prête pour l'examen. Elle est portée sur la platine du microscope ; un grossissement de 4 à 500 diamètres, procuré par l'objectif 7 et l'oculaire 2 de Vérick ou de Leitz, permet de saisir les détails utiles à connaître. Ayez soin de diaphragmer fortement : un éclairage très faible permet seul de discerner les éléments cellulaires et parasitaires non colorés.

Vous pouvez aussi tenter de *cultiver* les germes décelés

par l'examen microscopique. Il n'est pas besoin pour cela d'un laboratoire. Sur une lame de verre stérilisée, vous portez les squames ou les poils, et vous les coupez avec une aiguille fer de lance en fragments aussi menus que possible. A l'aide d'un fil de platine ou d'une aiguille flambée, vous transportez un à un chacun de ces fragments sur un milieu solide. C'est une précaution essentielle de ménager entre eux un espace d'un centimètre et demi environ, pour éviter que les colonies, en se développant, ne se confondent et perdent ainsi leurs caractères spécifiques dont l'utilité est grande pour le diagnostic.

Quels milieux emploierez-vous? Ce seront ceux que Sabouraud a composés pour l'étude des teignes. Il y a grand intérêt à utiliser, en tous lieux, des formules uniformes, car le moindre changement dans la composition des milieux nutritifs modifie les caractères des cultures. Si les chercheurs, en tout pays, se servaient de milieux à composition fixe, ils obtiendraient des résultats comparables entre eux, pour le plus grand avantage de la science; il serait désirable qu'une entente s'établît à ce sujet.

Voici la constitution de quelques-uns des milieux les plus usités.

C'est d'abord la gélose glycérinée, dont la formule est la suivante :

Glycérine	2	pour 100
Peptone	1	—
Agar	1 1/2	—
Eau	100	—

L'eau remplace, dans ce milieu, le bouillon qu'on emploie d'ordinaire dans nos laboratoires; cette substitution n'enlève au milieu aucune de ses qualités, et elle offre des avantages en pays exotique où la viande se putréfie rapidement.

La gélose glucosée ne diffère de la gélose glycérinée que

par la substitution d'une partie et demie de glucose aux deux parties de glycérine.

La gélose au moût de bière est aussi un excellent milieu de culture. En voici la composition :

Agar. 1 1/2
Moût. 100

On peut avoir besoin d'acidifier le milieu qu'on emploie. En milieu acide, en effet, les bactéries ne se développent pas, les champignons seuls cultivent. Il suffit, pour obtenir ce milieu acide, d'ajouter à la gélose glycérinée une goutte d'acide acétique cristallisable.

Vous voyez combien il est facile de recueillir des squames ou des poils, d'y rechercher les germes pathogènes et même de cultiver ceux-ci.

Il est parfois utile, en étudiant une dermatose, d'examiner les *éléments figurés du sang*. Le nombre et la forme de ces éléments peuvent éclairer le diagnostic et fournir d'utiles indications sur l'évolution et le pronostic de certaines affections cutanées.

Voici comment vous procéderez pour recueillir le sang et l'étudier au microscope. Quelques lames, une lancette, un mélange à volumes égaux d'éther et d'alcool, tel est tout l'outillage qu'exige la première opération. Les lames doivent être bien planes et très propres : l'alcool-éther sert à les dégraisser. Avec ce mélange, on nettoie aussi la face dorsale d'un doigt, qu'on essuie soigneusement avec un linge stérilisé. D'un coup brusque de lancette ou de scarificateur, vous piquez le doigt ainsi préparé, immédiatement audessus de la base de l'ongle, vous laissez le sang sourdre spontanément, sans exercer aucune pression, pour ne pas modifier les proportions respectives des différents éléments figurés du sang.

Vous touchez la goutte de sang avec l'extrémité d'une de

vos lames; avec le bord d'une lame rodée ou avec le plat d'une baguette de verre, vous étalez le sang très rapidement et en couche mince et vous agitez vivement à l'air jusqu'à dessiccation.

Si vous pouvez conserver la préparation en lieu sec, il n'est pas nécessaire, à la rigueur, de la fixer pour le moment; mais si le climat est humide, si les lames doivent voyager, il est préférable de pratiquer la *fixation* sans délai.

Plusieurs procédés s'offrent à votre choix. Vous pouvez verser sur le sang desséché quelques gouttes d'un mélange à parties égales d'alcool et d'éther, que vous laissez évaporer.

Vous pouvez encore mettre votre préparation à l'étuve pendant quelques heures; c'est un procédé moins pratique, puisqu'il exige un laboratoire.

Je vous recommande l'usage du liquide fixateur de H. Dominici, l'iodo-chlorure de mercure iodé, qui a le grand avantage de fixer les éléments du sang dans leur forme et de permettre toutes colorations utiles pour les différencier. Ce réactif doit toujours être préparé au moment même de l'emploi. A 55 centimètres cubes d'une solution alcoolique de bichlorure de mercure saturée à chaud, vous mélangez 15 centimètres cubes de teinture d'iode officinale. Il se fait un abondant précipité, que vous filtrez. Les lames de sang ne doivent pas rester plus de 20 secondes dans cette solution ; elles sont ensuite lavées à grande eau.

L'examen du *pus* exige une technique analogue; mais il faut savoir le prélever. On le recueille dans une pipette Pasteur, que tout médecin doit savoir préparer. On prend un tube de verre, de 5 à 7 millimètres de diamètre et de 25 centimètres de longueur environ. On enfonce dans chaque extrémité du tube un petit tampon d'ouate ; puis, portant la partie médiane du tube dans la flamme d'un chalumeau, on ramollit le verre et, le sortant rapidement de la flamme, on l'étire d'environ 50 centimètres. En coupant l'effilure par le milieu dans la pointe d'un chalumeau, on obtient deux pipettes scellées à l'une de leurs extrémités. On stérilise la pipette dans un four à flamber. On peut se contenter de flamber toute la surface du verre, avec une simple lampe à alcool; on s'arrête dès que le coton a pris une nuance fauve.

Pour recueillir le pus, on casse l'extrémité effilée de la pipette avec une pince flambée, on la passe à la flamme, et on la plonge ensuite dans le pus, qu'on aspire.

Quand on veut examiner au miscroscope le liquide prélevé, on l'étale en couche mince sur une lame à l'aide d'un fil de platine. Les colorants agissent fort bien sur lui, même sans fixation. Cependant, on peut avoir intérêt à le fixer, pour mieux en étudier les éléments; il suffit pour cela de plonger la lame pendant quelques secondes dans un mélange d'iodo-chlorure de mercure iodé en solution aqueuse et de formol du commerce à 8 pour 100.

Avant de formuler un diagnostic sans réserve, il peut être nécessaire de recourir à une *biopsie*, sorte d'autopsie partielle faite sur le vivant. Cette pratique n'a pas besoin d'être justifiée, car tout ce qui éclaire l'étiologie d'une affection conduit à des tentatives thérapeutiques dont le malade ne peut que bénéficier.

La biopsie est une véritable petite opération, et l'on doit prendre, pour l'exécuter en toute sécurité, des précautions nombreuses.

Evitez, autant que possible, d'exciser les tissus au niveau des parties découvertes, sur la face notamment, car l'opération laisserait des traces indélébiles.

Respectez également le pourtour des orifices naturels et les régions dont la mobilité rendrait difficile la réunion par première intention.

Vous désinfecterez sur une large surface la portion de tégument dont vous aurez fait choix. Après un lavage à la brosse et au savon, vous achèverez de dégraisser la peau avec un tampon de coton hydrophile imbibé d'éther et vous recouvrirez le champ opératoire avec une compresse aseptique. Vos instruments seront stérilisés par les méthodes usuelles ; une ébullition prolongée pendant vingt minutes dans de l'eau additionnée de carbonate de soude est suffisante.

Si la pièce à enlever est une petite tumeur pédiculée, vous pouvez l'abattre d'un coup de ciseaux droits ou courbes, sans anesthésie préalable. Mais si l'opération est de quelque durée, il vaut mieux insensibiliser la peau. La congélation par le chlorure d'éthyle ne peut rendre des services que pour les ablations superficielles. Le chlorhydrate de cocaïne est l'analgésique de choix. Il faut employer une solution à 2 pour 100, qu'on injecte en plein derme. Dès que l'on pousse le piston de la seringue de Pravaz, une boursouflure blanche apparaît à la surface de la peau. A mesure que l'aiguille progresse et dépose le liquide dans les mailles du derme, on voit se dessiner un bourrelet blanc qui marque le trajet parcouru par l'aiguille. A l'aide de cette injection traçante, on peut obtenir une analgésie linéaire très étendue.

M. Krogius, d'Helsingfors, a fait connaître un procédé qui permet d'obtenir, avec des quantités relativement minimes de cocaïne, une insensibilité à la fois très étendue et très profonde. La solution est injectée, non pas dans la peau, mais dans le tissu cellulaire sous-cutané au voisinage du tronc nerveux dont les branches animent la région qu'on veut anesthésier. Après cette injection, on ne tarde pas à voir paraître une vaste zone d'anesthésie.

Quel que soit le procédé employé, l'analgésie est complète cinq à dix minutes après l'injection et persiste pendant un quart d'heure environ.

La portion à exciser peut être circonscrite par un trait circulaire ou elliptique ; mais quand elle est de minime étendue, on peut opérer par transfixion.

L'incision doit comprendre toute l'épaisseur de la peau, et aller, dans la profondeur, jusqu'au tissu conjonctif sous-cutané. On évite ainsi la formation d'une chéloïde, assez fréquente surtout dans les races colorées, quand on n'entame que la couche superficielle du derme.

Ne négligez pas non plus d'empiéter quelque peu sur la peau saine. Vous pourrez ainsi étudier la transformation progressive du tissu normal en tissu pathologique.

Presque toujours, après la biopsie, l'hémostase se fait d'elle-même sans qu'il soit nécessaire de lier aucun vaisseau. Quand la plaie opératoire est asséchée, les bords sont affrontés et réunis par des sutures au fil de soie ou au crin de Florence. Les fils doivent passer au-dessous du foyer traumatique, car, s'ils sont trop superficiellement situés, la cicatrisation est longue à se faire et parfois vicieuse.

Si vous le pouvez, enlevez des lésions arrivées à différents stades. Si vous n'enlevez qu'un fragment, ayez bien soin qu'il comprenne un élément jeune; les vieux éléments, en voie de cicatrisation, fournissent peu de renseignements utiles.

Le lambeau excisé doit être fixé sans retard. On le dépose dans un flacon contenant le liquide fixateur; sur ce flacon, une étiquette mentionne la date de la biopsie, sa provenance, et porte un numéro d'ordre pour éviter toute confusion.

A la pièce ainsi identifiée, vous joignez l'observation clinique correspondante, aussi détaillée que possible, et portant le même numéro que le fragment biopsié. Quelques indications spéciales sont souvent fort utiles; c'est ainsi qu'il faut bien spécifier si la portion enlevée était ulcérée ou non; car, dans le premier cas, l'existence d'infections secondaires modifie l'aspect habituel du tissu pathologique. Autre détail important : inscrivez toujours dans votre observation le nom indigène de la maladie à l'étude. Il n'est pas inutile enfin de préparer quelques lames avec le sang qui s'écoule de la plaie opératoire.

Quel liquide emploierez-vous pour la *fixation*?

L'alcool à 90 degrés est d'ordinaire un excellent réactif, car il durcit fort bien les tissus. Mais de la peau saine, tissu déjà très dense, et *à fortiori* de la peau sclérosée comme celle qui provient d'une morphée ou d'une sclérodermie, deviendraient beaucoup trop résistantes dans ce liquide. L'alcool ne peut guère servir qu'à fixer des tissus devenus friables, par l'infiltration de jeunes éléments, comme les papillomes pianiques ; dans ce cas, sous l'action durcissante de l'alcool, la coupe n'en est que plus facile et peut être rapidement pratiquée.

Quand la peau a gardé sa consistance normale, la fixation par le sublimé acétique donne d'excellents résultats.

Vous plongerez votre pièce pendant deux heures dans la solution suivante :

Sublimé	4	grammes.
Acide acétique cristallisé	4	—
Eau distillée	100	—

Puis, sans la laver, vous la mettrez pendant 12 heures dans l'acétone iodée, que l'on prépare en ajoutant de la teinture d'iode à de l'acétone jusqu'à l'apparition d'une teinte acajou.

L'acétone, vous le savez, est un très bon déshydratant. L'iode forme avec le sublimé, en excès dans la pièce, des iodures qui se dissolvent dans l'acétone ; il ne reste donc pas de cristaux dans le fragment ainsi fixé.

Vous pouvez également employer le liquide fixateur de H. Dominici ; deux heures de séjour pour un fragment de 1 centimètre carré suffisent pour obtenir une bonne fixation.

La pièce fixée, il ne vous reste plus qu'à l'*inclure* ; plongez-la d'abord dans l'acétone pure pendant 12 heures, puis pendant 12 autres heures dans l'éther paraffiné, et enfin pendant 1 heure dans la paraffine pure, fusible à 55 degrés.

Vous pouvez alors la couler dans la paraffine, ce qui permet de la débiter en coupes très minces.

L'inclusion dans la paraffine se pratique encore d'une autre façon. Vous mettez d'abord la pièce dans l'alcool à 90 degrés pendant un jour, puis vous la transportez dans l'alcool absolu pendant 2 à 24 heures suivant la grosseur du fragment. Vous la laissez ensuite dans le xylol le moins longtemps possible, juste le temps nécessaire pour que la pièce devienne transparente. Enfin, vous la portez dans la paraffine fusible à 55 degrés pendant 1 jour.

Parmi les nombreuses méthodes de *coloration*, je ne vous indiquerai que les principales.

Le bleu polychrome de Unna colore fort bien à la fois les éléments cellulaires et les microbes. Vos coupes ou vos lames, plongées dans ce réactif pendant une minute, seront ensuite lavées à l'alcool absolu, puis montées au baume.

Si vous n'avez besoin que d'étudier les éléments cellulaires seuls, une coloration à l'hématéine-éosine vous donnera d'excellents résultats. Voici comment vous procéderez. Vous mettrez d'abord vos préparations pendant une minute dans un bain d'hématéine, obtenu en mélangeant à chaud les deux solutions suivantes :

1re solution	Hématéine	1	gramme.
	Alcool absolu . . .	10	grammes.
2e solution	Alun.	50	—
	Eau	1000	—

puis en filtrant le mélange et en y ajoutant 20 centimètres cubes d'acide acétique.

Vous ferez virer ensuite vos pièces colorées à l'aide de l'eau alcaline, jusqu'à l'apparition d'une teinte gris bleuâtre. Après un lavage à l'eau, un passage pendant une minute dans une solution aqueuse d'éosine colorera le fond de la préparation.

Éosine à l'alcool	1	gramme.
Alcool absolu	50	grammes.
Eau	70	—

La méthode de Gram, enfin, qui consiste, comme vous le savez, en une coloration par une couleur basique suivie de l'action du réactif iodo-ioduré, convient pour certains microbes et pour la plupart des champignons. Mais c'est un mauvais procédé pour les champignons épidermiques, car il colore à la fois ces derniers et les éléments épithéliaux, déterminant ainsi une sorte de laquage de toute la préparation.

Il est souvent intéressant d'examiner le liquide des vésicules et des bulles de certaines dermatoses. Vous devez choisir pour cette recherche un élément récent, non suppuré; vous recueillez le liquide sur une lame et vous l'étalez. Les modes de *fixation* et de *coloration* par l'hématéine sont les mêmes que pour le sang, mais il vaut mieux substituer à la solution d'éosine un mélange de fuchsine acide et d'orange qu'on laisse agir pendant deux ou trois minutes. Les granulations éosinophiles apparaissent alors teintées en jaune orange.

1re solution	Orange G	1 gramme.
	Eau..	100 grammes.
2e solution	Fuchsine acide. . . .	1 gramme.
	Alcool à 50°	100 grammes.

DOMAINE GÉOGRAPHIQUE

DE QUELQUES DERMATOSES EXOTIQUES[1]

(Consulter les cartes 3, 4 et 5.)

Aïnhum. — Dystrophie spéciale aux races de couleur.

A. Foyer africain, comprenant toute la *côte de Guinée* : Sénégal, Sénégambie, Côte de l'Or, etc., avec des centres secondaires disséminés en Algérie, dans l'Ouganda, à Madagascar, à Nossi-Bé, à la Réunion.

B. Foyer américain, provenant du foyer africain, en diminution depuis l'abolition de la traite des nègres : *Brésil*, Bahia, Rio de Janeiro, Pernambuc; — République Argentine, Buenos-Aires; — *Guyanes*; — *Antilles*, la Trinité, Saint-Thomas, Cuba; — sud des États-Unis.

C. Foyer asiatique : *Inde anglaise*, Calcutta, Bombay, Dacca; — Goa (I. portugaise); — Pondichéry (I. française), où l'aïnhum existe de préférence chez les Tamouls, indigènes de race mélano-indienne; — Sylhet dans l'Assam (?).

Chine : Ningpo, Swatow, Shangpo (?).

Syrie (?); — Nouvelle-Calédonie (?).

Bouton d'Orient. — Nord de l'Afrique et Asie antérieure.

Afrique : Maroc; — Algérie, Tlemcen, Alger, *Biskra*, Ouargla, Laghouat, Tougourt; — Tunisie; — Égypte (bouton du Nil).

Asie : Asie Mineure et îles méditerranéennes voisines : Chypre, Crète; — Syrie (bouton d'Alep); — Mésopotamie (bouton de Bagdad).

Provinces russes de l'Asie centrale; — Turkestan, Tashkent; — Afghanistan; — Bokhara.

Perse, Téhéran, Kasan, Ispahan.

Inde, Pendjab, Sindh, Radjpoutana, Provinces du Nord-Ouest (bouton de Delhi); — Nepal.

Caratés. — (Voir p. 268).

---

1. Pour la rédaction de ce chapitre, j'ai fait de larges emprunts à l'excellent ouvrage de Frank G. Clemow, *The Geography of Disease*, Cambrigde 1903.

Éléphantiasis des Arabes et Filaire nocturne. — Afrique : Algérie ; — Tunisie ; — Basse-Égypte, Rosette, Damiette ; — Abyssinie.

Sud du Sahara, Bornou, Segou, Sicorro, Ogoué.

Côte de Guinée, Sénégal, Gambie, Côte de l'Or, Sierra-Leone, Bénin, etc.

Congo belge ; — Ouganda ; — Zanzibar ; — rives du Zambèse.

Madagascar ; — îles Comores ; — Maurice.

Asie : Syrie ; — Arabie.

Inde, Bas Bengale, Orissa, côte de Coromandel : Pondichéry, Tanjore ; — côte de Malabar : Travancore et *Cochin*, où l'éléphantiasis atteint, suivant les évaluations variables des observateurs, de 10 à 50 pour 100 des habitants — Ceylan, où les indigènes donnent à l'éléphantiasis le nom de *Barawa*.

Presqu'île indo-chinoise : Indo-Chine française ; — Presqu'île malaise, Penang et Singapore.

Littoral sud-est de la Chine : province du Shan tung ; — province de Fokien ; — Ningpo ; — Amoy, où l'éléphantiasis représente 2 pour 100 des maladies traitées à l'hôpital.

Japon : fréquence modérée.

Archipel malais : Sumatra, district de Lampong ; — Bangka ; — îles Nicobar ; — Philippines.

Australie : Nouvelle-Guinée ; — îles Fidji ; — *Samoa*, où la moitié de la population est atteinte d'éléphantiasis ; — *Huahine* (archipel de la Société), où les sept dixièmes des adultes mâles sont affligés de cette infirmité ; — Taïti ; — Raiatea ; — Groupe des Salomon ; — Nouvelle-Calédonie ; — île Wallis ; — Archipel des Gambier ; — les Marquises ; — les îles Hawaï ; — A *Tonga* et aux *îles des Amis*, le tiers de la population héberge la filiaire nocturne.

Amérique : Sud des États-Unis ; — Mexique ; — Amérique centrale.

Antilles : Cuba ; — la Barbade (grosse jambe des Barbades) ; — la Martinique ; — la Guadeloupe ; — la Trinidad ; — Saint-Vincent ; — Saint-Barthélemy.

Les Guyanes ; — Colombie ; — Venezuela ; — Pérou ; — quelques localités du Brésil : Bahia, etc.

Filaire de Médine ou **Dragonneau.** — Afrique : *Golfe de Guinée* (ver de Guinée) : Sénégal, Gambie, Côte d'Ivoire, Côte de l'Or, Dahomey, bassin du Niger, Congo, et d'une manière générale toute la côte occidentale du continent noir.

Est-Africain britannique ; — Vallée du Haut-Nil ; — Nubie ; — Kordofan ; — Darfour.

Amérique : Antilles ; — Province de Bahia (Brésil).

La filaire de Médine est en décroissance, en Amérique, depuis l'abolition de la traite des nègres.

Lèpre. — (Voir p. 4).

Mycétome ou **Pied de Madura**. — Le foyer principal occupe l'INDE : Côte de Coromandel, Pondichéry, Karikal; — Côte de Malabar, *Cochin* (pied de Cochin).

Sud du Dekkan, Bellary, Tanjore, Guntur, *Madura* (pied de Madura), Cuddapah, Trichinopoli, Combaconam.

Ghates occidentales; — Présidence de Bombay; — Kathiavar; — Gugerat; — Koutch; — Sind.

Radjpoutana; — Pendjab; — provinces du Nord-Ouest.

Le mycétome n'a pas été signalé dans la moitié orientale de la péninsule gangétique.

PRESQU'ÎLE INDO-CHINOISE : Cochinchine, Saïgon.

AFRIQUE : Abyssinie; — pays des Somalis; — Ogaden; — Soudan; — Djibouti.

Nord de l'Afrique : Maroc; — Algérie.

Côte occidentale : Sénégal, etc.

Madagascar; — la Réunion.

AMÉRIQUE : Indes occidentales, Cuba; — Guyanes; — Amérique centrale; — quelques cas disséminés dans le sud des États-Unis.

Pian, Yaws ou **Framboesia**. — AFRIQUE : *Côte de Guinée*; — Gabon, où le pian est appelé *Aboukoué*.

Tombouctou; — Bornou; — Ouadaï; — Ouganda; — Haut Oubanghi; — État libre du Congo.

Madagascar et Comores.

AMÉRIQUE : *Antilles*, la Jamaïque, Cuba, la Guadeloupe, la Martinique, la Trinidad, Sainte-Lucie, Grenade, Antigua et la Dominique.

Amérique du Sud : Guyanes; — Venezuela; — Brésil, où le pian est confondu avec d'autres maladies sous le nom de *Boubas*; — Amérique centrale; — États du sud des États-Unis.

Le foyer américain paraît avoir eu pour origine l'arrivée des esclaves noirs.

ASIE : Ceylan, où les indigènes appellent le pian *Paranghi*; — Assam; — Haute Birmanie, où l'affection dite *Kroc-na* est sans doute le pian.

INDO-CHINE FRANÇAISE ET SIAM : foyer endémique très intense comprenant, d'après mes recherches, la Haute Cochinchine, le *Cambodge*, le *Siam*, le *Bas* et le *Moyen Laos* jusqu'à la hauteur de Vien Tian (18° lat. Nord); — Le pian est appelé *Dâm Bao* par les Cambodgiens, *Khunxarât* par les Siamois, *Khi Kat Chine* par les Laotiens du Sud, et *Khi Mo* par les Laotiens du Nord. — Quelques petits îlots de pian sont disséminés sur la côte d'Annam : à Faïfo, à Hué, à Van Phan (province de Vinh).

ARCHIPEL MALAIS : Sumatra; — Bangka; — Java; — Célèbes; — les Moluques (Bouton d'Amboine); — Bornéo.

Australie : Nouvelle-Guinée ; — Iles Fidji ; — Iles des Amis ; — Tonga : — Loyalti ; — Samoa ; — Nouvelle-Calédonie ; — Nouvelles-Hébrides.

Aux Fidji, le pian porte le nom de *Coko* et celui de *Tona* dans beaucoup d'îles de la Polynésie.

Puce-Chique (*Pulex penetrans*, the jigger, chigo ou sandflea).

Elle est originaire de l'Amérique où son principal foyer occupe certaines îles des Indes occidentales, Cuba, la Jamaïque, etc. Elle est endémique dans toute l'Amérique tropicale : Floride, Mexique, Amérique centrale (Panama), Guyane française, Brésil, Colombie, Chili, Pérou, Paraguay.

L'apparition et l'extension rapide de la chique en Afrique, à l'époque contemporaine, méritent d'être rapportées en détail. La chique paraît avoir été introduite sur la côte occidentale de l'Afrique, vers le milieu du xix° siècle, par un navire venant du Brésil avec un chargement de sable servant de lest. Son extension fut d'abord lente, puis elle prit une marche rapide à la suite de l'expédition de Stanley se portant au secours d'Émin Pacha. Elle se répandit dans l'État libre du Congo. En 1891, elle avait traversé le lac Nyassa et pénétré dans l'Ouganda. En 1894, elle atteignait la côte orientale de l'Afrique. Actuellement la chique règne sur toute la zone tropicale du continent noir, de l'ouest à l'est. Elle est définitivement établie au *Cameroun* et dans la *vallée du Congo* ; elle s'étend au sud jusqu'au Mashonaland.

En 1899, la chique est signalée, pour la première fois, à Madagascar. R. Blanchard (Acad. de Méd., 30 janvier 1900), établit que la chique a gagné la grande île neuf ou dix mois auparavant. Son apparition a coïncidé avec l'arrivée de troupes indigènes composées de Sénégalais et de Haoussas. Grâce au sol sablonneux, la chique s'est rapidement implantée dans l'île.

A la même époque (1899), la chique fut importée dans l'Inde par le 4ᵉ d'infanterie de Bombay revenant d'Afrique. Ce régiment quitta Mombasa le 3 décembre 1898 et, pendant la traversée, entre Aden et Bombay, on constata 26 cas de chique. L'alarme fut grande dans l'Inde, et l'on prit immédiatement des mesures énergiques. Les navires de provenance africaine furent soumis à l'inspection. En 1899, on releva 168 cas de chique sur des passagers débarquant à Bombay ; en 1900, le nombre des cas tombe à 125, et en 1901 à 46. Ainsi donc, grâce à la vigilance du département médical de l'Inde, et aux conditions de sol et de climat qui paraissent défavorables au développement des larves de la puce-chique, l'empire indien paraît être à l'abri du fléau.

Tinea imbricata ou **Tokelau**. — Iles du Pacifique : Nouvelles-Hébrides, Fidji, Gilbert, Ellice, Tonga, Samoa, Tokelau

Loyalti, Nouvelle-Calédonie, Taïti, Salomon, Nouvelle-Guinée et îles voisines, Carolines, Pelew, îles des Larrons, Hawaï ou Sandwich ; — Mindanao (archipel des Philippines).

Malaisie : Bornéo. — Céram. — Sumatra.

Littoral sud de la Chine : Foutchéou, île de Formose.

Presqu'île indo-chinoise : Singapore ; — États malais ; — Basse-Birmanie, Rangoun.

D'après mes recherches (1899-1900), le tokelau occupe un immense territoire qui comprend l'Indo-Chine française, le Laos et le Siam (pour plus de détails, voir p. 250 et sq.).

Des cas de tokelau ont été signalés à Nossi-Bé, au large de Madagascar.

Ulcère des pays chauds. — Afrique : Toute la zone tropicale et subtropicale ; — Algérie ; — Égypte ; — Abyssinie ; — Soudan ; — Massaoua ; — Côte des Somalis ; — Zanzibar ; — Mozambique, d'où le nom d'ulcère du Mozambique.

Côte occidentale de l'Afrique : Sénégal, Gambie, Côte de l'Or, etc. ; — Madagascar (plaie malgache).

Asie : Rivage de la mer Rouge, de Yambo à Aden ; — Yémen, d'où le nom de plaie du Yémen.

Inde : Bas Bengale ; — Orissa ; — Côte de Malabar ; — Sindh.

Presqu'île indo-chinoise : *Annam*, d'où le nom de *plaie annamite* ; — *Straits Settlements* : Penang, Singapore, etc ; — Siam.

Littoral sud de la Chine.

Archipel malais : *Sumatra, Bornéo.*

Australie : Polynésie ; — Nouvelle-Calédonie ; — Fidji ; — Salomon.

Amérique : Mexique ; — Amérique centrale.

Indes occidentales, Trinidad, Leeward, Sainte-Lucie, Jamaïque, Guyanes.

TABLE DES MATIÈRES

TROISIÈME LEÇON

LA LÈPRE

Les manifestations nerveuses.

QUATRIÈME LEÇON

LA LÈPRE

Les manifestations viscérales. — Évolution et pronostic de la lèpre.

HUITIÈME LEÇON

SYPHILIS EXOTIQUE

NEUVIÈME LEÇON

PIAN, YAWS OU FRAMBOESIA

DIXIÈME LEÇON

VERRUGA PÉRUVIENNE OU MALADIE DE CARRION

ONZIÈME LEÇON

BOUTON D'ORIENT

DOUZIÈME LEÇON

ULCÈRE PHAGÉDÉNIQUE DES PAYS CHAUDS

*Pani Ghao de l'Assam. — Pian-Bois. — Granulome ulcéreux
des organes génitaux.*

TREIZIÈME LEÇON

LES DERMATOMYCOSES EXOTIQUES

*Herpès circiné. — Pityriasis versicolor. — Erythrasma.
Pemphigus contagiosus, etc.*

QUATORZIÈME LEÇON

TINEA IMBRICATA OU TOKELAU

QUINZIÈME LEÇON

CARATÉS

SEIZIÈME LEÇON

MYCÉTOME

Pied de Madura ou Pérical.

DIX-SEPTIÈME LEÇON

DERMATOSES PRODUITES PAR DES PARASITES ANIMAUX

DIX-HUITIÈME LEÇON

FILARIOSE EN GÉNÉRAL

DIX-NEUVIÈME LEÇON

ÉLÉPHANTIASIS DES ARABES

VINGTIÈME LEÇON

DERMATOSES PRODUITES PAR LE CLIMAT TROPICAL

Érythème solaire. — Bourbouilles.

MASSON & CIE, ÉDITEURS

Libraires de l'Académie de Médecine, 120, boulevard Saint-Germain, Paris (VIe)

EXTRAIT DU CATALOGUE MÉDICAL [1]

RÉCENTES PUBLICATIONS   Septembre 1903

Traité de   *OUVRAGE COMPLET*
Pathologie générale

PUBLIÉ PAR

CH. BOUCHARD

MEMBRE DE L'INSTITUT

PROFESSEUR DE PATHOLOGIE GÉNÉRALE A LA FACULTÉ DE MÉDECINE DE PARIS

SECRÉTAIRE DE LA RÉDACTION

G.-H. ROGER

Professeur agrégé à la Faculté de médecine de Paris, Médecin des hôpitaux.

COLLABORATEURS :

MM. ARNOZAN — D'ARSONVAL — BENNI — F. BEZANÇON — R. BLANCHARD — BOINET — BOULAY — BOURCY — BRUN — CADIOT — CHABRIÉ — CHANTEMESSE — CHARRIN — CHAUFFARD — J. COURMONT — DEJERINE — PIERRE DELBET — DEVIC — DUCAMP — MATHIAS DUVAL — FÉRÉ — GAUCHER — GILBERT — GLEY — GOUGET — GUIGNARD — LOUIS GUINON — J.-F. GUYON — HALLÉ — HÉNOCQUE — HUGOUNENQ — M. LABBÉ — LAMBLING — LANDOUZY — LAVERAN — LEBRETON — LE GENDRE — LEJARS — LE NOIR — LERMOYEZ — LESNÉ — LETULLE — LUBET-BARBON — MARFAN — MAYOR — MENETRIER — MORAX — NETTER — PIERRET — RAVAUT — G.-H. ROGER — GABRIEL ROUX — RUFFER — SICARD — RAYMOND TRIPIER — VUILLEMIN — FERNAND WIDAL.

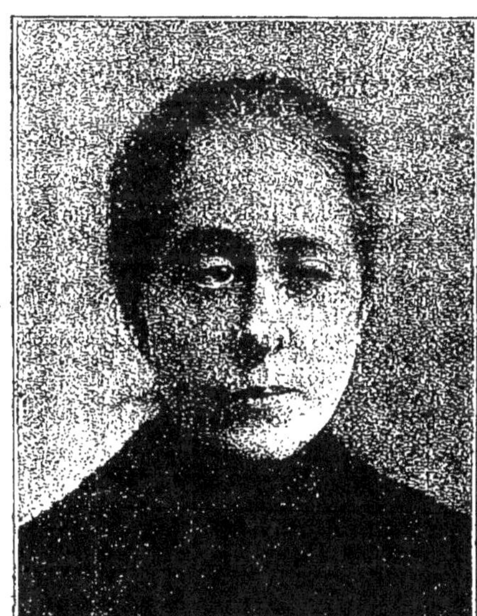

Tome V. Fig. 298.—Blépharospasme hystérique avec hémianesthésie correspondante.

6 *vol. grand in-8°, avec figures dans le texte :* **126** *fr.*

Chaque volume est vendu séparément.

Sous la puissante impulsion du professeur Bouchard, la pathologie générale a pris une place prépondérante dans les études du monde médical. C'est qu'elle fournit des enseignements indispensables à toutes les branches de la médecine : elle fixe les idées sur les grands problèmes

1. La librairie Masson et Cie envoie gratuitement et franco de port les catalogues suivants à toutes les personnes qui lui en font la demande. — Catalogue général contenant, classés par subdivisions, tous les ouvrages ou périodiques publiés à la librairie. — Catalogues de l'Encyclopédie scientifique des Aide-Mémoire : I. Section de l'ingénieur. — II. Section du biologiste. — Catalogue des ouvrages d'enseignement.

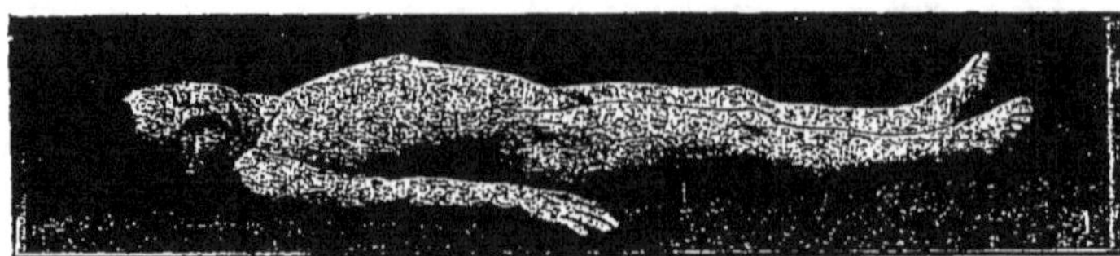

Tome V. Fig. 73.

que soulève l'étude de l'homme; elle éloigne le médecin des changeantes données de l'empirisme et lui apprend à réfléchir sur les phénomènes qu'il observe, à discuter et à comprendre les interventions qu'il doit faire.

Pour être véritablement utile, la pathologie expérimentale doit constamment s'efforcer de réunir et de synthétiser les données de la clinique et de l'expérimentation. C'est dans cet esprit qu'est conçu l'enseignement du professeur Bouchard; c'est dans cet esprit qu'a été écrit le livre dont il dirige la publication. Si tous les collaborateurs ont conservé leur indépendance, tous cependant ont suivi la même idée directrice qui assure à l'œuvre son unité.

Le plan adopté est d'ailleurs fort simple. Il consiste à rechercher par quel mécanisme agissent les causes pathogènes, par quels procédés l'organisme répond à l'attaque, par quels moyens le médecin peut apprécier à leur juste valeur les troubles morbides, les rattacher à leur cause et modifier leur évolution.

C'est la première fois, croyons-nous, qu'une pléiade de savants s'est groupée autour d'un maître illustre pour élever un pareil monument à l'étude de la pathologie générale. L'intérêt qu'a soulevé cet ouvrage dans le monde scientifique étranger montre que nulle part n'existait l'équivalent d'une telle œuvre, et dès à présent deux traductions, l'une en italien, l'autre en espagnol, ont été publiées.

DIVISION DE L'OUVRAGE

TOME I

1 vol. grand in-8° de 1018 pages avec figures dans le texte : **18** fr.

Introduction à l'étude de la pathologie générale, par G.-H. ROGER. — Pathologie de l'homme et des animaux, par G.-H. ROGER et P.-J. CADIOT. — Considérations générales sur les maladies des végétaux, par P. VUILLEMIN. — Pathogénie générale de l'embryon. Tératogénie, par MATHIAS DUVAL. — L'hérédité et la pathologie générale, par LE GENDRE. — Prédisposition et immunité, par BOURCY. — La fatigue et le surmenage, par MARFAN. — Les Agents mécaniques, par LEJARS. — Les Agents physiques. Chaleur. Froid. Lumière. Pression atmosphérique. Son, par LE NOIR. — Les Agents physiques. L'énergie électrique et la matière vivante, par D'ARSONVAL. — Les Agents chimiques. Les caustiques, par LE NOIR. — Les intoxications, par G.-H. ROGER.

TOME II

1 vol. grand in-8° de 940 pages avec figures dans le texte : **18** fr.

L'Infection, par CHARRIN. — Notions générales de morphologie bactériologique, par

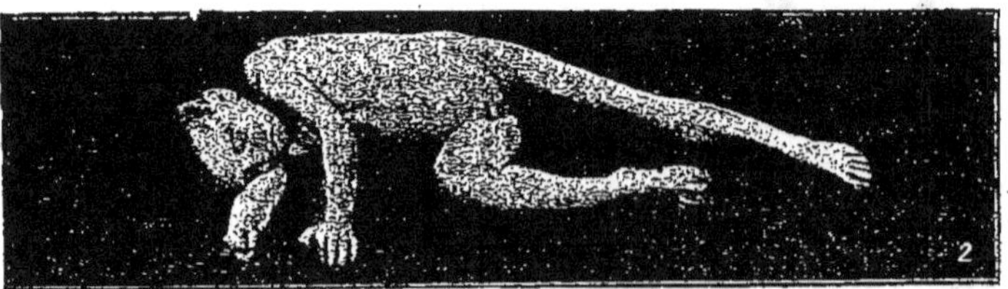

Tome V. Fig. 74.

GUIGNARD. — Notions de chimie bactériologique, par HUGOUNENQ. — Les microbes pathogènes, par ROUX. — Le sol, l'eau et l'air, agents des maladies infectieuses, par CHANTEMESSE. — Des maladies épidémiques, par LAVERAN. — Sur les parasites des tumeurs épithéliales malignes, par RUFFER. — Les parasites, par R. BLANCHARD.

TOME III

1 vol. in-8° de 1400 pages avec figures dans le texte,
publié en deux fascicules : **28** francs.

Fasc. I. — Notions générales sur la nutrition à l'état normal, par E. LAMBLING. — Les troubles préalables de la nutrition, par CH. BOUCHARD. — Les réactions nerveuses, par CH. BOUCHARD et G.-H. ROGER. — Les processus pathogéniques de deuxième ordre, par G.-H. ROGER.

Fasc. II. — Considérations préliminaires sur la physiologie et l'anatomie pathologiques, par G.-H. ROGER. — De la fièvre, par LOUIS GUINON. — L'hypothermie, par J.-F. GUYON. — Mécanisme physiologique des troubles vasculaires, par E. GLEY. — Les désordres de la circulation dans les maladies, par A. CHARRIN. — Thrombose et embolie, par A. MAYOR. — De l'inflammation, par J. COURMONT. — Anatomie pathologique générale des lésions inflammatoires, par M. LETULLE. — Les altérations anatomiques non inflammatoires, par P. LE NOIR. — Les tumeurs, par P. MENETRIER.

TOME IV

1 vol. in-8° de 719 pages avec figures dans le texte : **16** fr.

Évolution des maladies, par DUCAMP. — Sémiologie du sang, par A. GILBERT. — Spectroscopie du sang. Sémiologie, par A. HÉNOCQUE. — Sémiologie du cœur et des vaisseaux, par R. TRIPIER et DEVIC. — Sémiologie du nez et du pharynx nasal, par M. LERMOYEZ et M. BOULAY. — Sémiologie du larynx, par M. LERMOYEZ et M. BOULAY. — Sémiologie des voies respiratoires, par M. LEBRETON. — Sémiologie générale du tube digestif, par P. LE GENDRE.

TOME V

1 vol. in-8° de 1180 pages avec nombreuses figures dans le texte : **28** fr.

Pathologie générale et Sémiologie du foie, par A. CHAUFFARD. — Pancréas, par X. ARNOZAN. — Analyse chimique des urines, par C. CHABRIÉ. — Analyse microscopique des urines (histo-bactériologique), par NOEL HALLÉ. — Le rein, l'urine et l'organisme, par A. CHARRIN. — Sémiologie des organes génitaux, par PIERRE DELBET. — Sémiologie du système nerveux, par J. DEJERINE. (Cet article comprend plus de 800 pages et est illustré de très nombreuses photographies, schémas et dessins.)

TOME VI

1 vol. in-8° de 935 pages : **18** fr.

Les troubles de l'intelligence, par CH. FÉRÉ. — Sémiologie de la peau, par E. GAUCHER. — Sémiologie de l'appareil visuel, par F. BRUN et V. MORAX. — Sémiologie de l'appareil auditif, par C. BENNI. — Considérations générales sur le diagnostic et le pronostic, par G.-H. ROGER. — Diagnostic des maladies infectieuses par les méthodes de laboratoire, par F. WIDAL et BEZANÇON. — La diazoréaction d'Ehrlich, par F. WIDAL et BEZANÇON. — Valeur de la formule hémoleucocytaire dans les maladies infectieuses, par F. BEZANÇON et M. LABBÉ. — Cyto-diagnostic des épanchements séro-fibrineux et du liquide céphalo-rachidien, par F. WIDAL et P. RAVAUT. — Ponction lombaire, par F. WIDAL et J.-A. SICARD. — Applications cliniques de la cryoscopie, par F. WIDAL et LESNÉ. — L'épreuve du vésicatoire, par G.-H. ROGER. — De l'élimination provoquée comme méthode de diagnostic, par GOUGET. — Les rayons de Rœntgen et leurs applications médicales, par LE NOIR. — Thérapeutique générale, par GILBERT et BOINET. — Hygiène, par NETTER.

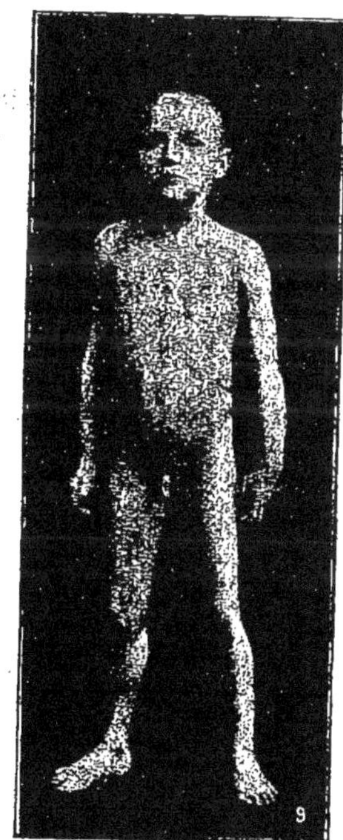

Tome V. Fig. 81.

Cette figure et celles de la page 2 sont la première, la troisième et la dernière d'une série de 9 photographies représentant les différentes positions que prend pour se relever un myopathique atteint d'atrophie des muscles abdominaux et iliaques et des muscles des gouttières vertébrales.

CHARCOT — BOUCHARD — BRISSAUD

BABINSKI — BALLET — P. BLOCQ — BOIX — BRAULT — CHANTEMESSE — CHARRIN
CHAUFFARD — COURTOIS-SUFFIT — DUTIL — GILBERT — GUIGNARD — L. GUINON
GEORGES GUINON — HALLION — LAMY — LE GENDRE — MARFAN
MARIE — MATHIEU — NETTER — ŒTTINGER — ANDRÉ PETIT
RICHARDIÈRE — ROGER — RUAULT — SOUQUES — THOINOT
THIBIERGE — TOLLEMER — FERNAND WIDAL

TRAITÉ DE MÉDECINE

DEUXIÈME ÉDITION
(Entièrement refondue)

PUBLIÉE SOUS LA DIRECTION DE MM.

BOUCHARD	BRISSAUD
Professeur à la Faculté de médecine de Paris	Professeur à la Faculté de médecine de Paris
Membre de l'Institut.	Médecin de l'hôpital St-Antoine.

10 volumes grand in-8°, avec figures dans le texte
En Souscription : . . . . 150 francs.

La deuxième édition du TRAITÉ DE MÉDECINE a été entièrement revisée et augmentée dans de notables proportions. En outre, et pour la commodité des lecteurs, les matières sont réparties en dix volumes qui paraissent successivement.

Chaque volume est vendu séparément. SEPTEMBRE 1903.

Le succès de la première édition du **Traité de Médecine** de MM. Charcot, Bouchard et Brissaud a rendu nécessaire une seconde édition, et loin de se borner à une réimpression, les auteurs ont voulu présenter au public un ouvrage nouveau, gardant le plan et les idées qui avaient assuré le succès sans précédent du traité, mais complétant et remaniant la plupart de ses parties. Comprenant désormais 10 volumes, dont 8 déjà ont été publés, le **Traité de Médecine** reste le plus complet, le plus documenté des livres de ce genre, et l'autorité croissante qui s'attache aux noms de ceux qui y collaborent en confirme et en assure le succès persistant.

TOME Iᵉʳ

1 vol. grand in-8° de 845 pages, avec figures dans le texte : 16 fr.

Les bactéries, par L. GUIGNARD, membre de l'Institut et de l'Académie de médecine, professeur à l'Ecole de Pharmacie de Paris. — *Pathologie générale infectieuse*, par A. CHARRIN, professeur remplaçant au Collège de France, directeur du Laboratoire de médecine expérimentale (Hautes Etudes), médecin des hôpitaux. — *Troubles et maladies de la nutrition*, par PAUL LE GENDRE, médecin de l'hôpital Tenon. — *Maladies infectieuses communes à l'homme et aux animaux*, par G.-H. ROGER, professeur agrégé, médecin des l'hôpitaux.

TOME II

1 vol. grand in-8° de 896 pages, avec figures dans le texte : 16 fr.

Fièvre typhoïde, par A. CHANTEMESSE, professeur à la Faculté de médecine, médecin des hôpitaux de Paris. — *Maladies infectieuses*, par F. WIDAL, professeur agrégé, médecin des hôpitaux de Paris. — *Typhus exanthématique*, par L.-H. THOINOT, professeur agrégé, médecin des hôpitaux de Paris. — *Fièvres éruptives*, par L. GUINON, médecin des hôpitaux de Paris. — *Erysipèle*, par E. BOIX, chef de laboratoire à la Faculté. — *Diphtérie*, par A. RUAULT. — *Rhumatisme articulaire aigu*, par ŒTTINGER, médecin des hôpitaux de Paris. — *Scorbut*, par TOLLEMER, chef de laboratoire à la Faculté.

TOME III

1 vol. grand in-8° de 702 pages, avec figures dans le texte : 16 fr.

Maladies cutanées, par G. Thibierge, médecin de l'hôpital de la Pitié. — *Maladies vénériennes*, par G. Thibierge. — *Maladies du sang*, par A. Gilbert, professeur agrégé, médecin des hôpitaux de Paris. — *Intoxications*, par H. Richardière, médecin des hôpitaux de Paris.

TOME IV

1 vol. grand in-8° de 680 pages, avec figures dans le texte : 16 fr.

Maladies de l'estomac, par A. Mathieu, médecin de l'hôpital Andral. — *Maladies du pancréas*, par A. Mathieu. — *Maladies de l'intestin*, par Courtois-Suffit, médecin des hôpitaux de Paris. — *Maladies du péritoine*, par Courtois-Suffit. — *Maladies de la bouche et du pharynx*, par A. Ruault, médecin honoraire de la Clinique laryngologique de l'Institution nationale des Sourds-Muets.

TOME V

1 vol. grand in-8°, avec figures en noir et en couleurs dans le texte : 18 fr.

Maladies du foie et des voies biliaires, par A. Chauffard, professeur agrégé, médecin des hôpitaux. — *Maladies du rein et des capsules surrénales*, par A. Brault, médecin de l'hôpital Lariboisière. — *Pathologie des organes hématopoïétiques et des glandes vasculaires sanguines, moelle osseuse, rate, ganglions, thyroïde, thymus*, par G.-H. Roger, professeur agrégé, médecin des hôpitaux.

TOME VI

1 vol. grand in-8° de 612 pages, avec figures dans le texte : 14 fr.

Maladies du nez et du larynx, par A. Ruault. — *Asthme*, par E. Brissaud, professeur à la Faculté de médecine de Paris, médecin de l'hôpital Saint-Antoine. — *Coqueluche*, par P. Le Gendre, médecin des hôpitaux. — *Maladies des bronches*, par A.-B. Marfan, professeur agrégé à la Faculté de médecine de Paris, médecin des hôpitaux. — *Troubles de la circulation pulmonaire*, par A.-B. Marfan. — *Maladies aiguës du poumon*, par Netter, professeur agrégé à la Faculté de médecine de Paris, médecin des hôpitaux.

TOME VII

1 vol. grand in-8° de 550 pages, avec figures dans le texte : 14 fr.

Maladies chroniques du poumon, par A.-B. Marfan, professeur agrégé à la Faculté de médecine de Paris, médecin des hôpitaux. — *Phtisie pulmonaire*, par A.-B. Marfan. — *Maladies de la plèvre*, par Netter, professeur agrégé à la Faculté de médecine de Paris, médecin des hôpitaux. — *Maladies du médiastin*, par A.-B. Marfan.

TOME VIII

1 vol. grand in-8° de 580 pages, avec figures dans le texte : 14 fr.

Maladies du cœur, par M. André Petit, médecin des hôpitaux. — *Maladies des vaisseaux sanguins*, par W. Œttinger, médecin des hôpitaux.

Pour paraître prochainement

TOMES IX et X

MALADIES DU SYSTÈME NERVEUX

Traité
de Chirurgie

Publié sous la direction

DE MM.

Simon DUPLAY

Professeur de clinique chirurgicale à la Faculté
de médecine de Paris
Chirurgien de l'Hôtel-Dieu
Membre de l'Académie de médecine

Paul RECLUS

Professeur agrégé à la Faculté de médecine de Paris
Secrétaire général de la Société de Chirurgie
Chirurgien des hôpitaux
Membre de l'Académie de médecine

PAR MM.

BERGER. — BROCA. — Pierre DELBET. — DELENS. — DEMOULIN
J.-L. FAURE. — FORGUE. — GÉRARD-MARCHANT
HARTMANN — HEYDENREICH. — JALAGUIER. — KIRMISSON. — LAGRANGE
LEJARS. — MICHAUX. — NÉLATON
PEYROT. — PONCET. — QUÉNU. — RICARD. — RIEFFEL. — SEGOND
TUFFIER. — WALTHER

DEUXIÈME ÉDITION, ENTIÈREMENT REFONDUE

8 forts volumes, grand in-8°, avec nombreuses figures dans le texte. . **150 fr.**

Plus de onze ans se sont écoulés depuis le jour où fut arrêté le programme du *Traité de Chirurgie*, et, des vingt-quatre collaborateurs du début, aucun, par un rare bonheur, ne manque encore à l'entreprise. Les portes de l'Hôpital et de l'Agrégation se sont ouvertes devant les plus jeunes, le Professorat et l'Académie de médecine en ont élu de plus âgés; tous ont vu s'étendre leur sphère d'activité professionnelle. Aussi pouvons-nous affirmer que ce nouvel ouvrage porte la marque d'une expérience plus mûre et d'une plus grande autorité . . . .

Tous les soins ont été apportés à cette seconde édition. Certaines parties que les auteurs, trop pressés par le temps, avaient dû négliger ont été complètement reprises, et il ne reste plus une ligne du travail primitif. Tous les articles, même les meilleurs, ont été remis au courant de la Science....

TOME PREMIER. 1 fort vol. de 912 pages avec 218 figures. . **18 fr.**

Reclus. Inflammations. — Traumatismes. — Maladies virulentes.
Quénu. Des Tumeurs.

Broca. Peau et tissu cellulaire sous-cutané.
Lejars. Lymphatiques, muscles, synoviales tendineuses et bourses séreuses.

TOME II. 1 fort vol. de 996 pages, avec 361 figures. . . . . . . **18 fr.**

Lejars. Nerfs.
Michaux. Artères.
Quénu. Maladies des veines.

Ricard et Demoulin. Lésions traumatiques des os.
Poncet. Affections non traumatiques des os.

TOME III. 1 fort vol. de 940 pages, avec 285 figures. . . . . . **18 fr.**

Nélaton. Traumatismes, entorses, luxations, plaies articulaires.
Lagrange. Arthrites infectieuses et inflammatoires.

Quénu. Arthropathies. Arthrites sèches. Corps étrangers articulaires.
Gérard-Marchant. Maladies du crâne.
Kirmisson. Maladies du rachis.
Simon Duplay. Oreilles et Annexes.

TOME IV. 1 fort vol. de 896 pages, avec 354 figures . . . . . . **18** fr.

Delens. Œil et annexes.
Gérard-Marchant. Nez, fosses nasales, pharynx nasal et sinus.

Heydenreich. Mâchoires.

TOME V. 1 fort vol. de 948 pages, avec 187 figures . . . . . . **20** fr.

Broca. Vices de développement de la face et du cou. Face, lèvres, cavité buccale, gencives, langue, palais et pharynx.
Hartmann. Plancher buccal, glandes salivaires, œsophage et larynx.

Broca. Corps thyroïde.
Walther. Maladies du cou.
Peyrot. Poitrine.
Delbet. Mamelle.

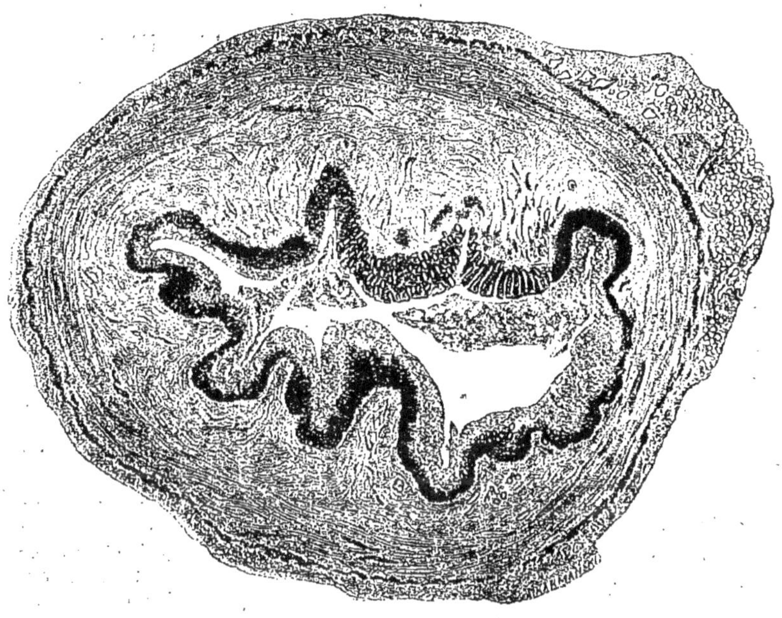

Tome VI. Fig. 120. — Appendicite aiguë nécrosante.

TOME VI. 1 fort vol. de 1127 pages, avec 218 figures. . . . . . **20** fr.

Michaux. Parois de l'abdomen.
Berger. Hernies.
Jalaguier. Contusions et plaies de l'abdomen. Lésions traumatiques et corps étrangers de l'estomac et de l'intestin.
Hartmann. Estomac.

Jalaguier. Occlusion intestinale. Péritonites. Appendicite.
Faure et Rieffel. Rectum et Anus.
Quénu. Mésentère. Rate. Pancréas.
Segond. Foie.

TOME VII. 1 fort vol. de 1272 pages, avec 297 figures dans le texte. **25** fr.

Walther. Bassin.
Rieffel. Affections congénitales de la région sacro-coccygienne.

Tuffier. Rein. Vessie. Uretères. Capsules surrénales.
Forgue. Urètre et prostate
Reclus. Organes génitaux de l'homme.

TOME VIII. 1 fort vol. de 971 pages, avec 163 figures dans le texte. **20** fr.

Michaux. Vulve et Vagin.
Pierre Delbet. Maladies de l'utérus.

Segond. Annexes de l'utérus, ovaires, trompes, ligaments larges, péritoine pelvien.
Kirmisson. Maladies des membres.

TABLE ALPHABÉTIQUE des 8 volumes du *Traité de Chirurgie.*

La Pratique
Dermatologique

Traité de Dermatologie appliquée

PUBLIÉ SOUS LA DIRECTION DE MM.

ERNEST BESNIER, L. BROCQ, L. JACQUET

PAR MM.

AUDRY, BALZER, BARBE, BAROZZI, BARTHÉLEMY, BÉNARD, ERNEST BESNIER
BODIN, BRAULT, BROCQ, DE BRUN, COURTOIS-SUFFIT, DU CASTEL, J. DARIER
DÉHU, DOMINICI, W. DUBREUILH, HUDELO, L. JACQUET, JEANSELME
J.-B. LAFFITTE, LENGLET, LEREDDE, MERKLEN, PERRIN, RAYNAUD, RIST
SABOURAUD, MARCEL SÉE, GEORGES THIBIERGE, VEYRIÈRES.

4 volumes richement cartonnés toile formant ensemble environ 3600 pages, très largement illustrés de figures en noir et de planches en couleurs. En souscription jusqu'à la publication du Tome IV . . . . **150** *fr.*
Chaque volume sera vendu séparément.

..... Notre but le plus essentiel est, avant tout, de faire œuvre de clinique et de thérapeutique. . . . . . .

La thérapeutique des maladies de la peau sera exposée avec une ampleur au moins égale : nous nous sommes attachés à donner place, dans la *Pratique dermatologique*, à tout ce qui peut être utile au médecin praticien pour le traitement de chaque maladie en particulier....

L'histologie, la bactériologie, l'histochimie et l'hématologie seront traitées dans la mesure indiquée par l'état actuel de ces connaissances et par leur importance relative aux dermatoses en particulier. Les plus grands développements seront réservés à la description clinique basée sur l'observation précise et minutieuse des faits, assurés que nous serons, en cela, de faire œuvre durable.

Tome III. Fig. 173. — Pelade en clairière d'aspect syphiloïde.

Afin de mieux fixer les types dermatologiques, et pour permettre aux praticiens de médecine générale de les connaître à coup sûr, nous annexerons au texte, en grand nombre, des planches coloriées et des dessins en noir, aussi exacts que l'on peut actuellement les réaliser.   (*Extrait de la Préface.*)

TOME I.

1 fort vol. in-8°, avec 23o figures en noir et 24 planches
én couleurs. Richement cartonné toile.   **36** fr.

Anatomie et Physiologie de la Peau.
— Pathologie générale de la
Peau. — Symptomatologie géné-
rale des Dermatoses. — Acan-
thosis nigricans. — Acnés. — Ac-
tinomycose. — Adénomes. —
Alopécies. — Anesthésie locale.
— Balanites. — Bouton d'Orient.
— Brûlures. — Charbon. — Clas-
sifications dermatologiques. —
Dermatites polymorphes doulou-
reuses. — Dermatophytes. —
Dermatozoaires. — Dermites in-
fantiles simples. — Ecthyma.

TOME II.

1 vol. gr. in-8°, de 1o58 pages,
avec 168 figures en noir et
21 planches en couleurs. Richement cartonné toile.
40 fr.

Eczéma. — Electricité.— Eléphantiasis. — Epithéliomes. — Éruptions artificielles. — Erythémes.
—Erythrasma.—Erythrodermies
— Esthioméne. — Favus. — Fol-
liculites. — Furonculose. —
Gale. — Gangrène cutanée. —
Gerçures. — Greffes. — Hémato-
dermites. — Herpés. — Hydroa
vacciniforme. — Ichtyose. — Impétigo. — Kératodermie symétrique. — Kératose pilaire. —
Langue.

TOME III.

1 vol. gr. in-8°, avec 2o1 figures en noir et 19 planches
en couleurs hors texte. Richement relié toile.   **40** fr.

Lèpre. — Lichen. — Lupus. — Lym-
phadénie cutanée. — Lymphangiome. — Madura (Pied de). —
Mélanodermies. — Milium et
Pseudo-Milium. — Molluscum

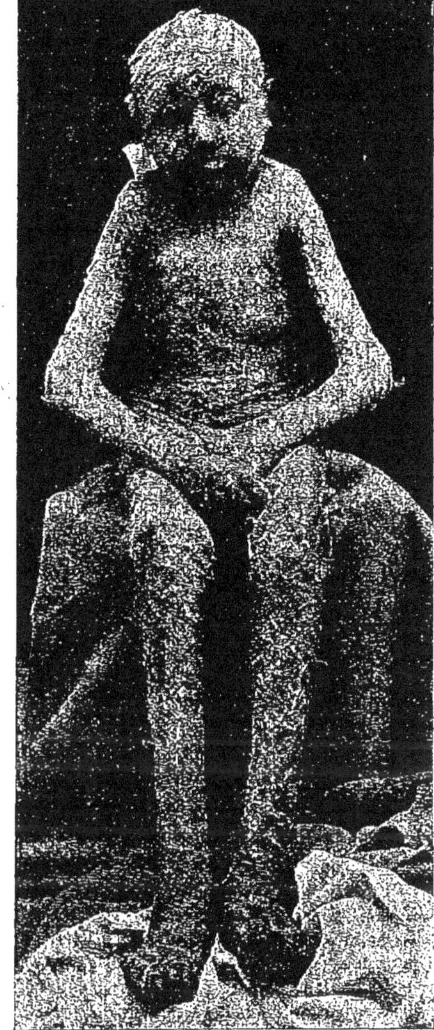

Tome III. Fig. 1o3. — Malade atteint de
pemphigus foliacé.

contagiosum. — Morve et Farcin. — Mycosis fongoïde. — Nævi. — Nodosités cutanées. — Œdème. — Ongles. — Maladie de Paget. — Papillomes. — Pelade. — Pellagre.
— Pemphigus. — Perlèche. — Phtiriase. — Pian. — Pityriasis, etc.

POUR PARAITRE EN OCTOBRE 1904

TOME IV.

1 vol. gr. in-8°, avec nombreuses figures en noir et planches en couleurs.

Poils. — Prurigo. — Prurit. — Psoriasis. — Psorospermose. — Purpura. — Rhino-
sclérome. — Sarcomes. — Sclérodermie. — Séborrhée. — Séborrhéides. — Sensibilité. — Sudorales. — Tatouages. — Trichophytie. — Trophonévroses. — Tuberculides. — Tuberculoses. — Tumeurs. — Ulcéres. — Urticaire. — Vergetures. —
Verrues. — Vitiligo. — Xanthomes. — Xeroderma. — Zona.

Traité d'Anatomie Humaine

PUBLIÉ SOUS LA DIRECTION DE

P. POIRIER   et   **A. CHARPY**

Professeur agrégé à la Faculté
de médecine de Paris
Chirurgien des hôpitaux.

Professeur d'anatomie
à la Faculté de médecine
de Toulouse.

AVEC LA COLLABORATION DE

O. AMOËDO — A. BRANCA — CANNIEU — B. CUNÉO — G. DELAMARE
PAUL DELBET — P. FREDET — GLANTENAY — A. GOSSET
P. JACQUES — TH. JONNESCO — E. LAGUESSE
L. MANOUVRIER — A. NICOLAS — P. NOBÉCOURT — O. PASTEAU
M. PICOU — A. PRENANT — H. RIEFFEL
CH. SIMON — A. SOULIÉ

5 vol. grand in-8°, avec figures noires et en couleurs

ÉTAT DE LA PUBLICATION (Septembre 1903)

Tome I. — **Introduction.** — **Notions d'Embryologie.** — **Ostéologie.** — **Arthrologie.** *Deuxième édition, entièrement refondue. Un fort volume grand in-8°, avec* 814 *figures noires et en couleurs* . . . . 20 fr.

Tome II. — 1er Fascicule : **Myologie.** *Deuxième édition, entièrement refondue. Un volume grand in-8°, avec* 331 *figures.* . . . . 12 fr.

2e Fascicule : **Angéiologie** (Cœur et Artères). Histologie. *Deuxième édition, entièrement refondue. Un volume grand in-8°, avec* 150 *figures.* . . . 8 fr.

3e Fascicule : **Angéiologie** (Capillaires. Veines). *Deuxième édition, revue. Un volume grand in-8°, avec* 83 *figures* . . . . 6 fr.

4e Fascicule : **Les Lymphatiques.** *Un volume grand in-8° avec* 117 *fig.* . 8 fr.

Tome III. — 1er Fascicule : **Système nerveux.** Méninges. Moelle. Encéphale. (Embryologie. Histologie). *Deuxième édition entièrement refondue. Un volume grand in-8°, avec* 265 *figures.* . . . . 10 fr.

2e Fascicule : **Système nerveux.** Encéphale. *Deuxième édition entièrement refondue. Un volume grand in-8°, avec* 131 *figures.* . . . . 10 fr.

3e Fascicule : **Système nerveux.** Les Nerfs. Nerfs crâniens. Nerfs rachidiens. *Un volume grand in-8°, avec* 205 *figures.* . . . . 12 fr.

Tome IV. — 1er Fascicule : **Tube digestif.** Développement. Bouche. Pharynx. Œsophage. Estomac. Intestins. Anus. *Deuxième édition entièrement refondue. Un volume grand in-8°, avec* 201 *figures.* . . . . 12 fr.

2e Fascicule : **Appareil respiratoire.** Larynx. Trachée. Poumons. Plèvre. Thyroïde. Thymus. *Deuxième édition, revue. Un volume grand in-8°, avec* 121 *figures.* . . . . 6 fr.

3e Fascicule : **Annexes du tube digestif.** Dents. Glandes salivaires. Foie. Voies biliaires. Pancréas. Rate. **Péritoine.** *Un volume grand in-8°, avec* 361 *figures.* . . . . 16 fr.

Tome V. — 1er Fascicule : **Organes génitaux-urinaires.** Reins. Uretère. Vessie. Urètre. Prostate. Verge. Périnée. Appareil génital de l'homme. Appareil génital de la femme. *Un volume grand in-8°, avec* 431 *figures.* 20 fr.

2e fascicule : **Les Organes des sens** . . . (pour paraître en novembre 1904).

Traité

DE

Technique Opératoire

PAR MM.

Ch. MONOD
Professeur agrégé
à la Faculté de Médecine de Paris
Chirurgien de l'Hôpital Saint-Antoine
Membre de l'Académie de Médecine

J. VANVERTS
Ancien interne
Lauréat des Hôpitaux de Paris
Chef de Clinique
à la Faculté de Médecine de Lille

2 vol. gr. in-8°, formant ensemble 1960 p. et illustrés de 1908 fig. **40** *fr.*

Tome I : 1° *Méthodes et procédés de l'asepsie et de l'antisepsie, moyens de réunion et d'hémostase, anesthésie;* 2° *Opérations sur les divers tissus;* 3° *Opérations sur les membres, le crâne et l'encéphale, le rachis et la moelle, l'appareil visuel, le nez, les fosses nasales, les sinus de la face, le naso-pharynx, l'oreille, le cou, le thorax, le sein.*

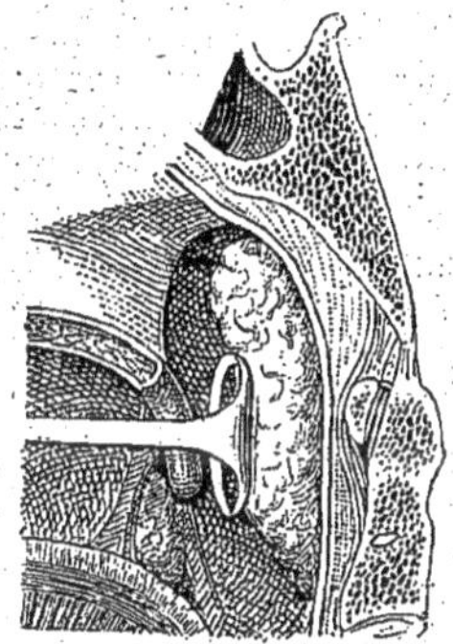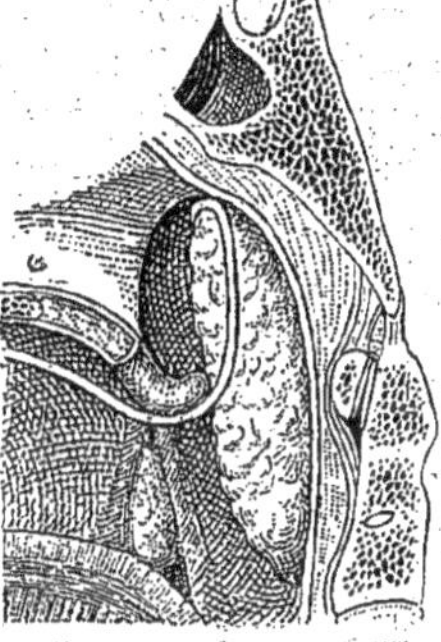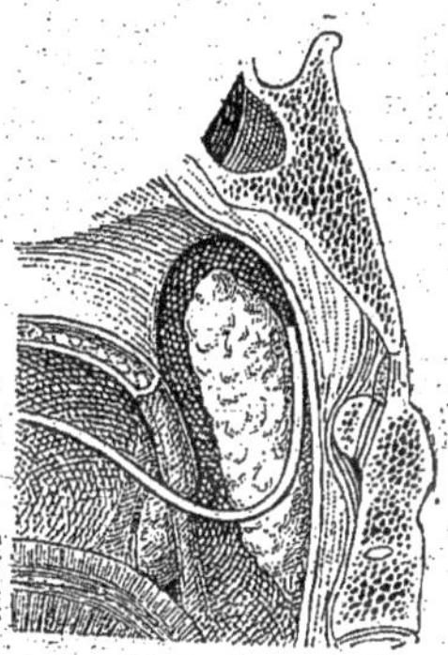

Technique de l'ablation des végétations adénoïdes avec le couteau. (Tome I.)

Fig. 763. — Le couteau est introduit couché derrière le voile.

Fig. 764. — Le couteau est redressé et porté le plus haut possible immédiatement en arrière des choanes.

Fig. 765. — Le couteau est abaissé en rasant la paroi supéro-postérieure du naso-pharynx.

Tome II : *Opérations sur la bouche, les glandes salivaires, le pharynx, l'œsophage, l'estomac, l'intestin, le rectum et l'anus, le foie, les voies biliaires, la rate, le rein, l'uretère, la vessie, l'urètre, les organes génitaux de l'homme et de la femme.*

Vient de paraître :

Les Tumeurs du Rein

PAR MM.

J. ALBARRAN
Professeur agrégé
à la Faculté de médecine de Paris

L. IMBERT
Professeur agrégé
à la Faculté de médecine de Montpellier

1 vol. grand in-8° avec 106 figures dans le texte, en noir et en couleurs. **20** *fr.*

Traité

DES

Maladies de l'Enfance

Deuxième Édition, revue et augmentée

PUBLIÉE SOUS LA DIRECTION DE MM.

J. GRANCHER   ET   J. COMBY

PROFESSEUR A LA FACULTÉ DE PARIS   MÉDECIN
MEMBRE DE L'ACADÉMIE DE MÉDECINE   DE L'HÔPITAL DES ENFANTS-MALADES

5 volumes grand in-8° avec figures dans le texte. *En souscription*. 100 francs.

TOME I

1 volume grand in-8 de 1060 pages, avec figures : 22 francs.

Préface, par J. GRANCHER. — Chapitre premier : Physiologie et Hygiène de l'Enfance, par J. COMBY. — Chapitre II. Maladies infectieuses : *Diphtérie*, par M. SEVESTRE et Louis MARTIN. — *Scarlatine*, par MOIZARD. — *Rougeole, Rubéole, Variole, Varicelle*, par J. COMBY. — *Vaccine et Vaccination*, par H. DAUCHEZ. — *Coqueluche, Oreillons, Fièvre ganglionnaire, Fièvre éphémère*, par J. COMBY. — *Grippe*, par Henri GILLET. — *Fièvre typhoïde*, par H. MÉRY. — *Typhus exanthématique, Fièvre récurrente*, par L. WOLBERG. — *Maladie de Weil*, par A. BAGINSKY. — *Infection putride*, par A. BAGINSKY. — *Suette miliaire*, par L. HONTANG. — *Malaria*, par Luigi CONCETTI. — *Fièvre jaune*, par MONCORVO fils. — *Choléra asiatique*, par P. DUFLOCQ. — *Peste*, par H. DE BRUN. — *Morve et Farcin*, par A. DELCOURT. — *Charbon, Actinomycose*, par J. COMBY. — *Rage*, par H. GILLET. — *Tétanos*, par J. RENAULT. — *Rhumatisme articulaire aigu*, par H. BARBIER. — *Érysipèle*, par L. RÉNON. — *Syphilis*, par P. GASTOU. — *Pian*, par JEANSELME. — *Tuberculose*, par E.-C. AVIRAGNET. — Chapitre III : Maladies générales de la nutrition : *Arthritisme, obésité, maigreur, migraine, asthme*, par J. COMBY. — *Diabète sucré*, par H. LEROUX. — *Maladies du sang, anémie, chlorose, anémie pernicieuse progressive, anémie infantile pseudo-leucémique, lymphadémie*, par H. AUDEOUD. — *Hémophilie*, par J. COMBY. — *Purpuras*, par H. BARBIER. — *Scorbut infantile*, par sir Thomas BARLOW. — *Rachitisme*, par J. COMBY. — *Ostéomalacie*, par A. DELCOURT. — *Achondroplasie*, par J. COMBY. — *Dysostose cléido-cranienne, Ostéopsathyrosis, Croissance*, par J. COMBY. — *Infantilisme*, par APERT. — Chapitre IV : Intoxications : *Alcoolisme*, par J. COMBY. — *Intoxication saturnine*, par G. VARIOT. — *Intoxications aiguës fréquentes*, par H. MONTI. — *Matières fécales, Venin des reptiles, Piqûres d'insectes*, par J. COMBY.

Pour paraître en octobre 1904

TOME II

Un fort volume grand in-8°, avec figures

Vient de paraître.

COMMENTAIRE ADMINISTRATIF & TECHNIQUE

De la Loi du 15 Février 1902

RELATIVE A LA

PROTECTION DE LA SANTÉ PUBLIQUE

PAR MM.

Le Dr A.-J. MARTIN   ET   Albert BLUZET

Inspecteur général de l'Assainissement   Docteur en Droit
Chef des services techniques du Bureau   Rédacteur principal au Bureau de l'Hygiène
d'Hygiène de la Ville de Paris   au Ministère de l'Intérieur
Membre du Comité consultatif d'Hygiène   Secrétaire adjoint du Comité consultatif
publique de France.   d'Hygiène publique de France

Un volume in-8° de 480 pages, avec une *table alphabétique*
Broché, 7 fr. 50 : cartonné toile. 8 fr. 50

Traité
de Physiologie

PAR

J.-P. MORAT
PROFESSEUR A L'UNIVERSITÉ DE LYON

Maurice DOYON
PROFESSEUR AGRÉGÉ A LA FACULTÉ DE MÉDECINE
DE LYON

5 vol. grand in-8°, avec fig. en noir et en couleurs dans le texte. En souscription (septembre 1903). **55 fr.**

I. — **Fonctions élémentaires.** — II. — **Fonctions d'innervation.** — III. — **Fonctions de nutrition.** — Circulation; calorification. — IV. — **Fonctions de nutrition** (suite). — Digestion; absorption; respiration; excrétion. — V. — **Fonctions de relation.** — Sens. — Langage; expression; locomotion. — **Fonctions de reproduction**, à l'exception du développement embryologique.

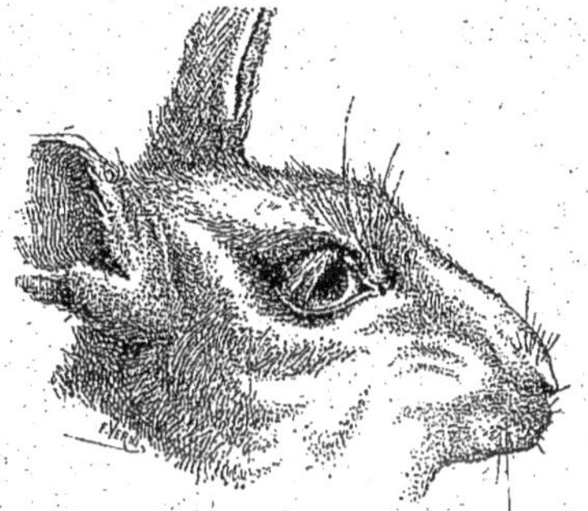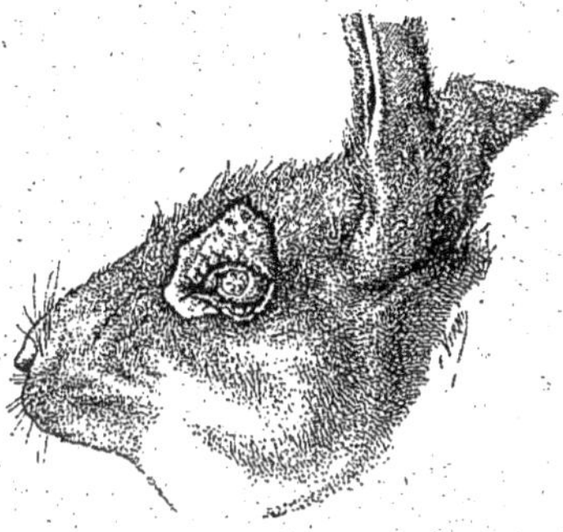

Tome II. Fig. 136. Troubles trophiques après section du sympathique cervical.
Tête de lapin, aspect normal. | Inflammation de la conjonctive et opacité du cristallin.

Ces volumes ne seront pas publiés dans l'ordre ci-dessus, mais le seront dans celui de leur achèvement. — Chaque volume sera vendu séparément. — Toutefois, les éditeurs acceptent jusqu'à nouvel ordre, **au prix à forfait de 55 francs,** des souscriptions à l'ouvrage complet. — Les souscripteurs payeront en retirant chaque volume le prix marqué; mais le tome V et dernier leur sera fourni gratuitement ou à un prix tel qu'ils n'aient, en aucun cas, payé plus de 55 francs pour le total de l'ouvrage.

Septembre 1903.   *Volumes publiés :*

II. — **Fonctions d'innervation,** par J.-P. MORAT. 1 vol. grand in-8°, avec 263 figures noires et en couleurs. . . . . **15** fr.

III. — **Fonctions de nutrition.** — Circulation, par M. DOYON; Calorification, par J.-P. MORAT. 1 vol. grand in-8°, avec 173 figures noires et en couleurs. . . . **12** fr.

IV. — **Fonctions de nutrition** (*suite et fin*). — Respiration; excrétion, par J.-P. MORAT; Digestion; absorption, par M. DOYON. 1 vol. grand in-8°, avec 167 figures en noir et en couleurs . . . . **12** fr.

Sous Presse : TOME I. — Fonctions élémentaires.

C'est un grand traité de physiologie, tel qu'il n'en était pas paru depuis la troisième édition (1888) de l'ouvrage classique de Beaunis, que les auteurs ont eu le courage d'entreprendre et qu'ils mèneront certainement à bien, si l'on en juge par le remarquable spécimen qui forme le premier volume.

E. GLEY (*Archives de physiologie*).

Traité

de

Physique Biologique

PUBLIÉ SOUS LA DIRECTION DE MM.

D'ARSONVAL
Professeur au Collège de France
Membre de l'Institut et de l'Académie de médecine.

CHAUVEAU
Professeur au Muséum d'histoire naturelle
Membre de l'Institut et de l'Académie de médecine.

GARIEL
Ingénieur en chef des Ponts et Chaussées
Professeur à la Faculté de médecine de Paris
Membre de l'Académie de médecine.

MAREY
Professeur au Collège de France
Membre de l'Institut et de l'Académie de médecine.

SECRÉTAIRE DE LA RÉDACTION

M. WEISS
Ingénieur des Ponts et Chaussées
Professeur agrégé à la Faculté de médecine de Paris.

Le **Traité de Physique Biologique** sera publié en trois volumes : Tome I. *Mécanique. Actions moléculaires. Chaleur.* — Tome II. *Radiations. Optique.* — Tome III. *Électricité. Acoustique.* — Chaque volume sera vendu séparément.

Les tomes I et II sont vendus **25** fr. chaque. On souscrit dès maintenant à l'ouvrage complet au prix de **70** fr. — Ce prix restera tel jusqu'à la publication du tome III.

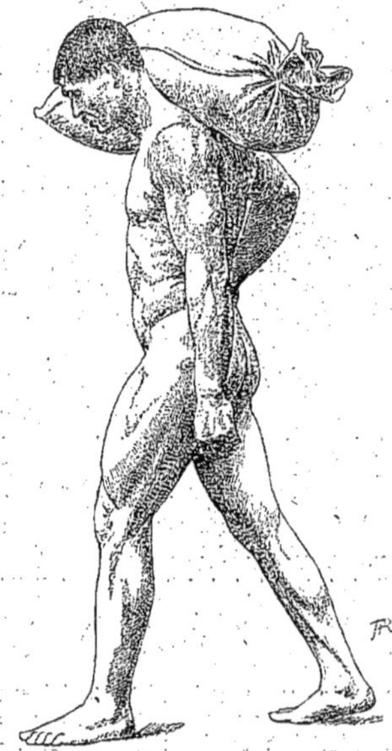

Tome 1. Fig. 180. — Marche avec un fardeau sur l'épaule.

EXTRAIT DE LA PRÉFACE

Au moment où dans les Facultés de médecine s'est produit un changement considérable dans l'enseignement de la physique, il a semblé utile de réunir en un ouvrage tous les matériaux qui pouvaient faire le fond de cet enseignement.

Déjà les maîtres qui ont pour ainsi dire fondé la Physique biologique, les Weber, Helmholtz, du Bois-Reymond, Chauveau, Marey, Paul Bert, d'autres encore, ont écrit sur certains points spéciaux des traités importants. — Mais, si l'on en excepte les manuels et les traités élémentaires à l'usage des étudiants, il n'a encore paru aucun ouvrage d'ensemble sur la physique biologique. — Il y avait là, semble-t-il, une lacune à combler.

TOME PREMIER

1 volume in-8° de 1150 pages avec 591 figures dans le texte : **25 fr.**

Ce volume contient : Des erreurs dans les mesures. Principes généraux de mécanique, par M. G. WEISS. — Propriétés des solides. Résistance des matériaux. Architecture des os, par M. GARIEL. — Architecture des muscles. Principes généraux de méthode graphique. La contraction musculaire, par M. G. WEISS. Locomotion humaine, par M. PAUL RICHER. — La locomotion animale, par M. MAREY. — Principes généraux d'hydrostatique et d'hydrodynamique, par M. WEISS. — Cœur. Cardiographie, par M. WERTHEIMER. — Circulation du sang dans les vaisseaux. Pression et vitesse, pouls et sphygmographie, par M. E. MEYER. — Pléthysmographie, par M. HALLION. — Capillarité et tension superficielle. Solubilité des solides. Imbibition, par M. A. IMBERT. — Filtration, par M. GARIEL. — Osmose, par M. A. DASTRE. — Propriétés des gaz. Analyse des gaz. Gaz du sang. Phénomènes physiques de la respiration, par M. J. TISSOT. — Principes généraux de la chaleur, par M. WEISS. — Thermométrie, par M. GARIEL. — Température, par M. J.-P. LANGLOIS. — Calorimétrie. Etuves et régulateurs de température, par M. C. SIGALAS. — Chaleur animale, par M. LAULANIÉ. — Travail fourni par les animaux. Rendement des moteurs animés. Propagation de la chaleur. Protection des animaux, par M. GARIEL. — Influence de la pression sur la vie, par MM. P. REGNARD et P. PORTIER. — Influence des agents atmosphériques sur les éléments cellulaires, par M. A. CHARRIN. — Actions hygrométriques sur les végétaux. Influence de la chaleur sur les végétaux. Actions mécaniques sur les végétaux, par M. MANGIN.

Tome 1. Fig. 493. — Appareil de Chauveau et Tissot pour la mesure des coefficients et quotients respiratoires.

TOME DEUXIÈME

1 volume in-8° de 1160 pages avec figures dans le texte : **25 fr.**

Principes généraux d'optique géométrique, par M. G. WEISS. — Constitution des radiations, par M. G. WEISS. — Spectroscopie et analyse spectrale, par M. HÉNOCQUE. — Mesure et utilisation de la lumière, par M. ANDRÉ BROCA. — Photographie, par M. A. LONDE. — Chaleur rayonnante, par M. GARIEL. — Polarisation rotatoire et polarimétrie, par M. MALOSSE. — Phosphorescence et fluorescence, par M. GARIEL. — Action de la lumière sur les animaux, par M. RAPHAEL DUBOIS. — Biophotogenèse ou production de la lumière par les êtres vivants, par M. RAPHAEL DUBOIS. — Action des radiations sur les végétaux, par M. MANGIN. — Diffusion, par M. GARIEL. — Endoscopie, par M. GUILLOZ. — Etude optique de l'œil. Œil réduit. Aberrations chromatiques, par M. SIGALAS. — Puissance des Systèmes centrés. Numérotage des verres, par M. SIGALAS. — Accommodation, par TSCHERNING. — Emmétropie, Myopie, Hypermétropie, Presbytie, par M. BERTIN-SANS. — Astigmatisme, par M. IMBERT. — Détermination et correction des amétropies, par M. IMBERT. — Instruments d'optique physiologique : Ophtalmomètres, Optomètres, Ophtalmoscopes, par A. IMBERT. — Acuité visuelle. Champ visuel, par SULZER. — Impressions lumineuses sur la rétine, par M. CHARPENTIER. — Phénomènes entoptiques, par M. WEISS. — Mouvements des yeux, par M. GARIEL. — Vision binoculaire, par M. TSCHERNING. — Loupe et microscope, par M. GUILLOZ. — L'œil dans la série animale, par M. PETTIT.

TOME TROISIÈME : *Électricité — Acoustique (Sous presse).*

Vient de paraître :

CINQUIÈME ÉDITION REVUE ET AUGMENTÉE

DU

Traité élémentaire

de Clinique Thérapeutique

PAR

Le Dʳ Gaston LYON

Ancien chef de clinique médicale à la Faculté de médecine de Paris

1 vol. grand in-8° de 1654 pages. Relié peau. . . . . **25 francs**

Formulaire Thérapeutique

PAR MM.

G. LYON

Ancien interne des Hôpitaux
Ancien chef de clinique
à la Faculté de Médecine
Lauréat de la Faculté
(Médaille d'argent)

P. LOISEAU

Ancien interne des Hôpitaux
Ancien Préparateur
à l'École supérieure de Pharmacie
Lauréat des Hôpitaux
(Médaille d'Or)

AVEC LA COLLABORATION DE

E. LACAILLE

Assistant à la Clinique médicale de la Faculté de l'Hôtel-Dieu
Chargé des conférences et du laboratoire d'Electrothérapie et de Radiographie.

1 vol. in-18 tiré sur papier indien très mince, relié maroquin souple. **6 fr.**

Les auteurs n'ont point voulu donner seulement un recueil de formules, bonnes ou mauvaises, mais bien faire œuvre de critique et indiquer au médecin qui veut formuler, ce qu'il doit faire, ce qu'il ne doit pas faire. Ce livre est donc, en même temps qu'un **Formulaire** *précis et clair, un véritable* **Guide thérapeutique** *précieux à tous les praticiens. Enfin les chapitres spéciaux consacrés à l'opothérapie, à la sérothérapie, à l'antisepsie et à l'asepsie, aux procédés de désinfection, aux eaux minérales, à la kinésithérapie, à la mécanothérapie, à l'électrothérapie, à l'aérothérapie, à la climatothérapie, etc., achèvent de faire de cet ouvrage le tableau le mieux au courant de la pharmacologie contemporaine.*

Pour paraître en octobre 1904

QUATRIÈME ÉDITION DU

Traité

de

Chirurgie d'urgence

PAR

FÉLIX LEJARS

Professeur agrégé à la Faculté de médecine de Paris, Chirurgien de l'hôpital Tenon
Membre de la Société de chirurgie.

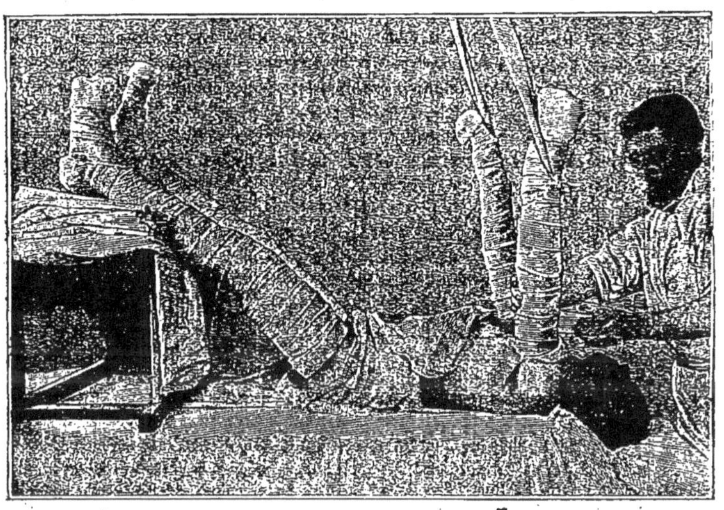

Auto-transfusion lors d'anémie suraiguë.

Cette édition, entièrement revue, comprend plusieurs chapitres nouveaux et est augmentée de plus de 15o figures et de 16 planches hors texte en couleurs.

1 fort volume grand in-8º. Relié toile. . . . . **30** francs

Vient de paraître

NOUVEAUX PROCÉDÉS D'EXPLORATION

Leçons de Pathologie générale professées à la Faculté de médecine

PAR

CH. ACHARD

Agrégé, Médecin de l'hôpital Tenon

RECUEILLIES ET RÉDIGÉES PAR MM.

P. SAINTON	M. LOEPER
Chef de clinique à la Faculté	Ancien Interne-lauréat des hôpitaux

DEUXIÈME ÉDITION, REVUE ET AUGMENTÉE

1 volume in-8º avec 104 figures dans le texte, broché . . . . **8** francs

TRAITÉ D'HYGIÈNE

PAR

A. PROUST

Professeur d'hygiène de la Faculté de médecine de l'Université de Paris
Médecin honoraire de l'Hôtel-Dieu
Membre de l'Académie de médecine, du Comité consultatif d'hygiène publique de France
Inspecteur général des Services sanitaires.

TROISIÈME ÉDITION
REVUE ET CONSIDÉRABLEMENT AUGMENTÉE

AVEC LA COLLABORATION DE :

A. NETTER   ET   **H. BOURGES**

Professeur agrégé à la Faculté   Chef du laboratoire d'hygiène à la Faculté
Médecin de l'hôpital Trousseau   Chef du laboratoire à l'hôpital Trousseau
Membre du Comité consultatif d'hygiène publique   Auditeur au Comité consultatif d'hygiène publique

OUVRAGE COURONNÉ PAR L'INSTITUT ET LA FACULTÉ DE MÉDECINE

1 vol. in-8°, avec figures et cartes, publié en 2 fascicules, en souscription
(Septembre 1904) . . . . **18 fr.**

LES MALADIES DU CUIR CHEVELU

I. MALADIES SÉBORRHÉIQUES

Séborrhée, Acnés, Calvitie

Par le Dr R. SABOURAUD
Chef du laboratoire de la Ville de Paris à l'hôpital Saint-Louis

1 vol. in-8°, avec 91 figures dans le texte dont 40 aquarelles en couleurs. **10 fr.**

Les Maladies microbiennes des Animaux

PAR

Ed. NOCARD   ET   **E. LECLAINCHE**

Professeur à l'École d'Alfort   Professeur à l'École vétérinaire
Membre de l'Académie de Médecine.   de Toulouse.

Ouvrage couronné par l'Académie des Sciences
(PRIX MONTHYON 1898).

TROISIÈME ÉDITION
Entièrement refondue et considérablement augmentée

2 volumes grand in-8°, formant ensemble 1312 pages. . . . . **22 fr.**

ENTRE AVEUGLES

Conseils à l'usage des personnes qui viennent de perdre la vue

PAR

Le Dr Émile JAVAL

Directeur honoraire du laboratoire d'ophtalmologie de l'École des Hautes Études
Membre de l'Académie de médecine.

1 volume in-16, avec frontispice. . . . . **2 fr 50**

COLLECTION DE PLANCHES MURALES

DESTINÉES A

L'Enseignement
de la Bactériologie

Publiées par l'INSTITUT PASTEUR DE PARIS

Cette collection touche comme principaux sujets : charbon, rouget, choléra des poules, pneumonie, lèpre, suppuration, peste, gonocoque, choléra, fièvre typhoïde, morve, tuberculose, lèpre, actinomycose, diphtérie, tétanos, etc., et les maladies à protozoaires : coccidies, paludisme, maladie de la mouche tsé-tsé, trypanosomes, etc.

Conditions de la Publication. — La collection comprend actuellement 65 planches du format 80×62 centimètres, tirées en couleurs sur papier toile très fort, munies d'œillets permettant de les suspendre sur deux pitons et réunies dans un carton disposé spécialement à cet effet. *Elle est accompagnée d'un texte explicatif rédigé en trois langues (français, allemand, anglais).* **Prix : 250 francs** (port en sus). (*Les planches ne sont pas vendues séparément.*)

CLINIQUE MÉDICALE LAËNNEC

PLANCHES MURALES
DESTINÉES A L'ENSEIGNEMENT
de l'Hématologie
et de la Cytologie

PUBLIÉES SOUS LA DIRECTION
DE

L. LANDOUZY   et   **M. LABBÉ**
Professeur de Clinique   Chef de Laboratoire

SANG NORMAL, SANG PATHOLOGIQUE, SERUM, CYTODIAGNOSTIC

La collection comprend 15 planches du format 80×62 centimètres, tirées en couleurs sur papier toile très fort, munies d'œillets permettant de les suspendre sur deux pitons et réunies dans un carton disposé à cet effet. *Elle est accompagnée d'un texte explicatif en trois langues (français, allemand, anglais).*

Prix de la Collection : 60 francs (port en sus). (*Les planches ne sont pas vendues séparément*).

BRISSAUD. — *Leçons sur les maladies nerveuses* (Salpêtrière, 1893-1894), recueillies et publiées par HENRY MEIGE. 1 vol. gr. in-8° avec 240 fig. (schémas et photog.) . . . . **18 fr.**

— *Leçons sur les maladies nerveuses* (*Deuxième série* ; hôpital Saint-Antoine), recueillies et publiées par HENRY MEIGE. 1 vol. grand in-8° avec 165 figures dans le texte . . . . **15 fr.**

BROCA. — *Leçons cliniques de Chirurgie infantile*, par A. BROCA, chirurgien de l'Hôpital Tenon (Enfants-Malades), professeur agrégé. 1 vol. in-8° broché, avec 75 figures et 6 planches hors texte en photocollographie. . . . . . **10 fr.**

CHARRIN. — *Leçons de pathogénie appliquée. Clinique médicale, Hôtel-Dieu* (1895-1896), par A. CHARRIN, professeur agrégé, médecin des hôpitaux, directeur adjoint au laboratoire de Pathologie générale, assistant au Collège de France, Vice-président de la Société de Biologie. 1 vol. in-8°. . . . . **6 fr.**

— *Les Défenses naturelles de l'organisme : Leçons professées au Collège de France*, par A. CHARRIN. 1 vol. in-8°. . . . . **6 fr.**

DEGUY ET WEILL. — *Manuel pratique du traitement de la diphtérie* (*Sérothérapie, Tubage, Trachéotomie*), par DEGUY, ancien interne des hôpitaux, chef du laboratoire de la Faculté à l'hôpital des Enfants (Service de la diphtérie), et BENJAMIN WEILL, interne des hôpitaux, moniteur de tubage et de trachéotomie de la Faculté à l'hôpital des Enfants-Malades. Introduction par A.-B. MARFAN, professeur agrégé à la Faculté, médecin de l'hôpital des Enfants-Malades. 1 volume in-8° broché, avec figures et photographies dans le texte. . . . . **6 fr.**

DIEULAFOY. — *Clinique médicale de l'Hôtel-Dieu de Paris*, par G. DIEULAFOY, professeur de clinique médicale à la Faculté de médecine de Paris, médecin de l'Hôtel-Dieu, membre de l'Académie de médecine. 4 vol. gr. in-8°, avec figures dans le texte.

    I. 1896-1897. 1 vol. in-8° . . . . **10 fr.**
    II. 1897-1898. 1 vol. in-8° . . . . **10 fr.**
    III. 1898-1899. 1 vol. in-8° . . . . **10 fr.**
    IV. 1900-1901. 1 vol. in-8° . . . . **10 fr.**

DUCLAUX. — *Pasteur. Histoire d'un esprit*, par E. DUCLAUX, membre de l'Institut, directeur de l'Institut Pasteur, professeur à la Sorbonne et à l'Institut Agronomique. 1 vol. gr. in-8°, avec 22 figures dans le texte . . . . **5 fr.**

— *Traité de microbiologie*, par E. DUCLAUX.
    Tome I. *Microbiologie générale.* — Tome II. *Diastases, toxines et venins.* —
    Tome III. *Fermentation alcoolique.* — Tome IV. *Fermentations variées des diverses substances ternaires.* Chaque volume gr. in-8° avec figures. **15 fr.**
L'ouvrage formera 7 volumes qui paraîtront successivement.

DUPLAY. — *Cliniques chirurgicales de l'Hôtel-Dieu*, par SIMON DUPLAY, professeur de clinique chirurgicale à la Faculté de médecine de Paris, membre de l'Académie de médecine, chirurgien de l'Hôtel-Dieu, recueillies et publiées par les Dʳˢ M. CAZIN, chef de clinique chirurgicale à l'Hôtel-Dieu, et L. CLADO, chef des travaux gynécologiques à l'Hôtel-Dieu.

    1ʳᵉ SÉRIE. 1 vol. in-8°, avec figures dans le texte . . . . **7 fr.**
    2ᵉ SÉRIE. 1 vol. in-8°, avec figures dans le texte. . . . . **8 fr.**
    3ᵉ SÉRIE. 1 vol. in-8°, avec figures dans le texte. . . . . **8 fr.**

DUVAL. — *Précis d'histologie*, par M. MATHIAS DUVAL, professeur à la Faculté de médecine de Paris, membre de l'Académie de médecine. *Deuxième édition revue et augmentée.* 1 vol. gr. in-8°, avec 427 figures dans le texte. . . **18 fr.**

FARABEUF. — *Précis de Manuel opératoire*, par L.-H. FARABEUF, professeur à la Faculté de médecine de Paris, membre de l'Académie de médecine. *Nouvelle édition.* 1 volume in-8°, avec 799 figures dans le texte. . . . . **16 fr.**

GAUTIER (A.). — *Cours de Chimie minérale et organique*, par M. ARM. GAU-
TIER, membre de l'Institut, professeur de chimie à la Faculté de médecine de
Paris. *Deuxième édition*, revue et mise au courant des travaux les plus récents.
2 vol. grand in-8°, avec figures dans le texte.
   I. *Chimie minérale*. 1 vol. grand in-8°, avec 244 figures dans le texte.   **16 fr.**
   II. *Chimie organique*. 1 vol. grand in-8°, avec 72 figures. . . . . **16 fr.**

— *Leçons de Chimie biologique normale et pathologique*. *Deuxième édition*,
publiée avec la collaboration de M. ARTHUS, professeur de physiologie à l'Université de Fribourg. 1 vol. in-8°, avec 110 figures. . . . . **18 fr.**

GRASSET. — *Consultations médicales sur quelques maladies fréquentes*,
par le D‍ʳ GRASSET, professeur de clinique médicale à l'Université de Montpellier,
correspondant de l'Académie de médecine. *Cinquième édition, revue et
considérablement augmentée*. 1 vol. in-16, reliure souple, peau pleine . . **5 fr.**

— *Leçons de Clinique médicale*, faites à l'hôpital Saint-Éloi de Montpellier, par
le D‍ʳ J. GRASSET, professeur de clinique médicale à l'Université de Montpellier.
   1‍ʳᵉ SÉRIE (1886-1890). 1 vol. in-8°, avec 10 planches. . . . . **12 fr.**
   2ᵉ SÉRIE (novembre 1890-juillet 1895). 1 fort vol. in-8°, avec une figure dans le
   texte et 10 planches lithographiées. . . . . **12 fr.**
   3ᵉ SÉRIE (novembre 1895-mars 1898). 1 vol. in-8° de VII-826 pages, avec
   20 planches hors texte, dont 10 en couleurs et 6 en phototypie . . . **15 fr.**

— *Traité pratique des maladies du système nerveux*, par le professeur
GRASSET, en collaboration avec le D‍ʳ RAUZIER. *Quatrième édition*. 2 vol. grand
in-8°, avec 33 planches hors texte et 122 figures dans le texte (*Ouvrage couronné par l'Institut : Prix Lallemand*). . . . . **45 fr.**

HAYEM. — *Leçons sur les maladies du sang* (*Clinique de l'hôpital Saint-
Antoine*), par GEORGES HAYEM, professeur, médecin des hôpitaux, membre de
l'Académie de médecine, recueillies par MM. E. PARMENTIER, médecin des hôpitaux, et R. BENSAUDE, chef du laboratoire d'anatomie pathologique à l'hôpital
Saint-Antoine. 1 vol. in-8°, avec 4 planches en couleurs. . . . . **15 fr.**

KIRMISSON. — *Leçons cliniques sur les maladies de l'appareil locomoteur*
(*os, articulations, muscles*), par le D‍ʳ KIRMISSON, professeur à la Faculté de
médecine, chirurgien des hôpitaux, membre de la Société de chirurgie. 1 vol.
in-8°, avec figures dans le texte . . . . **10 fr.**

— *Traité des maladies chirurgicales d'origine congénitale*, par le professeur KIRMISSON. 1 vol. in-8°, avec 311 fig. et 2 pl. en couleurs . . **15 fr.**

— *Les Difformités acquises de l'Appareil locomoteur pendant l'enfance et
l'adolescence*, par le professeur KIRMISSON. 1 vol. in-8°, avec 430 figures dans
le texte. . . . . **15 fr.**

LAVERAN. — *Du Paludisme et de son hématozoaire*, par A. LAVERAN, membre de
l'Académie de médecine, membre de l'Institut de France. 1 vol. grand in-8°,
avec 4 planches en couleur et 2 planches photographiques. . . . . . . **10 fr.**

— *Traité du Paludisme*, par A. LAVERAN. 1 vol. grand in-8°, avec 27 figures dans
le texte et une planche en couleurs . . . . **10 fr.**

— *Traité d'hygiène militaire*, par le D‍ʳ LAVERAN. 1 vol. in-8°, avec 270 fig. **16 fr.**

Manuel de pathologie externe, par MM. RECLUS, KIRMISSON, PEYROT, BOUILLY,
professeurs agrégés à la Faculté de médecine de Paris, chirurgiens des hôpitaux.
Septième édition entièrement refondue, illustrée de nombreuses figures.
4 vol. in-8°, avec figures dans le texte. . . . . **40 fr.**

   I. *Maladies des tissus et des organes*, par le D‍ʳ P. RECLUS.
   II. *Maladies des régions : Tête et Rachis*, par le D‍ʳ KIRMISSON.
   III. *Maladies des régions : Poitrine et abdomen*, par le D‍ʳ PEYROT.
   IV. *Maladies des régions : Organes génito-urinaires, membres*, par le D‍ʳ BOUILLY.
   Chaque volume est vendu séparément . . . . **10 fr.**

MEIGE (Henry) **ET FEINDEL** (E.). — *Les Tics et leur Traitement.* Préface de M. le Professeur Brissaud. 1 vol. in-8° de 640 pages . . . . **6 fr.**

METCHNIKOFF. — *L'immunité dans les maladies infectieuses*, par Elie Metchnikoff, professeur à l'Institut Pasteur, membre étranger de la Société royale de Londres. Un vol. gr. in-8° avec 45 figures en couleurs dans le texte. **12 fr.**

— *Études sur la Nature humaine, essai de philosophie optimiste*, par Elie Metchnikoff, professeur à l'Institut Pasteur. 1 vol. in-8° avec fig. dans le texte. **6 fr.**

OLLIER. — *Traité expérimental et clinique de la régénération des os* et de la production artificielle du tissu osseux, par le Pʳ Ollier, professeur de clinique chirurgicale à la Faculté de médecine de Lyon. 2 vol. in-8°, avec figures dans le texte et planches en taille-douce. (Grand prix de chirurgie.). . . . . . . **30 fr.**

— *Traité des Résections* et des opérations conservatrices que l'on peut pratiquer sur le système osseux, par le Pʳ L. Ollier. 3 vol. . . . . . **50 fr.**

  I. *Introduction.* — *Résections en général.* 1 vol. in-8°, avec 127 fig. . . . **16 fr.**
  II. *Résections en particulier. Membre supérieur.* 1 vol. in-8°, avec 156 fig. **16 fr.**
  III. *Résections en particulier. Résections du membre inférieur, tête et tronc.*

  1 vol. in-8°, avec 224 fig. . . . . **22 fr.**

PANAS. — *Traité des maladies des yeux*, par Ph. Panas, professeur de clinique ophtalmologique à la Faculté de médecine, chirurgien de l'Hôtel-Dieu, membre de l'Académie de médecine, membre honoraire et ancien président de la Société de chirurgie. 2 vol. gr. in-8°, avec 453 fig. et 7 pl. en coul. Reliés toile. **40 fr.**

— *Leçons de clinique ophtalmologique, professées à l'Hôtel-Dieu*, par Ph. Panas, recueillies et publiées par le Dʳ A. Castan (de Béziers). 1 vol. in-8°, avec figures dans le texte. . . . . **5 fr.**

PANAS ET ROCHON-DUVIGNEAUD. — *Recherches anatomiques et cliniques sur le glaucome et les néoplasmes intra-oculaires*, par le professeur Panas et le Dʳ Rochon-Duvigneaud, ancien chef de clinique de la Faculté. 1 vol. in-8°, avec 41 figures dans le texte. . . . . **7 fr.**

PETIT. — *Guide thérapeutique des Infirmeries régimentaires*, par le Dʳ Henry Petit, médecin-major de 1ʳᵉ classe. 1 vol. in-12 de 350 p., cart. toile anglaise. **3 fr.50**

PONCET. — *Traité clinique de l'actinomycose humaine. Pseudo-actinomycoses et botryomycose*, par Antonin Poncet, professeur de clinique chirurgicale à l'Université de Lyon, membre correspondant de l'Académie de médecine, et Léon Bérard, chef de clinique chirurgicale à l'Université de Lyon. *Ouvrage couronné par l'Académie de médecine et par l'Institut.* 1 vol. in-8°, avec 45 fig. dans le texte et 4 planches hors texte en couleurs. . . . . **12 fr.**

— *Traité de la cystostomie sus-pubienne chez les prostatiques. Création d'un urèthre hypogastrique. Application de cette nouvelle méthode aux diverses affections des voies urinaires*, par Antonin Poncet et Xavier Delore, ex-prosecteur, ancien chef de clinique chirurgicale à l'Université de Lyon. *Ouvrage couronné par l'Académie de médecine.* 1 vol. in-8°, avec 42 fig. . . . . **8 fr.**

— *Traité de l'uréthrostomie périnéale dans les rétrécissements incurables de l'urèthre ; création au périnée d'un méat contre nature*, par Antonin Poncet et Xavier Delore. 1 vol. in-8°, avec 11 figures dans le texte . . . . **4 fr.**

PROUST. — *Douze conférences d'hygiène rédigées conformément aux programmes du 12 août 1890*, par A. Proust. Nouv. éd. 1 vol. in-18, cartonné toile. **2 fr.50**

— *La Défense de l'Europe contre la Peste et la Conférence de Venise de 1897*, par A. Proust. 1 vol. in-8°, avec fig. et 1 carte en couleurs. . **9 fr.**

PRUNIER. — *Les Médicaments chimiques,* par Léon Prunier, membre de l'Académie de médecine, pharmacien en chef des hôpitaux de Paris, professeur à l'École supérieure de pharmacie.

    I. *Composés minéraux.* 1 vol. grand in-8°, avec 137 fig. dans le texte. . **15** fr.
    II. *Composés organiques.* 1 vol. grand in-8°, avec 47 fig. dans le texte. **15** fr.

RANVIER. — *École pratique des Hautes Études. Laboratoire d'histologie du Collège de France.* Travaux publiés sous la direction de L. Ranvier, professeur d'anatomie générale, Membre de l'Institut, avec la collaboration de M. L. Malassez, directeur adjoint, et des répétiteurs et préparateurs du cours.

    Tomes I à XVIII (1884-1900). Chaque vol. in-8° avec pl. hors texte . . **20** fr.
    Les tomes V et VIII ne se vendent plus séparément.

— *Traité technique d'histologie,* 2ᵉ éd., entièrement refondue et corrigée, par M. L. Ranvier. 1 vol. gr. in-8° de 880 p., avec 414 grav. dans le texte et 1 pl. en chromo . . . . **12** fr.

RECLUS. — *L'anesthésie localisée par la cocaïne,* par le Dʳ Paul Reclus, professeur agrégé à la Faculté de médecine de Paris, chirurgien de l'hôpital Laënnec, membre de l'Académie de médecine. 1 vol. petit in-8° avec 59 figures dans le texte. . . . . **4** fr.

REDARD. — *Traité pratique des déviations de la colonne vertébrale,* par P. Redard, ancien chef de clinique chirurgicale de la Faculté de médecine de Paris, chirurgien en chef du dispensaire Furtado-Heine, membre correspondant de l'«American Orthopedic Association». 1 volume grand in-8°, avec 231 figures dans le texte. . . . . **12** fr.

REGNARD. — *La Cure d'altitude,* par le Dʳ Paul Regnard, membre de l'Académie de médecine, professeur de physiologie générale à l'Institut national agronomique, directeur adjoint du laboratoire de physiologie de la Sorbonne. *Deuxième édition.* 1 fort vol. grand in-8°, avec 29 planches hors texte et 110 figures dans le texte, relié toile pleine. **15** fr.

RÉNON. — *Étude sur l'Aspergillose chez les animaux et chez l'homme,* par M. Rénon, ancien interne des hôpitaux de Paris. 1 vol. in-8°, avec figures dans le texte.. . . . . **5** fr.

ROGER. — *Les maladies infectieuses,* par G.-H. Roger, professeur agrégé à la Faculté de médecine de Paris, médecin de l'hôpital de la porte d'Aubervilliers, membre de la Société de Biologie. 1 vol. in-8° de 1520 pages publié en 2 fascicules avec figures dans le texte. **28** fr.

SOULIER (H.). *Traité de Thérapeutique et de Pharmacologie,* par M. H. Soulier, professeur à la Faculté de médecine de Lyon, membre correspondant de l'Académie de médecine. *Additionné d'un mémento formulaire des médicaments nouveaux* (1901). *Ouvrage couronné par l'Académie des sciences et par l'Académie de médecine.* 2 vol. grand in-8°. . . . . **25** fr.

THIBIERGE. — *Syphilis et Déontologie. Secret médical; responsabilité civile; énoncé du diagnostic; jeunes gens syphilitiques; la syphilis avant et pendant le mariage; divorce; nourrissons syphilitiques; nourrices syphilitiques; domestiques et ouvriers syphilitiques; syphilitiques dans les hôpitaux; transmission de la syphilis par les instruments; médecins syphilitiques; sages-femmes et syphilis* par Georges Thibierge, médecin de l'hôpital Broca. 1 vol. in-8° broché.   **5** fr.

TRABUT. — *Précis de Botanique médicale,* par L. Trabut, professeur d'histoire naturelle médicale à l'École de médecine d'Alger. *Deuxième édition,* entièrement refondue. 1 vol. in-8°, avec 954 figures.. . . . . **8** fr.

Encyclopédie Scientifique

des Aide-Mémoire

Publiée sous la direction de **H. LÉAUTÉ**, Membre de l'Institut
Au 1ᵉʳ Septembre 1903, 326 VOLUMES publiés

Chaque ouvrage forme un vol. petit in-8°, vendu : Br., **2 fr. 50**. Cart. toile **3 fr.**

DERNIERS VOLUMES MÉDICAUX PUBLIÉS

dans la *SECTION DU BIOLOGISTE*

BAZY. — *Maladies des Voies urinaires, Urètre, Vessie*, par le Dʳ BAZY, chirurgien des hôpitaux, membre de la Société de chirurgie. 4 vol.
    I. *Moyens d'exploration et traitement.* 2ᵉ édition. II. *Séméiologie.* III. *Thérapeutique générale. Médecine opératoire.* IV. *Thérapeutique spéciale.*

BONNIER. — *L'Oreille*, par PIERRE BONNIER. 5 vol.
    I. *Anatomie de l'oreille.* II. *Pathogénie et mécanisme.* III. *Physiologie : Les Fonctions.* IV. *Symptomatologie de l'oreille.* V. *Pathologie de l'oreille.*

BROCQ ET JACQUET. — *Précis élémentaire de Dermatologie*, par MM. BROCQ et JACQUET, médecins des hôpitaux de Paris. 2ᵉ édition entièrement revue. 5 vol.
    I. *Pathologie générale cutanée.* II. *Difformités cutanées, éruptions artificielles, dermatoses parasitaires.* III. *Dermatoses microbiennes et néoplasies.* IV. *Dermatoses inflammatoires.* V. *Dermatoses d'origine nerveuse. Formulaire thérapeutique.*

CHARRIN. — *Poisons de l'Organisme*, par le Dʳ A. CHARRIN, professeur agrégé, médecin des hôpitaux. 3 vol.
    I. *Poisons de l'urine* (2ᵉ éd.). II. *Poisons du tube digestif.* III. *Poisons des tissus.*

CHATIN ET CARLE. — *Photothérapie. La lumière, agent biologique et thérapeutique*, par A. CHATIN, préparateur chef adjoint du Laboratoire d'Électrothérapie à l'hôpital Saint-Louis, et M. CARLE, ancien Chef de clinique des maladies cutanées à la Faculté de Médecine de Lyon.

FAISANS. — *Maladies des Organes respiratoires. — Méthodes d'Exploration; Signes physiques*, par le Dʳ LÉON FAISANS, médecin de l'Hôpital de la Pitié. *Troisième édition.*

GALLIOT. — *Dysenterie aiguë et chronique*, par A. GALLIOT, médecin en chef de 1ʳᵉ classe de la Marine, ancien professeur de Clinique médicale à l'École des Médecins stagiaires de la marine. 2 vol.
    I. *Symptomatologie, Traitement, Prophylaxie.* II. *Etiologie, Bactériologie, Anatomie pathologique.*

GAUTIER. — *La Chimie de la Cellule vivante*, par M. ARM. GAUTIER, membre de l'Institut et de l'Académie de médecine, professeur de chimie à la Faculté de médecine. *Deuxième édition.*

GRÉHANT. — *Hygiène expérimentale : L'Oxyde de Carbone*, par N. GRÉHANT, professeur de Physiologie générale au Muséum d'histoire naturelle.

HÉDON. — *Physiologie normale et pathologique du Pancréas*, par E. HÉDON, professeur de physiologie à la Faculté de médecine de Montpellier.

LE DAMANY (P.) — *Les Épanchements pleuraux liquides*, par P. LE DAMANY, professeur à l'École de médecine de Rennes.

MERKLEN. — *Examen et Séméiotique du Cœur, signes physiques*, par le Dʳ PIERRE MERKLEN, médecin de l'hôpital Laënnec. *Deuxième édition.*

ROMME. — *L'Alcoolisme et la Lutte contre l'Alcool en France*, par le Dʳ R. ROMME, préparateur à la Faculté de médecine de Paris.
— *La Lutte sociale contre la Tuberculose.*

SERGENT ET BERNARD. — *L'Insuffisance surrénale*, par E. SERGENT, ancien interne, médaille d'or des Hôpitaux, et L. BERNARD, chef de clinique adjoint à la Faculté. *Ouvrage couronné par la Faculté de Médecine de Paris.*

SICARD. — *Le Liquide céphalo-rachidien. Ponction lombaire et Cavité sous-arachnoïdienne*, par J.-A. SICARD, chef de clinique à la Salpêtrière.

VOUZELLE. — *La Syphilis*, par le Dʳ VOUZELLE, ancien interne des hôpitaux. 2 vol.
    I. *Chancre et syphilis secondaire.* II. *Syphilis tertiaire et hérédo-syphilis.*

Bibliothèque Diamant

DES

Sciences médicales et biologiques

A l'usage des Étudiants et des Praticiens

Cette Collection est publiée dans le format in-16 raisin, avec nombreuses figures dans le texte, cartonnage à l'anglaise, tranches rouges.

DERNIERS VOLUMES PUBLIÉS

ARTHUS. — *Éléments de Chimie physiologique,* par MAURICE ARTHUS, professeur de physiologie et de chimie physiologique à l'Université de Fribourg (Suisse). *Quatrième édition revue et augmentée.* 1 vol., avec figures. . .   **5 fr.**

— *Éléments de Physiologie,* par MAURICE ARTHUS. 1 vol., avec figures. .   **8 fr.**

BARD. — *Précis d'anatomie pathologique,* par M. L. BARD, professeur à la Faculté de médecine de Lyon, médecin de l'Hôtel-Dieu. *Deuxième édition, revue et augmentée.* 1 volume, avec 125 figures . . . .   **7 fr. 50**

BERLIOZ. — *Manuel de Thérapeutique,* par le D\\r F. BERLIOZ, professeur à l'Université de Grenoble, avec une préface du professeur BOUCHARD. *Quatrième édition revue et augmentée.* 1 vol. . . . .   **6 fr.**

— *Précis de Bactériologie médicale,* par F. BERLIOZ, avec une préface du professeur LANDOUZY. 1 vol. avec figures. . . . .   **6 fr.**

BROCA (A.). — *Précis de Chirurgie cérébrale,* par Aug. BROCA, chirurgien de l'hôpital Tenon, professeur agrégé à la Faculté de médecine. 1 vol. avec fig.   **6 fr.**

DIEULAFOY. — *Manuel de Pathologie interne,* par G. DIEULAFOY, professeur de clinique médicale à la Faculté de médecine de Paris, médecin de l'Hôtel-Dieu, membre de l'Académie de médecine. *Treizième édition entièrement refondue et augmentée.* 4 vol., avec figures en noir et en couleurs.. . . . . . .   **28 fr.**

GILIS. — *Précis d'Embryologie, adapté aux sciences médicales,* par PAUL GILIS, professeur agrégé à la Faculté de médecine de Montpellier, avec une préface de M. le professeur MATHIAS DUVAL. 1 vol., avec 175 figures. . . . . . .   **6 fr.**

GUILLEMIN. — *Les bandages et les appareils à fractures. Manuel de déligations chirurgicales, contenant la description d'un certain nombre de bandages nouveaux,* par le D\\r GUILLEMIN, médecin-major des hôpitaux militaires. *Deuxième édition.* 1 vol., avec 155 figures. . . . .   **6 fr.**

LAUNOIS. — *Manuel d'Anatomie microscopique et d'Histologie,* par M. P.-E. LAUNOIS, professeur agrégé à la Faculté de médecine, médecin des hôpitaux. Préface de M. le professeur MATHIAS DUVAL. *Deuxième édition entièrement refondue.* 1 vol., avec 261 figures . . . .   **8 fr.**

RUDAUX. — *Précis élémentaire d'Anatomie, de Physiologie et de Pathologie,* par P. RUDAUX, ancien chef de clinique à la Faculté de médecine de Paris, avec préface, par M. RIBEMONT-DESSAIGNES, professeur agrégé à la Faculté de Paris. 1 vol., avec 462 figures. . . . .   **8 fr.**

SOLLIER. — *Guide pratique des maladies mentales (séméiologie, pronostic, indications),* par le D\\r PAUL SOLLIER, chef de clinique adjoint des maladies mentales à la Faculté de médecine de Paris. 1 vol. . . . .   **5 fr.**

SPILLMANN ET HAUSHALTER. — *Manuel de diagnostic médical et d'exploration clinique,* par P. SPILLMANN, prof. de clinique médicale à la Faculté de médecine de Nancy et P. HAUSHALTER, prof. agrégé. *Quatrième édition entièrement refondue.* 1 vol., avec 89 figures. . . . .   **6 fr.**

THOINOT ET MASSELIN. — *Précis de Microbie. Technique et microbes pathogènes,* par M. le D\\r L.-H. THOINOT, professeur agrégé à la Faculté de médecine de Paris, médecin des hôpitaux, et E.-J. MASSELIN, médecin vétérinaire. Ouvrage couronné par la Faculté de médecine (Prix Jeunesse). *Quatrième édition entièrement refondue.* 1 vol., avec figures en noir et en couleurs.. . . . . .   **8 fr.**

WURTZ. — *Précis de Bactériologie clinique,* par le D\\r R. WURTZ, professeur agrégé à la Faculté de médecine de Paris, médecin des hôpitaux. *2\\e édition revue et augmentée,* 1 vol., avec tableaux et figures. . . . .   **6 fr.**

BIBLIOTHÈQUE
d'Hygiène thérapeutique

DIRIGÉE PAR

Le Professeur PROUST

Membre de l'Académie de médecine, Médecin de l'Hôtel-Dieu,
Inspecteur général des Services sanitaires.

Chaque ouvrage forme un volume in-16, cartonné toile, tranches rouges,
et est vendu séparément : **4 fr.**

Chacun des volumes de cette collection n'est consacré qu'à une seule maladie ou à
un seul groupe de maladies. Grâce à leur format, ils sont d'un maniement commode.
D'un autre côté, en accordant un volume spécial à chacun des grands sujets d'hygiène
thérapeutique, il a été facile de donner à leur développement toute l'étendue nécessaire.

VOLUMES PUBLIÉS :

L'Hygiène du Goutteux, par le Professeur Proust et A. Mathieu, médecin
de l'hôpital Andral.

L'Hygiène de l'Obèse, par le Professeur Proust et A. Mathieu.

L'Hygiène des Asthmatiques, par E. Brissaud, professeur à la Faculté de
Paris, médecin de l'hôpital Saint-Antoine.

L'Hygiène du Syphilitique, par H. Bourges, préparateur au laboratoire
d'hygiène de la Faculté de médecine.

Hygiène et thérapeutique thermales, par G. Delfau, ancien interne des
hôpitaux de Paris.

Les Cures thermales, par G. Delfau, ancien interne des hôpitaux de Paris.

L'Hygiène du Neurasthénique (*Deuxième édition*), par le Professeur Proust
et G. Ballet, professeur agrégé, médecin des hôpitaux de Paris.

L'Hygiène des Albuminuriques, par le Dʳ Springer, chef du laboratoire
de la Faculté de médecine à l'hôpital de la Charité.

L'Hygiène des Tuberculeux, par le Dʳ Chuquet, ancien interne des hôpitaux
de Paris, médecin consultant à Cannes, avec une préface du Dʳ Daremberg,
correspondant de l'Académie de médecine.

Hygiène et thérapeutique des maladies de la bouche, par le Dʳ Cruet,
dentiste des hôpitaux de Paris, avec une préface du Professeur Lannelongue,
membre de l'Institut.

L'Hygiène des Diabétiques, par le Professeur Proust et A. Mathieu, médecin de l'hôpital Andral.

L'Hygiène des maladies du cœur, par le Dʳ Vaquez, professeur agrégé à
la Faculté de médecine de Paris, médecin des hôpitaux, avec une préface du
Professeur Potain, membre de l'Institut.

L'Hygiène du Dyspeptique, par le Dʳ Linossier, professeur agrégé à la Faculté de médecine de Lyon, membre correspondant de l'Académie de médecine,
médecin à Vichy.

Hygiène thérapeutique des Maladies des fosses nasales, par MM. les
Dʳˢ Lubet-Barbon et Sarremone.

L'ŒUVRE MÉDICO-CHIRURGICAL

Dr CRITZMAN, directeur

SUITE DE MONOGRAPHIES CLINIQUES

SUR LES QUESTIONS NOUVELLES

En Médecine, en Chirurgie et en Biologie

La science médicale réalise journellement des progrès incessants. Les traités de médecine et de chirurgie auront toujours grand'peine à se tenir au courant. C'est pour obvier à ce grave inconvénient que nous avons fondé ce recueil de Monographies, avec le concours des savants et des praticiens les plus autorisés.

Chaque monographie est vendue séparément. . . . . **1 fr. 25**

Il est accepté des abonnements pour une série de 10 Monographies consécutives au prix à forfait et payable d'avance de **10** francs pour la France et **12** francs pour l'étranger (port compris).

MONOGRAPHIES EN VENTE (Septembre 1903).

2. **Le Traitement du mal de Pott,** par A. CHIPAULT, de Paris.
4. **L'Hérédité normale et pathologique,** par le prof. CH. DEBIERRE, de Lille.
5. **L'Alcoolisme,** par JAQUET, privat-docent à l'Université de Bâle.
6. **Physiologie et pathologie des sécrétions gastriques,** par A. VERHAEGEN.
7. **L'Eczéma,** *maladie parasitaire,* par LEREDDE.
8. **La Fièvre jaune,** par SANARELLI, de Montevideo.
9. **La Tuberculose du rein,** par TUFFIER, prof. agr., chir. de l'hôp. de la Pitié.
10. **L'Opothérapie.** *Traitement de certaines maladies par des extraits d'organes animaux,* par le prof. A. GILBERT et L. CARNOT.
11. **Les Paralysies générales progressives,** par M. KLIPPEL.
12. **Le Myxœdème,** par G. THIBIERGE.
13. **La Néphrite des saturnins,** par H. LAVRAND, prof. chargé de cours à la Faculté catholique de Lille, lauréat de l'Académie de Paris.
14. **Traitement de la syphilis,** par le Professeur E. GAUCHER.
15. **Le Pronostic des tumeurs,** *basé sur la recherche du glycogène,* par A. BRAULT, méd. de l'hôp. Tenon.
16. **La Kinésithérapie gynécologique.** *Traitement des maladies des femmes par le massage et la gymnastique (système de Brandt),* par H. STAPFER, ancien chef de clinique obstétricale et gynécologique de la Faculté de Paris.
17. **De la Gastro-entérite aiguë des nourrissons** par A. LESAGE, méd. des hôp.
18. **Traitement de l'Appendicite,** par FÉLIX LEGUEU, prof. agr., chir. des hôp.
19. **Les lois de l'Energétique dans le régime du diabète sucré,** par E. DUFOURT, méd. de l'hôp. thermal de Vichy.
20. **La Peste** *(Epidémiologie. Bactériologie. Prophylaxie. Traitement),* par H. BOURGES, chef du laboratoire d'hygiène à la Faculté de médecine de Paris.
21. **La Moelle osseuse à l'état normal et dans les infections,** par G.-H. ROGER, prof. agr. à la Faculté de Paris, méd. des hôp., et O. JOSUÉ.
22. **L'Entéro-colite muco-membraneuse,** par GASTON LYON, ancien chef de clinique médicale de la Faculté de Paris.
23. **L'Exploration clinique des fonctions rénales par l'élimination provoquée,** par CH. ACHARD, prof. agr. à la Faculté, méd. des hôp. et J. CASTAIGNE.
24. **L'Analgésie chirurgicale,** par voie rachidienne (injections sous-arachnoïdiennes de cocaïne), par TUFFIER, prof. agr. à la Faculté de Paris, chir. des hôp.
25. **L'Asepsie opératoire,** par MM. PIERRE DELBET, prof. agr. à la Faculté de Paris, chir. des hôp., et LOUIS BIGEARD, chef de clinique chirurgicale adjoint à la Faculté de Paris, ancien interne des hôp
26. **Anatomie chirurgicale et médecine opératoire de l'Oreille moyenne,** par BROCA, prof. agr. à la Faculté de Paris, chir. des hôp.
27. **Traitements modernes de l'hypertrophie de la prostate,** par E. DESNOS, ancien interne des hôpitaux.
28. **La Gastro-entérostomie** (Indications, Procédés d'investigation et procédés opératoires, Résultats), p^r les Professeurs ROUX et BOURGET (de Lausanne).
29. **Les Ponctions rachidiennes accidentelles et les complications des plaies pénétrantes du rachis** E. MATHIEU, directeur du Val-de-Grâce.
30. **Le Ganglion lymphatique,** par M. DOMINICI.
31. **Les Leucocytes.** *Technique (Hématologie, cytologie),* par M. le prof. COURMONT et F. MONTAGNARD.
32. **La Médication hémostatique,** par le Dr P. CARNOT, docteur ès sciences.
33. **L'Elongation trophique.** *Cure radicale des maux perforants, ulcères variqueux, etc., par l'élongation des nerfs,* par le Dr A. CHIPAULT, de Paris.
34. **Le Rhumatisme tuberculeux** *(pseudo-rhumatisme d'origine bacillaire),* par MM. Antonin PONCET, professeur de clinique chirurgicale, et Maurice MAILLAND, chef des travaux de clinique chirurgicale à l'Université de Lyon.

REVUE D'ORTHOPÉDIE

PARAISSANT TOUS LES DEUX MOIS

SOUS LA DIRECTION DE

M. le Dr KIRMISSON

PROFESSEUR DE CLINIQUE CHIRURGICALE INFANTILE A LA FACULTÉ DE MÉDECINE
CHIRURGIEN DE L'HOPITAL TROUSSEAU
MEMBRE DE LA SOCIÉTÉ DE CHIRURGIE
MEMBRE CORRESPONDANT DE L'« AMERICAN ORTHOPEDIC ASSOCIATION »

Avec la collaboration de MM.

O. LANNELONGUE
Professeur à la Faculté de médecine de Paris,
Membre de l'Institut.

LE DENTU
Professeur à la Faculté de médecine de Paris,
Membre de l'Académie de médecine.

A. PONCET
Professeur à la Faculté
de médecine de Lyon.

PIÉCHAUD
Professeur à la Faculté
de médecine de Bordeaux.

PHOCAS
Professeur agrégé à la Faculté
de médecine d'Athènes

Secrétaire de la Rédaction : Dr GRISEL, chef de clinique à l'hôpital Trousseau.

La Revue d'Orthopédie parait tous les deux mois, par fascicules grand in-8°, illustrés de nombreuses figures dans le texte et de *planches hors texte*, et forme chaque année un volume d'environ 500 pages.

ABONNEMENT ANNUEL : PARIS, 15 fr. — DÉPARTEMENTS, 17 fr. — UNION POSTALE, 18 fr.

Annales des Maladies de l'Oreille et du Larynx

du Nez et du Pharynx

DIRECTEURS :

M. LERMOYEZ
Médecin de l'Hôpital Saint-Antoine

P. SEBILEAU
Professeur agrégé, chirurgien des hôpitaux.

E. LOMBARD
Oto-Rhino-Laryngologiste des Hôpitaux

SECRÉTAIRES DE LA RÉDACTION : H. BOURGEOIS ET H. CABOCHE

Les Annales des Maladies de l'Oreille et du Larynx paraissent tous les mois, et forment chaque année un volume in-8°, avec figures dans le texte.

ABONNEMENT ANNUEL : PARIS, 12 fr. — DÉPARTEMENTS, 14 fr. — UNION POSTALE, 15 fr.

REVUE GÉNÉRALE D'OPHTALMOLOGIE

RECUEIL MENSUEL BIBLIOGRAPHIQUE, ANALYTIQUE, CRITIQUE

DIRIGÉ PAR MM.

Le Professeur **DOR**, à Lyon. | Le Dr **E. ROLLET**, à Lyon.

La *Revue* paraît tous les mois et forme chaque année un vol. gr. in-8°, avec figures.

ABONNEMENT ANNUEL : Paris, **20** fr. — Départements, **22** fr. — Union postale, **22** fr. **50**.

REVUE DE LA TUBERCULOSE

Paraissant tous les trois mois

POUR FAIRE SUITE AUX

Études expérimentales et cliniques sur la Tuberculose

Fondées par le Professeur **VERNEUIL**, de l'Institut

SOUS LA DIRECTION DE MM.

CH. BOUCHARD, Président de l'Œuvre de la Tuberculose

BROUARDEL, CHAUVEAU, CORNIL, A. FOURNIER, J. GRANCHER, LANNELONGUE, NOCARD,
F. RAYMOND, CH. RICHET, KELSCH, L. LANDOUZY

Rédacteur en chef : Dr Henri CLAUDE
Médecin des hôpitaux.

ABONNEMENT ANNUEL : Paris, **12** fr. — Départements, **14** fr. — Union postale, **15** fr.

A LA MÊME LIBRAIRIE

La Pratique Dermatologique, *Traité de Dermatologie appliquée,* publié sous la direction de MM. Ernest Besnier, L. Brocq, L. Jacquet, par MM. Audry, Balzer, Barbe, Barozzi, Barthélemy, Bénard, Ernest Besnier, Bodin, Brocq, de Brun, du Castel, Courtois-Suffit, J. Darier, Déhu, Dominici, W. Dubreuilh, Hudelo, L. Jacquet, Jeanselme, J.-B. Laffitte, Lenglet, Leredde, Merklen, Perrin, Raynaud, Rist, Sabouraud, Marcel Sée, Georges Thibierge, Veyrières, 4 vol. formant ensemble 5600 pages, très largement illustrés de figures en noir et en couleurs, richement cartonnés toile. *En souscription jusqu'à la publication du tome IV* . . . . **150 fr.**

Traité d'Hygiène, par A. Proust, professeur à la Faculté de médecine de Paris, membre de l'Académie de médecine, inspecteur général des services sanitaires. *Troisième édition, revue et considérablement augmentée,* avec la collaboration de A. Netter, professeur agrégé, et H. Bourges, chef du Laboratoire d'hygiène à la Faculté de médecine. *Ouvrage couronné par l'Institut et la Faculté de médecine.* 1 fort vol. grand in-8 avec cartes et figures dans le texte, publié en deux fascicules. *En souscription* . . . . **18 fr.**

Les Maladies infectieuses, par G.-H. Roger, professeur agrégé à la Faculté de médecine de Paris, médecin des hôpitaux. 1 vol. in-8° de 1480 pages, avec figures dans le texte, publié en deux fascicules . . . . **28 fr.**

La Peste, *Épidémiologie, Bactériologie, Traitement,* par H. Bourges, préparateur du laboratoire d'hygiène à la Faculté de médecine de Paris. (Monographie de l'*Œuvre médico-chirurgical*) . . . . **1 fr. 25**

Le Choléra, par A. Lesage, chef de laboratoire à la Faculté de médecine et chef du laboratoire de bactériologie des hôpitaux de Paris. 1 vol. petit in-8° de l'*Encyclopédie des Aide-Mémoire* . . . . **2 fr. 50**

La Défense de l'Europe contre la Peste et la Conférence de Venise de 1897, par M. le professeur Proust. 1 vol. in-8°, avec figures et 1 carte en couleurs . . . . **9 fr.**

La Défense de l'Europe contre le Choléra, par M. le Professeur Proust, Inspecteur général des services sanitaires. 1 vol. in-8° . . . . **9 fr.**

Maladies des Pays chauds, par le Dr H. de Brun, professeur de clinique interne à la Faculté de Beyrouth. 2 vol. petit in-8° de l'*Encyclopédie des Aide-Mémoire* . . . . **5 fr.**

Syphilis et Déontologie, par le Dr Georges Thibierge, médecin de l'hôpital Broca. 1 vol. in-8° . . . . **5 fr.**

Précis élémentaire de Dermatologie, par L. Brocq, médecin des hôpitaux de Paris et L. Jacquet, médecin de l'hôpital Saint-Antoine. 5 petits vol. petit in-8° de l'*Encyclopédie des Aide-Mémoire.* Broché. **12 fr. 50.** Cartonné . . . . **15 fr.**

Revue d'Hygiène et de Police sanitaire, fondée par E. Vallin, paraissant tous les mois, sous la direction de A.-J. Martin, inspecteur général de l'assainissement de la Ville de Paris. — Abonnement annuel : Paris, **20 fr.** ; Départements, **22 fr.** ; Union postale . . . . **23 fr.**

Annales de Dermatologie et de Syphiligraphie, fondées par A. Doyon, 4e série publiée par MM. les Drs Ernest Besnier, A. Doyon, A. Brocq, R. du Castel, A. Fournier, Hallopeau, W. Dubreuilh, G. Thibierge. — Abonnement annuel (12 numéros) : Paris, **30 fr.** ; Départements et Union postale . . . . **32 fr.**

50126. — Imprimerie Lahure, rue de Fleurus, 9, à Paris.